普通高等教育中医药类创新课程“十二五”规划教材
全国高等中医药院校教材

主　编
王德山

副主编
张志雄　钱佳利　周乐全　孙世晓　赵蜀军

生理学

供护理·康复等专业使用

上海科学技术出版社

普通高等教育中医药类创新课程“十二五”规划教材
全国高等中医药院校教材

图书在版编目(CIP)数据

生理学/王德山主编.—上海:上海科学技术出版社,2012.7(2017.6重印)
普通高等教育中医药类创新课程“十二五”规划教材
全国高等中医药院校教材
ISBN 978-7-5478-1238-9

Ⅰ.①生… Ⅱ.①王… Ⅲ.①人体生理学—中医学院—教材 Ⅳ.①R33

中国版本图书馆CIP数据核字(2012)第067755号

生理学

主编 王德山

上海世纪出版股份有限公司
上海科学技术出版社 出版
(上海钦州南路71号 邮政编码200235)
上海世纪出版股份有限公司发行中心发行
200001 上海福建中路193号 www.ewen.co
常熟市华顺印刷有限公司印刷
开本 787×1092 1/16 印张 17
字数:410千字
2012年7月第1版 2017年6月第4次印刷
ISBN 978-7-5478-1238-9/R·407
定价:28.00元

普通高等教育中医药类创新课程“十二五”规划教材
全国高等中医药院校教材

生 理 学

编委会名单

主　编

王德山

副主编

张志雄　钱佳利　周乐全　孙世晓　赵蜀军

编　委

（以姓氏笔画为序）

王志宏（山东中医药大学）　　王德山（辽宁中医药大学）

伍庆华（江西中医药大学）　　刘慧慧（辽宁中医药大学）

孙世晓（黑龙江中医药大学）　　张　琪（陕西中医学院）

张志雄（上海中医药大学）　　李　育（南京中医药大学）

陈小明（福建中医药大学）　　周乐全（广州中医药大学）

尚立芝（河南中医学院）　　姚小卫（湖北中医药大学）

柯　庆（浙江中医药大学）　　赵蜀军（安徽中医药大学）

钱佳利（长春中医药大学）　　曾　辉（湖南中医药大学）

曾　群（山西中医学院）　　谢怡敏（成都中医药大学）

谢海源（广西中医药大学）　　谭俊珍（天津中医药大学）

编写说明

人体生理学课程是高等中医药基础教育主干课程之一，是为学习后续医学理论和临床实践课程而设置的一门医学理论课程。

随着教育教学改革不断地深入发展和社会医疗卫生事业发展的需要，越来越多的中医药院校增设了护理、康复等新的专业，其发展和扩大的势头愈来愈烈。调查结果表明，目前全国范围内的中医药院校护理、康复等专业尽管有着本专业的明确培养目标和教学计划、方案，但缺乏适应于其专业基础教学使用的教材，而多借用中医类专业、中西医结合专业等其他专业使用的教材，甚至直接使用西医院校教材。如此一来，不但缺乏与护理、康复等专业教育教学特点相关基本知识和基本技能的内容，也与中医药院校教材体系难以吻合，所以难以达到专业培养的目的与要求。在此背景下，我们在上海科学技术出版社直接支持下编写了本教材。

本次教材编写主导思想，是以护理、康复等专业培养目标和学生毕业后的工作特点，立足于精炼、精编教材内容，注重整体系统和器官水平的知识点编写，力求突出教材内容的实用性、客观性和可行性。其特点是，根据被教育者将来临床工作中可能遇到的护理、康复对象常见到的基本生理现象、基本检测方法、基本处理方法的机制进行了重点介绍，以求增强学生发现问题、分析问题和处理问题的能力。并力求结合实际案例采用由浅入深、深入浅出的编写形式，以利于学生自学。

我们在教材编写中也注意到了基础理论、基本知识、基本技能及素质教育的综合培养，使学生在知识、能力和素质协调发展方面打下良好的基础，体现教材作为人才培养、知识创新和知识传播的独特功能。

本教材的编者来自于全国近20所中医药院校长期活跃在生理学教学、科研第一线的教师骨干，在编写过程中不但认真参考国内外本领域中新近科学知识、先进的实验技术，同时也将自己多年来从教学实践中历练出来的宝贵经验融入其中。各位专家们尽职尽责、孜孜不倦，为编写出有针对性、高质量的教材付出了辛勤的劳动。本书不但作为高等中医药院校教材，也可以作为高职高专护理、康复等专业教科书或参考书。

在编写过程中，我们得到了全国众多兄弟院校的帮助和支持，在此一并表示诚挚的谢意。并希望各兄弟院校在使用过程中继续对本教材提出宝贵意见，以便及时修订提高，使教材更臻完善。

《生理学》编委会

2012年5月

目　录

第一章 绪　论

第二章 细胞的基本功能

第三章 血液

第四章 血液循环

第五章 呼吸

第六章 消化和吸收

第七章 体温

第八章 尿液的生成与排出

第九章
内 分 泌

第十章
生 殖

第十一章
神 经 系 统

第十二章 感觉器官

附 录

第一章
绪 论

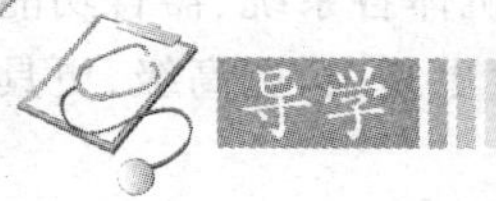

掌握：刺激与反应、兴奋性、兴奋与抑制；内环境及其稳态；机体功能调节方式；负反馈与正反馈。

熟悉：生理学概念，生命的基本特征。

了解：生理学的研究内容和任务；生理学的研究方法。

第一节 生理学的研究内容和任务

一、生理学的研究对象与任务

生理学是生物科学的一个分支，是研究生物体生命活动及其规律的科学。生物物种极其庞大，依研究对象可分为植物、动物、微生物生理学等。本书介绍的仅是**人体生理学**（human physiology），即研究人体生命活动及其规律的科学。

人体生理学是以正常人体为研究对象，其任务是研究构成人体各部分功能发生的机制与规律、表现形式、影响因素，以及在整体活动中各部分的功能是如何彼此相互协调、相互制约以维系正常生命活动的机制。生理学是以解剖学和组织胚胎学为基础，并为学习病理生理、药理学和临床等课程奠定必备的理论知识，是一门具有承前启后作用的基础医学主干课程。中医药院校的医学生学习生理学的目的还在于，为中西医结合临床的诊治、护理和康复等实践活动奠定理论基础。

生理学是一门实验性科学，其知识主要是在实验中获得的。尽管人类医学史上曾有过人体生理功能的描述，对早期认识机体生理功能有过贡献，但是生理学真正成为一门实验性科学是从17世纪，由英国医生Harver在1628年著立《心与血的运动》一书为标志的。Harver首次在动物体上用实验的方法证明了血液循环的存在，从此将生理学作为一门独立的实验性科学，并成为了诺贝尔奖中唯一的医学奖项——“生理学或医学奖”。我国生理学的发展也有80余年的历史。近年来，由于物理与化学领域中的新技术不断被应用，极大地促进了生理科学的发展，如显微镜的应用发现了微循环、膜片钳技术的应用研究细胞膜离子通道获得了成功等。

生理学与医学的关系是非常密切的，由于生理学研究促进了医学理论知识的不断更新和提高，其研究成果不断地推进了临床医学的发展。例如，心肌细胞电生理学的研究促进了对心律失常的认识和防治；血管内皮细胞分泌的舒血管和缩血管物质的发现，极大地提高了临床抢救高血压、休克、心肌梗死、肾功能衰竭等危重患者的效果等。

二、生理学的研究方法与内容

（一）生理学的研究的水平

根据机体的功能活动与结构之间的关系，生理学对机体功能活动的研究通常在以下三个水平上进行。

1. 整体水平　以整体作为研究对象，观察和分析在不同的条件下，各系统之间、各器官之间的功能活动是如何进行相互联系、相互协调；以及在自然与社会环境影响下，机体为应对或适应多变的环境，其功能活动变化机制及其规律等。然而，整体功能活动并非是构成机体各系统、器官功能活动机械的、简单的总和，而是在整体条件下协调统一、有机整合基础上产生更复杂、更高级、更具适应能力的功能活动。

2. 系统、器官水平　整体的活动是以系统、器官为基础的，因此，以系统、器官为研究对象，观察与分析各个系统、器官其固有功能发生的内在机制，以及在各种因素影响下的变化规律，有助于阐明其在整体活动中所起到的作用与地位，从而为深入了解整体功能活动产生及适应性变化机制奠定基础。

3. 细胞、分子水平　细胞是组成人体最基本的结构与功能单位。机体的各种功能活动最终都是在细胞内进行的物理与化学反应，如腺细胞的分泌、神经细胞的生物电活动、肌细胞的收缩等。随着科学技术的发展，生理学对生命活动的本质研究业已进入到分子、离子、基因等水平。例如，窦房结起搏细胞的自动节律性的形成与改变，主要是由于细胞膜离子通道蛋白的理化特性改变，以及不同的离子浓度对细胞生物电活动影响的结果。细胞水平的研究对揭示生命活动的本质，阐明组织、器官乃至系统、整体功能发生机制是十分必要的。

（二）生理学的研究方法

生理学虽然是一门实验性科学，但是只有在不影响人体健康的情况下，才允许在人体上进行无创伤性的实验观察，如通过志愿者获得正常人的呼吸、心跳的频率、血压、脉搏、体温正常值等。迄今为止，生理学大多数基本理论和知识都是从动物实验中所获得的。

通常根据实验时间过程分为急性实验和慢性实验。

1. 急性实验　急性实验时间过程比较短，并依据实验目的分为在体实验和离体实验两种方法。①离体实验是指从活的或是刚被处死的动物体中摘取出所要研究的部分，放置于人工控制的环境中维持短时间的固有功能，以供进行实验研究。例如，离体兔肠平滑肌运动观察、离体蛙心灌注实验等。②在体实验是先在麻醉条件下，应用手术等方法选定某一器官进行各种预定的实验研究。例如，影响动脉血压的因素、影响尿生成的因素实验等。

急性实验虽然耗时短、费用少、实验条件也相对易控制，但是，由于在麻醉状态下，或者离体器官等原因，其实验结果与生理状态下差异比较大，所以多用于对某些生理现象进行初步的观察与研究。

2. 慢性实验　通常是在完整、清醒的动物身上，并在机体保持内、外环境处于相对稳定条件下进行的研究方法。例如，应用外科无菌手术制备的胃瘘、肠瘘、唾液腺瘘、子宫瘘管等，以及摘除或破坏某些器官后，研究其功能活动及其规律。由于本方法动物存活时间较长，并可以重复进行预定的实验研究，故称为慢性实验。慢性实验的结果多数情况下比较接近于机体正常生理状态，所以获得的结果其科学性相对比较强。

然而，动物实验一般都是在特定条件下进行的，所得到的结果并不能够视为人体的普遍规律，更不能将动物实验结果不加区别地用于解释人体的生命现象。

第二节　生命的基本特征

生物体虽然有各自不同形式的生命活动，但生命最基本的特征不外乎是新陈代谢、兴奋性、适应性与生殖。

一、新陈代谢

新陈代谢(metabolism)是指机体与环境不断地进行物质和能量交换，实现自我更新的过程。它包括物质代谢和能量代谢两个方面，物质代谢又分为合成代谢与分解代谢。

生命活动的正常进行，有赖于机体不断地从外界获取营养物质，经化学变化合成自身的物质，并进行能量贮存，称为合成代谢或同化作用；同时又不断地将机体原有物质分解形成代谢产物，并释放出能量供给机体生命活动的需要，称为分解代谢或异化作用。由于合成与分解代谢过程均围绕着物质的消化、吸收、合成、分解、转化等，所以又称为物质代谢。在物质代谢过程中伴随着能量的合成、储存、释放、转移和利用的过程，称为**能量代谢**(energy metabolism)。合成代谢与分解代谢是物质代谢中的相互对立统一，在新陈代谢过程中，能量代谢是在物质代谢过程中实现的，物质代谢是能量代谢的基础，即能量的来源；而能量代谢是激发或推动全身功能活动的动力，是新陈代谢的最终目的，新陈代谢一旦停止，生命也将结束。

二、兴奋性

机体内外环境的各种因素不断地发生变化，能被机体所感受并且能够引起反应的一切内外环境变化因素，称为**刺激**(stimulus)。由刺激引起机体内部代谢过程及外部活动发生改变，称为**反应**(reaction)。将组织或细胞对于刺激所具有的反应能力或特性，称为**兴奋性**(excitability)。内外环境中构成刺激因素很多，如物理性、化学性、生物学性、温度、压力、声音、光、电刺激等。具有兴奋性的机体接受有效刺激发生反应时，通常表现为两种形式，一种是由相对静止变为活动，或由活动较弱变为活动较强的过程，称为**兴奋**(excitation)；另一种是由活动转为相对静止，或由活动较强转为较弱的过程，称为**抑制**(inhibition)。兴奋在不同组织和细胞表现形式各异，如肌细胞的收缩、腺细胞的分泌、神经细胞的神经冲动等。但是不论是何种细胞在发生兴奋时均有一个共同的变化，即首先发生**动作电位**(action potential)，故动作电位通常被认为是发生兴奋的客观指标。神经、肌肉和腺体等细胞接受刺激后较容易产生动作电位，所以将此类细胞称为**可兴奋细胞**(excitable cell)。

兴奋、抑制与兴奋性之间的关系：兴奋性是兴奋或抑制活动的基础，而兴奋或抑制则是可兴奋细胞具有兴奋性的两种不同的外在表现形式。

三、适应性

机体为了维持正常的功能活动以及种族的延续，在内外环境发生变化时必须及时调整自身的各种功能活动以适应其变化的特性，称为**适应性**(adaptability)。

机体适应性的产生主要与体内完整的调节系统和调节机制有关。由于神经调节、体液调节和自身调节的相互协调，互为补充，使机体能够在多变的环境中找到各种与环境相适应的反应模式。特别是**神经-内分泌-免疫网络**(neuroendocrine - immune network)调节系统的提出，进一步阐明了在神经系统、内分泌系统和免疫系统彼此之间存在着反馈、双向调控机制，明确了适应性反应是以神经调节为主体，通过神经、内分泌、免疫网络系统有序整合的结果。人类条件反射的建立机制使之适应性得到高度进化和发展，机体的适应性调节反应既迅速又广泛而持久。并且在适应环境变化的基础上，进一步改造自己的生存环境已经是人类的共识。建立绿色环保、人文和谐的环境，将极大地增强机体的适应能力，防病于未然，提高人类的健康水平。

但是，机体的适应性是有一定限度的，超过此限度将导致病理性损害。例如，当环境温度过高、湿度过大时，超过机体体温可调节的范围，则可能出现适应代偿不全的病理现象，如中暑等。

四、生殖

迄今为止，生殖也被视为生命的基本特征之一。**生殖**(reproduction)是指生物体生长发育到一定阶段后，能够产生与自体相近似的子代个体的功能而言。但是，随着生物界的动物或植物杂交后的子代可以没有生殖能力现象的发现，特别近年来，随着**克隆**(clone)技术的不断成熟与发展，已经使人类无性繁殖成为可能。由此可见，生殖是否继续作为生命的基本特征之一受到了严峻的挑战。

克隆技术，虽然它对人类活动将会产生什么影响还存有争议，但可以肯定的是，它在推进基因动物研究、攻克遗传性疾病，生产可供移植的内脏器官与组织的研究中将会发挥重大作用，可造福于人类。

第三节　机体的内环境与稳态

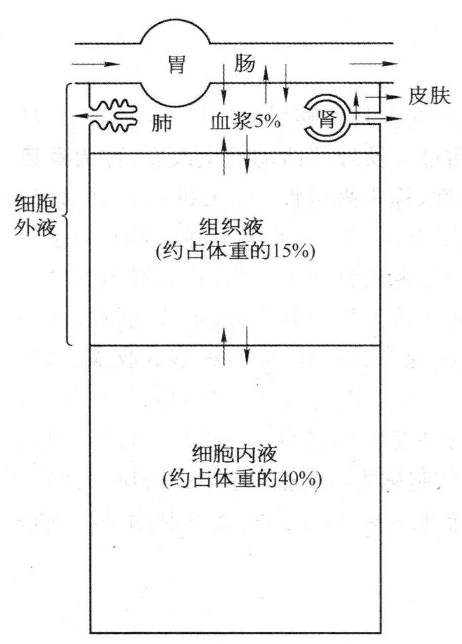

图 1-1　体液分布示意图

一、体液

体液(body fluid)是机体内液体的总称。成人的体液占体重的 60%，其中 1/3 分布于细胞外，称为**细胞外液**(extracellular fluid)；2/3 分布在细胞内，称为**细胞内液**(intracellular fluid)（图 1-1）。细胞外液主要包括组织液、血浆、淋巴液以及脑脊液等。机体各部体液尽管相对彼此隔开，同时又保持着相互沟通。例如，各种质膜既是分隔膜内外体液的屏障，又是两者之间相互沟通的渠道；毛细血管壁既是分隔血浆与组织液的屏障，也是两者之间相互沟通的桥梁。而血浆是沟通各部分体液并与外界环境进行物质交换的重要媒介，因而是体液中最为活跃的部分。

二、内环境

由于细胞外液是细胞直接接触的生存环境，故称为**内环境**(internal environment)。内环境是相对于机体生存的外部自然环境而言。

由于内环境是细胞进行物质交换的场所，细胞获取各种营养物质与排放各种代谢废物都要经过内环境这一中介部位。因此，细胞外液，特别是血浆理化成分的改变能直接反映全身组织细胞代谢情况，所以血液检验结果可以作为诊断全身某些疾病的重要依据。

三、内环境稳态

由于细胞的代谢活动，内环境的理化成分必然处于不断变化中。机体为了组织细胞能够正常地进行新陈代谢，必须将多变的内环境不断地通过多种调节途径使其在组成成分、pH、电解质浓度、温度、渗透压等方面保持相对的动态平衡状态，称此为内环境稳态。例如，由于体内 O_2 消耗量大，CO_2 产出增多，可以通过呼吸运动调节使血气分压保持相对稳定等。内环境稳定是生命活动的必要条件，而疾病的发生则是内环境稳态被破坏而导致失衡的结果。临床治疗就是通过各种手段将失衡的内环境调整至稳态的过程。

随着对人体生理功能研究的深入发展，特别是对人体功能整体性的认识进一步深化，对于**稳态**(homeostasis)的概念已不局限于细胞外液的理化因素的相对稳定，而扩大到机体内各器官、各系统之间功能活动等范围，认识到机体整体功能活动正常进行乃在于全身各器官、系统间的功能活动协调与稳定的结果。

维持各种生理功能活动的稳态主要依靠体内的负反馈控制系统调节。

第四节 人体功能的调节

一、人体功能的调节方式

机体为了适应内外环境变化，维持内环境的稳态，以及将已被扰乱的内环境稳态重新恢复或维持的过程，称为**调节**(regulatoin)。机体对生理功能调节主要有**神经调节**(nervous regulation)、**体液调节**(humoral regulation)和**自身调节**(autoregulation)三种方式。

(一)神经调节

神经调节是中枢神经系统通过神经元的联系对全身各个效应器官功能活动进行影响的过程，其基本形式是**反射**(reflex)。反射是指在中枢神经系统的参与下，机体对内外环境变化所作出有规律性的反应。反射活动的结构基础是**反射弧**(reflex arc)。它由感受器、传入神经、反射中枢、传出神经和效应器五部分组成。反射弧的完整是反射活动正常进行的必要条件，反射弧中任何一个部分被破坏则反射活动将消失。机体内多种功能的协调统一是通过神经调节完成的。例如，当机体受到内外环境因素刺激血压发生升高或降低的变化时，通过分布在主动脉弓、颈动脉窦的压力感受器活动，由传入神经将其冲动传到延髓心血管中枢，经过中枢神经综合、分析后，通过传出神经将中枢信息传到心脏和血管，改变心脏和血管的活动，使血压恢复到正常范围。

人类和动物的反射种类很多，但是依据其反射形成过程可分为**非条件反射**(unconditioned reflex)和**条件反射**(conditioned reflex)两类。

非条件反射是指与生俱来的反射。其特点是：反射弧固定、无消退现象、数量较少，是种族共有的反射活动，如吸吮反射、吞咽反射、瞳孔对光反射、屈肌反射等。条件反射是指个体出生后，在后天生活过程中依据所处的生活环境，在非条件反射的基础上建立的一种特定的反射活动，如望梅止渴等。由于条件反射是因环境需要而建立的，所以具有反射弧数量多而不固定、易变或消退等特点。条件反射的优越性在于可使大量无关刺激成为某种环境变化即将到来的信号，使机体提前调节相关的功能活动予以应对。因此，条件反射具有更大的预见性，与非条件反射配合使机体对环境变化的适应能力进一步增强。所以，神经调节是人体最重要的调节方式。

神经调节的特点：潜伏时短、反应迅速、准确、影响范围局限等。

(二)体液调节

体液调节是指内分泌腺或内分泌细胞所分泌的**激素**(hormone)或生物活性物质，经体液运输途径对各效应器官功能活动的影响过程。此外，组织细胞的代谢产物或释放的化学物质影响着全身或局部的功能活动，也属于体液性调节范畴。所以，体液调节的范围和内涵将随着研究的深入而不断地扩大。

与神经调节比较，体液调节具有潜伏期长、作用时间持久、影响范围广泛、缺乏特异性等特征，各种体液因素主要对生长、发育、代谢、生殖、衰老等过程进行调节。由于体内的内分泌腺或内分泌细胞直接或间接地接受神经的支配，因此机体在进行神经调节的同时，常伴随着体液性分泌活动的参与，此类型调节如同反射弧的延长，将这种神经与体液联合式的调节方式，称为神经-体液调节。神经-体液调节的效果更加合理、准确，使机体与环境的协调统一更趋完善。

(三) 自身调节

自身调节是指组织、细胞在内外环境变化时，不依赖于神经或体液，其本身所作出一些适应性的反应。例如，在人工灌流肾脏实验时，观察到灌注压在 80～180 mmHg 范围内变动时，肾血流量保持稳定，切断肾神经排除了神经影响因素之后，此现象仍然存在，说明该现象是肾脏血管平滑肌本身的调节作用。虽然自身调节的幅度、范围都比较小，对刺激的感受性也较低，但是在维持内环境稳定过程中仍是不可缺少的调节形式。

二、机体功能的调节特点

机体调节系统功能类似于一个自动控制系统，根据控制论原理，任何控制系统都是由控制部分与受控部分组成，而控制系统又分为反馈控制系统和前馈控制系统两大类。

(一) 反馈控制系统

在控制系统中，如果只有控制部分影响受控制部分活动，而受控制部分不返回影响控制部分，此种控制系统是单相的**开环系统**(open-loop system)，不具备实现自动控制的结构基础，其受控制部分活动得不到适当的控制与纠正。

机体大多数控制系统都是一个闭合回路，即构成反馈联系。由于存在着反馈联系，所以控制部分信息到达受控部分后，受控部分信息即反馈信息，则可以不断地反馈至控制部分。由受控部分将信息反馈到控制部分的过程称为**反馈**(feedback)。人体功能活动的协调及稳态的实现，主要依赖反馈信息不断地对控制部分输出信息进行修正与调整，使调节的效应更加精确与完善，如人体体温、血压、血糖等相对稳定及精细躯体运动的完成等均依赖于反馈系统的调节。在不同的控制系统中，传递信息的形式主要是电信号或化学信号等(图 1-2)。

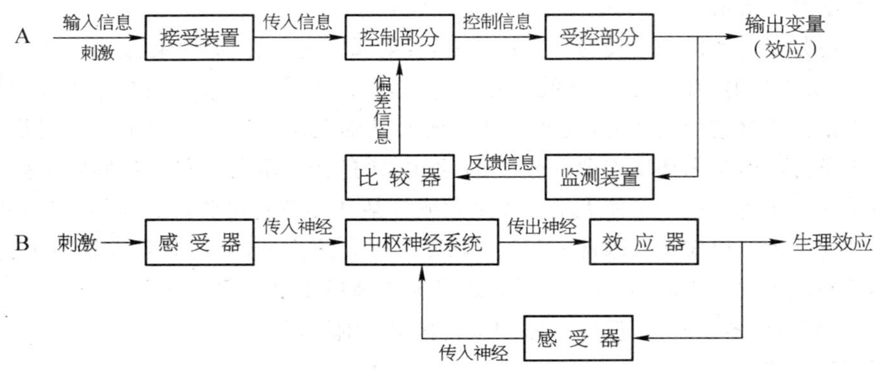

图 1-2 机体反馈控制系统与工程学反馈控制系统比较示意图

A. 工程学反馈控制系统；B. 机体反馈控制系统

根据受控部分的反馈信息对控制部分的影响效应，将反馈分为负反馈和正反馈两类。**负反馈**(negative feedback)是指受控部分发出的反馈信息，使控制部分的活动向其原活动相反方向变化。**正反馈**(positive feedback)是指受控部分发出的反馈信息，使控制部分的活动向其原活动相同方向变化。

负反馈控制系统在机体内各种调节活动中比较多见，由于负反馈控制具有加强或减弱的双向作用特点，因此其重要作用在于维持机体稳态。例如，下丘脑分泌促肾上腺皮质激素释放激素，使腺垂体促肾上腺皮质激素分泌增多，导致肾上腺皮质活动加强，血液中糖皮质激素量增多；当血液中糖皮质激素达到某一水平时，则可通过负反馈抑制下丘脑和腺垂体的各种促激素的分泌，使血液中糖皮质激素水平下降。这是一种典型的负反馈调节作用。同样，当血液中糖皮质激素过低时，则由于上述负反馈的抑制作用减弱或消除，则下丘脑和腺垂体的活动又会加强，通过促激素的作用使血液中糖皮质激素水平回升，从而维持血液中糖皮质激素水平相对稳定。

与负反馈不同，在正反馈的情况下，反馈信息是使反馈系统处于再生状态。控制信息与反馈信息反复往来，使受控部分的活动逐渐加强、加速，直至某一生理活动全部完成。由此可见，正反馈不是维持系统的稳态与平衡，而是打破原来的平衡状态，达到新的平衡。例如，排尿反射中尿流速度与膀胱逼尿肌收缩之间、分娩过程中胎儿扩张产道与催产素释放之间，均是正反馈调节的实例。

(二) 前馈控制系统

干扰信号对控制部分的直接作用称为**前馈**(feed-forward)。与反馈控制相比，**前馈控制**(feed-forward control)更为快速，经常与负反馈相结合而发挥调节作用。因为负反馈信息只有与原有的调节信息出现较大的偏差后，才会启动负反馈调控系统，所以负反馈调控存在着调节效应滞后、有较大的波动等不足。通常负反馈系统对偏差信息的敏感度越高，则出现的波动就越大；敏感度越低，则滞后越久。由于前馈信息具有一定的经验性质，在控制部位信息发出之前已经得到前馈信息的指导，将受控部分出现的偏差减小到最小范围，使机体负反馈调控过程不致出现较大的波动和滞后反应。

例如，在进入寒冷环境之前，此时寒冷尚未波及到体内深部温度，但是体表温度感受器已经把温度下降信息传到体温调节中枢，从而通过产热与散热系统活动改变，避免体温出现较大的波动。条件反射也属于前馈调节，如在进餐之前，许多视、听、嗅觉信号直接进入消化中枢，使消化系统提前启动消化功能为进食做准备。由于机体内自动控制系统内有前馈控制系统的存在，因此弥补了负反馈的各种不足。

(钱佳利)

第二章

细胞的基本功能

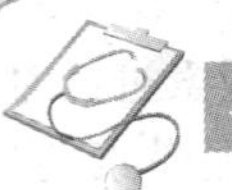

导学

掌握：细胞膜的物质转运功能；细胞的生物电现象及其产生原理；骨骼肌的兴奋-收缩偶联。

熟悉：细胞兴奋的引起和传导；骨骼肌收缩的形式及影响收缩效能的因素。

了解：细胞膜的分子结构，骨骼肌微细结构。

细胞是构成人体最基本的结构和功能单位。人体的细胞有200多种，虽然不同组织、器官的细胞形态各异，执行着不同的功能，但对于所有细胞而言，在细胞和分子水平实现的基本生命过程及其原理，却具有一定程度的一致性。如细胞膜的基本结构与跨膜物质转运功能，细胞的跨膜信号转导功能，细胞的生物电现象和骨骼肌细胞的收缩功能等。本章将主要从这几个方面进行介绍。

第一节 细胞膜跨膜物质转运与信号转导功能

机体每个细胞都有一层薄膜包围着，称为**细胞膜**(cell membrane)或**质膜**(plasma membrane)。它把细胞内容物与细胞周围的环境分隔开，对于保持细胞内化学成分相对恒定及维持细胞正常的生理功能有重要作用。此外，细胞内的各种细胞器如线粒体、高尔基复合体、内质网等，也被类似细胞膜的膜性结构包围。因此，将细胞膜和细胞器膜统称为**生物膜**(biological membrane)。

一、细胞膜的分子结构

关于细胞膜的分子结构，目前采用的是1972年Singer和Nicholson提出的**液态镶嵌模型**(fluid mosaic model)学说。此学说认为细胞膜是以液态的双层脂质分子为基架，其中镶嵌着具有不同分子结构和功能的蛋白质。在细胞膜的表面上还有一定成分的糖类分子，与蛋白质或脂类结合，分别形成糖蛋白或糖脂(图2-1)。

(一) 脂质双分子层

膜脂质主要有三类，其中磷脂占脂质总量的70%以上，胆固醇含量低于30%，其余为少量的糖脂。磷脂和胆固醇都是双嗜性分子，磷脂分子中磷酸和碱基以及胆固醇分子中的羟基形成亲水性基团，它们分子中的另一端是脂肪酸烃链形成的疏水性基团。在膜中，亲水性基团都朝向膜的外表面或内表面，而脂肪酸烃链则在膜的内部两两相对。细胞膜脂质双分子层中，内外两层所含的脂质不尽相同，磷脂酰丝氨酸、磷脂酰乙醇胺、磷脂酰肌醇主要分布在膜的靠近胞质的内层，而磷脂酰胆碱和鞘脂主要分布在膜的外层。

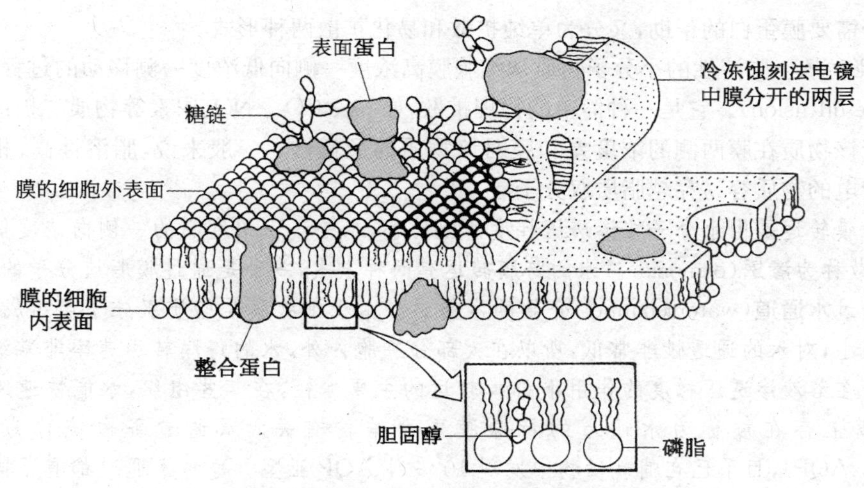

图 2-1　细胞膜的液态镶嵌模型

膜脂质的熔点较低，在体温条件下呈液态，因而膜具有流动性。但是脂质双分子层的流动性一般只限于脂质分子作侧向运动，蛋白质分子也可以在脂质双层中横向移动。胆固醇含量增高可抑制脂质和蛋白质在膜内的移动，引起膜流动性降低。

（二）膜蛋白

细胞膜的蛋白质根据其分布的形式不同，可分为**表面蛋白**（peripheral protein）和**整合蛋白**（integral protein）两种。表面蛋白占膜蛋白的 20%～30%，以其肽链中带电的氨基酸或基团与膜两侧的脂质极性基团相互吸引，使蛋白分子附着在膜的表面；整合蛋白占膜蛋白的 70%～80%，其肽链一次或多次反复贯穿整个脂质双分子层，多数两端露出在膜的两侧，少数只穿透一侧细胞膜。

细胞膜的功能主要是通过膜蛋白来实现的，如载体蛋白、通道蛋白、离子泵等参与物质跨膜转运；而分布在膜外表面的受体蛋白，能将环境中的特异性化学物质或信号传递到细胞内，引起细胞功能的相应改变，与信息传递有关；还有 ATP 酶、腺苷酸环化酶等与能量转化和信息传递有关。

（三）膜糖类

细胞膜上糖类的含量在 2%～10%，主要是一些寡糖和多糖链。它们以共价键的形式与膜的脂质或蛋白质结合，形成糖脂或糖蛋白，仅存在于细胞膜的外侧。有的可作为抗原，表示某种免疫信息；有的作为膜受体，能特异性地与某种递质、激素或其他化学信号分子相结合。如在人红细胞 ABO 血型系统中，红细胞的不同抗原特性就是由结合在脂质的鞘氨醇分子上的寡糖链所决定的。

二、细胞膜的跨膜物质转运功能

细胞在新陈代谢过程中，需要从细胞外液中摄取氧和营养物质，而产生的二氧化碳及其他的代谢产物需要及时排出细胞，某些特殊细胞需要转运酶、激素、递质等大分子物质，这些过程都是通过细胞膜来进行。细胞膜由双层脂质分子构成，脂溶性物质和少数分子很小的水溶性物质能够直接通过细胞膜，大多数水溶性小分子物质和离子的跨膜转运则需要靠镶嵌在膜上的各种特殊蛋白质分子介导来完成。而某些大分子物质或物质团块则通过细胞膜以囊泡转运的方式进行。根据跨膜转运是否消耗能量，可分为**被动转运**（passive transport）和**主动转运**（active transport）两大类。

（一）被动转运

被动转运是指物质顺浓度梯度和（或）电梯度，不需要消耗能量通过细胞膜进出细胞的过程。

根据其是否需要膜蛋白的帮助，又分为单纯扩散和易化扩散两种形式。

1. 单纯扩散　脂溶性的小分子物质从细胞膜高浓度一侧向低浓度一侧移动的过程，称为**单纯扩散**(simple diffusion)。它是一种简单的物理扩散，如 O_2、CO_2、NO、尿素等物质。扩散的速率和方向取决于该物质在膜两侧的浓度差和膜对该物质的通透性。一般来说，脂溶性高、相对分子质量小和不带电的物质容易穿越脂质双分子层。

水的跨膜转运是由水分子在渗透压梯度的驱动下，水分子由浓度高的一侧向浓度低的一侧移动，这种扩散称为**渗透**(osmosis)。水的跨膜转运有两种方式，一种是通过膜脂质分子的简单扩散，另一种是通过**水通道**(water channel)介导的水转运。由于细胞膜是脂质双分子层组成，脂质分子间的间隙很小，对水的通透性非常低，所以在大部分细胞内外，水的跨膜转运速率非常缓慢。水通道是水分子在溶液渗透压梯度的作用下跨膜转运的主要途径，在某些组织，水能快速跨膜转运是与其细胞膜上存在被称为水通道的特殊膜蛋白结构有关。水通道蛋白统称为**水孔蛋白**(aquaporin，AQP)，目前已在哺乳动物中发现 10 多种 AQP 亚型。每种水通道都有不同的组织分布和功能特点，按其功能可以分为两类。第一类主要包括 AQP0、AQP1、AQP2、AQP4、AQP5 和 AQP6，它们只能通透水。第二类主要包括 AQP3、AQP7 和 AQP9，对水有高通透性，也能通透甘油、尿素和其他的小分子物质。水通道在细胞中以四聚体的形式存在，每个亚单位在功能上都可作为一个单水通道。水通道在不同的器官分布有差异，如在红细胞膜主要是 AQP1 分布，肾脏是水通道分布最多的器官，近曲小管和降支细段 AQP1 很丰富，AQP2 分布于集合管，AQP3 存在于集合管基侧质膜，AQP4 存在于髓质小血管结构中等。呼吸道、消化道等器官也有不同的 AQP 亚型分布。在一定的条件下渗透压、激素和药物等对水通道蛋白的表达和功能产生影响。

2. 易化扩散　大多数水溶性物质和所有离子不能直接通过细胞膜进行转运，必须在膜蛋白的协助下，才能从高浓度一侧向低浓度一侧扩散，这种转运形式称为**易化扩散**(facilitated diffusion)。如细胞外液中葡萄糖、氨基酸进入细胞内，Na^+、K^+、Ca^{2+} 等离子的跨膜转运。根据参与的膜蛋白功能不同，可分为由载体介导和通道介导的两种类型。

(1) 载体介导的易化扩散：**载体**(carrier)又称**转运体**(transporter)，是一些贯穿细胞膜脂质双分子层的整合蛋白。载体有特异性的结合位点，可与被转运的小分子物质，如葡萄糖、氨基酸等结合，同时引发分子构象的变化，使这些物质由膜的高浓度一侧转运到低浓度一侧并释放出来。

以载体介导的易化扩散具有以下的共同特性：①结构特异性：即每一种载体蛋白只能转运具有某种特定结构的物质；②饱和现象：由于膜上载体及其结合位点的数目是有限的，所以，在一定范围内被转运物质的量与该物质的浓度差成正比，当浓度差增加到某一限度时，载体转运该物质的能力不再增加，即出现饱和现象；③竞争性抑制：如果某一载体对 A 和 B 两种结构相似的物质都有转运能力，当提高 B 物质浓度将会占据更多数量的结合位点，从而减弱载体蛋白对 A 物质的转运数量。

(2) 通道介导的易化扩散：类似于细胞内、外的 Na^+、K^+、Ca^{2+}、Cl^- 等离子，必须借助细胞膜通道蛋白的帮助才能实现跨膜转运。通道蛋白是贯穿细胞膜的整合蛋白，通常由几个多肽亚单位组成，其中央带有亲水性孔道的膜蛋白，能让离子无需与脂质双层相接触而通过细胞膜，这种能使离子跨过膜屏障转运的蛋白质又称为**离子通道**(ion channel)。

离子通道具有离子**选择性**(ionic selectivity)，即某种离子通道开放时，只允许一种或几种离子通过，其他离子则不易或不能通过。例如，K^+ 通道能通过 K^+ 和 Na^+，但以 K^+ 为主；乙酰胆碱受体阳离子通道对小的阳离子都具有高度通透性，但不能通过 Cl^-。依据离子的选择性可将通道分为 Na^+ 通道、K^+ 通道、Ca^{2+} 通道、Cl^- 通道、非选择性阳离子通道等。

构成离子通道的膜蛋白称为通道蛋白，其分子构象在不同的条件下可以发生改变，以决定离子能否通过。研究证明，通道蛋白有两种到三种稳定的分子构象，一种是通道处于开放状态，允许离子通过，称为激活状态；另一种是通道处于关闭状态，不允许离子通过，称为备用或失活状态。通道的状态在不同条件下具有一定的变换规律及特点：在没有刺激情况下处于备用状态，此时给予适宜刺激能够开放为激活状态；通道蛋白一旦被激活属于"全与无"式开放，并且接受任何刺激不能够再度开放，称为失活状态；激活的通道只有恢复到备用状态后方可能对适宜刺激再度开放。离子通道只有开放时离子才能通过，这一特性称为门控(gating)。门控离子通道分为三类：①**电压门控通道**(voltage-gated channel)：它们在膜去极化到一定电位时开放，如神经元上的 Na^+ 通道。②**配体门控通道**(ligand-gated channel)：受膜环境中某些化学性物质的影响而开放，也称**化学门控通道**(chemically gated channel)。一般来说配体来自细胞外液，如激素、递质等。有些细胞内因子也能激活离子通道，如胞内 G 蛋白、cGMP、Ca^{2+} 等。③**机械门控通道**(mechanically gated channel)：感受细胞膜表面的应力变化，如摩擦力、压力、牵张力、重力和剪力等，将细胞机械刺激的信号转化为电化学信号，引起细胞的反应。如触觉的神经末梢、听觉的毛细胞、血管壁上的内皮细胞和心肌细胞等都存在这类通道。

除上述门控离子通道外，还有一类被称为"非门控"通道。"非门控"通道总是处于开放状态，外在因素对之无明显影响。这类通道在维持静息膜电位方面起重要作用。

(二) 主动转运

主动转运是指细胞膜通过本身代谢产生的能量，逆浓度梯度和(或)电梯度进行的物质转运过程。介导这一过程的细胞膜蛋白称为**离子泵**(ion pump)。离子泵分解 ATP 提供能量，完成离子的跨膜转运。由于离子泵具有分解 ATP 的能力，所以又称作 ATP 酶。根据物质转运过程中利用能量的形式不同，主动转运分为原发性主动转运和继发性主动转运。

1. *原发性主动转运*　由被转运物质通过自身活动机制分解 ATP 产生的能量逆电化学梯度进行转运的过程，称为**原发性主动转运**(primary active transport)。在哺乳动物的细胞膜上存在有多种离子泵，目前研究比较明确的是**钠-钾泵**(sodium-potassium pump)，简称**钠泵**(sodium pump)，也称 Na^+-K^+-ATP 酶。当细胞内 Na^+ 浓度升高或细胞外 K^+ 浓度升高时，钠泵被激活，分解 ATP 提供能量，使 Na^+ 和 K^+ 作逆浓度差的跨膜运动，从而造成和维持细胞膜外高 Na^+ 和膜内高 K^+ 的不均衡分布状态。

钠泵分子包括 α 和 β 两个亚单位。α 亚单位是催化亚单位，肽链上有 ATP 结合位点、磷酸化位点、阳离子结合位点等。分子质量约为 100 kD，具有多次跨膜结构域。转运 Na^+、K^+ 和促使 ATP 分解的功能主要由 α 亚单位完成；β 亚单位的分子质量约为 50 kD，是一种糖蛋白，只有一次跨膜结构域，其功能还不明确。目前认为钠泵转运 Na^+、K^+ 可能的机制是：裸露在细胞内侧的 α 亚单位有 3 个与 Na^+ 结合的位点，当 Na^+ 与 α 亚单位结合后，激活 ATP 酶，使细胞内 ATP 水解而释放能量，并使钠泵转为另一种构象，使 3 个 Na^+ 被排出至细胞外；而裸露在细胞外液一侧的 α 亚单位上有 2 个能与 K^+ 结合的位点，K^+ 的结合触发钠泵又回复到原先的构象，此时它向细胞内排入 2 个 K^+(图 2-2)。通常每分解 1 分子 ATP，可泵出 3 个

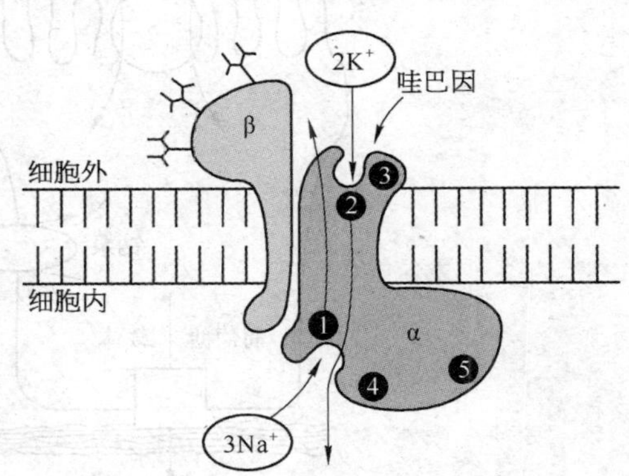

图 2-2　钠泵主动转运示意图

钠结合位点❶、ATP 磷酸化位点❹和 ATP 结合位点❺位于 α 亚单位细胞内侧；钾结合位点❷和哇巴因结合位点❸位于 α 亚单位细胞外侧

Na^+，同时泵入 2 个 K^+。钠泵的这种作用可被其特异性抑制剂哇巴因所阻断。

在哺乳类动物，细胞代谢产生的能量有 20%～30%用于维持钠泵的活动，钠泵活动的生理意义主要包括：①钠泵活动造成的细胞内高 K^+ 浓度，是胞质内许多代谢反应所必需的。②钠泵活动能维持细胞内渗透压相对稳定，阻止大量 Na^+ 进入细胞而导致细胞内渗透压升高，防止细胞水肿。③为继发性主动转运提供能量，如葡萄糖、氨基酸在小肠和肾小管的吸收过程，是由钠泵提供能量，利用 Na^+ 的跨膜浓度差进行的。④钠泵活动造成的膜内外 Na^+ 和 K^+ 的浓度差，是细胞生物电活动产生的前提条件。⑤钠泵活动的生电性，可使膜内电位的负值增加，在一定程度上影响静息电位。

除钠泵外，目前了解较多的还有钙泵和质子泵。钙泵也称 Ca^{2+} - ATP 酶，广泛分布于细胞膜、内质网膜和肌质网膜上，可分解 ATP 逆浓度差将胞质中 Ca^{2+} 转运到细胞外和肌质网内。**质子泵**(proton pump)有两种，一种为 H^+ - K^+ - ATP 酶，主要分布于胃腺壁细胞膜和肾小管闰细胞膜上，分泌 H^+。另一种为 H^+ - ATP 酶，分布于各种细胞器膜上，将 H^+ 由胞质内转运到细胞器内，维持胞质的中性和细胞器内的酸性，使不同部位的酶都处于最适的 pH 环境。

2. *继发性主动转运* 物质在进行逆电化学梯度的跨膜转运时，所消耗的能量不是直接来源于 ATP 的分解，而是利用钠泵的活动造成膜内外 Na^+ 的势能储备，这种间接利用 ATP 能量的主动转运过程称为**继发性主动转运**(secondary active transport)。此过程由被称为转运体的膜整合蛋白来完成，如果被转运的物质与 Na^+ 转运方向相同，称为**同向转运**(symport)，相应的转运体也称为**同向转运体**(symporter)；如果两者转运方向相反，则称为**反向转运**(antiport)或交换，相应的转运体称为**反向转运体**(antiporter)或**交换体**(exchanger)。葡萄糖和氨基酸在小肠黏膜上皮以及在肾小管上皮细胞被重吸收的过程，神经递质在突触间隙被神经末梢重摄取的过程，甲状腺上皮细胞的聚碘过程，细胞跨膜的 Na^+ - H^+ 交换和 Na^+ - Ca^{2+} 交换等过程，均属于继发性主动转运。

葡萄糖在小肠黏膜和肾小管上皮细胞的吸收是通过 **Na^+-葡萄糖同向转运体**(Na^+ - glucose symporter)完成的(图 2 - 3)。由于上皮细胞基底侧膜 Na^+ 泵的活动，造成细胞内低 Na^+，并在顶端膜的膜内外形成 Na^+ 浓度差。顶端膜上的同向转运体则利用 Na^+ 的浓度势能，将管腔中的 Na^+ 和

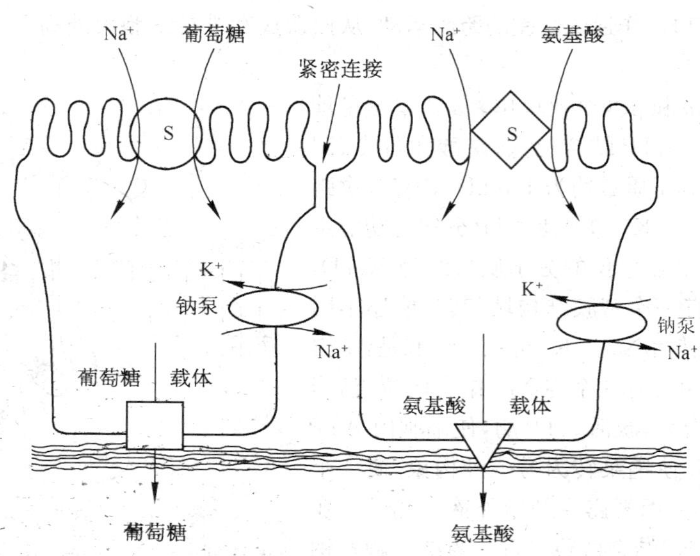

图 2 - 3 葡萄糖、氨基酸的继发性主动转运示意图

S：葡萄糖或氨基酸转运体

葡萄糖分子一起转运至上皮细胞内。这一过程中 Na^+ 的转运是利用势能，是转运过程的驱动力，而葡萄糖分子的转运是逆浓度梯度，是间接利用钠泵分解 ATP 释放的能量完成的主动转运。进入上皮细胞的葡萄糖分子可经基底膜上的葡萄糖载体扩散至组织液，完成葡萄糖在管腔中的吸收过程。氨基酸也是以同样的方式被吸收的。

（三）囊泡转运

大分子物质或物质团块不能直接穿越细胞膜，需要在细胞膜产生的囊泡帮助下才能进出细胞，称为**囊泡转运**（vesicular transport）。大分子物质由细胞内转运到细胞外的过程称为**胞吐**（exocytosis）。而大分子物质进入细胞内则主要通过两种方式：**吞噬**（phagocytosis）和**胞吞**（endocytosis）。

1. 胞吐　指细胞内的大分子物质以分泌囊泡的形式排出细胞外的过程。如外分泌腺细胞将合成的酶原颗粒和黏液排放到腺导管、内分泌细胞将合成的激素分泌到组织液，以及神经纤维末梢突触囊泡内神经递质的释放等均属于胞吐过程。胞吐有两种形式：一种是囊泡所含的大分子物质持续不断地排出细胞，它是细胞本身固有的功能活动，如小肠黏膜杯状细胞持续分泌黏液的过程；另一种是细胞合成的物质先贮存在囊泡内，当受到化学信号或电信号的诱导时才排出细胞，是一种受调节的胞吐过程。例如，神经末梢递质的释放，就是由动作电位的刺激引起的胞吐过程。这种受调节的胞吐过程与刺激物引起的 Ca^{2+} 内流有关，是由细胞内 Ca^{2+} 浓度升高而引发的。

2. 吞噬　指由肌动蛋白介导的将细胞外的细菌或其他物质吞入细胞内形成一个吞噬体的过程。吞噬体进入细胞内后与溶酶体融合，通过酶的作用将细菌消灭。吞噬过程需要 ATP 提供能量用于细胞膜骨架的移动和囊泡在细胞内的转运。吞噬仅发生于一些特殊的细胞，如单核细胞、巨噬细胞等。

3. 胞吞　指大分子物质进入细胞内的另一种方式，与吞噬的区别在于胞吞过程中，细胞膜内陷而不是向细胞外突出，形成的囊泡也较小。胞吞也是一个主动转运过程，可以是非选择性的，允许细胞外的液体进入细胞内，此过程称为**吞饮**（pinocytosis）。可发生在几乎所有细胞。吞饮可分为**液相胞吞**（fluid-phase endocytosis）和**受体介导胞吞**（receptor-mediated endocytosis）两种形式。

液相胞吞是细胞本身固有的活动，指细胞外液及所含溶质连续不断地进入细胞内。受体介导胞吞则是通过被转运物质与膜受体特异结合，再通过膜的内陷形成囊泡，囊泡脱离膜而进入细胞内。许多重要的大分子物质都是以这种方式进入细胞，如生长因子、运铁蛋白、血清转运蛋白、一些多肽类激素以及外来异物等。

三、细胞的跨膜信号转导功能

生物体具有极其复杂的生命活动，在此过程中需要通过各种细胞的信息传递来维持其正常功能。细胞之间的信息传递主要是通过各种信号物质来实现的，包括神经递质、激素、细胞因子、气体分子等。这些信号分子除少数可以扩散通过细胞膜而作用于细胞内受体外，绝大多数是水溶性分子，只能作用于细胞膜表面的受体，再经跨膜和细胞内的信号转导，引发靶细胞相应的功能改变，这一过程被称为**跨膜信号转导**（transmembrane signal transduction）。根据细胞膜上感受信号物质的蛋白质分子的结构和功能的不同，跨膜信号转导的路径大致可分为 G 蛋白偶联受体介导的信号转导、酶偶联受体介导的信号转导和离子通道受体介导的信号转导三类。

（一）G 蛋白偶联受体介导的跨膜信号转导

G 蛋白偶联受体（G protein-linked receptor）介导的信号转导是由膜受体、G 蛋白、G 蛋白效应器、第二信使、**蛋白激酶**（protein kinase，PK）等存在于细胞膜、细胞质及细胞核中一系列信号分子的连锁活动来完成其信号转导。由于这类膜受体都要通过G蛋白才能发挥作用，故称G蛋白偶联受体介导的信号转导(图2-4)。

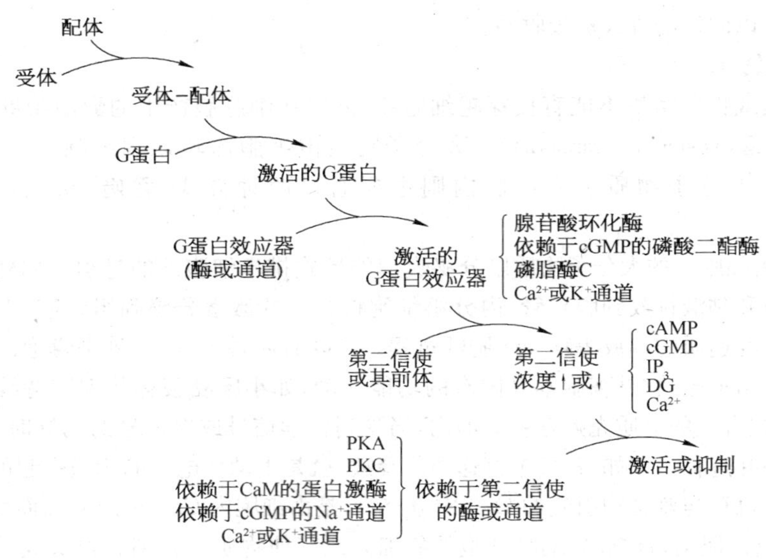

图2-4　G蛋白偶联受体介导的信号转导的主要过程

PKA：蛋白激酶A；PKC：蛋白激酶C；cAMP：环-磷酸腺苷；cGMP：环-磷酸鸟苷；IP_3：三磷酸肌醇；DG：二酰甘油

大多数激素、神经递质和其他信息分子调节细胞的功能是通过G蛋白偶联受体介导的。G蛋白是**鸟苷酸结合蛋白**(guanine nucleotide-binding regulatory protein)的简称。与G蛋白偶联的受体是细胞表面受体的最大家族，包括肾上腺素α和β受体、γ-氨基丁酸B型受体、5-羟色胺(5-HT)受体、嗅觉受体、视紫红质受体以及多数肽类激素的受体等，总数多达1 000种左右。这些受体由结构和功能相似的多肽链构成，每条多肽链由7个跨膜节段组成，其细胞外侧和跨膜节段内部有配体结合位点，胞质侧有G蛋白结合的位点。配体与受体结合后，受体分子构象发生变化，引起对G蛋白的结合和激活。G蛋白通常由α、β和γ三个亚单位组成，其中α亚单位具有鸟苷酸结合位点和三磷酸鸟苷(GTP)酶活性。非激活的G蛋白在膜内是与受体分离的，其α亚单位与二磷酸鸟苷(GDP)结合。当配体与受体结合后，α亚单位与GDP解离而与GTP结合。三聚体G蛋白则分成两部分具有活性的G蛋白，即α-GTP复合物和βγ二聚体，两部分均可进一步激活它们的靶蛋白。有活性的G蛋白除了调节离子通道启闭外，主要功能是激活或抑制产生第二信使的效应器酶的活性，这类酶主要有腺苷酸环化酶、磷酸二酯酶、磷脂酶等。如此G蛋白通过调节下游酶的活性使得胞质中第二信使的浓度增加或下降，而第二信使含量的变化又分别影响胞质中各种蛋白激酶的活性。蛋白激酶是细胞内催化底物蛋白磷酸化而产生各种生理功能的物质。

(二) 酶偶联受体介导的跨膜信号转导

细胞膜的酶偶联受体通常具有两个组成部分，即细胞膜外侧的与配体结合的受体部分和细胞膜内侧的具有酶功能的部分。当细胞外的配体与受体结合后能够激活酶的部分实现信号转导功能。酶偶联受体中较重要的有酪氨酸激酶受体、酪氨酸激酶结合型受体和鸟苷酸环化酶受体。

酪氨酸激酶受体通常只有一个跨膜α螺旋，其配体结合位点位于细胞外侧，而胞质侧为具有酪氨酸激酶的结构域，本身具有酶活性，即受体与酶是同一蛋白分子。大部分生长因子和一部分肽类激素都是通过酪氨酸激酶受体将信号转导致细胞核，从而引起基因转录的改变，完成信息传递功能。

酪氨酸激酶结合型受体的膜内侧没有酪氨酸激酶的结构域，但当它与配体结合而被激活，可与细胞内的酪氨酸蛋白激酶结合并激活它，并通过对自身和底物蛋白的磷酸化作用把信号转入细胞内，如干扰素、促红细胞生成素、生长激素和催乳素受体等。

鸟苷酸环化酶受体通常也只有一个跨膜 α 螺旋，其配体结合位点位于细胞外侧，当配体与受体结合，激活胞质中的**鸟苷酸环化酶**(guanylate cyclase, GC)。GC 催化 GTP 生成 cGMP，进而结合并激活 cGMP 依赖性蛋白激酶 G，使底物蛋白磷酸化，产生生理学效应。鸟苷酸环化酶受体的一个重要配体是**心房钠尿肽**(atrial natriuretic peptide, ANP)。还有一种存在于胞质中的可溶性 GC 是**一氧化氮**(nitric monoxide, NO)的受体。

(三) 离子通道偶联受体介导的跨膜信号转导

离子通道受体由多个跨膜亚单位组成，这些亚单位围绕形成“孔道”结构。当受体激活后，蛋白质构象发生改变，使通道开放，引起跨膜离子流动，从而实现信号的跨膜转导。典型的例子就是骨骼肌终板膜上的胆碱能 N_2 受体(图 2－5)。当支配骨骼肌的神经末梢释放的 Ach 与 N_2 受体结合后，导致通道发生构象变化，Na^+ 通道开放，Na^+ 等经通道的跨膜运动，将细胞外化学信号转换为电信号，改变了膜的兴奋性，从而实现神经与肌细胞间的信息传递。这类通道都是细胞膜上的化学门控通道。由于离子通道受体直接操纵离子通道的开关，因此大多介导快速的信号转导，且路径简单。

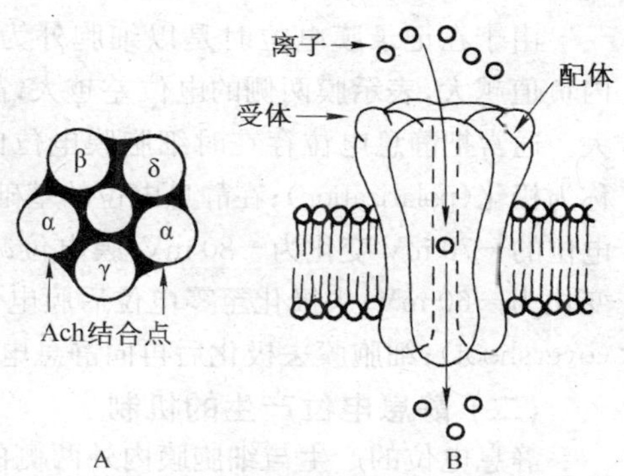

图 2－5　N_2 胆碱受体结构示意图

A. 由 5 个亚单位组成的 N_2 胆碱受体；
B. 中间为离子通道，受体埋在细胞膜内

电压门控通道和机械门控通道不称为受体，但它们是接受电信号和机械信号的另一种类型“受体”，通过通道的开启、关闭以及由此造成的离子跨膜流动把信号传递到细胞内。

上述内容归纳了目前了解比较清楚的三种类型的跨膜信号转导途径，但是细胞的功能及其调控机制是非常复杂的，各种信号转导之间存在复杂的相互联系。随着研究的进一步深入，新的信号转导途径及其相互之间的联系将会不断被发现。

第二节　细胞的生物电现象

机体所有的细胞无论处于静息状态还是活动状态都存在电现象，这种现象称为**生物电现象**(bioelectricity phenomenon)。生物电是一种普遍存在又十分重要的生命现象，机体细胞的多种活动，如腺细胞的分泌、肌细胞的收缩等都以生物电活动为基础。临床上用于诊断的心电图、脑电图、肌电图、视网膜电图、胃肠电图等检查，是人体不同器官生物电活动综合表现的记录。它们是以细胞水平的生物电活动为基础的，而细胞生物电是细胞膜内外两侧带电离子的不均匀分布和一定形式的跨膜移动的结果。通常细胞膜两侧存在一定的电位差，称为**膜电位**(membrane potential)。细胞的膜电位主要有两种表现形式：一种是细胞在安静状态下的静息电位；另一种是细胞受到刺激兴奋时的动作电位。此外，某些细胞如感受器细胞还可产生局部电位。本节将重点讨论神经和骨骼肌细胞生物电的产生及其传导机制。

一、静息电位及其产生机制

(一) 静息电位的概念

静息电位(resting potential, RP)是指细胞安静时,存在于细胞膜两侧的电位差。如图 2-6 所示,将一参考电极置于神经细胞膜外表面,另一微电极(测量电极)插入细胞内,可测量细胞膜两侧的电位差。机体各种细胞的静息电位都表现为膜内电位较膜外低。通常规定膜外电位为零,则膜内电位范围在−100~−10 mV,如骨骼肌细胞的静息电位约−90 mV,神经细胞约−70 mV,平滑肌细胞约−55 mV,红细胞约−10 mV。

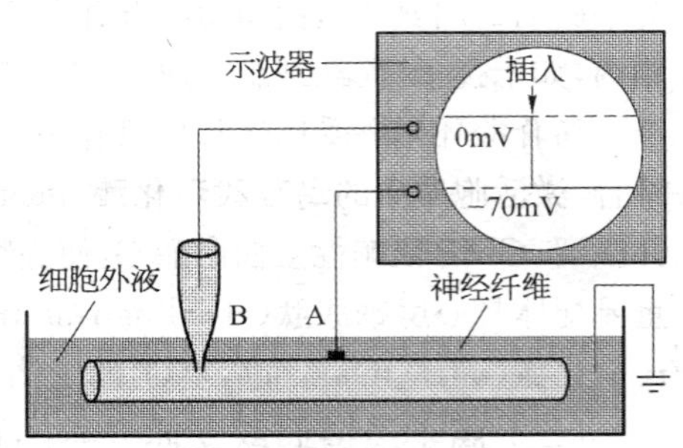

图 2-6 神经纤维静息电位测定示意图

A:参考电极;B:测量电极

由于在记录膜电位时是以细胞外为零电位,所以膜内负值越大,表示膜两侧的电位差越大,静息电位也就越大。通常把静息电位存在时细胞膜电位内负外正的状态称为**极化**(polarization);在静息电位的基础上若膜电位增大称为**超极化**(hyperpolarization),如由静息电位的−70 mV 变化为−80 mV;膜电位减小称为**去极化**(depolarization),如由静息电位的−70 mV 变化为−60 mV;去极化至零电位后膜电位如进一步变为正值(内正外负),则称为反极化或称**超射**(overshoot);细胞膜去极化后再向静息电位方向恢复的过程称为**复极化**(repolarization)。

(二) 静息电位产生的机制

静息电位的产生与细胞膜内外两侧的离子不均衡分布及膜在不同生理条件下对各种离子的通透性不同有关。细胞膜内外离子分布不均匀,膜外有较多的 Na^+ 和 Cl^-,膜内有较多的 K^+ 和带负电的有机物。据测定,各类细胞膜外 Na^+ 浓度为膜内的 8~12 倍,而膜内的 K^+ 浓度为膜外的 20~40 倍,这是 Na^+-K^+ 泵原发性主动转运的结果。膜内外各种离子的不均衡分布为离子被动跨膜移动提供了势能贮备。在不同的生理条件下,膜对不同离子的通透性不一样。安静状态下,膜对 K^+ 的通透性最大,对 Cl^- 次之,对 Na^+ 的通透性很小,而对其他带负电的离子几乎不通透。因此,静息时 K^+ 通道开放,K^+ 顺浓度梯度向膜外扩散,膜内带负电的离子由于细胞膜对它几乎不通透而留在细胞内。这样,随着 K^+ 的外移,膜外正电荷数增多,电位升高,膜的两侧就产生了电位差,即膜外带正电,膜内带负电。但 K^+ 外流并不能无限制地进行下去,因为 K^+ 外流形成的外正内负的电场力会阻止 K^+ 继续外流。当浓度差(促使 K^+ 外流的动力)和电位差(阻止 K^+ 外流的阻力)使 K^+ 移动的效应达到平衡时,K^+ 的跨膜净通量为零。这时,膜两侧形成了稳定于某一数值的电位差,即静息电位,又称 K^+ 的平衡电位。

二、动作电位及其产生机制

(一) 动作电位的概念

细胞在接受有效刺激发生兴奋时,细胞膜在静息电位的基础上发生的一次迅速而可逆的电位波动,称为动作电位。动作电位是各种可兴奋细胞发生兴奋时所具有的特征性表现,常作为细胞兴奋的标志。实验观察发现,哺乳动物的神经纤维和肌细胞在安静时,膜两侧电位外正内负,其静息电位值为−90~−70 mV。图 2-7 用微电极记录的方法,简要叙述了动作电位形成的过程。当细胞受到阈刺激时,膜电位降低,当降低至阈电位时,膜内外的电位差迅速减小直至消失,而且可进一步出现膜两侧电位极性反转的现象，即膜外带负电，膜内带正电，如果以膜外电位值为零，则膜内电位值为＋20～＋40 mV。然而，这种膜内电位极性反转是暂时的，很快膜电位恢复到受刺激前膜内原有负电位的极化状态，即恢复到静息电位水平。动作电位过程中膜电位变化的曲线包括上升支和下降支，上升支又称去极相，包括去极化和反极化两过程；下降支又称复极相。动作电位的上升支和下降支形成的尖锋样波形，称为**锋电位**(spike potential)。从锋电位的下降支开始，膜电位恢复到静息电位水平之前，要经历一段微小而缓慢的波动，称为**后电位**(after potential)，包括**负后电位**(negative after potential)和**正后电位**(positive after potential)。负后电位是指锋电位后，膜电位缓慢下降回到接近静息电位过程的电位变化。正后电位是指膜电位水平大于静息电位水平的电位变化，也称为超极化后电位。各种可兴奋细胞的动作电位均由去极相和复极相组成，但是，它们的形状、幅度和持续时间各不相同。例如，神经纤维的动作电位一般仅持续 0.5～2 ms，而心室肌细胞的动作电位则可持续几百毫秒。

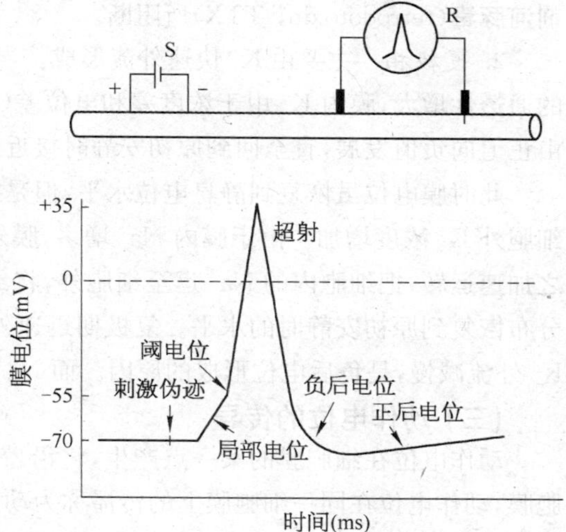

图 2-7　测量单一神经纤维膜电位的实验示意图

R：记录仪器；S：电刺激器

当测量电极中的一个微电极刺入轴突内部时，可发现膜内较膜外电位低 70 mV。当受到一次短促的阈刺激时，膜内电位迅速上升到＋35 mV，经 0.5～2 ms 后又恢复到刺激前的状态

细胞动作电位具有以下特征：①**“全或无”定律**(all or none law)，当给予细胞阈下刺激时，动作电位不会出现，刺激强度达到阈值时就可引发动作电位，且动作电位波幅的大小和形状不随刺激强度改变而变化。②不衰减传导，动作电位产生后并不局限于受刺激部位，而是迅速向周围传播，直至整个细胞膜都依次产生动作电位，在传播过程中其幅度和波形不因传导距离的加大而改变，称此为不衰减性传导。

(二) 动作电位产生的机制

细胞膜对 K^+、Na^+ 通透性的改变是静息电位和动作电位产生的关键因素。Na^+ 通道有三种不同的状态：①在静息电位时，Na^+ 通道对 Na^+ 几乎无通透性，但能接受刺激而开放，称为“备用”状态。②当细胞受到有效刺激时，Na^+ 通道开放，膜对 Na^+ 通透性大增引起 Na^+ 内流，形成动作电位的去极相，此时通道呈**“激活”**(activation)状态。③由于细胞膜去极化而引起细胞膜电位改变，导致 Na^+ 通道关闭，此时任何强度的刺激都不能使之开放，通道处于**“失活”**(inactivation)状态，膜对 Na^+ 的通透性消失。随着复极进展，失活的 Na^+ 通道逐渐转为备用。上述离子通道功能状态的改变是由膜电位决定的，因此，这类通道称为电压依赖性通道。

1. 去极相　主要由 Na^+ 快速内流形成。当细胞受到阈刺激，膜电位降低，当降低到一定程度时，Na^+ 通道由备用转为激活而开放，膜对 Na^+ 的通透性突然增大。在细胞膜两侧 Na^+ 的浓度差以及静息时由 K^+ 外移造成的外正内负的电位差作用下，大量 Na^+ 迅速流入膜内，于是膜内负电位也随着正电荷的进入而迅速减小(去极化)，进而使膜内出现正电位(反极化)。而 Na^+ 内流造成的膜电位降低，使 Na^+ 通道失活以及膜内正电位对 Na^+ 内流的阻碍作用，使 Na^+ 内流逐渐减少，最终达平衡状态，膜对 Na^+ 的净通量为零，膜电位达到 Na^+ 的平衡电位。这一过程可被 Na^+ 通道的阻滞剂**河豚毒**(tetrodotoxin，TTX)所阻断。

2. 复极相　主要由K^+快速外流形成。当细胞膜内电位达到Na^+的平衡电位后，此时膜对K^+的通透性增大，膜内K^+由于浓度差和电位差(膜内带正电)的推动而向膜外迅速扩散，使膜内电位由正值向负值发展，直至回到原初安静时接近于K^+平衡电位的静息电位水平。

此时膜电位虽恢复到静息电位水平，但是膜内外的离子分布尚未恢复，细胞内Na^+浓度增加，细胞外K^+浓度增加。由于膜内Na^+增多，膜外K^+增多的状态激活了细胞膜上的Na^+-K^+泵，使之加速运转，把细胞内的Na^+运至细胞外，将细胞外的K^+运回细胞内，从而使细胞膜内外的离子分布恢复到原初安静时的水平。复极期迅速外流的K^+蓄积在膜外，使K^+外流的阻力增加，致使K^+外流减慢，是负后电位形成的原因。而Na^+-K^+泵的活动是形成正后电位的主要因素。

(三) 动作电位的传导

动作电位在细胞膜的某一点产生，将沿着细胞膜向周围进行不衰减的传播，直到传遍整个细胞膜，动作电位在同一细胞膜上的传播称为动作电位的传导。在神经纤维上传导的动作电位称为**神经冲动**(nerve impulse)。

动作电位传导的原理可用局部电流学说来解释。细胞膜产生动作电位时，兴奋部位的膜电位呈内正外负的反极化状态，而邻近未兴奋部位的膜电位则是内负外正的极化状态。这样，在膜的兴奋部位与邻近未兴奋部位之间存在着电位差，因此会产生由正电位到负电位的电流流动，其流动方向是：在膜外侧，电流由未兴奋部位流向兴奋部位；在膜内侧，电流由兴奋部位流向未兴奋部位。这种在兴奋部位与未兴奋部位之间产生的电流称**局部电流**(local current)。局部电流的流动使邻近未兴奋部位的膜发生去极化，膜电位减小。当膜电位减小到阈电位时，细胞膜即可爆发动作电位，于是动作电位由兴奋部位传导到未兴奋部位。此过程在膜上连续进行下去，从而使整个细胞膜都依次发生兴奋，呈现出兴奋在整个细胞上传导(图 2-8)。

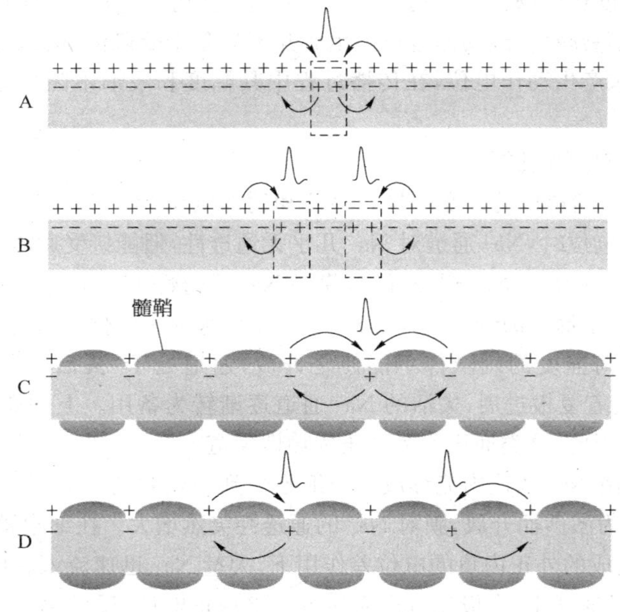

图 2-8　动作电位在神经纤维上的传导示意图

A、B. 无髓鞘神经纤维；C、D. 有髓鞘神经纤维

上述传导机制是可兴奋细胞兴奋传导的共同原理，包括骨骼肌、心肌和神经细胞。由于神经细胞具有较长的轴突，兴奋在轴突上的传导又有它自身的特点，尤其在有髓鞘的神经纤维。由于有髓鞘神经纤维的轴突外面包有高电阻的髓鞘，只有朗飞结处无髓鞘，此处轴突可以与细胞外液直接接触，允许离子作跨膜移动。因此，有髓鞘神经纤维发生兴奋时，只有朗飞结处的轴突膜出现膜内外的离子移动，局部电流只能在相邻的朗飞结处产生，这种神经兴奋的传导方式，称**跳跃式传导**(saltatory conduction)。因此，有髓鞘神经纤维的传导速度要比无髓鞘神经纤维快得多，这对于高等动物缩短对外界刺激作出反应的时间具有重要意义。

三、兴奋的引起与局部电位

如前所述，兴奋的本质是指产生动作电位的过程。因为可兴奋细胞膜具有电压门控 Na^+ 或 Ca^{2+} 等通道，适宜刺激后能够激活细胞膜上相应的离子通道引起离子流动而产生动作电位。因此，刺激是产生动作电位即兴奋的前提。

(一) 刺激引起兴奋的条件

内外环境中的刺激种类很多，但不是任何刺激都能引起组织细胞的兴奋。刺激引起兴奋需要具备以下三个相互关联的因素：刺激强度、刺激持续时间和强度-时间变化率。

1. *刺激强度*　在刺激作用时间足够的条件下，引起组织或细胞发生反应的最小刺激强度称为**阈强度**(threshold intensity)或**阈值**(threshold)；达到阈强度的刺激称为**阈刺激**(threshold stimulus)。低于阈强度的刺激称为**阈下刺激**(subthreshold stimulus)；高于阈强度的刺激称为**阈上刺激**(suprathreshold stimulus)；引起组织或细胞最大反应的刺激称为**最大刺激**(maximal stimulus)。通常将阈值作为衡量可兴奋组织或细胞兴奋性高低的客观指标，即细胞的阈值越低其兴奋性越高，阈值越高其兴奋性越低。兴奋的引起必须是阈刺激或阈上刺激。

2. *刺激作用时间*　任何强度的刺激引起细胞兴奋必须以刺激作用时间为基础。在一定的刺激强度下引起兴奋所需要的最短作用时间可视为时间阈值或**阈时间**(threshold time)。刺激强度与作用时间之间的关系如图 2-9 所示。该曲线表明，当刺激强度小于某一水平时，不论刺激时间多长，都不能引起细胞兴奋，表现为曲线与横坐标平行；当刺激作用时间短于某一临界范围时，即使刺激强度再大，也不能引起细胞兴奋，表现为曲线与纵坐标平行。由此可见，在刺激强度与作用时间之间存在着互补关系。通常在刺激作用时间足够长的条件下，能引起兴奋的最小刺激强度，称为**基强度**(rheobase)。基强度条件下引起细胞兴奋所需的最短时间称为**利用时**(utilization time)。从理论上讲基强度和利用时可以作为衡量不同细胞兴奋性高低的客观指标，但是两项指标均处在曲线的右端，难以精确测定。因此提出了**时值**(chronaxie)的概念，时值是指二倍基强度条件下的利用时。时值的位置大体上处于曲线上曲度最明显的部位，可以较精确地反映组织细胞的兴奋性。但时值的测定较为复杂，所以检测兴奋性的常用指标多采用强度阈值。

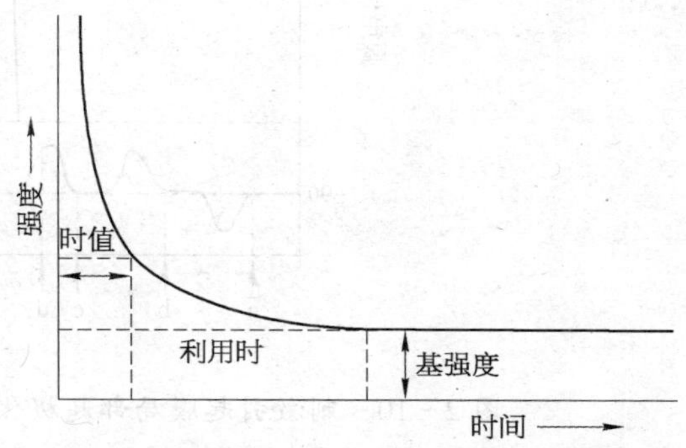

图 2-9　可兴奋组织的强度-时间曲线

3. *刺激强度-时间变化率*　如果某细胞的阈值已经明确为 1 V，在施加刺激时假如瞬间达到1 V，则可以触发动作电位；假如缓慢施加刺激强度也达到 1 V时，由于刺激变化率小则不能引起兴奋。其主要原因可能与缓慢刺激时，内流到膜内 Na^+ 所携带的正电荷被膜内邻近的负电荷部分中和所致。所以，兴奋性低的细胞刺激强度-时间变化率必须加大，否则不出现兴奋的效果。

(二) 局部电位与阈电位

当细胞膜受到阈下刺激时，局部细胞膜少量 Na^+ 通道被激活，膜对 Na^+ 的通透性轻度增加，少量 Na^+ 内流造成的膜内去极化，在刺激停止后膜电位又复极到静息电位水平，这样形成的膜电位波动称为**局部电位**(local potential)，又称局部反应。由于 Na^+ 通道的开放具有电压依赖性，如果刺激强度增大，通道的开放率越大，Na^+ 内流越多，膜的去极化程度越大。当刺激强度增加使膜电位去极化达到某临界值时，细胞膜上的电压门控 Na^+ 通道大量而快速被激活，对 Na^+ 的通透性突然增大并大量内流，出现动作电位的上升支。因此，将去极化触发膜 Na^+ 通道大量开放进而爆发动作电位的膜电位临界值，称为**阈电位**(threshold potential)(图 2-10)。阈电位与阈刺激之间的区别是：阈电位是引起细胞膜电压门控 Na^+ 通道自动开放所需要的内部环境，而阈刺激则是静息电位去极化达到阈电位所需要的外部环境。动作电位的上升支实际上是膜达到阈电位之后的去极化进一步发展，并导致膜更多的钠通道开放促进更多 Na^+ 的内流，由此形成的正反馈过程使细胞膜自动去极化迅速达到 Na^+ 的平衡电位。阈电位一般比静息电位的绝对值小 10～20 mV，如神经细胞的静息电位为－70 mV，阈电位约为－55 mV。

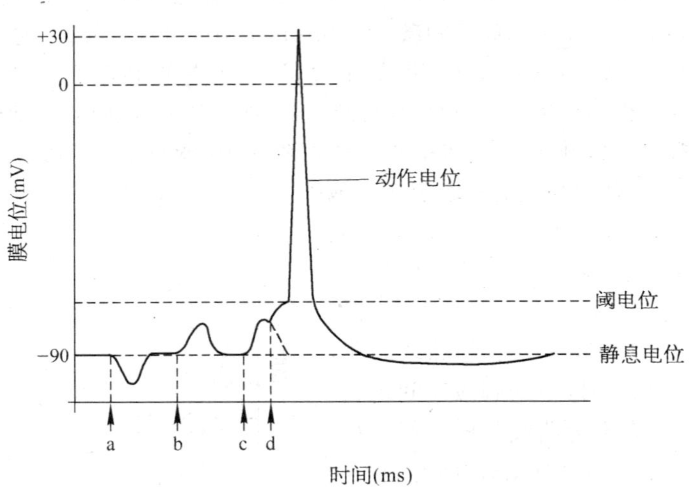

图 2-10　刺激引起膜局部超极化、去极化及局部电位在时间上的总和效应

a：刺激引起膜局部超极化、兴奋性降低；b：阈下刺激引起的局部去极化达不到阈电位水平，只引起局部电位；c、d：均为阈下刺激，但 d 在 c 引起的去极化局部电位基础上给予，产生总和效应，达到阈电位引发动作电位

与动作电位不同，局部电位有下列特点：①以电紧张的形式扩布，其电位幅度随传播距离的增加而减小，呈衰减性传导。②具有等级性，在一定范围内其幅度可随刺激的增强而增大，不具有“全或无”的特征。③无不应期，可产生**时间总和**(temporal summation)和**空间总和**(spatial summation)(详见神经系统的功能一章)。如果局部电位经过总和使静息电位减小到阈电位时，细胞膜便可爆发动作电位。局部电位也是机体内常见的一种反应形式，如肌细胞的终板电位、感受器细胞的感受器电位、神经元突触处的突触后电位等。

四、细胞兴奋后兴奋性的周期性变化

细胞在发生一次兴奋后，其兴奋性会出现一系列变化。在兴奋发生的当时以及兴奋后最初的一段时间，无论再施加多强的刺激也不能使细胞再次兴奋，这段时间称为**绝对不应期**(absolute refractory period)。在绝对不应期之后，细胞的兴奋性逐渐恢复，在一定时间内，受刺激后可发生兴奋，但刺激强度必须大于原来的阈强度，这段时期称为**相对不应期**(relative refractory period)。其后，细胞的兴奋性轻度的高于或低于静息电位水平，分别称为**超常期**(supranormal period)和**低常期**(subnormal period)。绝对不应期大约相当于锋电位发生的时间，由于没有备用的钠通道，所以锋电位不会发生叠加，而且产生锋电位的最高频率也受到绝对不应期的限制。相对不应期大约相当于负后电位早期，期间有部分钠通道转为备用，但较少。超常期相当于负后电位的后期，钠通道几乎都转为备用，而且膜内电位离阈电位的距离比静息电位离阈电位的距离更近；低常期相当于正后电位出现的时期，细胞处于超极化状态，此时膜内电位较静息电位距阈电位更远，所以细胞的兴奋性较静息电位时更低。

第三节　骨骼肌细胞的收缩功能

人体各种形式的运动，主要由肌细胞的收缩活动来完成。例如，躯体的运动和呼吸运动由骨骼肌细胞的收缩来完成，心脏的射血活动由心肌细胞的收缩完成，胃肠道、膀胱、子宫、血管等内脏器官的运动，则由平滑肌细胞的收缩完成。不同肌细胞在结构和功能上各有特点，但从分子水平来看，各种收缩活动都与细胞内所含的收缩蛋白，主要与肌球蛋白和肌动蛋白等的相互作用有关；收缩和舒张过程的调控，也有许多相似之处。本节仅讨论目前研究最为充分的骨骼肌收缩活动，说明肌细胞的收缩机制和影响骨骼肌收缩效能的因素。

一、骨骼肌细胞的微细结构

骨骼肌由大量成束的肌纤维即肌细胞组成。骨骼肌细胞在结构上最突出之点，是不仅含有大量的肌原纤维和高度发达的肌管系统，而且在结构排列上是高度规则有序，为肌肉进行机械活动、耗能做功奠定了基础。

(一) 肌原纤维和肌节

每个肌细胞都含有上千条直径为 1～2 μm，沿细胞长轴走行的**肌原纤维**(myofibril)。在显微镜下观察(图 2－11A)，每条肌原纤维的全长都呈现规则的明、暗相间的节段，分别称为明带和暗带；相互平行的各肌原纤维之间的明带和

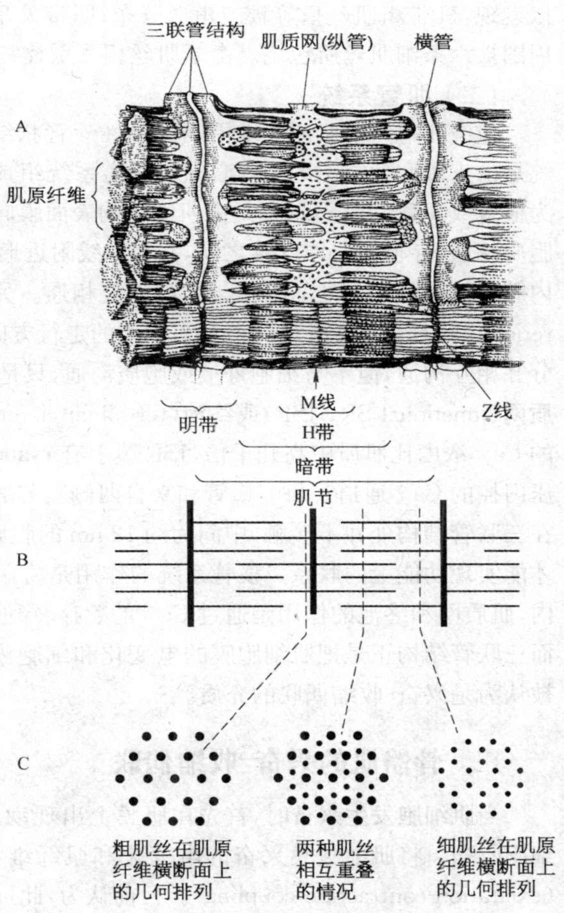

图 2－11　骨骼肌细胞的肌原纤维和肌管系统

暗带又都分布在同一水平上。暗带的长度比较固定，不论肌肉处于静止、受到被动牵拉或进行收缩时，它都保持 1.5 μm 左右的长度；在暗带中央，有一段相对明亮的区域，称为 H 带，它的长度随肌肉所处状态的不同而有变化；在 H 带中央即整个暗带的中央，又有一条横向的暗线，称为 M 线。明带的长度是可变的，它在肌肉安静时较长，并且在一定范围内可因肌肉受被动牵引而变长；但在肌肉因收缩而缩短时可变短。明带中央也有一条横向的暗线，称为 Z 线。相邻两条 Z 线之间的一段肌原纤维，称为**肌节**(sarcomere)。肌节是肌肉收缩和舒张的最基本的结构与功能单位，它包含一个位于中间部分的暗带和两侧各 1/2 的明带。由于明带的长度可变，肌节的长度在不同情况下可变动于 1.5～3.5 μm，通常在体骨骼肌安静时肌节的长度为 2～2.2 μm。

电镜下，肌节的明带和暗带包含有更细的、纵向平行排列的丝状结构，称为肌丝。暗带中含有的肌丝较粗，直径约 10 nm，称为粗肌丝，其长度与暗带相同，是形成暗带的主体，M 线则是固定成束的粗肌丝结构。明带中的肌丝较细，直径约 5 nm，称为细肌丝，它们由 Z 线结构向两侧明带伸出，每侧的长度都是 1 μm，它的游离端在肌节总长度小于 3.5 μm 的情况下，必然有一段要伸入暗带，与粗肌丝处于交错和重叠的状态；如果由两侧 Z 线伸入暗带的细肌丝未能相遇而隔有一段距离，则形成了 H 带。肌肉被动拉长时，细肌丝由暗带重叠区被拉出，肌节长度增加，同时有明带长度增加和 H 带的相应增宽。粗、细肌丝相互重叠时，在空间上也呈规则的排列，可从肌原纤维的横断面上看出(图 2－11B、C)。如果分别在 H 带、明带和重叠部的暗带横断观察肌丝的立体关系可以发现：H 带粗肌丝呈等腰三角形分布；明带处呈六角形分布；而重叠处可见每条粗肌丝为中心，周围被六条细肌丝所包绕。由于肌丝相互重叠和相互作用，引起肌节缩短或伸展。

(二) 肌管系统

包绕在每一条肌原纤维周围的膜性囊管状结构称为**肌管系统**(sarcotubular system)。肌管系统是由来源和功能不同的两套独立管道系统组成，一套是走行方向与肌原纤维相垂直的管道，称为横管或 **T 管**(T tubule)，是由肌细胞的表面膜向内凹入而成，凹入的部分形成闭合的管道而不与胞质相通，穿行在肌原纤维之间，并在 Z 线附近形成环绕肌原纤维的管道；横管之间可相互交通，且内腔通过肌膜凹入处的小孔与细胞外液相通。另一套肌管系统是纵管，也称**肌质网**(sarcoplasmic reticulum, SR)或 **L 管**(L tubule)，它们的走行方向与肌原纤维平行，但主要包绕每个肌节的中间部分并相互沟通，但不与细胞外液或胞质沟通，只是在接近肌节两端的横管时管腔膨大，称为**连接肌质网**(junctional SR, JSR)或**终池**(ter minal cistern)，使纵管以较大的面积和横管相靠近。JSR 内的 Ca^{2+} 浓度比肌质中高几千倍，JSR 膜上有 **ryanodine 受体**(ryanodine receptor, RyR)，是一种非电压门控的 Ca^{2+} 通道。每一横管和来自两侧肌节的终池，构成**三联管**(triad)结构。横管和纵管的膜在三联管结构处并不接触，中间为约 12 nm 的胞质隔开，说明它们之间要进行某种形式的信息传递才能实现功能上的联系。横管系统的作用是将肌细胞膜兴奋时出现的电变化沿 T 管膜传入细胞内，肌质网和终池的作用是通过 Ca^{2+} 的贮存、释放和再积聚，触发肌丝的滑动，使肌节收缩和舒张，而三联管结构正是把肌细胞膜的电变化和细胞内的收缩过程衔接或偶联起来的关键部位。Ca^{2+} 被认为是兴奋-收缩偶联的介质。

二、骨骼肌的兴奋-收缩偶联

当肌细胞发生兴奋时，首先在肌膜上出现动作电位，然后才发生肌丝的滑行，肌节的缩短，肌细胞收缩。将肌细胞膜兴奋的电变化和肌纤维收缩联系起来的中介过程，称为**兴奋-收缩偶联**(excitation-contraction coupling)。目前认为，此过程至少包括三个主要步骤：①电兴奋通过横管系统传向肌细胞的深处；②三联管结构处的信息传递；③肌质网中的 Ca^{2+} 释放入胞质以及 Ca^{2+} 由胞质向肌质网的再聚积(图 2-12)。

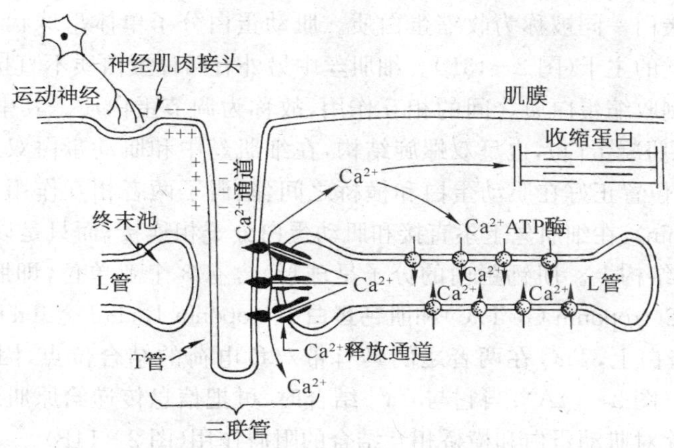

图 2-12　骨骼肌的兴奋-收缩偶联示意图

T管为横管；L管为纵管

研究表明，肌肉舒张时，Ca^{2+} 主要停留和聚积在终池中。横管膜上存在一种 **L 型 Ca^{2+} 通道**(L type Ca^{2+} channel)，它在胞质侧的肽链结构正好与 JSR 膜上的 RyR 两两相对。在骨骼肌，前者对后者的通道开口起着堵塞作用。当肌细胞膜产生的动作电位沿着横管膜传导到三联管结构和每个肌节的近旁时，引起该膜中的钙释放通道出现变构时，L 型 Ca^{2+} 通道的堵塞消除而使终池中的 Ca^{2+} 释放而进入胞质(图 2-12)，触发肌丝的滑行，引起肌肉收缩。据测定，肌肉安静时肌质中的 Ca^{2+} 浓度低于 0.1 μmol/L，但在膜开始去极化后几毫秒内升高到 1～10 μmol/L 的水平。释放到肌质中的 Ca^{2+} 可激活肌质网膜结构中存在的一种称为钙泵的离子转运蛋白质，并被其主动转运回肌质网中。由于肌质中 Ca^{2+} 浓度的降低，与肌钙蛋白结合的 Ca^{2+} 解离，引起肌肉舒张。钙泵是一种 Ca^{2+}-Mg^{2+} 依赖的 ATP 酶，目前已被分离提纯，它占肌质网膜蛋白质总量的 60%，在肌质中 Ca^{2+} 浓度升高的情况下激活，它通过分解 ATP 获得能量，将 Ca^{2+} 在逆浓度差的情况下由肌质转运到肌质网中去。

三、骨骼肌的收缩机制

目前公认的肌肉收缩机制是 20 世纪 50 年代 Huxley 等提出的肌丝滑行学说，其主要内容是：肌肉收缩时，其肌细胞内并无肌丝或它们所含的蛋白质分子结构的缩短，即粗肌丝和细肌丝的长度保持不变，只是在每一个肌节内发生了细肌丝向 M 线方向的滑行，粗细肌丝重叠程度增加，因而暗带的宽度不变，H 带和明带变窄，肌节缩短。

肌丝滑行的机制已基本上从组成肌丝的蛋白质分子结构的水平得到阐明。粗肌丝主要由**肌球蛋白**(myosin，也称肌凝蛋白)所组成。一条粗肌丝大约含有 200 多个肌球蛋白分子，每个肌球蛋白分子呈长杆状，杆的一端有两个球形状的头通过铰链与杆部相连。在组成粗肌丝时，各杆状部朝向 M 线而聚合成束，形成粗肌丝的主干，球形的头部则有规则地裸露在 M 线两侧的粗肌丝主干的表面，形成**横桥**(cross bridge)(图 2-13A)，每条粗肌丝约有横桥 400 个。当肌肉舒张时，横桥与主干的方向相垂直，由粗肌丝表面突出。横桥在粗肌丝表面的分布位置也是严格有规则的，每个横桥都能分别同环绕它们的 6 条细肌丝相对，有利于它们之间的相互作用。横桥有两个主要特性：①横桥在一定条件下可以和细肌丝上的**肌动蛋白**(actin，也称肌纤蛋白)分子呈可逆性的结合，同时出现横桥向 M 线方向的扭动；②横桥具有 ATP 酶的作用，可以分解 ATP 而获得能量，作为横桥扭动和做功的能量来源。细肌丝由三种蛋白质组成，其中 60%是肌动蛋白。肌动蛋白与肌丝滑行有直接的关系，与肌球蛋白一同被称为收缩蛋白质。肌动蛋白分子单体呈球状，在细肌丝中聚合呈双螺旋状，成为细肌丝的主干(图 2 - 13B)。细肌丝中另外有两种蛋白质不直接参与肌丝间的相互作用，但可影响和控制收缩蛋白质之间的相互作用，故称为调节蛋白质。其中一种是**原肌球蛋白**(tropomyosin，也称原肌凝蛋白)，也呈双螺旋结构，在细肌丝中和肌动蛋白双螺旋并行，但在肌肉舒张时原肌球蛋白的位置正好在肌动蛋白和横桥之间，阻碍了两者相互作用；另一种调节蛋白质称为**肌钙蛋白**(troponin)，在细肌丝上不直接和肌动蛋白分子相连接，而只是以一定的间隔出现在原肌球蛋白的双螺旋结构上。肌钙蛋白的分子呈球形，含有 3 个亚单位，即**肌钙蛋白 T**(troponin T，TnT)、**肌钙蛋白 C**(troponin C，TnC)和**肌钙蛋白 I**(troponin I，TnI)。TnT 附着在原肌球蛋白上，TnI 附着在肌动蛋白上，TnC 在两者之间具有带双负电荷的结合位点，因而对肌质中出现的 Ca^{2+} 有很大的亲和力(图 2 - 14A)；当它与 Ca^{2+} 结合时，可把信息传递给原肌球蛋白，引起后者发生分子构象改变，解除对肌动蛋白和横桥相互结合的阻碍作用(图 2 - 14B)。

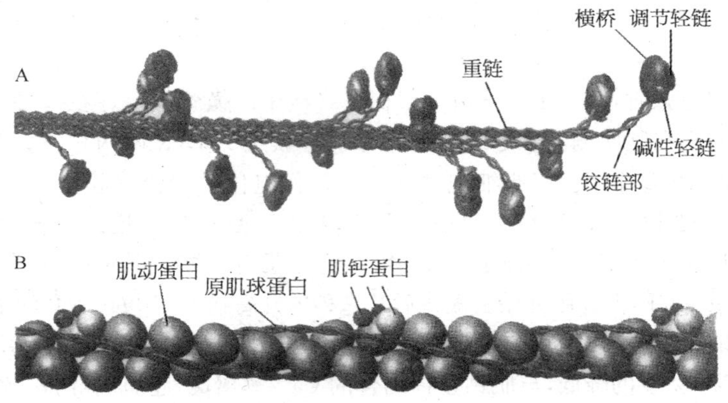

图 2 - 13 骨骼肌肌丝的分子结构示意图

A. 粗肌丝(由肌球蛋白分子构成)；B. 细肌丝(由肌动蛋白、原肌球蛋白和肌钙蛋白组成)

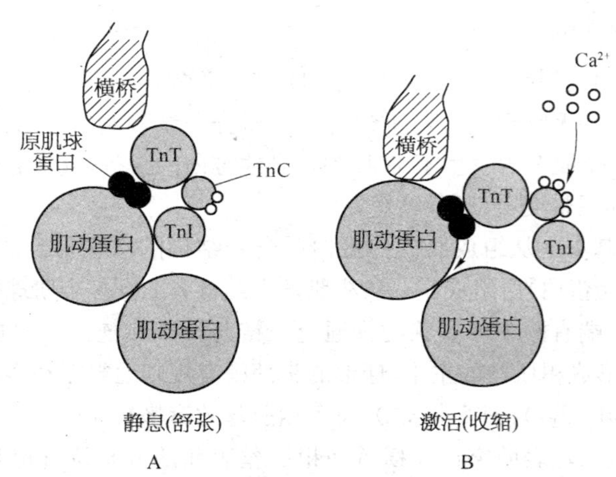

图 2 - 14 骨骼肌细胞内 Ca^{2+} 激活收缩蛋白示意图

TnT：肌钙蛋白 T 亚单位；TnC：肌钙蛋白 C 亚单位；TnI：肌钙蛋白 I 亚单位

目前认为，肌肉收缩时，肌丝滑行的基本过程为：当胞质中 Ca^{2+} 浓度升高时，Ca^{2+} 迅速与 TnC 结合，引起肌钙蛋白构型发生改变，此时抑制亚基 TnI 与肌动蛋白分离，使原肌球蛋白移位，从表面移向肌动蛋白的双螺旋深部。如此肌动蛋白分子上能与肌球蛋白横桥结合的位点暴露。横桥与肌动蛋白结合后，ATP 酶被激活水解 ATP 释放出能量，引起横桥摆动，牵引肌动蛋白丝向粗肌丝的间隙移动 5～15 nm。ATP 分解后，原来的横桥复位，并迅速与肌动蛋白分离。在 ATP 不断补充的情况下，横桥又重新和细肌丝的位点结合，ATP 分解，横桥摆动，再次发生上述反应。如此周而复始，依次将肌动蛋白丝向 M 线方向牵拉。上述横桥与肌动蛋白结合、摆动、复位和再结合的过程，称为**横桥周期**(cross bridge cycling)。横桥的这种循环在一个肌节以至整个肌肉中都是非同步地进行的，这样才可能使肌肉产生恒定的张力和连续的缩短。在一定肌节长度内，细肌丝滑动距离越大，肌张力也越大。活动的横桥数目越多，肌张力和缩短的距离越大。能参与循环的横桥数目和横桥循环的进行速率，则是决定肌肉缩短程度、速度和所产生张力的关键因素。当胞质中 Ca^{2+} 被钙泵转运回 SR 内后，胞质 Ca^{2+} 浓度降低，与肌钙蛋白结合的 Ca^{2+} 被解离出来，肌钙蛋白的抑制亚基重新与肌动蛋白连接，原肌球蛋白也恢复到原来位置，在肌肉弹性的被动牵引下，肌丝复位，肌肉进入舒张状态。

四、骨骼肌的收缩形式与影响收缩效能的因素

(一) 骨骼肌收缩的形式

1. 等张收缩和等长收缩 当肌肉发生兴奋出现收缩时，根据肌肉的长度与张力的改变可分为等张收缩和等长收缩两种形式。出现何种形式取决于肌肉本身的功能状态和肌肉所遇到的负荷条件。将肌肉标本一端固定，另一端处于游离状态，电刺激引起肌肉兴奋，于是肌肉开始以一定的速度缩短，其收缩特点是肌肉收缩时长度明显缩短，但肌肉缩短的整个过程中张力始终不变，称为**等张收缩**(isotonic contraction)。等张收缩所消耗的能量主要转变为缩短肌肉及移动负荷而完成一定的物理功。如果在实验时将肌肉两端固定，肌肉收缩时，其长度不可能缩短，但肌肉张力增大，称为**等长收缩**(isometric contraction)。肌肉等长收缩消耗的能量主要转变为张力增加，并无位移和做功。在机体内，不同肌肉收缩时所遇到的负荷不同，其收缩形式也不同。一些与维持身体固定姿势和克服外力(如重力)有关的肌肉，如项肌等收缩时，以产生张力为主，近于等长收缩；一些与肢体运动有关的肌肉，则表现不同程度的等张收缩。在整体内骨骼肌的收缩多表现为既改变长度又增加张力的混合收缩形式，但由于不同部位肌肉的附着或功能特点不同，其收缩形式有所侧重。

2. 单收缩和强直收缩 根据对肌肉给予的刺激频率不同，肌肉兴奋收缩时可呈单收缩和强直收缩两种形式。在实验条件下，给予骨骼肌一次单个电刺激，可发生一次动作电位，随后引起肌肉产生一次迅速而短暂的收缩，称为**单收缩**(single twitch)。单收缩整个过程可分为收缩期和舒张期。如果给肌肉以连续的短促刺激，随着刺激频率的不同，肌肉收缩会出现不同的形式。当频率较低时，后一个刺激落在前一个刺激引起的收缩过程结束之后，则只引起一连串各自分开的单收缩。随频率增加，若后一个刺激落在前一个刺激引起的收缩过程中的舒张期，则形成**不完全强直收缩**(incomplete tetanus)。若刺激频率再增加，每一个后面的刺激落在前一个收缩过程中的收缩期，于是各次收缩的张力变化和长度缩短完全融合或叠加起来，就形成**完全强直收缩**(complete tetanus)(图 2－15)。不完全强直收缩与完全强直收缩均称为**强直收缩**(tetanus)。骨骼肌每次受刺激而兴奋时，其绝对不应期很短，约为 1 ms，而收缩持续约几十到几百毫秒，故在肌肉舒张前肌纤维可以再次接受刺激而兴奋收缩，新的收缩可与前次尚未结束的收缩发生总和，这是强直收缩产生的基础。强直收缩较单收缩能产生更大程度的张力和缩短。在整体内，骨骼肌收缩都属于强直收缩，但其持续时间可长可短，这是由支配骨骼肌的传出神经冲动所决定的。

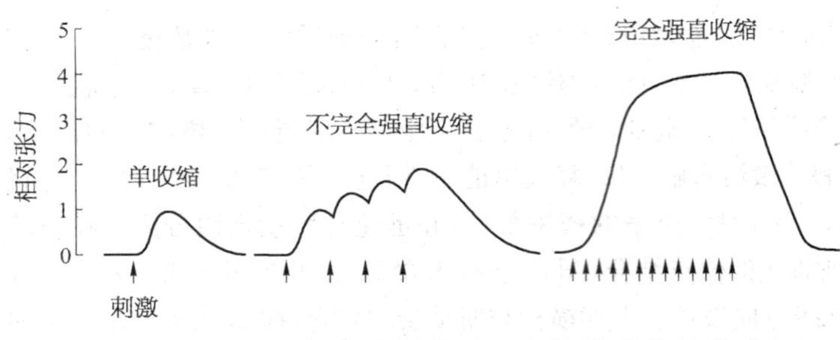

图 2-15 不同频率的刺激对肌肉收缩形式的影响

(二) 影响骨骼肌收缩效能的因素

肌肉收缩效能表现为收缩时所产生的张力大小、肌肉缩短的程度，以及产生张力或肌肉缩短的速度。骨骼肌的收缩效能决定于肌肉收缩前或收缩时所承受的负荷和肌肉自身的收缩能力。

1. 前负荷 肌肉收缩之前所承受的负荷称为**前负荷**(preload)。前负荷决定了肌肉在收缩前的长度，也即肌肉的**初长度**(initial length)。肌肉的前负荷可以用初长度来表示。在等长收缩的条件下，可以测定在不同的肌肉初长度的情况下肌肉收缩产生的张力，当把肌肉牵拉到一定长度时，会产生一定的**被动张力**(passive force，也称静息张力)；在施加刺激后，又可记录到一个收缩时张力，此张力为被动张力与肌肉收缩产生的**主动张力**(active force)之和，即**总张力**(total force)。将肌肉固定于不同的初长度，然后记录在不同初长度时的静息张力和总张力，就可得到静息张力和总张力与肌肉长度的关系曲线，将这两条曲线相减，即得到主动张力与肌肉长度的关系曲线(图 2-16A)。肌肉的长度一张力关系曲线表明，存在着一个**最适初长度**(optimalinitial length)，在这一初长度下，肌肉收缩可以产生最大的主动张力；大于或小于这个初长度，收缩张力都会下降。肌肉长度一张力关系曲线的特点是与肌节长度的变化有关的。图 2-16B 是肌节初长度与主动张力的关系曲线。在曲线的 d 点，肌节的初长度最长，粗、细肌丝完全不重叠，肌肉收缩时的主动张力为零；在曲线的 c 点和 b 点，肌节的初长度分别为 2.2 μm 和 2 μm，粗、细肌丝处于最适重叠状态，即所有的横桥都能与细肌丝接触，肌肉等长收缩时的主动张力也达最大值；在曲线的 a 点，肌节长度为 1.6 μm，细肌丝穿过 M 线，造成两侧细肌丝相互重叠并发生卷曲，影响了部分横桥与细肌丝的接

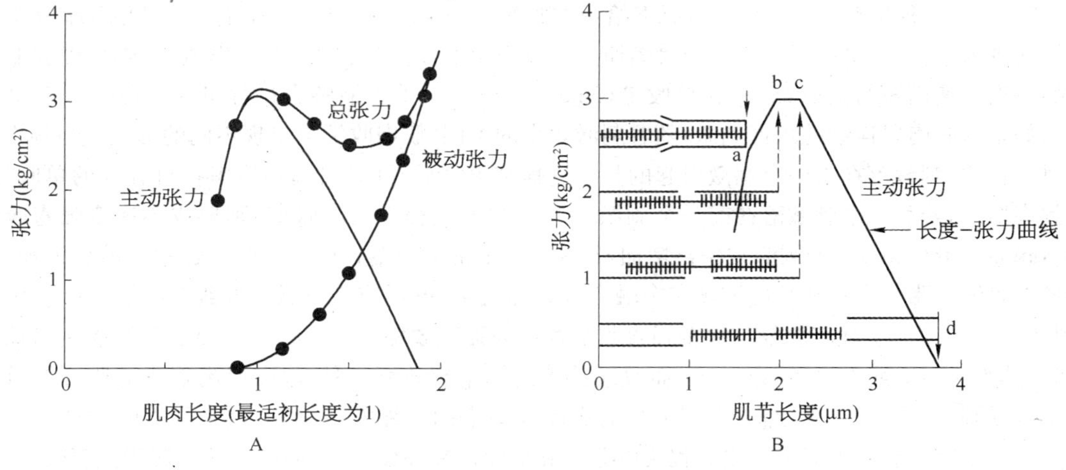

图 2-16 肌肉初长度对肌肉收缩的影响

触，肌肉收缩产生的张力相应减小。以上结果表明，肌肉收缩产生的张力是与能和细肌丝接触的横桥数目成比例的。因此，在前负荷作用下，整个肌肉的长度决定收缩前每个肌节的长度及其粗、细肌丝的相互关系，进而影响其收缩时产生张力的大小。肌节的最适初长度是 2～2.5 μm，此时肌肉收缩产生的主动张力最大。

2. 后负荷　肌肉开始收缩后所遇到的负荷称为**后负荷**(afterload)。使肌肉前负荷不变，然后改变后负荷，同时测定在不同后负荷情况下肌肉收缩产生的张力和缩短的速度，可得到图 2-17 所示的张力-速度曲线。该曲线表明，随着后负荷的增加，收缩张力增加而缩短速度减小。当后负荷增加到使肌肉不能缩短时，肌肉可产生最大等长收缩张力(P_0)；当后负荷为零时，肌肉的缩短可达到最大缩短速度(V_{max})。肌肉的缩短速度取决于横桥周期的长短，而收缩张力则取决于与肌动蛋白结合的横桥数目。横桥周期的长短决定于肌球蛋白 ATP 酶的活性和收缩时的负荷。当后负荷为零时，横桥周期最短，其周期的长短只取决于肌球蛋白 ATP 酶的活性。当有后负荷存在时，横桥头部摆动速度减慢，横桥周期变长，参与活动的横桥的数目增加，故能产生和维持较大的张力来克服后负荷的阻力。

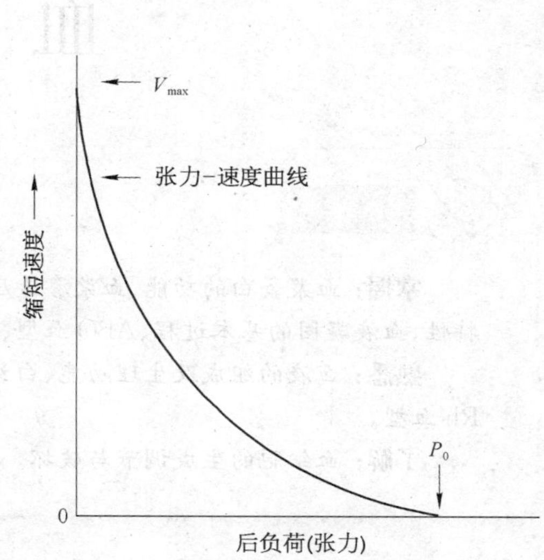

图 2-17　肌肉的张力-速度关系曲线

3. 肌肉的收缩能力　**肌肉的收缩能力**(contractility)是指决定肌肉收缩效能的内在特性，与负荷无关，与肌肉收缩和舒张过程各环节的肌肉内部功能状态有关。肌肉收缩能力提高后，收缩时产生的张力和肌肉缩短的程度，以及产生张力和缩短的速度都会提高，表现为长度-张力曲线上移和张力-速度曲线向右上移。肌肉收缩能力降低时则发生相反的情况。肌肉这种内在的收缩特性主要取决于兴奋-收缩偶联期间胞质内 Ca^{2+} 的水平和肌球蛋白的 ATP 酶活性。许多神经递质、体液物质、病理因素和药物，都是通过上述途径调节和影响肌肉收缩能力的，特别是对于心肌，有着重要的生理意义。

(周乐全　尚立芝)

第三章 血 液

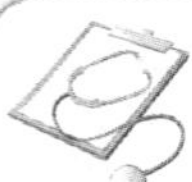

导学

掌握：血浆蛋白的功能、血浆渗透压、各种血细胞的生理功能，红细胞、血小板的生理特性，血液凝固的基本过程、ABO血型、交叉配血试验。

熟悉：血液的组成及生理功能、白细胞的生理特性、抗凝系统与纤维蛋白溶解系统、Rh血型。

了解：血细胞的生成调节与破坏。

血液(blood)是存在于心血管系统内的流体组织，是由**血浆**(plasma)和悬浮于其中的**血细胞**(blood cell)组成。血液在心血管系统内周而复始地循环流动，具有着运输气体及各种营养物质、参与机体免疫防御活动，以及调节和维持内环境稳态等基本功能。

第一节 概 述

一、血液的组成

(一) 血细胞比容

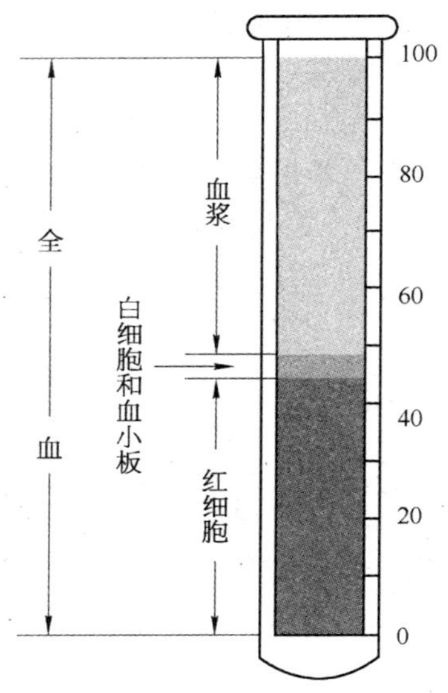

图 3-1 血液的组成示意图

血液由血细胞和血浆组成。血细胞包括**红细胞**(red blood cell, RBC)、**白细胞**(white blood cell, WBC)和**血小板**(platelet)。如果取一定量血液与抗凝剂混匀进行离心后，可见血液分为3层：上层为浅黄色的血浆，占总体积的50%～60%；中间有一薄层白色不透明的是白细胞和血小板，约占总体积的1%(在计算容积时常可忽略不计)；下层是深红色不透明的红细胞，占总体积的40%～50%(图3-1)。血细胞在血液中所占的容积百分比称为**血细胞比容**(hematocrit, Hct)。由于白细胞和血小板在血细胞中所占的容积比例很小，故可将血细胞比容看成近似于红细胞比容，所以血细胞比容也称为红细胞比容。正常成年男性的Hct为40%～50%，女性为37%～48%，新生儿为55%。

(二) 血浆

1. 成分　血浆的主要成分是水、低分子物质、蛋白质等。血浆的含水量约为93%，水的含量与维持循环血量相对恒定有密切关系。低分子物质约占血浆总量的2%，包括多种电解质和小分子有机化合物，如营养物质、代谢产物和激素等。由于小分子溶质和水都很容易通过毛细血管壁与组织液交换，所以循环血液中各种电解质的浓度基本上代表了组织液中的物质浓度（表 3-1）。临床检测血液成分的变化有助于某些疾病的诊断。

表 3-1 人体内各种体液电解质含量(mmol/L)

正离子	血浆	组织液	细胞内液	负离子	血浆	组织液	细胞内液
Na^+	142	145	12	Cl^-	104	117	4
K^+	4.3	4.4	139	HCO_3^-	24	27	12
Ca^{2+}	2.5	2.4	<0.001(游离)[a]	$HPO_4^{2-}/H_2PO_4^-$	2	2.3	29
Mg^{2+}	1.1	1.1	1.6(游离)[a]	蛋白质[b]	14	0.4	54
				其他	5.9	6.2	53.6
总计	149.9	152.9	152.6	总计	149.9	152.9	152.6

注：a. 表示游离 Ca^{2+} 和 Mg^{2+} 的浓度；b. 蛋白质是以当量浓度（mEq/L）表示，而不是用摩尔浓度。
（引自 Greger R & Windhorst U. 1996，p. 1652）

2. *血浆蛋白的组成及功能* **血浆蛋白**（plasma protein）是血浆中多种蛋白的总称。从表 3-1 中可以看出血浆和组织液的主要区别在于后者蛋白含量很少。血浆蛋白分为**白蛋白**（albu min，A）、**球蛋白**（globulin，G）和**纤维蛋白原**（fibrinogen，Fg）三类。用滤纸电泳或醋酸纤维素薄膜电泳可将球蛋白分为 α_1、α_2、β 和 γ-球蛋白等。正常成人血浆蛋白含量为 60～80 g/L，其中白蛋白为 40～50 g/L，球蛋白为 20～30 g/L，白蛋白与球蛋白浓度比值（A/G）为 1.5～2.5。除 γ-球蛋白来自于浆细胞外，白蛋白和大多数球蛋白主要由肝脏产生。因此，肝脏疾病时常导致血浆蛋白合成减少，出现白蛋白与球蛋白的比值下降或倒置。

血浆蛋白的主要功能是。①运输功能：血浆中白蛋白、α 球蛋白和 β 球蛋白作为载体运输激素、脂质、离子、维生素及代谢废物等小分子物质。②缓冲功能：血浆白蛋白及其钠盐组成的缓冲对与其他无机盐缓冲对（主要是 $NaHCO_3/H_2CO_3$）一起，能缓冲血浆中可能发生的酸碱变化，保持血液 pH 相对稳定。③免疫功能：参与机体免疫功能的多种免疫球蛋白、补体等都由血浆球蛋白构成。④形成胶体渗透压：血浆胶体渗透压的大小取决于各种蛋白质的分子数量。白蛋白的分子量小，但浓度较高，因此血浆胶体渗透压主要是由白蛋白维持，在调节血管内外水的分布方面起着重要作用。⑤参与凝血和抗凝血：绝大多数血浆蛋白是凝血因子、生理性抗凝物质，同时有些蛋白质与纤溶一抗纤溶有关。⑥营养功能：血浆蛋白可被组织摄取，分解生成氨基酸供组织蛋白的合成，或转变成其他含氮物质，或氧化分解供能。

二、血液的理化特性

（一）密度

正常人血液的相对密度为 1.050～1.060，随红细胞的多少与血浆蛋白的含量而变化。红细胞及血浆蛋白的含量越大，血液相对密度越大。血浆的相对密度为 1.025～1.030，其大小取决于血浆蛋白的含量。红细胞的相对密度为 1.090～1.092，其大小与红细胞内血红蛋白的含量成正比。

（二）黏滞度

液体的黏滞度来源于液体内部分子或颗粒间的摩擦，即内摩擦。通常在体外通过测定血液或血浆相对于水的黏滞度来反映其大小，以水的黏滞度为 1，全血为 4～5，血浆为 1.6～2.4。全血的黏滞度主要取决于血液中红细胞数量，血浆的黏滞度主要取决于血浆蛋白的含量。全血的黏滞度还受血流切率的影响，两者呈反比。血液的黏滞度是形成血流阻力的重要因素之一。当某些疾病使微循环处的血流速度显著减慢时，红细胞可发生叠连和聚集，血液黏滞度升高，使血流阻力明显增大，从而影响微循环的正常灌注。

（三）血浆 pH

正常人血浆 pH 为 7.35～7.45，血浆 pH 的相对恒定依赖于血液内的缓冲物质以及神经、体液对肺、肾等功能的调节。血浆中主要的缓冲对是 $NaHCO_3/H_2CO_3$，其他缓冲对还包括 Na_2HPO_4/NaH_2PO_4、蛋白质钠盐/蛋白质。在机体代谢过程中，当各种酸性或碱性物质进入血液时，通过这些缓冲对的缓冲作用，可使血浆 pH 保持相对稳定。

（四）血浆渗透压

1. 概念　渗透现象是指被半透膜隔开的两种不同浓度的溶液，水分子从低浓度向高浓度溶液中扩散的现象。渗透现象发生的动力是渗透压，**渗透压**(osmotic pressure)是指溶液所具有的吸引水分子透过单位面积半透膜的力量。溶液渗透压的高低与单位体积溶液中溶质的颗粒数目成正比，而与溶质的种类、形状和颗粒大小无关。医学上通常用渗透浓度来表示溶液的渗透压，单位是 Osm/L（渗量）或 mOsm/L（毫渗量）。在正常情况下，血浆总渗透压约为 300 mOsm/L（相当于 5 790 mmHg）。

2. 血浆渗透压的组成　血浆的渗透压主要来自溶解于其中的晶体物质。由晶体物质所形成的渗透压称为**晶体渗透压**(crystal osmotic pressure)，它的 80%来自 Na^+ 和 Cl^-。血浆中虽含有很多蛋白质，但因蛋白质分子量大，分子数量少，所形成的渗透压小，仅占血浆总渗透压的 0.4%。由蛋白质所形成的渗透压称为**胶体渗透压**(colloid osmotic pressure)。由于血浆蛋白中的白蛋白含量高，分子量小，分子数目最多，因此，血浆胶体渗透压 75%～80%来自血浆白蛋白。若血浆中白蛋白的数量减少，即使其他蛋白增加而保持血浆蛋白总量不变，仍可因血浆白蛋白/球蛋白的比值下降，导致血浆胶体渗透压的明显降低。

3. 血浆渗透压相对稳定的意义　当血浆晶体渗透压发生改变时，细胞内外渗透压出现差异，导致水分子发生转移，使细胞形态发生改变。所以，细胞外液中晶体渗透压的相对稳定，对于保持细胞内外的水平衡极为重要。由于血浆蛋白相对分子质量较大，难以透过毛细血管壁，且血液中血浆蛋白浓度远高于组织间液，因此，血浆胶体渗透压明显高于组织液胶体渗透压，能够吸引组织间液的水分透过毛细血管壁进入血液，维持血容量。如果血浆胶体渗透压明显下降，会使组织液生成增加，造成水肿。因此，血浆胶体渗透压对维持血管内外的水平衡具有重要作用（图 3-2）。

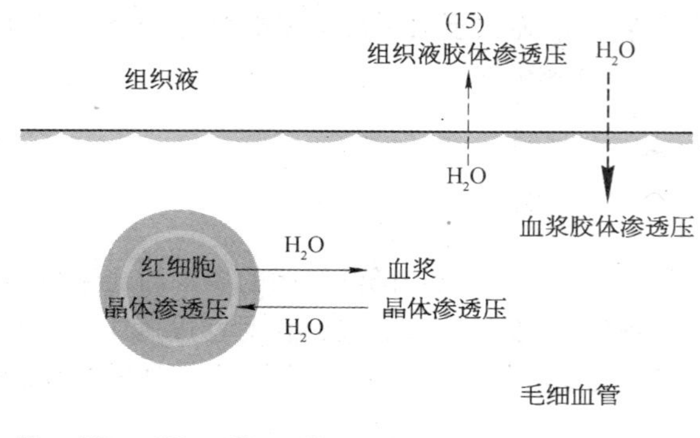

图 3-2　血浆晶体渗透压与胶体渗透压作用示意图（单位：mmHg）

图示红细胞内与血浆晶体渗透压基本相等，可维持红细胞正常形态；而血浆胶体渗透压大于组织液胶体渗透压，可将组织液中的水转到血管内

如果某种溶液的渗透压与血浆的渗透压相等，即称为**等渗溶液**(iso-osmotic solution)，如0.9% NaCl溶液、5%葡萄糖溶液、1.9%尿素溶液等。而渗透压高于和低于血浆渗透压的溶液则分别称为高渗和低渗溶液。0.9%NaCl溶液为等渗溶液，悬浮于其中的红细胞可保持正常的形态和大小。但并非每种物质的等渗溶液都能使悬浮于其中的红细胞保持正常形态和大小，如1.9%尿素溶液虽然是等渗溶液，但将红细胞置于其中后，立即发生溶血。这是因为NaCl不能通过红细胞膜，而尿素分子却可自由通透而顺浓度梯度进入红细胞，导致红细胞内渗透压增高，水进入细胞内，使红细胞肿胀以致破裂而发生溶血。故将能使悬浮于其中的红细胞保持正常形态和体积的盐溶液称为等张溶液，这里所指的"张力"是指溶液中不能透过红细胞膜的颗粒所形成的渗透压。因此，等张溶液是等渗溶液，但等渗溶液不一定是等张溶液。

(五) 血量

血量(blood volume)指体内血液的总量。正常成年人血量为自身体重的7%～8%，即每千克体重有70～80 ml血液。如体重60 kg的人，血量为4.2～4.8 L。安静时，绝大部分血液在心血管中流动，称为循环血量；小部分血液滞留于肝、脾、肺及静脉等处，流动缓慢，称为储存血量。当人体在剧烈运动或大量失血时，储血库的血液可补充循环血量。

血量的相对恒定是维持机体正常生命活动的必要条件。失血引起的一系列症状中，首先是动脉血压下降。如一次失血不超过血量的10%，可通过反射性心脏活动增强、血管收缩，使心血管内血液充盈度不发生显著变化；同时储血库的血管收缩，可动员储存血液迅速补充循环血量，因而不出现明显症状。同时，血浆中丢失的水和电解质，可在1～2 d内由肝脏加速合成而得到补充。红细胞的恢复稍慢，由于缺血使组织供氧量减少，肾脏产生**促红细胞生成素**(erythropotetim, EPO)增多，使骨髓生成红细胞增多，红细胞可在1个月左右得到恢复。因此正常人一次献血300 ml以内，机体通过上述调节机制，各种生理功能不会受到明显影响。但是如一次失血过多、过快，失血量超过体内血液总量的20%，则引起机体功能的严重障碍，特别是中枢神经系统高级部位的功能障碍；若失血量超过血液总量的30%，将引起中枢神经系统功能的严重障碍，如不迅速输血抢救，会危及生命。此时，输血是最重要的抢救措施。但血量过多，将使心血管系统的负担过重；血细胞过多，可导致血液的黏滞性过高，不仅可加大血流的阻力，而且不利于血液正常循环。因此，输血量过多、过快均属有害。

第二节　血　细　胞

一、红细胞

(一) 红细胞的形态与功能

红细胞是血液中数量最多的一种血细胞。我国成年男性红细胞的数量为$(4.0～5.5)\times10^{12}$/L，女性为$(3.5～5.0)\times10^{12}$/L。红细胞内的蛋白质主要是**血红蛋白**(hemoglobin, Hb)。我国成年男性血红蛋白浓度为120～160 g/L，成年女性为110～150 g/L。正常人的红细胞数量和血红蛋白浓度不仅有性别差异，还可因年龄、生活环境和机体功能状态的不同而有差异，若血液中红细胞数量和血红蛋白浓度低于正常，称为**贫血**(anemia)。正常的成熟红细胞无细胞核，细胞呈双凹圆蝶形，直径7～8 μm。红细胞保持正常双凹圆蝶形需消耗能量。成熟的红细胞无线粒体，糖酵解是其获得能量的唯一途径。红细胞从血浆摄取葡萄糖，通过糖酵解产生ATP，维持细胞膜上钠泵的活动，以保持红细胞内外Na^+、K^+的正常分布、细胞容积和基本形态。

红细胞的功能主要有：①运输气体：红细胞最主要功能是运输O_2和CO_2。②缓冲功能：红细胞内含有多种缓冲对,可以缓冲体内过多的酸碱物质,在维持血浆 pH 的相对稳定中起重要作用。③免疫功能:红细胞表面有Ⅰ型补体的受体(CR1),可以与抗原-抗体-补体免疫复合物结合,可促进巨噬细胞对免疫复合物的吞噬,还可防止免疫复合物沉积于组织内而引起免疫性疾病。

(二) 红细胞的生理特性

红细胞具有可塑变形性、悬浮稳定性和渗透脆性,它们都与红细胞的双凹圆蝶形有关。

1. 可塑变形性 正常红细胞在外力作用下具有变形的能力,称此特性为**可塑变形性**(plastic deformation)。红细胞在全身血管中循环运行时,必须经过变形才能通过口径比它小的毛细血管和血窦孔隙(图 3-3)。正常的双凹圆蝶形可使红细胞具有较大的表面积与体积比,因此红细胞在外力的作用下容易发生变形。如果红细胞成为球形,则其表面积与体积之比降低,变形能力就会明显减弱。此外,当红细胞内容物的黏度增大或红细胞膜的弹性降低时,也会使红细胞的变形能力降低。血红蛋白发生变性或细胞内血红蛋白浓度过高时,可因红细胞内黏度增高而降低红细胞的变形性。衰老或有病变的红细胞变形能力降低,难以通过直径只有 0.5～3 μm 的脾窦,进而被脾窦中的巨噬细胞吞噬。衰老和异常的红细胞可通过这条途径被清除。在骨髓中,红细胞进入血液循环必须通过骨髓的血窦裂隙。未成熟的红细胞变形能力低,难以通过骨髓血窦裂隙,不易进入血液循环。

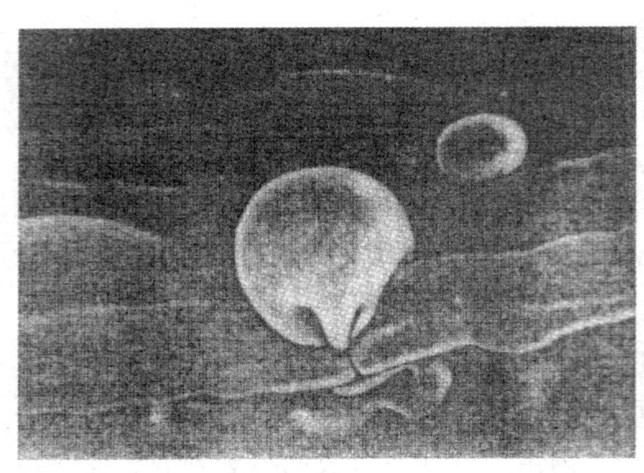

图 3-3 大鼠红细胞挤过脾窦的内皮细胞裂隙过程

2. 悬浮稳定性 红细胞具有悬浮于血浆中不易下沉的特性,称为**悬浮稳定性**(suspension stability)。将经过抗凝处理的血液置于血沉管内垂直静置,由于红细胞的比重大于血浆,因此红细胞会逐渐下沉。但正常的红细胞沉降速度很缓慢,通常用其在第一小时末下沉的距离来表示红细胞的沉降速度,称为**红细胞沉降率**(erythrocyte sedimentation rate, ESR),又称血沉。正常成年男性红细胞沉降率为 0～15 mm/h,成年女性为 0～20 mm/h。沉降愈快,表示红细胞的悬浮稳定性愈小。

红细胞能相对稳定地悬浮于血浆中,是由于红细胞与血浆之间的摩擦以及红细胞彼此之间相同膜电荷所产生的排斥力阻碍了红细胞的下沉。双凹圆蝶形的红细胞具有较大的表面积与体积之比,所产生的摩擦较大,故红细胞下沉缓慢。临床上某些疾病(如活动性肺结核、风湿热等),由于血浆中抗体球蛋白增多,红细胞间彼此能较快地以凹面相贴,形成红细胞叠连。发生叠连后,红细胞团块的总表面积与总体积之比减小,摩擦力相对减小,故红细胞沉降加快。红细胞发生叠连,主要取决于血浆成分的变化而非红细胞本身。若将正常人的红细胞置于红细胞沉降增快者的血浆中,红细胞也会较快发生叠连而沉降加速。而将红细胞沉降增快者的红细胞置于正常人血浆中,则沉降率正常。血浆中纤维蛋白原、球蛋白及胆固醇的含量增高时,可加速红细胞叠连和沉降。血浆中白蛋白、卵磷脂的含量增多时则可延缓叠连的发生,使沉降率减慢。

3. 渗透脆性 将红细胞放在低渗盐溶液中可发生膨胀破裂,称此特性为**渗透脆性**(osmotic fragility),简称脆性。红细胞渗透脆性可反映红细胞对低渗盐溶液的抵抗能力。在生理情况下,衰老红细胞的脆性较高,而成熟的红细胞脆性较低。红细胞脆性的高低主要取决于红细胞的表面积与体积之比。遗传性球形红细胞增多症患者的红细胞由于细胞膜脂质逐渐丢失,膜的表面积减小,细胞成为球形,故脆性增高容易破裂。红细胞破裂并释放出血红蛋白的过程,称为溶血。红细胞在等渗的 0.9% NaCl 溶液中可保持其正常的形态和大小,若将红细胞悬浮于一系列浓度递减的低渗 NaCl 溶液中,由于细胞内外渗透压的差别，水将渗入细胞内，于是红细胞由正常双凹圆蝶形逐渐胀大成为球形。当 NaCl 溶液浓度降至 0.42%时，部分红细胞开始溶血。当 NaCl 溶液浓度降至 0.35%时，红细胞将全部溶血。

(三) 红细胞的生成及调节

1. 红细胞生成部位 在成年人，骨髓是生成红细胞的唯一场所。红骨髓内的造血干细胞首先分化成为红系定向祖细胞，再经过原红细胞、早幼红细胞、中幼红细胞、晚幼红细胞及网织红细胞各个阶段，成为成熟红细胞(图 3-4)。从红系造血的启动到成为网织红细胞约需 5 d。

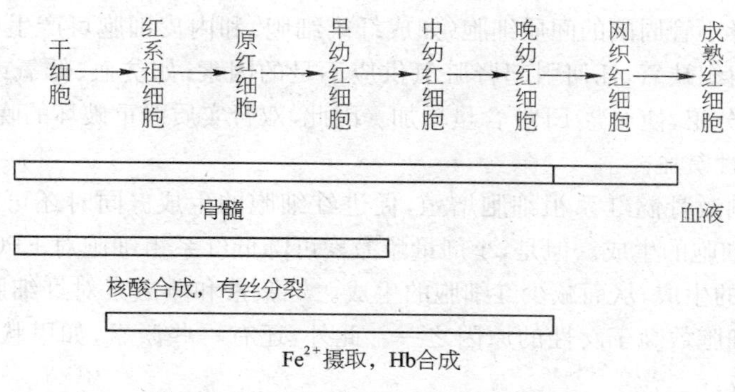

图 3-4 红细胞的生成过程示意图

2. 红细胞生成原料及促进因素 在红细胞生成过程中，需要有足够的蛋白质、铁、叶酸及维生素 B_{12}的供应。蛋白质和铁是合成血红蛋白的重要原料，而叶酸及维生素 B_{12} 是红细胞成熟所必需的物质。此外，红细胞生成还需要氨基酸、维生素 B_6、维生素 B_2、维生素 C、维生素 E 和微量元素铜、锰、钴、锌等。

(1) 铁：铁是合成血红蛋白的必需原料。成年人每天需要 20～30 mg 的铁用于红细胞生成，但每天仅需从食物中吸收 1 mg 以补充被排泄的铁，其余 95%来自于体内铁的再利用。衰老的红细胞被巨噬细胞吞噬后，血红蛋白被分解，释放出铁，血浆中的转铁蛋白可以往返于巨噬细胞和幼红细胞之间，实现铁的运送。运送到幼红细胞后，转铁蛋白先与幼红细胞膜上的转铁蛋白受体结合，通过胞饮的方式进入细胞。在细胞内，Fe^{3+} 再度被还原成 Fe^{2+}，并与转铁蛋白分离，用于血红蛋白的合成；而转铁蛋白及转铁蛋白受体则被排出细胞外，可再次运输血红蛋白分解所释放的铁。当铁的摄入不足或吸收障碍，或长期慢性失血导致机体缺铁时，可使血红蛋白的合成减少，引起低色素小细胞性贫血，即缺铁性贫血。

(2) 叶酸和维生素 B_{12}：**叶酸**(folic acid)和**维生素 B_{12}**(vita min B_{12})是合成 DNA 所需的重要辅酶。叶酸在体内需转化成四氢叶酸后才能参与 DNA 的合成。叶酸的转化需要维生素 B_{12} 的参与。维生素 B_{12} 缺乏时，叶酸的利用率下降，可引起叶酸相对不足，DNA 的合成减少，幼红细胞分裂增殖减慢，红细胞体积增大，导致巨幼红细胞性贫血。

在正常情况下，食物中叶酸和维生素 B_{12}的含量能满足红细胞生成的需要，但维生素 B_{12}的吸收需要**内因子**(intrinsic factor)的参与。内因子由胃黏膜的壁细胞产生，能保护维生素 B_{12}免受消化酶的破坏，促进维生素 B_{12}在回肠远端的重吸收。在胃大部切除或胃的壁细胞损伤时，机体因缺乏内因子，或体内产生抗内因子抗体，可发生巨幼红细胞性贫血。但在正常情况下，体内贮存 1 000～3 000 μg 维生素 B_{12}，而红细胞生成每天仅需 1～3 μg，故当维生素 B_{12}吸收发生障碍时，常在 3～4 年后才出现贫血。

3. 红细胞生成调节 红系祖细胞向红系前体细胞的增殖、分化，是红细胞生成的关键环节。

红系祖细胞依其所处的发育阶段，可分为两个亚群：①早期的红系祖细胞，称为**爆式红系集落形成单位**(burst forming unit-erythroid, BFU－E)，因为它们在体外培养时能形成很大的集落，组成集落的细胞分布呈物体爆炸后散布的形状。早期红系祖细胞在体外形成集落，依赖于**爆式促进激活物**(burst promoting activator, BPA)的刺激作用。②晚期的红系祖细胞，称为**红系集落形成单位**(colony for ming unit-erythroid, CFU－E)，它们在体外培养时只能形成较小的集落。晚期红系祖细胞对 BPA 不敏感，主要接受 EPO 的调节。EPO 是一种糖蛋白，由 166 个氨基酸残基组成，分子质量约为 34 kDa。在胚胎期，肝脏是合成 EPO 的主要部位。出生后，肾脏是产生 EPO 的主要部位。肾皮质肾单位肾小管周围的间质细胞(如成纤维细胞)和内皮细胞可产生 EPO。EPO 生成的生理性刺激因素是组织缺氧，任何引起肾脏氧供应不足的因素，如贫血、低氧或肾血流减少，均可促进 EPO 的合成和分泌，使血浆 EPO 含量增加。因此，双肾实质严重破坏的晚期肾脏病患者常因缺乏 EPO 而发生肾性贫血。

雄激素可直接刺激骨髓红系祖细胞增殖，促进红细胞的生成。同时还可以通过提高血浆中 EPO 的浓度促进红细胞的生成。但是，小剂量雌激素可降低红系祖细胞对 EPO 的反应，大剂量雌激素还可抑制 EPO 的生成，从而减少红细胞的生成。雄激素和雌激素对红细胞生成的不同效应，可能是成年男性红细胞数高于女性的原因之一。此外，还有一些激素，如甲状腺激素和生长激素也可促进红细胞生成。

4. *红细胞的破坏* 红细胞的破坏是指机体对衰老和有缺陷的红细胞的清除。正常人红细胞的平均寿命为 120 d，每天约有 0.8%的红细胞主要因衰老而被破坏。90%的衰老红细胞被巨噬细胞吞噬，称为血管外破坏。巨噬细胞吞噬红细胞后，将血红蛋白消化，释放出铁、氨基酸和胆红素，其中铁和氨基酸可被重新利用，而胆红素则在肝脏被排入胆汁中，最后排出体外。此外，还有 10%的衰老红细胞在血管中受机械冲击而破损，称为血管内破坏，所释放的血红蛋白立即与血浆中的触珠蛋白结合，进而被肝脏摄取；血红蛋白中的血红素经代谢释放出铁，生成胆红素，经胆汁排出。若血管内的红细胞被大量破坏，血浆中血红蛋白浓度过高而超出触珠蛋白与之结合的能力时，未能与触珠蛋白结合的血红蛋白将经肾排出，出现血红蛋白尿。

二、白细胞

(一) 白细胞的数量与分类

白细胞是一类不均一的有核血细胞。白细胞可分为**中性粒细胞**(neutrophil)、**嗜酸性粒细胞**(eosinophil)、**嗜碱性粒细胞**(basophil)、**单核细胞**(monocyte)和**淋巴细胞**(lymphocyte)5 类。前三者因其胞质中含有嗜色颗粒，又总称为**粒细胞**(granulocyte)。正常成年人血液中白细胞数为(4～10)×10^9/L，各类白细胞所占百分比如图 3－5。正常人血液中白细胞的数目可因年龄和机体处于不同功能状态而有变化，新生儿白细胞数较高，血液中白细胞主要为中性粒细胞，以后淋巴细胞逐渐增多，可占 70%，3～4 岁后淋巴细胞逐渐减少，至青春期时与成年人基本相同。进食、疼痛、情绪激动及剧烈运动等可使白细胞数显著增多。

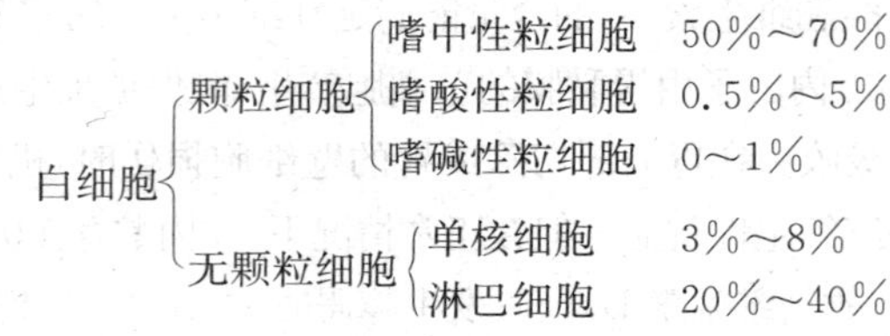

图 3－5 正常成人白细胞的分类与百分比值

（二）白细胞的特性与功能

1. 白细胞的生理特性　各类白细胞均参与机体的防御功能。白细胞所具有的变形、游走、趋化和吞噬等特性，是执行防御功能的生理基础。白细胞都能伸出伪足做变形运动，凭借这种运动，白细胞得以穿过毛细血管壁，此过程称为**白细胞渗出**（diapedesis）。渗出到血管外的白细胞也可借助变形运动在组织内游走。在某些化学物质的吸引下，白细胞可迁移到炎症区发挥生理作用。白细胞朝向某些化学物质运动的特性，称为**趋化性**（chemotaxis）。能吸引白细胞发生定向运动的化学物质，称为**趋化因子**（chemokine）。人体细胞的降解产物、抗原一抗体复合物、细菌毒素和细菌等都具有趋化活性，白细胞可按照这些物质的浓度梯度游走到炎症部位。白细胞游走到细菌等异物周围，把异物包围起来进行吞噬。

2. 白细胞的生理功能

（1）中性粒细胞：中性粒细胞的胞核呈分叶状，故又称**多形核白细胞**（polymorphonuclear leukocyte）。血管中的中性粒细胞约有一半随血液循环，称为**循环池**（circulating pool），通常白细胞计数即反映这部分中性粒细胞的数量；另一半则附着在小血管壁，称为**边缘池**（marginal pocl）。这两部分细胞可以相互交换，保持动态平衡。此外，在骨髓中还贮备有约 2.5×10^{12} 个成熟的中性粒细胞，为外周血液中性粒细胞总数的 15～20 倍。在机体需要时，贮存的中性粒细胞可大量进入血液循环。中性粒细胞在血管内停留的时间平均只有 6～8 h，一旦进入组织，就不再返回血液。中性粒细胞是血液中主要的吞噬细胞，其变形游走能力和吞噬活性都很强。细菌入侵时，中性粒细胞在炎症区域产生的趋化作用下自毛细血管渗出，并被吸引到病变部位，吞噬细菌。当中性粒细胞吞噬数十个细菌后，其本身即解体，解体后释放的各种溶酶体酶又可溶解周围组织而形成脓液。当血液中的中性粒细胞数减少到 1×10^{9}/L 时，机体的抵抗力就会降低，容易发生感染。此外，中性粒细胞还可吞噬和清除衰老的红细胞及抗原-抗体复合物等。

（2）嗜酸性粒细胞：血液中嗜酸性粒细胞的数目有明显的昼夜周期性波动，清晨细胞数减少，午夜时细胞数增多。这种周期性波动可能与血液中肾上腺皮质激素含量的昼夜波动有关。嗜酸性粒细胞的胞质中含有较大的椭圆形嗜酸性颗粒，其中含有过氧化物酶和碱性蛋白。它具有较弱的吞噬能力，但基本上无杀菌作用。嗜酸性粒细胞的主要作用是：①限制嗜碱性粒细胞和肥大细胞在速发型变态反应中的作用。嗜酸性粒细胞一方面通过产生前列腺素 E 抑制嗜碱性粒细胞合成和释放生物活性物质，另一方面又通过吞噬嗜碱性粒细胞和肥大细胞排出的颗粒以及释放组胺酶等，从而破坏嗜碱性粒细胞所释放的生物活性物质。②参与对蠕虫的免疫反应。在特异性免疫球蛋白的帮助下，嗜酸性粒细胞可损伤蠕虫虫体。当机体发生变态反应及寄生虫感染时，常伴有嗜酸性粒细胞增多。

（3）嗜碱性粒细胞：成熟的嗜碱性粒细胞在血管内停留约 12 h，在炎症发生时能够迁移到组织中。嗜碱性粒细胞胞质中存在较大的碱性染色颗粒，颗粒内含有肝素、组胺、嗜酸性粒细胞趋化因子 A 和过敏性慢反应物质等多种生物活性物质。组胺和过敏性慢反应物质可使毛细血管壁的通透性增加，局部充血水肿，并可使支气管平滑肌收缩，从而引起荨麻疹、支气管哮喘等变态反应。此外，嗜碱性粒细胞被激活时，释放的嗜酸性粒细胞趋化因子 A 可吸引嗜酸性粒细胞，使后者聚集于局部，以限制嗜碱性粒细胞在变态反应中的作用。

（4）单核细胞：具有趋化性、变形运动和吞噬能力。单核细胞在血液中停留 2～3 d 后迁移入组织中，继续发育成**巨噬细胞**（macrophage），细胞的体积增大，细胞内溶酶体颗粒和线粒体的数目增多，具有比中性粒细胞更强的吞噬能力。此外，巨噬细胞的溶酶体还含有大量的酯酶，可以消化某些细菌（如结核分枝杆菌）的脂膜。激活的单核-巨噬细胞可以吞噬消灭病毒、真菌等；识别和杀伤肿瘤细胞；也能合成、释放多种细胞因子，如集落刺激因子(CSF)、白细胞介素(IL－1、IL－3、IL－6等)、肿瘤坏死因子 α(TNF－α)、干扰素 β(IFN－β)等，参与对其他细胞生长的调控；单核-巨噬细胞还在特异性免疫应答的诱导和调节中起关键作用。

(5) 淋巴细胞：淋巴细胞在免疫应答反应过程中起核心作用。根据细胞生长发育的过程、细胞表面标志和功能的不同，可分为 T 淋巴细胞和 B 淋巴细胞两大类。由骨髓生成的淋巴系干细胞，一部分迁移到胸腺，并在胸腺激素的作用下发育成熟为 T 淋巴细胞，血液中淋巴细胞的 80%～90%属于 T 淋巴细胞，主要与细胞免疫有关；另一部分在骨髓或肠道淋巴组织中发育成熟为 B 淋巴细胞，主要存在于淋巴结、脾及肠道淋巴组织中，B 淋巴细胞主要与体液免疫有关。

(三) 白细胞的生成与调节

白细胞与其他血细胞一样，都起源于骨髓的造血干细胞。但是淋巴细胞生成的调节机制还未阐明。粒细胞的生成受**集落刺激因子**(colony stimulating factor, CSF)的调节，CSF 在体外可刺激造血细胞形成集落。目前认为，CSF 包括粒-巨噬细胞集落刺激因子(GM－CSF)、粒细胞集落刺激因子(G－CSF)、巨噬细胞集落刺激因子(M－CSF)等。GM－CSF 的分子质量为 22 kDa，由活化的淋巴细胞产生，能刺激中性粒细胞、单核细胞和嗜酸性粒细胞的生成。GM－CSF 与骨髓基质细胞产生的干细胞因子联合作用，还可刺激早期造血干细胞、祖细胞的增殖与分化。G－CSF 由巨噬细胞、内皮细胞及间质细胞释放，主要促进粒系祖细胞、粒系前体细胞的增殖和分化，增强成熟粒细胞的功能活性；还能动员骨髓中的干细胞、祖细胞进入血液。GM－CSF 和 M－CSF 等能诱导单核细胞的生成。此外，乳铁蛋白和转化因子 β 等可抑制白细胞的生成，与促白细胞生成的刺激因子共同维持正常的白细胞生成过程。

(四) 白细胞的破坏

由于粒细胞和单核细胞主要在组织中发挥作用，淋巴细胞还可往返于血液、组织液及淋巴之间，并能增殖、分化，故白细胞的寿命较难准确判断。白细胞在血液中停留的时间较短。一般来说，中性粒细胞在循环血液中停留 8 h 左右即进入组织，4～5 d 后即衰老死亡，或经消化道排出。若有细菌入侵，中性粒细胞在吞噬过量细菌后，因释放溶酶体酶而发生自溶，与破坏的细菌和组织碎片共同形成脓液。单核细胞在血液中停留 2～3 d，然后进入组织，并发育成巨噬细胞，在组织中可生存约 3 个月。

三、血小板

(一) 血小板的形态与数量

血小板的体积小，无细胞核，呈双面微凸的圆盘状，直径 2～3 μm。在电子显微镜下可见血小板内存在 α-颗粒、致密体等血小板贮存颗粒。正常成年人血液中的血小板数量为(100～300)×10^9/L。正常人血小板计数可有 6%～10%的变动，通常午后较清晨高，冬季较春季高，剧烈运动后及妊娠中、晚期升高，静脉血的血小板数量较毛细血管的高。血小板有助于维持血管壁的完整性，当血小板降至 50×10^9/L 时，患者的毛细血管脆性增高。微小的创伤，甚至仅血压升高，即可使毛细血管破裂而出现小的出血点。此外，血小板还可释放**血小板源生长因子**(platelet-derived growth factor，PDGF)，后者能促进血管内皮细胞、平滑肌细胞及成纤维细胞增殖，有利于受损血管的修复。循环血液中的血小板一般处于“静止”状态，当血管损伤时，血小板可被激活而在生理止血过程中起重要作用。

(二) 血小板的生理特性

1. 黏附　血小板与非血小板的细胞或组织表面发生黏着，称为**血小板黏附**(platelet

adhesion)。当血管内皮细胞受损时，血小板可黏附于内皮下组织，但是血小板不能黏附于正常内皮细胞的表面。血小板的黏附需要血小板膜上的**糖蛋白**(glycoprotein，GP)、胶原纤维和血浆的von Willebrand因子(简称vWF)的参与。血小板膜上有GPⅠb/Ⅸ～Ⅴ、GPⅡb/Ⅲa等多种糖蛋白，其中GPⅠb是参与黏附的主要糖蛋白。血管受损后，内皮下胶原暴露，vWF首先与胶原纤维结合，引起vWF变构，然后血小板膜上的GPⅠb与变构的vWF结合，从而使血小板黏附于胶原纤维上。因此，vWF是血小板黏附于胶原纤维的桥梁。在正常情况下，由于vWF未与胶原纤维结合，也就不能与血小板的GPⅠb结合。在GPⅠb缺损、vWF缺乏、胶原纤维变性等情况下，血小板的黏附功能就受损，机体将会呈现出血倾向。

2. 聚集　血小板与血小板之间的相互黏着，称为**血小板聚集**(platelet aggregation)。这一过程需要纤维蛋白原、Ca^{2+}和血小板膜上的GPⅡb/Ⅲa参与。在未受刺激的静息血小板膜上的GPⅡb/Ⅲa并不能与纤维蛋白原结合。在致聚剂的激活下，GPⅡb/Ⅲa分子上的纤维蛋白原受体暴露，在Ca^{2+}的作用下纤维蛋白原可与之结合，从而连接相邻的血小板，充当聚集的桥梁，使血小板聚集成团。

(1) 致聚物质：能引起血小板聚集的物质称为致聚物质。生理性致聚物质主要有ADP、5-HT、组胺、胶原、凝血酶、血栓烷A_2(TXA_2)等；病理性致聚物质有细菌、病毒、免疫复合物、药物等。血小板的聚集通常出现两个时相，第一聚集时相为可逆性聚集，发生迅速，解聚也迅速；第二聚集时相为不可逆性聚集，发生缓慢，但不能解聚。血小板聚集反应的形式可因致聚物质的种类和浓度不同而有差异。凝血酶所引起的血小板聚集反应与ADP引起的反应相似。胶原本身不能直接引起血小板聚集，但能通过促进血小板ADP的释放和TXA_2的形成而引起血小板单相的不可逆性聚集。

血小板释放的TXA_2具有强烈的聚集血小板和缩血管作用。血小板内并无TXA_2的贮存，当血小板受刺激而被激活时，血小板内的磷脂酶A_2被激活，进而裂解膜磷脂，游离出花生四烯酸，后者在环加氧酶作用下生成前列腺素G_2和H_2(PGG_2和PGH_2)，并进一步在血小板的血栓烷合成酶的催化下生成TXA_2。阿司匹林因可抑制环加氧酶而减少TXA_2的生成，故具有抗血小板聚集的作用。

(2)血小板聚集的抑制物：血小板聚集也受**前列环素**(prostacyclin，PGI_2)和NO的负性调节。血管内皮细胞中含有前列环素合成酶，可使PGH_2转化为PGI_2。PGI_2与TXA_2的作用相反，可提高血小板内cAMP的含量，具有较强的抑制血小板聚集和舒张血管的作用。在正常情况下，血管内皮产生的PGI_2与血小板生成的TXA_2之间保持动态平衡，使血小板不致聚集。NO可通过提高血小板内cGMP的含量而抑制血小板聚集。

3. 释放与吸附　血小板受刺激后将贮存在致密体、α颗粒或溶酶体内的物质排出的现象，称为**血小板释放**(platelet release)或**血小板分泌**(platelet secretion)。从致密体释放的物质主要有ADP、ATP、5-HT和Ca^{2+}，从α颗粒释放的物质主要有β-血小板球蛋白、血小板因子Ⅳ(PF4)、vWF、纤维蛋白原、血小板因子Ⅴ(PF5)、凝血酶敏感蛋白和PDGF等。这些物质能促进血小板黏附、促进细胞生长、参与凝血和纤溶的调节等。

血小板表面可吸附血浆中多种凝血因子(如凝血因子Ⅰ、Ⅴ、Ⅺ、Ⅻ等)。如果血管内皮细胞破损，随着血小板黏附和聚集于破损的局部，可使局部凝血因子浓度升高，有利于血液凝固和生理性止血。

4. 收缩血块　血小板具有收缩能力。血小板的收缩与血小板内的收缩蛋白有关。在血小板中存在着类似肌肉的收缩蛋白系统，包括肌动蛋白、肌凝蛋白、微管及各种相关蛋白。血小板活化后，胞质内 Ca^{2+} 增高，可引起血小板的收缩反应。当血凝块中的血小板发生收缩时，可使血块回缩。若血小板数量减少或功能下降，可使血块回缩不良。临床上可根据体外血块回缩的情况大致估计血小板的数量或功能是否正常。

(三) 血小板的生理功能

1. *参与生理性止血* 小血管受损后引起的出血，在几分钟内会自行停止，这一现象称为生理性止血。临床上常用采血针刺破耳垂或指尖引起自然出血，然后测定出血延续时间，这段时间称为出血时间。正常出血时间不超过 9 min。出血时间的长短可以反映生理性止血功能的状态。生理性止血主要包括血管收缩、血小板栓子形成、血液凝固三个过程(图 3-6)。生理性止血首先表现为损伤刺激引起受损局部血管和邻近的小血管收缩，但持续时间很短。如血管破损小，可使血管破口封闭，达到制止出血的效果。其次更重要的是血管内膜损伤，激活血小板和血浆中的凝血系统，形成一个松软的止血栓填塞伤口。最后在局部又迅速出现血凝块，有效制止了出血。

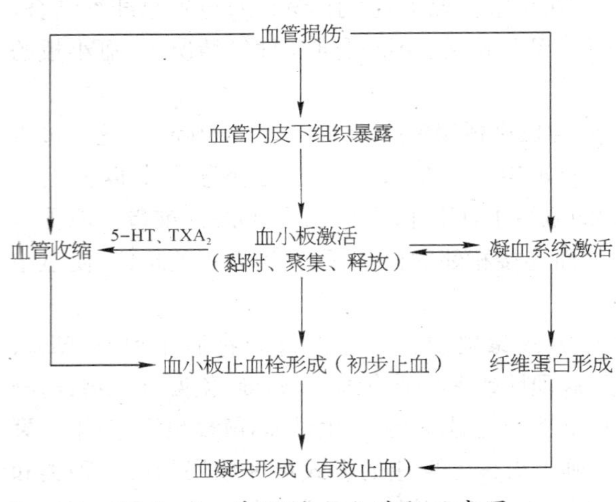

图 3-6　生理性止血过程示意图

2. *促进血液凝固* 血小板含有多种与血液凝固有密切关系的物质，其主要作用是促进血液凝固。血小板促进血液凝固的主要环节有：①激活的血小板提供磷脂表面，以利于血液凝固反应的进行；②血小板吸附大量凝血因子，使局部的凝血因子浓度升高，并相继激活，极大地提高凝血酶原转变成凝血酶的速度；③血小板 α 颗粒释放纤维蛋白原，增加纤维蛋白的形成，可加固血凝块；④血块中的血小板伸出伪足进入纤维蛋白网，血小板内的收缩蛋白收缩，使血块回缩形成坚实的止血栓，牢固地封闭血管破口。血小板通过上述的几个环节促进血液凝固。在血小板第三因子的参与下，凝血酶原转变为凝血酶的速度可提高 30 万倍，血液凝固过程大大加速。

3. *血小板在保持血管内皮细胞完整性中的作用* 血小板可以融合入血管内皮细胞，并能随时沉着于血管壁，以填补内皮细胞脱落留下的空隙。因此，血小板对保持血管内皮细胞完整性起重要作用。

(四) 血小板的生成与调节

血小板是从骨髓成熟的**巨核细胞**(megakaryocyte)裂解脱落下来的具有生物活性的小块胞质。造血干细胞首先分化为巨核系祖细胞，然后再分化为原始巨核细胞，并经过幼巨核细胞而发育为成熟巨核细胞。从原始巨核细胞到释放血小板入血，需 8～10 d。进入血液的血小板，2/3 存在于外周循环血液中，其余贮存在脾脏和肝脏。

血小板的生成受**血小板生成素**(thrombopoietin, TPO)的调节。TPO 为一种糖蛋白，其分子质量为 15～48 kDa。TPO 能刺激造血干细胞向巨核系祖细胞分化，并特异地促进巨核系祖细胞增殖和分化，以及巨核细胞的成熟和释放血小板。TPO 的促血小板生成作用是通过其受体 C-Mpl(为原癌基因 *c-mpl* 的表达产物)实现的。体内的 TPO 主要由肝脏产生，无论血小板数目是否正常，肝脏的 TPO 都以恒定的速度生成并释放。

第三节 血液凝固与纤维蛋白溶解

一、血液凝固

血液凝固(blood coagulation)是指血液由流动液体状态变成不能流动的凝胶状态的过程,其实质就是使血浆中的可溶性纤维蛋白原变成不溶性的纤维蛋白的过程。纤维蛋白交织成网,将血细胞及其他成分网罗在内,从而形成血凝块。血液凝固后 1～2 h,因血凝块回缩释放出淡黄色的液体,称为**血清**(serum)。血清与血浆的区别在于前者缺乏凝血过程中被消耗掉的纤维蛋白原及 FⅡ、FⅤ、FⅧ、FⅩⅢ等凝血因子,但也增添了少量凝血过程中血小板释放的物质。

(一) 凝血因子

血浆与组织中直接参与血液凝固的物质,统称为**凝血因子**(coagulation factor,或 clotting factor)。目前已知的凝血因子主要有十几种,其中已按国际命名法依发现的先后顺序用罗马数字编号的有 12 种(表 3-2),即凝血因子Ⅰ～ⅩⅢ(简称 FⅠ～FⅩⅢ,其中 FⅥ是血清中活化的 FⅤa,已不再被视为一个独立的凝血因子)。

表 3-2 凝血因子及主要生理功能

因子	同义名	合成部位	主要激活物	主要抑制物	主要功能
Ⅰ	纤维蛋白原	肝细胞			形成纤维蛋白
Ⅱ	凝血酶原	肝细胞(需 Vit. K)	凝血酶原酶复合物	抗凝血酶Ⅲ	凝血酶促进纤维蛋白原转变为纤维蛋白;激活 FⅤ,FⅧ,FⅪ,FⅩⅢ和血小板,正反馈促进凝血
Ⅲ	组织因子	内皮细胞和其他细胞			作为 FⅦa 的辅因子,是生理性凝血反应过程的启动物
Ⅳ	钙离子(Ca^{2+})	—			辅因子
Ⅴ	前加速素易变因子	内皮细胞和血小板	凝血酶和 FⅩa,以凝血酶为主	活化的蛋白质 C	加速 FⅩa 对凝血酶原的激活
Ⅶ	前转变素稳定因子	肝细胞(需 Vit. K)	FⅩa	组织因子途径抑制物,抗凝血酶Ⅲ	与组织因子形成Ⅶa 组织因子复合物,激活 FⅩ和 FⅨ
Ⅷ	抗血友病因子	肝细胞	凝血酶,FⅩa	不稳定,自发失活;活化的蛋白质 C	作为辅因子,加速 FⅨa 对 FⅩ的激活
Ⅸ	血浆凝血活酶成分	肝细胞(需 Vit. K)	FⅪa,Ⅶa-组织因子复合物	抗凝血酶Ⅲ	FⅨa 与Ⅷa 形成因子Ⅹ酶复合物,激活 FⅩ为 FⅩa
Ⅹ	Stuart-Prower 因子	肝细胞(需 Vit. K)	Ⅶa-组织因子复合物,FⅨa-Ⅷa 复合物	抗凝血酶Ⅲ	形成凝血酶原酶复合物激活凝血酶原,FⅩa 还可激活 FⅦ,FⅧ和 FⅤ
Ⅺ	血浆凝血活酶前质	肝细胞	FⅫa,凝血酶	α_1 抗胰蛋白酶,抗凝血酶Ⅲ	激活 FⅨ为 FⅨa
Ⅻ	接触因子或 Hageman 因子	肝细胞	胶原、带负电的异物表面	抗凝血酶Ⅲ	激活 FⅪ为 FⅪa

（续表）

因子	同义名	合成部位	主要激活物	主要抑制物	主要功能
XIII	纤维蛋白稳定因子	肝细胞和血小板	凝血酶		使纤维蛋白单体相互交联聚合形成纤维蛋白网
—	高分子量激肽原	肝细胞			辅因子，促进 FXIIa 对 FXI 和 PK 的激活，促进 PK 对 FXII的激活
—	前激肽释放酶	肝细胞	FXIIa	抗凝血酶III	激活 FXII为 FXIIa

凝血因子的特点有：①除 FIV是 Ca^{2+} 外，其余的凝血因子均为蛋白质，其中绝大多数在肝脏内合成，其中凝血因子II、VII、IX、X的合成过程中需要维生素 K 的参与，又称维生素 K 依赖因子。②除了**组织因子**(tissue factor, TF)由组织损伤释放外，其余的凝血因子均存在于血浆中。③血液中具有酶特性的凝血因子都以无活性的酶原形式存在，必须通过其他酶的水解而暴露或形成活性中心后，才成为具有活性的酶，称此过程为凝血因子激活。习惯上在被激活因子代号的右下角标上“a”表示活化型，如 FII(凝血酶原)激活成为 FIIa(凝血酶)。

(二) 血液凝固过程

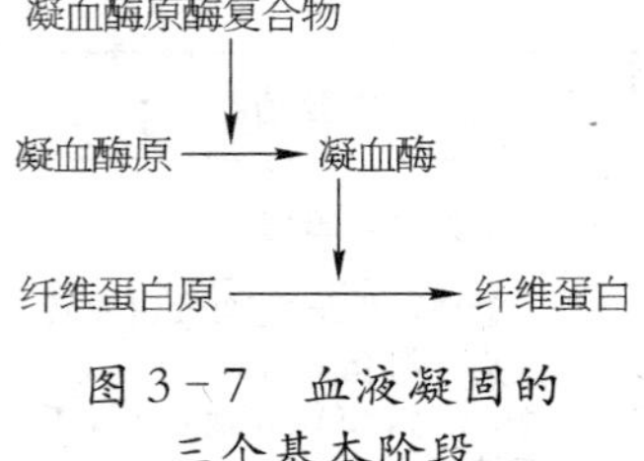

图 3－7　血液凝固的三个基本阶段

凝血过程可分为**凝血酶原酶复合物**(prothrombinase complex，也称凝血酶原激活复合物)的形成、凝血酶的激活和纤维蛋白的生成三个基本阶段(图 3－7)。凝血酶原在凝血酶原酶复合物的作用下被激活，成为凝血酶；凝血酶再使纤维蛋白原激活，成为纤维蛋白。

1. *凝血酶原酶复合物的形成*　根据凝血酶原酶复合物的生成途径不同可以分为内源性凝血途径和外源性凝血途径。两者的主要区别在于启动方式和参与的凝血因子不相同，但两条途径中的某些凝血因子可以相互激活，故两者间相互密切联系，并非各自独立。

(1) **内源性凝血途径**(intrinsic pathway of blood wagulation)　指参与凝血的因子全部来自血浆，由 FXII被激活所启动。当血液与带负电荷的异物表面接触时，首先是 FXII结合到异物表面，并被激活为 FXIIa。FXIIa 的主要功能是激活 FXI成为 FXIa，从而启动内源性凝血途径。FXIIa 还能使前激肽释放酶激活，成为激肽释放酶；后者可反过来激活 FXII，生成更多的 FXIIa，因此形成表面激活的正反馈效应。在存在 Ca^{2+} 的情况下，FXIa 可激活 FIX，生成 FIXa。FIXa 在 Ca^{2+} 的作用下与 FVIIIa 在活化的血小板膜磷脂表面结合成复合物，可进一步激活 FX，生成 FXa。在此过程中，FVIIIa 作为辅因子，使 FIXa 对 FX的激活速度提高 20 万倍。在临床上可看到，缺乏 FVIII、FIX和 FXI的患者凝血过程缓慢，轻微外伤即可引起出血不止，分别称为**甲型**、**乙型**和**丙型血友病**(hemophilia A, B, C)。

(2) 外源性凝血途径：由损伤的血管外组织释放的组织因子III所启动的凝血过程，称为**外源性凝血途径**(extrinsic pathway of blood coagulation)，又称组织因子途径。当血管损伤时，暴露出组织因子，后者与 FVII结合；与组织因子结合的 FVII通过尚未阐明的机制迅速转变为 FVIIa，称为 FVIIa 组织因子复合物。在磷脂和 Ca^{2+} 存在的情况下，FVIIa 能迅速激活它的两个底物 FX和 FIX，分别生成 FXa 和 FIXa。在此过程中，组织因子是辅因子，它能使 FVIIa 催化激活 FX的效力增加。生成的 FXa 又能反过来激活 FVII，进而可使更多 FX激活，形成外源性凝血途径的正反馈效应。生成的 FIXa 除能与 FVIIIa 结合而激活 FX外，也能反馈激活 FVII。因此，通过 FVIIa 组织因子复合物的形成，使内源性凝血途径和外源性凝血途径相互联系，相互促进，共同完成凝血过程。

由内源性和外源性凝血途径所生成的FⅩa，在Ca^{2+}存在的情况下可与FⅤa在磷脂膜表面形成FⅩa－FⅤa－Ca^{2+}磷脂复合物，即凝血酶原酶复合物，进而激活凝血酶原。由于外源性凝血途径所涉及的因子少，反应步骤短，活化生成FⅩa的速度比内源性凝血途径快。

2. *凝血酶原的激活和纤维蛋白的生成*　凝血酶原在凝血酶原酶复合物的作用下激活成为凝血酶。凝血酶原酶复合物中的FⅤa为辅因子，可使FⅩa激活凝血酶原的速度提高10 000倍。凝血酶也能激活FⅩⅢ，生成FⅩⅢa。在Ca^{2+}的作用下，FⅩⅢa使纤维蛋白单体相互聚合，形成不溶于水的交联纤维蛋白多聚体凝块。上述凝血过程可由图3－8概括。

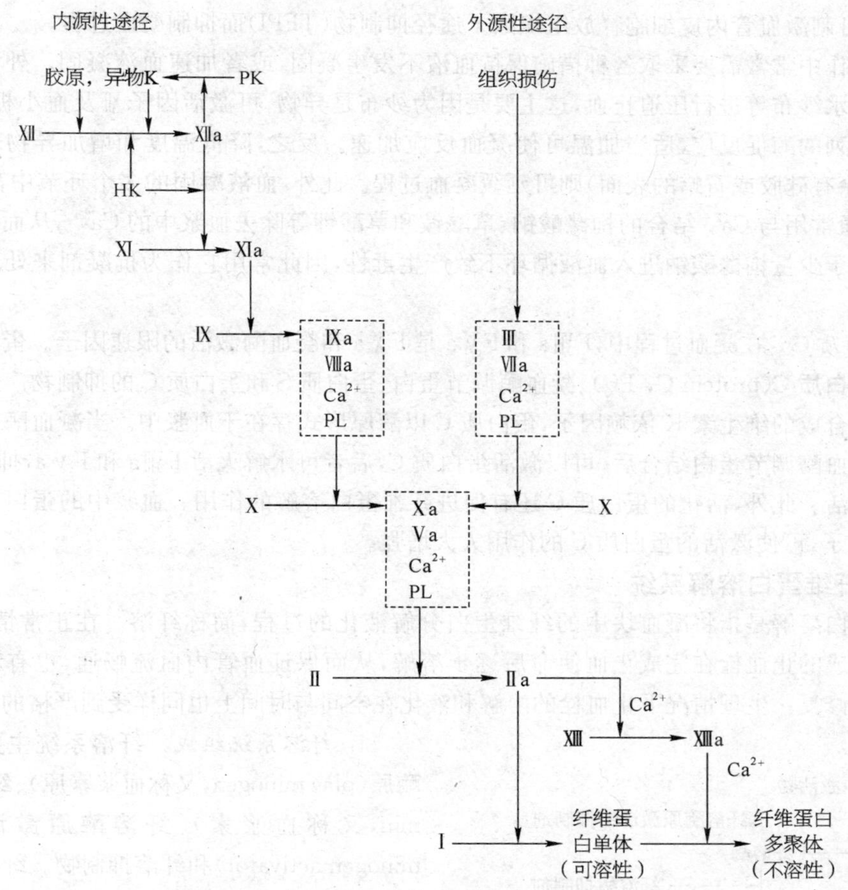

图3－8　血液凝固过程示意图

图中罗马数字表示各相应的凝血因子；PL：磷脂；PK：前激肽释放酶；K：激肽释放酶；HK：高分子激肽原

二、抗凝系统与纤维蛋白溶解系统

（一）抗凝系统

在生理情况下，机体常不可避免会发生血管内皮损伤，由此发生凝血。但这一过程仅限于受损的局部，不会扩展到全身并阻碍血液循环。这意味着体内还存在着与凝血系统相对抗的抗凝系统。目前知道体内的抗凝系统包括细胞抗凝系统(如网状内皮系统对凝血因子、组织因子、凝血酶原酶复合物以及可溶性纤维蛋白单体)和体液抗凝系统(如丝氨酸蛋白酶抑制物、蛋白质C系统、组织因子途径抑制物和肝素等)。以下仅介绍几个主要的体液抗凝物质。

1. *抗凝血酶Ⅲ* 抗凝血酶Ⅲ由肝脏和血管内皮细胞产生,通过与凝血酶及凝血因子FⅨa、FⅩa、FⅪa、FⅫa等分子活性中心的丝氨酸残基结合而抑制其活性。在缺乏肝素的情况下,抗凝血酶Ⅲ的直接抗凝作用慢而弱,但与肝素结合后,其抗凝作用可增强约2 000倍。

2. *肝素* 肝素主要是由肥大细胞和嗜碱性粒细胞产生的一种酸性黏多糖。在肺和小肠黏膜中含量最高,生理情况下血浆中含量甚微。肝素具有强的抗凝作用,但在缺乏抗凝血酶Ⅲ的情况下,肝素的抗凝作用很弱。因此,肝素主要通过增强抗凝血酶Ⅲ的活性而发挥间接抗凝作用。此外,肝素还可刺激血管内皮细胞释放组织因子途径抑制物(TFPI)而抑制凝血过程。

临床工作中常常需要采取各种措施保持血液不发生凝固,或者加速血液凝固。外科手术时常可用温热盐水纱布等进行压迫止血,这主要是因为纱布是异物,可激活因子Ⅻ及血小板;又因凝血过程为一系列的酶促反应,适当加温可使凝血反应加速。反之,降低温度和增加异物表面的光滑度(如表面涂有硅胶或石蜡的表面)则可延缓凝血过程。此外,血液凝固的多个环节中都需要Ca^{2+}的参与,故通常用与Ca^{2+}结合的枸橼酸钠、草酸铵和草酸钾等除去血浆中的Ca^{2+},从而达到体外抗凝作用。由于少量枸橼酸钠进入血液循环不致产生毒性,因此常用它作为抗凝剂来处理输血用的血液。

3. *蛋白质C* 在凝血过程中,FⅧa和FⅤa是FⅩa和凝血酶激活的限速因子。蛋白质C系统主要包括**蛋白质C**(protein C, PC)、凝血酶调节蛋白、蛋白质S和蛋白质C的抑制物。蛋白质C是一种由肝脏合成的维生素K依赖因子,蛋白质C以酶原形式存在于血浆中。当凝血酶与血管内皮细胞上的凝血酶调节蛋白结合后,可以激活蛋白质C,后者可水解灭活FⅧa和FⅤa,抑制FⅩ及凝血酶原的激活。此外,活化的蛋白质C还有促进纤维蛋白溶解的作用。血浆中的蛋白质S是蛋白质C的辅因子,可使激活的蛋白质C的作用大大增强。

(二) 纤维蛋白溶解系统

纤维蛋白溶解是指将凝血块中的纤维蛋白分解液化的过程,简称纤溶。在正常情况下,组织损伤后所形成的止血栓在完成止血使命后逐步溶解,从而保证血管内血流畅通,也有利于受损组织的再生和修复。生理情况下止血栓的溶解和液化在空间与时间上也同样受到严格的控制。

1. *纤溶系统组成* 纤溶系统主要包括**纤溶酶原**(plas minogen,又称血浆素原)、**纤溶酶**(plas min,又称血浆素)、**纤溶酶原激活物**(plas minogen activator)和纤溶抑制物。纤溶可分为纤溶酶原的激活和纤维蛋白(或纤维蛋白原)的降解两个基本阶段(图3-9)。

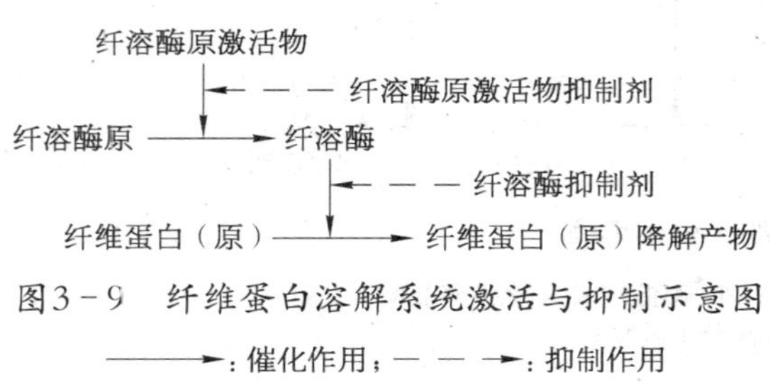

图3-9 纤维蛋白溶解系统激活与抑制示意图

——→:催化作用;– – →:抑制作用

2. *纤溶酶原的激活* 血浆中的纤溶酶原主要在肝、骨髓、嗜酸性粒细胞和肾脏中合成,是以无活性的酶原形式存在的。其在激活物的作用下发生有限水解,脱下一段肽链而激活成纤溶酶。纤溶酶原激活物包括**组织型纤溶酶原激活物**(tissue-type plasminogen activator, t-PA)、**尿激酶型纤溶酶原激活物**(urinary-type plasminogen activator, u-PA)和激肽释放酶等,以前两者最为重要。t-PA和u-PA主要由血管内皮细胞和肾小管、集合管上皮细胞产生。

3. 纤维蛋白降解　纤溶酶属于丝氨酸蛋白酶，它最敏感的底物是纤维蛋白和纤维蛋白原。在纤溶酶的作用下，纤维蛋白和纤维蛋白原可被分解为许多可溶性小肽，称为纤维蛋白降解产物。纤维蛋白降解产物通常不再发生凝固，其中部分小肽还具有抗凝血作用。当纤溶亢进时，可因凝血因子的大量分解及纤维蛋白降解产物的抗凝作用而产生出血倾向。

4. 纤溶系统的抑制物　体内有多种物质可抑制纤溶系统的活性，主要有**纤溶酶原激活物抑制物-1**(plasminogen activator inhibitor type-1，PAI-1)和 α_2-抗纤溶酶，它们分别在纤溶酶原的激活水平和纤溶酶水平抑制纤溶系统的活性。PAI-1 主要由血管内皮细胞产生，通过与 t-PA 和 u-PA 结合而使后者灭活。α_2-抗纤溶酶主要由肝脏产生，血小板 α-颗粒中也贮存少量 α_2-抗纤溶酶。α_2-抗纤溶酶通过与纤溶酶结合成复合物而抑制后者的活性。

第四节　血型与输血

一、血型与红细胞凝集

1901 年 Landsteiner 发现的第一个人类血型是 ABO 血型系统，从此为人类揭开了血型的奥秘，使输血成为安全度较大的临床治疗手段。

血型(blood group)是指红细胞膜上的特异性抗原的类型。将不同血型的血液滴加在玻片上并使之混合，红细胞马上会凝集成簇，称此现象为**红细胞凝集**(agglutination)。当给受血者输入血型不相同的血液时，可发生血管内红细胞凝集，堵塞毛细血管，并在补体的作用下发生溶血，损害肾小管，严重危及生命。因此，血型鉴定是安全输血的前提。

红细胞凝集的本质是抗原-抗体反应。凝集原的特异性取决于镶嵌于红细胞上的一些特异蛋白、糖蛋白或糖脂，称为**凝集原**(agglutinogen)，即血型抗原。能与红细胞膜上的凝集原起反应的特异性抗体，称为**凝集素**(agglutinin)，即血型抗体。发生抗原-抗体反应时，由于每个抗体上具有 2～10 个抗原结合位点，因此抗体可以在若干个带有相应抗原的红细胞之间形成桥梁，使它们聚集成簇。

白细胞和血小板除了也存在一些与红细胞相同的血型抗原外，还有它们自己特有的血型抗原。白细胞上最强的同种抗原是**人白细胞抗原**(human leukocyte antigen，HLA)。HLA 系统是一个极为复杂的抗原系统，在体内分布广泛，与器官移植的免疫排斥反应密切相关。由于在无关个体间 HLA 表型完全相同的概率极低，所以 HLA 的分型成为法医学上用于鉴定个体或亲子关系的重要手段之一。血小板也有一些特异性抗原，如 PI、Zw、Ko 等。白细胞和血小板的抗原在输血时可引起发热反应。

二、ABO 血型系统

1995 年，国际输血协会(ISBT)认可的红细胞血型系统有 23 个，涉及 193 种抗原，包括 ABO、Rh、MNs、Lutheran、Kell、Duff 及 Kidd 等。其中，临床意义最大的是 ABO 和 Rh 血型系统。

(一) ABO 血型系统

ABO 血型是根据红细胞膜上是否存在凝集原 A 和凝集原 B 而将血型分为四种。红细胞膜上只有凝集原 A 的称为 A 型，只有凝集原 B 的称为 B 型，含有凝集原 A 和 B 两种凝集原的称为 AB 型，两种凝集原都没有的为 O 型。ABO 血型系统还有几种亚型，是由 A 抗原中的亚型所致，并据此将 A 型红细胞分为 A_1 型和 A_2 型两种(表 3-3)。其中，A_1 型红细胞上含有 A 抗原和 A_1 抗原，

而 A_2 型红细胞上仅含有 A 抗原。同理，AB 型血型中也有 A_1B 和 A_2B 两种亚型。在我国汉族人中 A_2 型和 A_2B 型在 A 型和 AB 型中的比例极小（不到 1%）。

表 3-3 ABO 血型系统中的凝集原和凝集素

血型		红细胞上的抗原	血清中的抗体
A 型	A_1	A+A_1	抗 B
	A_2	A	抗 B+抗 A_1
B 型		B	抗 A
AB 型	A_1B	A+A_1+B	无
	A_2B	A+B	抗 A_1
O 型		无 A，无 B	抗 A+抗 B

（二）ABO 血型系统的抗原

ABO 血型系统各种抗原的特异性决定于红细胞膜上的糖蛋白或糖脂上所含的糖链，这些糖链都是由暴露在红细胞表面的少数糖基所组成的寡糖链。A 和 B 抗原的特异性就取决于这些寡糖链的组成与连接顺序。A、B 抗原都是在 H 抗原基础上形成的。在 A 基因的控制下，细胞合成的 A 酶能使一个乙酰半乳糖胺基连接到 H 物质上，形成 A 抗原；而在 B 基因控制下合成的 B 酶，则能把一个半乳糖基连接到 H 物质上，形成 B 抗原。O 基因为无效基因，由于存在一对碱基的突变，所生成的蛋白质无转移酶的活性。因此 O 型红细胞虽然不含 A、B 抗原，但有 H 抗原。

（三）ABO 血型系统的抗体

血型抗体有天然抗体和免疫性抗体两类，ABO 血型系统存在天然抗体。新生儿的血液中尚未出现 ABO 血型系统的抗体，到出生后 2～8 个月开始出现，8～10 岁时达高峰。天然抗体多属 IgM 抗体，分子量大，不能透过胎盘。因此，血型与胎儿血型不合的孕妇，体内的天然 ABO 血型抗体一般不能通过胎盘到达胎儿体内，因此胎儿体内不会发生红细胞凝集和破坏。

免疫性抗体是机体接受了自身不具有的红细胞抗原刺激后产生的血型抗体。免疫性抗体属于 IgG 抗体，分子量小，能够通过胎盘进入胎儿体内。因此，如果母体的血型与胎儿的血型不合，而母体因曾有外源性 A 抗原或 B 抗原进入体内而产生免疫性抗体，则可因母体内的免疫性血型抗体进入胎儿体内而引起胎儿红细胞凝集和破坏，胎儿出生后出现黄疸、贫血等表现，称新生儿溶血。

（四）ABO 血型的鉴定

正确鉴定血型是保证输血安全的基础。测定 ABO 血型的方法是：在玻片上分别滴加一滴抗 B、一滴抗 A 和一滴抗 A-抗 B 血清，在每一滴血清上再加一滴待测红细胞的悬液，轻轻摇动，使红细胞和血清混匀，观察有无凝集现象。若待测红细胞与抗 B 和抗 A-抗 B 血清发生凝集反应，表示其血型为 B 型；待测红细胞与抗 A 和抗 A-抗 B 血清发生凝集反应，其血型为 A 型；待测红细胞与抗 A、抗 B 和抗 A-抗 B 血清均发生凝集反应，则为 AB 型；待测红细胞与抗 A、抗 B 和抗 A-抗 B 血清均不发生凝集反应，表示其血型为 O 型。

三、Rh 血型系统

1940 年，Landsteiner 和 Wiener 在**恒河猴**（Rhesus monkey）的红细胞表面发现一类凝集原，即 Rh 抗原。这种血型系统称为 Rh 阳性血型系统，它是仅次于 ABO 血型的另一重要的血型系统。在我国汉族和其他大部分民族的人群中，Rh 阳性者多。在有些民族的人群中，Rh 阴性者较多。

（一）Rh 血型系统的抗原与分型

Rh 血型系统是红细胞血型中最复杂的一个系统。已发现 40 多种 Rh 抗原（也称 Rh 因子），与临床关系密切的是 D、E、C、c、e 五种。从理论上推断，有三对等位基因，即 C 与 c、D 与 d 及 E 与 e，控制着六种抗原。但是实际上血清中未发现单一的抗 d 抗体，因而认为 d 是“静止基因”，在红细胞表面不表达 d 抗原。在五种抗原中，其抗原性的强弱依次为 D、E、C、c、e。因 D 抗原的抗原性最强，故临床意义最为重要。医学通常将红细胞上含有 D 抗原者称为 Rh 阳性，而红细胞上缺乏 D 抗原称为 Rh 阴性。

（二）Rh 血型的特点及其临床意义

与 ABO 系统不同，人的血清中不存在抗 Rh 的天然抗体。只有当 Rh 阴性者接受 Rh 阳性的血液后，才会通过体液免疫产生抗 Rh 的免疫性抗体，输血后 2～4 个月血清中抗 Rh 抗体的水平达高峰。因此，Rh 阴性受血者在第一次接受 Rh 阳性的血液后，一般不产生明显的输血反应；但在第二次或多次再输入 Rh 阳性的血液时，即可发生抗原-抗体反应，输入的 Rh 阳性红细胞将被破坏而发生溶血。

Rh 血型系统与 ABO 系统之间的另一不同点是抗体的特性。Rh 系统的抗体主要是 IgG，其分子量较小，能透过胎盘。当 Rh 阴性的孕妇怀有 Rh 阳性的胎儿时，Rh 阳性胎儿的少量红细胞或 D 抗原可以进入母体，使母体产生免疫性抗体，主要是抗 D 抗体。这种抗体可以透过胎盘进入胎儿的血液，使胎儿的红细胞发生溶血，造成新生儿溶血病，严重时可导致胎儿死亡。由于一般只有在妊娠末期或分娩时才有足量的胎儿红细胞进入母体，而母体血液中抗体的浓度是缓慢增加的，故 Rh 阴性的母体怀第一胎 Rh 阳性的胎儿时，很少出现新生儿溶血的情况；但在第二次妊娠时，母体内的抗 Rh 抗体可进入胎儿体内而引起新生儿溶血。若在 Rh 阴性母亲生育第一胎后，及时输注特异性抗 D 免疫球蛋白，中和进入母体的 D 抗原，避免 Rh 阴性的母亲致敏，可预防第二次妊娠时新生儿溶血的发生。

四、输血的原则

（一）输血基本原则

输血已经成为临床一种重要的抢救和治疗措施。但是，如果输血不当，发生差错，则会给患者造成严重的损害，甚至危及生命。为了保证输血的安全和提高输血的效果，必须遵守输血的原则，血型相合，配血相合。

在准备输血时，必须鉴定血型，保证供血者与受血者的 ABO 血型相合。对于在生育年龄的妇女和需要反复接受输血的患者，还必须使供血者和受血者的 Rh 血型相合，特别要注意 Rh 阴性受血者产生抗 Rh 抗体的情况。异型血慎输，在紧急而又无同型血源时少量缓慢输入可选月的异型血。每次输血前必须做**交叉配血试验**（cross-match test）。

（二）交叉配血试验

正确鉴定血型是保证输血安全的基础，即使在 ABO 系统血型相同的人之间输血前，也必须进行交叉配血试验。将供血者的红细胞与受血者的血清进行配合试验，称为交叉配血的主侧；再将受血者的红细胞与供血者的血清作配合试验，称为交叉配血的次侧（图 3－10）。进行交叉配血试验既可检验血型鉴定是否有误，又能发现供血者和受血者的红细胞或血清中是否还存在其他不相容的血型抗原或血型抗体。如果交叉配血试验的主、次两侧都没有发生凝集反应，即为配血相合，可以进行输血；如果主侧发生凝集反

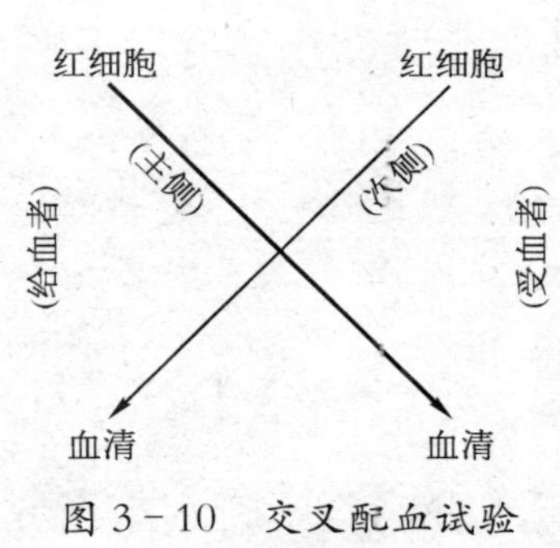

图 3－10　交叉配血试验示意图

应，则为配血不合，受血者不能接受该供血者的血液；如果主侧不发生凝集反应，而次侧发生凝集反应(这种情况可见于将 O 型血输给其他血型的受血者或 AB 型受血者接受其他血型的血液)，则只能在紧急情况下进行少量输血，输血速度也不宜太快，并在输血过程中密切观察受血者的情况。如发生输血反应，必须立即停止输注。

(三) 成分输血

随着医学科学技术的发展，输血疗法已从输注全血发展到成分输血。成分输血是把人血中的各种不同成分，如红细胞、粒细胞、血小板和血浆，分别制备成高纯度或高浓度的制品，根据患者的不同需求进行输注。如严重贫血的患者主要是红细胞缺乏，总血量不一定减少，适合输入浓缩红细胞悬液；而大面积烧伤患者主要因创面渗出导致血浆大量丢失，适宜输入血浆或血浆代用品；对各种出血性疾病的患者，根据疾病的情况输入浓缩血小板悬液或含凝血因子的新鲜血浆，以促进凝血或止血过程。成分输血不仅针对性强、节约血源，而且因纯度大、浓度高而疗效好，还可减少不良反应，使输血更加安全，已成为目前输血的主要手段。

此外，近年来自体输血也得到迅速发展。自体输血是指收集患者自身血液进行回输。这种输血疗法不仅可以节约库血、减少输血反应和疾病传播，而且输血前不需要进行血型鉴定和交叉配血试验。

(孙世晓 谭俊珍 李 育)

第四章
血液循环

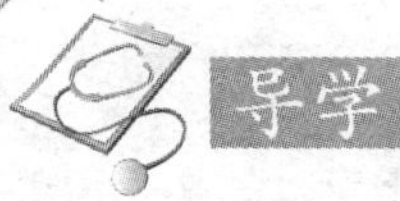

掌握： 心肌生理特性及其影响因素；心动周期与心率；心脏泵血过程及其机制；心脏泵血功能的评价；影响心输出量的因素；动脉血压的形成原理及影响因素；微循环；心血管活动的调节：压力感受器与压力反射性调节，肾上腺素与去甲肾上腺素、血管紧张素对心血管活动的调节，组织液生成与回流及其影响因素。

熟悉： 心肌的生物电现象；心电图各波的意义；心音的组成及意义；静脉血压及影响静脉回心血量的因素；冠脉循环。

了解： 心肌快反应与慢反应细胞分布及特点，心血管中枢与神经支配及其作用，动脉脉搏；淋巴液与回流；脑循环及肺循环特点。

心脏和血管组成机体的循环系统。在心脏搏动的驱动下，血液在循环系统中按一定的方向循环流动，周而复始，称此为**血液循环**(blood circulation)。

血液循环的主要生理功能是物质运输，如运输营养物质至全身各组织细胞，将代谢终产物运送到排泄器官，从而保证机体的新陈代谢正常进行；运输内分泌的激素或其他体液因素，实现机体的体液调节；心脏、心包、血管平滑肌细胞和内皮细胞可分泌如心房钠尿肽、血管紧张素、血管内皮舒张和收缩因子等多种生物活性物质，具有内分泌的功能。此外，机体内环境稳态的维持和血液防御功能的发挥，均有赖于血液循环功能正常。

第一节 心肌细胞的生物电现象与生理特性

心脏的主要功能是泵血。心房和心室协调有序的收缩与舒张，将血液从静脉吸入心脏，并通过心脏射入动脉，实现其泵血的功能。心肌细胞的兴奋是触发心肌收缩的始动因素，而心肌的兴奋和兴奋的传导均是以心肌细胞膜的生物电活动为基础的。因此，掌握心肌的生物电活动的规律，对于理解心肌的生理特性、心脏收缩的规律性及心律失常的发生机制等，具有重要意义。

一、心肌细胞的生物电现象

与神经纤维和骨骼肌细胞相比，心肌细胞的生物电现象更为复杂，各类心肌细胞的跨膜电位(图 4－1)及其形成机制也不尽相同。

依据组织学特点、生理特性和功能上的不同，通常把心肌细胞分为普通心肌细胞和特殊心肌

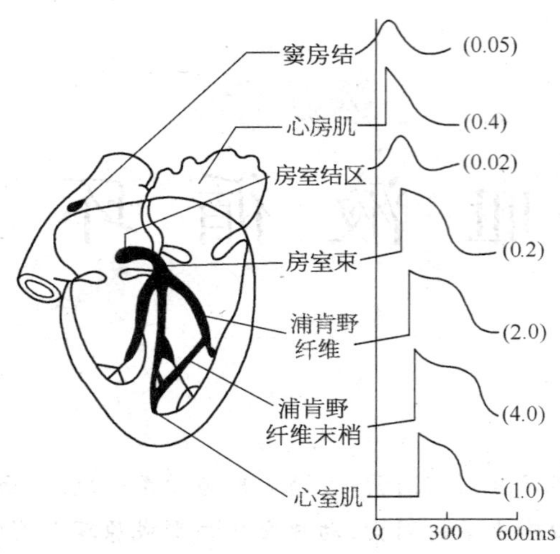

图 4-1　心脏各部分心肌细胞的跨膜电位和兴奋的传导速度(传导速度单位 m/s)

细胞。普通心肌细胞包括心房肌和心室肌,细胞内含丰富的肌原纤维,具有收缩性、兴奋性和传导性,主要执行收缩功能,又称**工作细胞**(working cell)。特殊心肌细胞组成心脏的**特殊传导系统**(specialized conduction system),主要包括窦房结、房室结(房室交界)、房室束(希氏束)和浦肯野纤维,具有兴奋性、传导性和产生自动节律性兴奋的自律性,故又将特殊心肌细胞称为**自律细胞**(autorhythmic cell)。自律细胞内肌原纤维稀少,基本丧失收缩功能。

(一) 工作细胞的跨膜电位及其形成机制

心房肌细胞和心室肌细胞两者的静息电位和动作电位及其形成机制基本相同,以下着重介绍心室肌细胞的跨膜电位及其形成机制。

1. *静息电位*　人和哺乳动物的心室肌细胞静息电位约－90 mV,其形成机制与神经纤维和骨骼肌基本相同,即在静息状态下,细胞膜对 K^+ 的通透性较高,对其他离子通透性很低。因此,K^+ 顺浓度梯度向膜外扩散以及由 K^+ 向膜外扩散造成的电位差而接近 K^+ 平衡电位,是构成工作细胞静息电位的主要成因。

2. *动作电位*　心室肌细胞的动作电位与神经、骨骼肌细胞的动作电位明显不同,复极过程更复杂,持续时间长,且动作电位的升支与降支不对称。如图 4-2 所示,心室肌细胞的动作电位可分为 0、1、2、3、4 五个时期。

(1) 0 期(去极期):由起搏点下传的兴奋,或在适宜的外来刺激作用下,心室肌细胞膜发生兴奋,膜电位在 1～2 ms 内迅速从静息状态的－90 mV 上升至＋30 mV 左右,形成动作电位的上升支,0 期去极化幅度大,速度快。0 期去极化的形成机制与神经纤维、骨骼肌相同,是由于膜上 Na^+ 通道呈正反馈式开放、Na^+ 快速内流所致(见第二章)。由于此种电压依赖性 Na^+ 通道具有激活快、开放快、失活快特点,故称为快 Na^+ 通道,可被 TTX 选择性阻断。

(2) 1 期(快速复极初期):去极化完成后膜内电位由＋30 mV 迅速下降至 0 mV 左右,形成 1 期,与 0 期共同构成锋电位。1 期历时约 10 ms。

此期快 Na^+ 通道已失活,同时激活一种**一过性外向电流**(transient outward current,I_{to}),使膜内电位迅速复极至 0 mV 左右。由于 I_{to} 可被 K^+ 通道的阻断剂四乙胺和 4-氨基吡啶(4-Ap)所阻

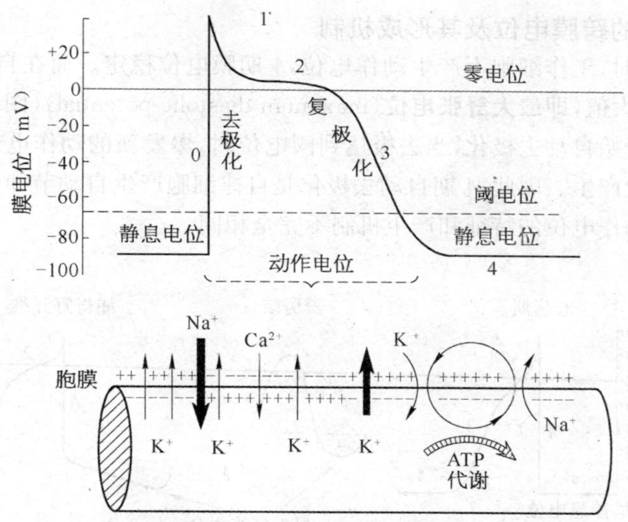

图 4-2 心室肌细胞动作电位和主要离子流示意图

断，因此认为，K^+ 外流是 I_{to} 的主要离子成分，即 K^+ 外流所致的一过性外向电流是心室肌 1 期复极的主要原因。

(3) 2 期（缓慢复极期）：此期复极过程缓慢，呈一平台状，故又称平台期。此期历时 100～150 ms。平台期是心室肌细胞动作电位区别于神经和骨骼肌细胞动作电位的主要特征，也是心室肌细胞动作电位时程长的主要原因。平台期的形成主要是由于 Ca^{2+} 的内流与 K^+ 的外流同时存在，处于相对平衡状态，使电位稳定在 0 mV 左右。随后，Ca^{2+} 内流逐渐减弱，而 K^+ 外流逐渐增强，使膜电位缓慢地向复极化方向转化，形成平台期的晚期。

平台期 Ca^{2+} 内流是通过一种慢 Ca^{2+} 通道或称 L 型 Ca^{2+} 通道，L 型 Ca^{2+} 通道的开放也是电压依赖性的（膜电位水平为－50～－40 mV 开放），其激活慢、失活慢，故称慢 Ca^{2+} 通道，可被 Mn^{2+} 和 Ca^{2+} 通道阻断剂（如维拉帕米）所阻断。

(4) 3 期（快速复极末期）：此期复极速度加快，膜内电位由平台期 0 mV 左右迅速恢复到—90 mV，完成复极过程，历时 100～150 ms。

此期是由于 L 型 Ca^{2+} 通道关闭，Ca^{2+} 内流停止，而 K^+ 外流进行性增强所致。3 期 K^+ 外流使膜电位发生复极化，而随着膜的复极化，膜对 K^+ 通透性进行性增大，K^+ 外流不断增强，形成再生性正反馈过程，导致膜快速复极化。

从 0 期去极化开始到 3 期复极化完成的时间，称为**动作电位时程**（action potential duration, APD），心室肌细胞历时 200～300 ms。

(5) 4 期（恢复期）：此期膜电位虽已恢复到－90 mV，但离子转运仍很活跃，以恢复静息时细胞内外离子的浓度梯度。此期主要由细胞膜上的 Na^+－K^+ 泵和 Na^+－Ca^{2+} 交换体完成。通过膜上 Na^+－K^+ 泵的活动，每消耗 1 个分子的 ATP 排出 3 个 Na^+，摄回 2 个 K^+。Ca^{2+} 的主动外运则主要通过 Na^+－Ca^{2+} 交换体，按 3 ∶ 1 进行 Na^+－Ca^{2+} 交换。Na^+－Ca^{2+} 交换是以跨膜 Na^+ 电化学梯度为动力，而跨膜 Na^+ 电化学梯度依靠 Na^+－K^+ 泵来维持，因此 Na^+－Ca^{2+} 交换最终也是依赖于 Na^+－K^+ 泵，属继发性主动转运。

心房肌细胞动作电位的形成机制与心室肌细胞大致相同。由于心房肌细胞膜对 K^+ 通透性大于心室肌，故平台期和动作电位时程较心室肌短，为 150～200 ms。

（二）自律细胞的跨膜电位及其形成机制

在没有外来刺激时，工作细胞不产生动作电位，4 期膜电位稳定。而在自律细胞，当动作电位在 3 期复极末达到最大值，即**最大舒张电位**（maximum diastolic potential）（图 4－3）。之后，4 期膜电位并不稳定，立即开始自动去极化，当去极达到阈电位时，爆发新的动作电位。这种现象周而复始，动作电位就不断地产生。因此，4 期自动去极化是自律细胞产生自动节律性兴奋的基础。不同类型的自律细胞，其动作电位的特征和产生机制不完全相同。

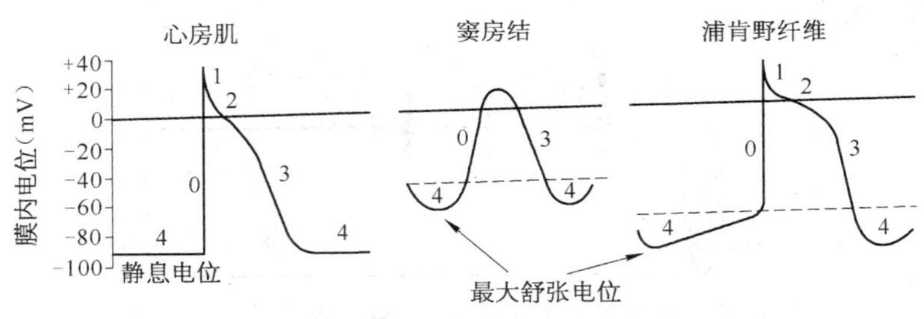

图 4－3　自律细胞最大舒张电位

1. 浦肯野细胞　浦肯野细胞动作电位的 0、1、2、3 期的形态和离子基础与心室肌细胞基本相同。

浦肯野细胞 4 期自动去极化的离子基础，主要包括 4 期 K^+ 外流（I_K）进行性衰减与由 Na^+ 内流为主的起搏电流（I_f）。其中 I_K 的衰减在浦肯野细胞 4 期自动去极化中的作用较小。I_f 通道在动作电位 3 期复极电位达－60 mV 左右开始被激活开放，至－100 mV 左右充分激活，并在膜去极达－50mV 左右时失活关闭。可见，I_f 通道虽允许 Na^+ 通过，但不同于 0 期的快 Na^+ 通道，两者激活、失活的电压水平不同。I_f 通道不能被 TTX 所阻断，但可被 Cs^{2+}（铯）选择性阻断。

2. 窦房结 P 细胞　P 细胞是窦房结的起搏细胞，其动作电位明显不同于心室肌和浦肯野细胞（图 4－4），具有以下特征：①最大舒张电位（－70 mV）和阈电位（－40 mV）的绝对值较小；②0 期去极速度慢（约 10 V/s），时程长（约 7 ms），幅度小（约 70 mV），无明显的极化倒转；③无明显的复极 1 期和 2 期；④4 期自动去极快（约 0.1 V/s）。通常将其分为 0、3、4 三个时期，其动作电位形成机制是：

（1）0 期：当窦房结 P 细胞自动去极化到阈电位（－40 mV）时，L 型钙通道激活，Ca^{2+} 内流。由于 L 型钙通道激活慢，0 期去极速度慢，持续时间长。

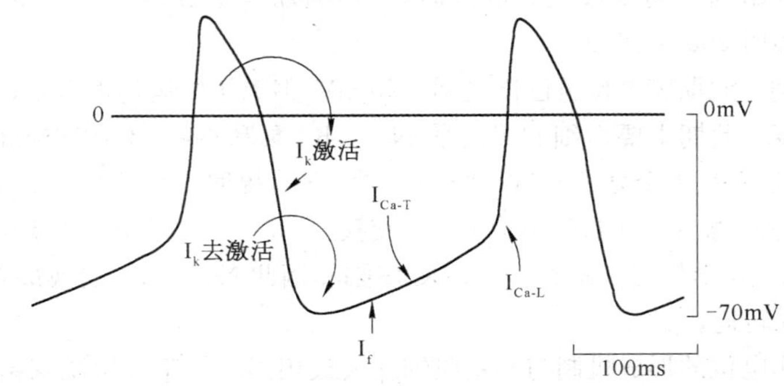

图 4－4　窦房结 P 细胞 4 期自动去极化和动作电位发生机制示意图

(2) 3 期：窦房结 P 细胞无明显的复极 1 期和 2 期。随着 L 型钙通道逐渐失活，Ca^{2+} 内流逐渐减少，而 I_K 通道被激活，K^+ 外流导致复极化。

(3) 4 期：窦房结 P 细胞 4 期自动去极的过程有多种跨膜离子流参与，一般认为主要由一种外向离子流与两种内向离子流所形成：①I_K 通道的时间依从性关闭，K^+ 外流逐渐减少；②Na^+ 负载的内向起搏电流(I_f)；③在 4 期自动去极到 −50 mV 时，一种短暂开放的钙通道即 **T 型**(transtent)钙通道被激活，引起的 Ca^{2+} 内流，参了与 4 期自动去极后期的形成。通常认为，K^+ 外流(I_K)进行性衰减为其最重要的原因。

(三) 快反应细胞和慢反应细胞

快反应细胞(fast response cell)是指具有快反应动作电位的一类心肌细胞。快反应动作电位的 0 期由快 Na^+ 通道开放、Na^+ 快速内流所致，去极速度快，幅度大。快反应细胞包括：心房肌、心室肌、房室束与浦肯野细胞。

慢反应细胞(slow response cell)是指具有慢反应动作电位的一类心肌细胞。慢反应动作电位的 0 期去极由慢 Ca^{2+} 通道开放、Ca^{2+} 内流所致，去极速度慢，幅度小。慢反应细胞包括：窦房结与房室交界处的自律细胞。

二、心肌的生理特性

心肌细胞的生理特性包括兴奋性、自律性、传导性和收缩性四种。其中兴奋性、自律性和传导性是以心肌细胞膜的生物电活动为基础的，故又称为电生理特性。心肌细胞具有舒缩的机械性活动，是由心肌的收缩性为基础的。心肌细胞的这些生理特性共同决定着心脏的活动。

(一) 自动节律性

心肌细胞在无外来刺激的情况下，能自动发生节律性兴奋的特性，称为**自动节律性**(autorhythmicity)，简称自律性。通常用单位时间(每分钟)内自动发生兴奋的次数，即自动兴奋的频率来衡量自律性的高低。

1. *心脏起搏点* 心脏特殊传导系统中不同部位的自律细胞自律性高低不一。其中窦房结、房室交界、房室束、浦肯野细胞，每分钟自动兴奋的频率分别为 100、50、40、25 次左右，心房和心室依自律性最高的兴奋频率而搏动。正常情况下，由于窦房结自律性最高，控制了整个心脏的活动，称为**正常起搏点**(normal pacemaker)，所形成的心跳节律称为**窦性心律**(sinus rhythm)。其他自律细胞的自律性较低，通常处于窦房结的控制之下，其本身的自律性并不表现出来，只起传导兴奋的作用，故称为**潜在起搏点**(latent pacemaker)。当潜在起搏点控制部分或整个心脏活动时，就成为**异位起搏点**(ectopic pacemaker)。

窦房结对潜在起搏点的控制通过两种方式实现。①抢先占领：由于窦房结的自律性高于潜在起搏点，故当潜在起搏点 4 期自动去极尚未达到阈电位水平之前，已被窦房结传来的兴奋抢先激动，产生动作电位，使其自身的节律兴奋不能表现出来。②超驱动阻抑：窦房结的快速节律活动，对潜在起搏点较低频率的兴奋有直接抑制作用，称为超驱动阻抑。超驱动阻抑具有频率依从性，即超速驱动频率与自律细胞固有的频率差别越大，抑制作用越强，超速驱动停止后停搏的时间也越长。因此，当窦房结兴奋停止或传导受阻时，首先由自律性相对较高、受超驱动阻抑较轻的房室交界来替代，而不是由自律性更低的心室传导组织来替代。临床上，在人工起搏的情况下，如需要暂停人工起搏器，应先逐渐减慢起搏频率，以免发生心搏停止。

2. *影响自律性的因素* 自律性的高低决定于 4 期自动去极的速度、最大舒张电位水平和阈电位的差距(图 4-5)。其中以 4 期自动去极速度最为重要。

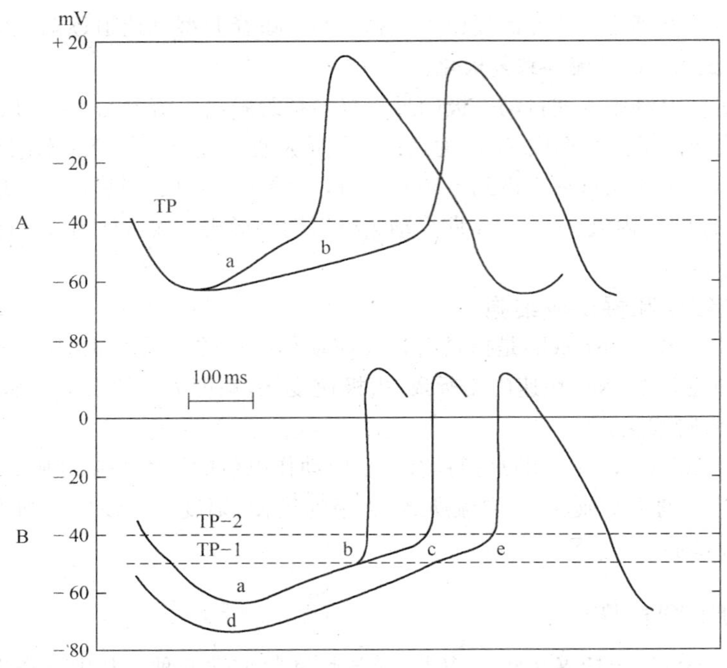

图 4-5 影响自律性的因素

A. 4 期去极化速率由 a 减小到 b 时自律性降低；
B. 最大复极电位由 a 超极化到 d，或阈电位由 TP-1 升到 TP-2 时，自律性均降低
TP：阈电位

(1) 4 期自动去极速度：当其他条件不变时，4 期自动去极速度加快，达阈电位所需时间缩短，单位时间内产生的兴奋次数增多，自律性也增高；反之，4 期自动去极速度减慢，则自律性降低。

(2) 最大舒张电位与阈电位之间的差距：若其他条件不变，最大舒张电位与阈电位的差距缩小时，4 期自动去极达阈电位所需的时间就缩短，自律性增高；反之，两者差距加大，则自律性降低。

(二) 兴奋性

兴奋性指心肌细胞受刺激时具有产生动作电位的能力或特性。兴奋性的大小可用阈值作为衡量指标，阈值高表示兴奋性低，阈值低则表示兴奋性高。

1. 影响心肌兴奋性的因素　兴奋性的高低取决于静息电位与阈电位之间的差距大小和与 0 期去极有关的通道性状。任何能影响这两个环节的因素均可改变心肌细胞的兴奋性。

(1) 静息电位与阈电位之间的差距：当静息电位与阈电位之间的差距加大时，细胞兴奋所需刺激强度增大，兴奋性降低；反之，则兴奋性增高。

(2) 引起 0 期去极有关的离子通道性状：心肌细胞兴奋的产生都是以 Na^+ 通道或 Ca^{2+} 通道能够被激活为前提。Na^+ 通道和 Ca^{2+} 通道均有激活、失活和备用三种功能状态，处于哪一种状态，取决于当时的膜电位水平和有关时间的进程，即同时具有电压依从性和时间依从性。以 Na^+ 通道为例，当膜电位处于正常静息电位(－90 mV)时，Na^+ 通道处于关闭的备用状态；如给予刺激，使膜电位去极化至阈电位水平(－70 mV 左右)时，Na^+ 通道大量激活开放，引发动作电位；Na^+ 通道激活后迅速失活关闭，处于失活状态的 Na^+ 通道，无论给予多大刺激都不能引起兴奋。在此后一段时间里，随着膜电位逐步复极到静息电位，Na^+ 通道也逐步恢复到备用状态，恢复再次兴奋的能力，这

一过程称为复活。与 Na^+ 通道相比，Ca^{2+} 通道的激活、失活和复活速度都较慢。因此，Na^+（Ca^{2+}）通道是否处于备用状态，是快(慢)反应细胞是否具有兴奋性的前提。

2. 一次兴奋过程中兴奋性的周期性变化 如前所述，心肌细胞在一次兴奋过程中，膜通道依次经历备用、激活、失活和复活等过程，因此，兴奋性也随之发生周期性的改变。这一系列的变化过程，可分为以下几个时期(图 4－6)。

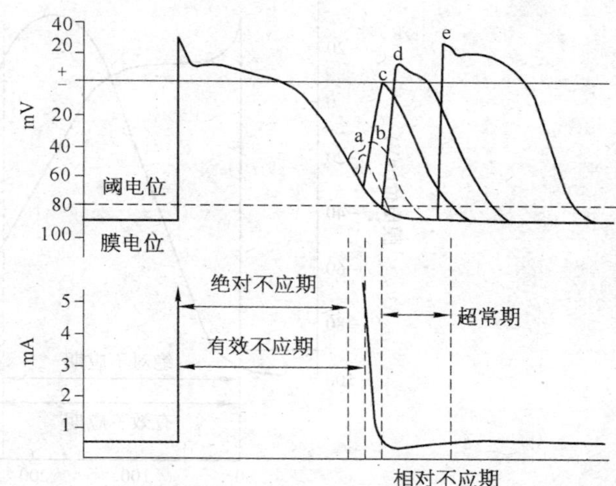

图 4－6 心肌的动作电位与兴奋性的变化

上图中 a、b、c、d、e 示在复极化的不同时期给予刺激所引起的反应；下图用阈值变化曲线表示心肌细胞兴奋后兴奋性的变化

(1) 有效不应期：心肌细胞发生一次兴奋后，从动作电位 0 期去极开始到复极 3 期膜电位恢复到－55 mV 这段时间内，由于膜电位过低，Na^+ 通道完全失活，不论施加多强的刺激，膜电位都不会发生任何程度的去极化，表现为细胞对外加刺激绝对无反应，兴奋性为零，此期称为绝对不应期。随后，从－60 mV 到－55 mV 这段时间内，Na^+ 通道刚刚开始复活，但远未恢复到可激活的备用状态，如果给予足够强的刺激只可引起少量 Na^+ 通道开放，发生局部去极化，不能引起动作电位(图 4－6 中 a、b)，此期称为局部反应期。可见，在绝对不应期和局部反应期的这段时期(去极开始至复极达－60 mV)内，心肌细胞不能产生新的动作电位，故合称为**有效不应期**(effective refractory period，ERP)。

(2) 相对不应期：从 3 期复极自－80 mV 至－60 mV 的这段时间，若给予阈上刺激能够引起可扩布的动作电位，这一时期称为相对不应期。在此期内，Na^+ 通道虽已逐渐复活，但其开放能力尚未完全恢复，故兴奋性仍低于正常，而所引起的动作电位 0 期去极的幅度和速度都比正常引起的动作电位小，兴奋的传导也较慢(图 4－6 中 c、d)。

(3) 超常期：心肌细胞继续复极，膜电位从－80 mV 恢复到－90 mV 的这段时间内，由于 Na^+ 通道已基本恢复到备用状态，且膜电位水平正处于静息电位和阈电位之间，与阈电位的差距较小，只需小于阈值强度的刺激即能引起兴奋，表明兴奋性高于正常，此期称为超常期。但因 Na^+ 通道虽已基本恢复到备用状态，但开放程度仍未恢复正常，此期产生的动作电位 0 期去极幅度和速度、兴奋传导速度、时程和不应期均仍然低于正常(图 4－6 中 e)。

最后，复极完毕，膜电位恢复到静息电位水平，兴奋性也恢复正常。

在一次兴奋过程中，兴奋性发生周期性的变化，是所有神经和肌肉组织的共同特性。与神经纤维和骨骼肌细胞相比，心肌细胞的有效不应期长，一直延伸到机械反应的舒张期早期(图 4－7)。心肌细胞的这一特点使心肌不会像骨骼肌那样发生完全强直收缩，而是始终作收缩与舒张相交替的活动，从而使心脏既有收缩射血又有舒张使血液回心充盈的时期，有利其泵血功能。

3. 期前收缩与代偿间歇 在正常情况下，心房肌和心室肌是接受由窦房结发放的兴奋而进行活动的。如果在心房肌和心室肌的有效不应期之后，在下一次窦房结传来的兴奋到达之前，有一人工的刺激或异位起搏点发放的冲动作用于心房肌或心室肌，则心房或心室肌可被这一刺激(称为额外刺激)而引起一次提前出现的兴奋，称期前兴奋，引起的收缩称为**期前收缩**(premature systole)或称早搏。期前兴奋也有自己的有效不应期。当窦房结的兴奋紧接在期前收缩后传至心

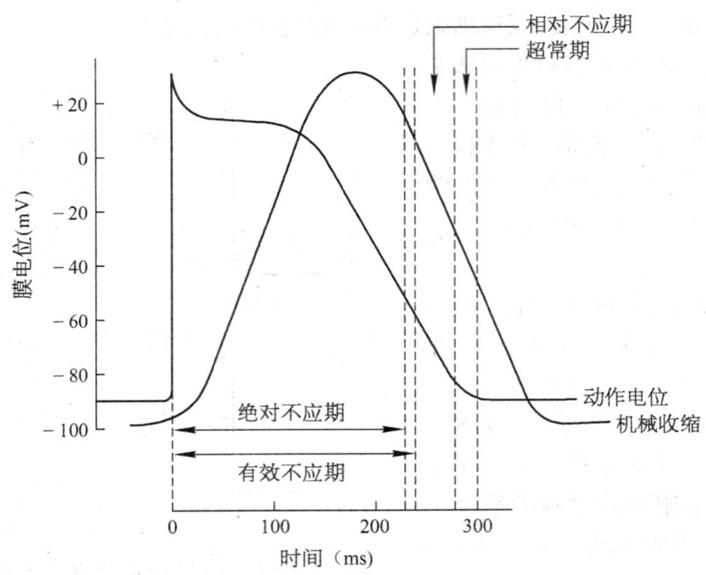

图 4－7　心室肌细胞的动作电位，机械收缩曲线与兴奋性变化之间的关系

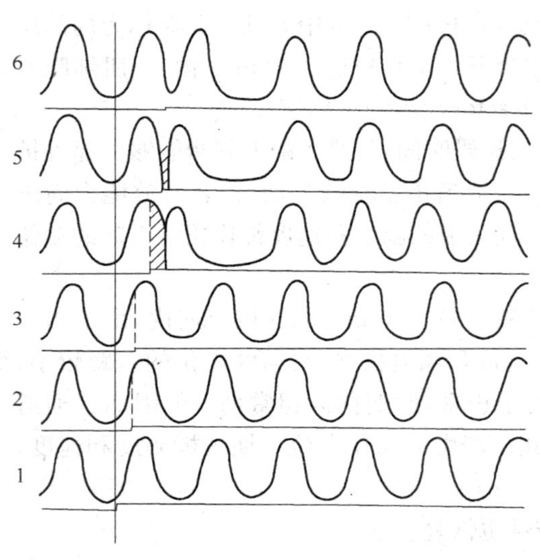

图 4－8　期前收缩与代偿间歇

每条曲线下的电磁标记指示给予电刺激时间。曲线 1～3 为刺激落在有效不应期内，不引起反应；曲线 4～6 为刺激落在相对不应期内，引起期前收缩与代偿间歇

室时，常恰好落在期前兴奋的有效不应期内，因而不能引起心室兴奋，要等窦房结兴奋再次传来时才发生新的兴奋和收缩。故在一次期前收缩之后，常伴有一段较长的心室舒张期，称为**代偿间歇**(compensatory pause)(图 4－8)。但若窦性心率较慢，窦性兴奋在期前兴奋的有效不应期结束后才传到心室，则仍可引起一次收缩，而不出现代偿间歇。

(三) 传导性

心肌细胞均具有传导兴奋的能力，即**传导性**(conductivity)。与神经纤维、骨骼肌细胞相同，同一心肌细胞膜上兴奋的传导也是通过局部电流来实现，并通过缝隙连接(闰盘)扩布到相邻的心肌细胞，从而引起整块心肌兴奋。闰盘的存在，使得在形态结构上彼此隔开的心肌细胞，在功能上如同一个细胞，构成功能上的合胞体。由于在心房和心室之间有结缔组织将它们彼此分开，除房室交界处外别无其他心肌细胞连接着心房肌和心室肌，故心房和心室各自构成一个功能合胞体。

1. 心脏内兴奋传播的途径和特点　在正常情况下，窦房结发出的兴奋通过心房肌传播到整个右心房和左心房，并通过由窦房结与房室交界之间方向一致、排列整齐的心房肌细胞所组成的“优势传导通路”传播到房室交界，再经房室束、左右束支、浦肯野纤维网传到心室肌，引起心室兴奋(图 4－9)。

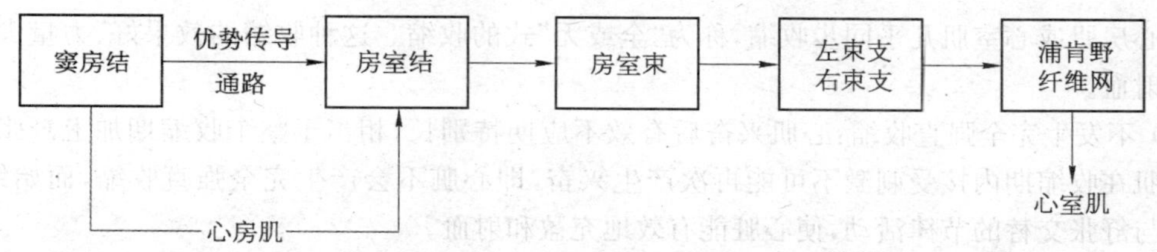

图 4-9 心脏内兴奋传播的途径

各种心肌细胞的兴奋传导速度各不相同:心房肌(0.4 m/s)和心室肌(1 m/s)的兴奋传导速度较快;心室内传导系统的传导速度最快(2～4 m/s),且浦肯野纤维末梢呈网状分布于心室壁,使由房室交界下传的兴奋能迅速传遍左、右心室肌,保证全部心肌细胞能几乎同时兴奋和收缩,有利于心脏泵血和左、右两侧心室活动的同步化;房室交界区细胞的传导速度很慢,其中又以结区(0.02 m/s)最慢,因此兴奋通过房室交界区所需时间较长,约 0.1 s,称为**房室延搁**(atrioventricular delay)。由于房室交界是正常时兴奋由心房传至心室的唯一通路,房室延搁使得心室总是在心房收缩完毕之后才开始收缩,当心房收缩时,心室处于舒张状态,有利于心室的血液充盈和射血。房室交界处是传导阻滞的好发部位,房室传导阻滞在临床上极为常见。

2. 影响传导性的因素 心肌细胞的直径与细胞的内电阻呈反比关系,直径大的细胞电阻小,传导速度快;心肌细胞间的兴奋传导通过缝隙连接(闰盘),心肌细胞间的缝隙连接密度高,传导速度快。如浦肯野细胞的直径可达 70 μm,内阻较低,细胞之间缝隙连接密度高,传导速度可达 4 m/s。除以上结构性因素外,心肌传导速度还与以下电生理因素有关。

(1) 动作电位 0 期去极的速度和幅度:0 期去极的速度愈快,局部电流的形成愈快,导致邻旁未兴奋部位膜电位去极化达阈电位的速度愈快,因而兴奋传导愈快;0 期去极的幅度愈大,兴奋与未兴奋部位之间的电位差愈大,形成的局部电流愈强,局部电流扩布的距离也愈远,兴奋传导也愈快。

动作电位 0 期去极的速度和幅度取决于膜去极化达到阈电位水平后 Na^+ 通道开放的速度和数量,而 Na^+ 通道被激活后开放的速度和数量取决于受刺激前的膜电位水平。以心室肌细胞为例,当膜电位在正常静息电位(−90 mV)水平时,Na^+ 通道处于备用状态,一旦兴奋,Na^+ 通道大量快速开放,去极化最大速度可达 500 V/s;当心肌由于某种原因(如缺血)造成静息电位绝对值降低,Na^+ 通道部分处于失活状态,则 0 期去极速度下降,传导减慢;若静息膜电位降至 −55 mV 使 Na^+ 通道全部失活时,将不能产生动作电位。

(2) 邻旁未兴奋部位膜的兴奋性:兴奋的传导是细胞膜依次兴奋的过程,邻旁未兴奋部位膜的兴奋性必然影响兴奋的传导。若邻近膜上 Na^+ 通道正处于失活状态(有效不应期),则局部电流不能引起邻旁部位兴奋,导致传导受阻;若处于部分失活状态(相对不应期或超常期),可引 0 期去极速度和幅度降低,传导减慢。

(四) 心肌的收缩性

1. 心肌收缩的特点 与骨骼肌细胞一样,心肌细胞在受到刺激后首先爆发动作电位,通过兴奋-收缩偶联,引起肌丝滑行,最终产生整个细胞的收缩。但心肌细胞的结构和电生理特性与骨骼肌不完全相同,使心肌的收缩还具有其自身的特点。

(1) "全或无"式收缩:如前所述,心房和心室都各自形成一个功能上的合胞体,且心房和心室内特殊传导组织的传导速度快。因此,来自窦房结的兴奋可迅速传播到整个心房或整个心室,引起整个心房肌或心室肌几乎同步收缩，称为“全或无”式的收缩。这种收缩的效果好、力量大，有利于心脏射血。

(2) 不发生完全强直收缩：心肌兴奋后有效不应期特别长，相当于整个收缩期加上舒张早期，因此心肌在收缩期内接受刺激不可能再次产生兴奋，即心脏不会产生完全强直收缩，而始终保持着收缩与舒张交替的节律活动，使心脏能有效地充盈和射血。

(3) 对细胞外液 Ca^{2+} 的依赖性：与骨骼肌相比，心肌细胞的终末池不发达，贮 Ca^{2+} 量少，收缩有赖于在动作电位平台期细胞外的 Ca^{2+} 内流。心肌细胞的横管系统远较骨骼肌发达，也为 Ca^{2+} 内流提供了面积上的有利条件。在一定范围内增加细胞外液 Ca^{2+} 浓度，可使心肌收缩加强；反之则减弱。当细胞外液中 Ca^{2+} 浓度过低时，心肌细胞仍能产生动作电位，但不能发生收缩，这一现象称为兴奋-收缩脱偶联。

三、体表心电图

(一) 心电图的产生与记录

1. 心电图的产生　人体是一个具有长、宽、厚三维结构的容积导体，心脏在人体的中心似电源，每一心动周期中，由窦房结产生的兴奋，依次传向心房和心室，这种兴奋的产生和传布时所伴随的生物电变化，通过周围导电组织传播到身体表面，使身体各部位在每一心动周期中都发生有规律的电变化。如果将引导电极置于肢体或躯干的一定部位，通过仪器(心电图仪)放大、记录到的心脏综合电位变化的波形，称为**心电图**(electrocardiogram，ECG)。心肌细胞的生物电变化是心电图的来源，但心电图反映的是整个心脏兴奋的产生、传导和恢复过程中的生物电变化，不同于单个心肌细胞兴奋时的电位变化(图 4－10)。心电图不能反映心脏的收缩力，与心脏的机械舒缩活动无直接关系。

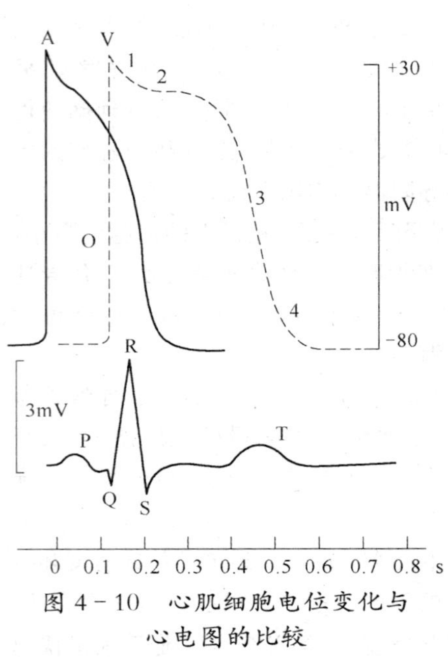

图 4－10　心肌细胞电位变化与心电图的比较

上为心肌细胞动作电位，A 为心房肌；V 为心室肌；下为心电图

2. 心电图的记录　在每个心动周期中，心脏电活动通过周围组织和体液传到体表。记录心电图一般是将两个电极放置在身体表面的不同位置，记录心脏兴奋过程中这两个不同部位之间的电位差；或将一个电极用作探测电极，另一电极作为参照电极置于零点位处，测量探测电极所在部位的电位变化。记录心电图时，将记录电极放在体表不同部位(称为不同的导联)，所记录到的心电图波形是不同的。临床上作心电图检查时，一般需同时记录 12 个导联(由国际上统一命名)，包括Ⅰ、Ⅱ、Ⅲ三个标准导联，aVL、aVR、aVF 三个加压单极肢导联，以及 V_1～V_6 六个单极胸导联。导联的不同，心电图的波形不同，但不管何种导联，心电图的基本波形都有一个 P 波、QRS 波群和 T 波，有时在 T 波后，还出现一个 U 波。图 4－11 所示的是以Ⅱ导联为基础的典型心电图。

心电图记录纸上画有长和宽均为 1 mm 的小方格。当心电图机的灵敏度和走纸速度分别设定为 1 mV/cm 和 25 mm/s 时，纵向每一小格相当于 0.1 mV 的电位差；横向每一小格相当于 0.04 s (图 4－11)。

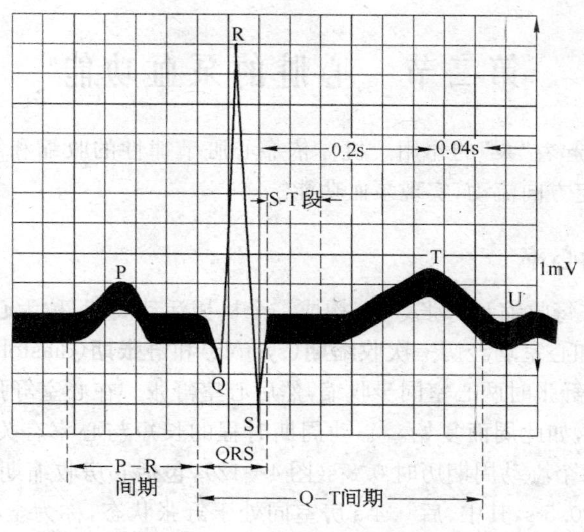

图 4-11 正常人心电模式图

(二)正常心电图各波和间期的形态及意义

1. P 波 反映左、右两心房的去极化过程。P 波波形小而圆钝,波幅不超过 0.25 mV,历时 0.08～0.11 s。

2. QRS 波群 反映左、右两心室去极化的过程。典型的 QRS 波群,包括三个紧密相连的电位波动:第一个向下的波为 Q 波,中间一个向上的高而尖的波是 R 波,最后一个是向下的 S 波。在不同的导联中,三个波不一定都出现。各波波幅在不同导联中变化较大,波群历时 0.06～0.1 s,代表兴奋在心室内传播所需的时间。

3. T 波 反映左、右两心室复极的过程。T 波的方向与 QRS 波群的主波方向相同,波幅一般为 0.1～0.8 mV,在 R 波较高的导联中,T 波不应低于 R 波的 1/10,历时 0.05～0.25 s。如Ⅱ导联和 V_5 导联 T 波低平、双向或倒置,称为 T 波改变,主要与心肌缺血有关。

4. U 波 有时在 T 波后 0.02～0.04 s 出现,方向一般与 T 波一致,波幅多在 0.05 mV 以下,波宽 0.1～0.3 s。意义和成因尚不清楚,可能与浦肯野纤维网的复极化有关。

5. P-R 间期(P-Q 间期) 指从 P 波起点到 QRS 波起点之间的时程。P-R 间期代表由窦房结产生的兴奋经由心房、房室交界和房室束到达心室,并引起心室肌开始兴奋所需要的时间,所以也称为房室传导时间。正常为 0.12～0.20 s,房室传导阻滞时延长。

6. P-R 段 从 P 波终点到 QRS 波起点之间的时段,通常与基线同一水平。代表兴奋经由房室交界和房室束传导所需要的时间。

7. Q-T 间期 从 QRS 波起点到 T 波终点的时程,代表心室开始去极到完全复极所经历的时间。Q-T 间期的长短与心率成反比关系,心率愈快,Q-T 间期愈短。

8. S-T 段 从 QRS 波群终点到 T 波起点之间的线段。正常时该段曲线应与基线平齐,表明心室所有区域都处在缓慢复极的状态(相当于动作电位平台期),各部分之间无电位差。在心肌缺血或损伤等情况下,可出现 S-T 段异常偏移基线。

心电传播方向、途径、顺序和时间均有一定规律,具有很高的可重复性、特异性和精确性,是反映心脏各部分电生理活动的良好指标。因此,广泛应用于临床,作为诊断某些心脏疾病(如心律失常、心肌缺血等)的检测手段。

第二节　心脏的泵血功能

心脏在循环系统中起着“泵”的作用。机体依靠心脏节律性的收缩和舒张活动及其瓣膜的导向作用，推动血液按一定方向流动，实现泵血功能。

一、心动周期和心率

1. *心动周期*　心脏每收缩和舒张一次，构成一个机械活动周期，称为**心动周期**(cardiac cycle)。一次心动周期中，心房和心室均经历一次**收缩期**(systole)和**舒张期**(diastole)，首先是两心房收缩，继而舒张。当心房开始舒张时两心室同步收缩，然后心室舒张。在心室舒张末期，两心房又开始收缩进入下一个心动周期，如此周而复始。心动周期时程的长短与心率有关，以正常成年人心率平均为 75 次/min 计，则每个心动周期历时 0.8 s(图 4－12)，包括心房收缩期 0.1 s，舒张期 0.7 s；心室收缩期 0.3 s，舒张期 0.5 s，其中，后 0.4 s 房室同处于舒张状态，称为全心舒张期。在一个心动周期中，不论是心房还是心室，其舒张期均长于收缩期，有利于心脏休息和血液充盈。由于心室在心脏泵血中起主要作用，故心动周期通常是指心室的活动周期。心率加快时，心动周期缩短，收缩期和舒张期均相应缩短，但舒张期缩短更明显，这不利于心脏的持久活动。

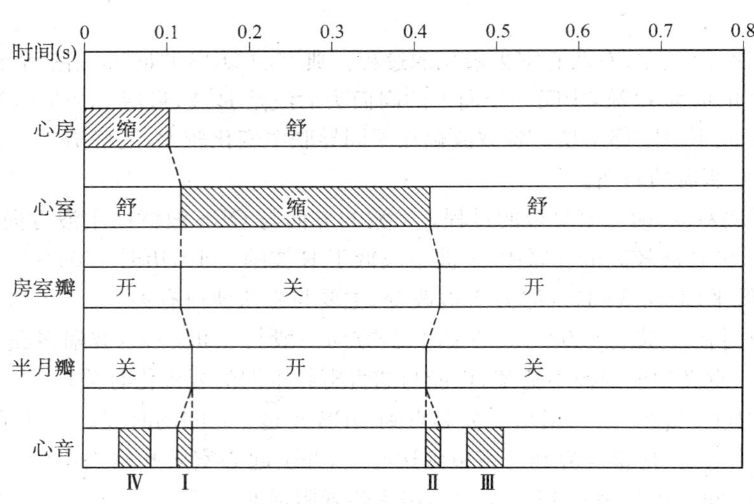

图 4－12　心动周期中心房和心室的活动顺序与时间关系

2. *心率*　每分钟心脏搏动的次数称为**心率**(heart rate, HR)。正常成年人安静状态下心率为 60～100 次/min，平均 75 次/min。心率因年龄、性别和生理情况不同而有差异。新生儿的心率每分钟可达 140 次以上，随年龄的增长而逐渐减慢，至青春期接近成年人。成年人中，女性的心率略快于男性。经常进行体育锻炼或从事体力劳动的人，心率较慢。同一个人的心率则随生理状态不同而波动，安静或睡眠时心率减慢，运动或情绪激动时心率加快。

二、心脏泵血过程及其机制

左、右心室的泵血过程几乎同时进行，且过程相似。与左心室相比，右心室收缩力量弱、室内压低，但肺循环途径短、阻力小、肺动脉压低，因此，两心室的射血量几乎相等。以下以左心室的射血和充盈过程为例，说明心脏泵血的过程和机制(图 4-13)。

1. 心室收缩与泵血　这个过程可分为等容收缩期、快速射血期和减慢射血期。

(1) 等容收缩期：在心房收缩约 0.1 s 后，心室开始收缩，室内压迅速上升，当其超过房内压时，心室内血液推动房室瓣关闭，阻止血液倒流入心房。此时室内压仍低于主动脉压，动脉瓣仍处于关闭状态，心室暂时成为一个密闭的腔，容积不变，故称为**等容收缩期**(isovolumetric contraction phase)，约持续 0.05 s。此期室内压迅速升高，成为心动周期中室内压上升速率和幅度最大的时期。

(2) 快速射血期：随着心室肌继续收缩，当室内压继续上升超过主动脉压时，动脉瓣被推开，血液被快速、大量地射入主动脉，此期称为**快速射血期**(rapid ejection phase)，快速射血期约 0.1 s。快速射血期射出的血量占总射血量的 2/3。此期心室腔内的血液被迅速射入主动脉，心室容积明显缩小，但由于心室肌的强烈收缩，室内压则继续上升达峰值，主动脉压也随之升高。

(3) 减慢射血期：快速射血期后，心室肌收缩强度减弱，射血速度逐渐减慢，此期称为**减慢射血期**(slow ejection phase)，持续约 0.15 s。减慢射血期室内压和主动脉压都逐渐下降，并且在整个射血期的中期或稍后，室内压已低于主动脉压，但此时心室内血液在惯性作用下继续流向主动脉。

2. 心室舒张与充盈　这个时期可分为等容舒张期、快速充盈期、减慢充盈期和心房收缩期。

(1) 等容舒张期：射血后，心室肌开始舒张，室内压急剧下降，主动脉内血液向心室倒流，推动动脉瓣关闭。但此时室内压仍明显高于房内压，房室瓣依然处于关闭状态，心室又暂时成为一个密闭的腔，容积不变，称为**等容舒张期**(isovolumetric relaxation phase)，持续约 0.07 s。等容舒张期内室内压下降速率最快、幅度最大。

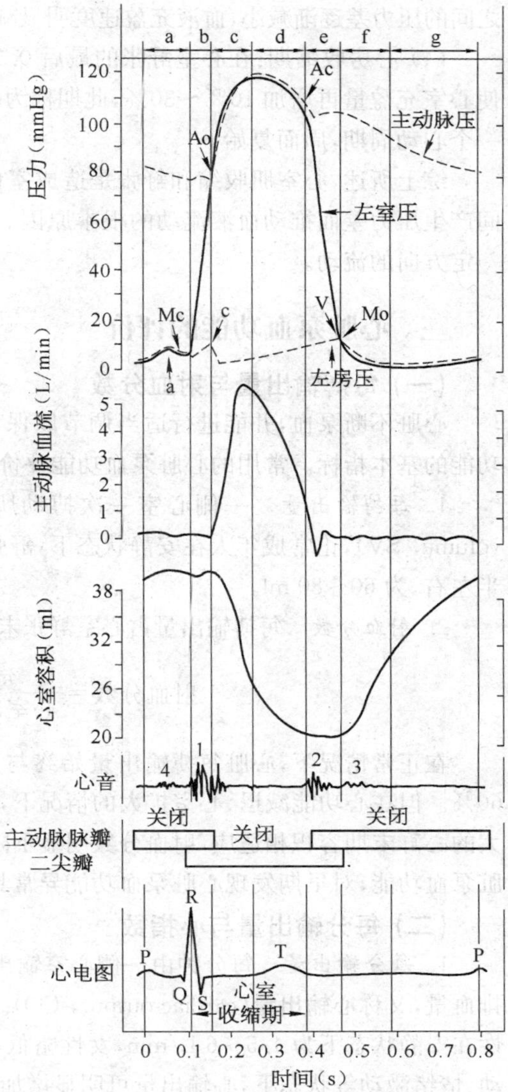

图 4-13　心动周期各时相中，心脏(左心)内压力、容积和瓣膜等变化

a：心房收缩期；b：等容收缩期；c：快速射血期；d：减慢射血期；e：等容舒张期；f：快速充盈期；g：减慢充盈期。

AO 和 AC：分别表示主动脉瓣开启和关闭；MC 和 MO：分别表示二尖瓣关闭和开启

(2) 快速充盈期：当室内压下降到低于房内压时，房室瓣开放，此时心房和大静脉内的血液受到心室内低压的“抽吸”作用而迅速流入心室，心室容积迅速增加，称为**快速充盈期**(rapid filling phase)，此期历时约 0.11 s。此期流入心室的血液约为总充盈量的 2/3。

(3) 减慢充盈期：快速充盈期后，随着心室内血液不断增加，室内压开始回升，心室、心房、大静脉之间的压力差逐渐减小，血液充盈速度明显减慢，称为**减慢充盈期**(slow filling phase)，持续约 0.22 s。

(4) 心房收缩期：在心室舒张的最后 0.1 s，心房开始收缩，将心房内的血液进一步挤入心室，使心室充盈量再增加 10%～30%，此期称为**心房收缩期**(atrium systole)，约占 0.1 s。此后，进入下一个心动周期，周而复始。

综上所述，心室肌收缩和舒张是造成室内压变化，导致心房和心室之间以及心室和主动脉之间产生压力差而推动血液流动的根本原因。心脏瓣膜的结构特点和启闭活动则保证了血液的朝一定方向的流动。

三、心脏泵血功能的评价

(一) 每搏输出量与射血分数

心脏不断泵血，并能进行适当调节以保证机体代谢的需求。因此，心脏泵血功能是衡量心脏功能的基本指标。常用的心脏泵血功能评价指标主要有以下几种。

1. *每搏输出量* 一侧心室一次搏动所射出的血量，称为每搏输出量，简称**搏出量**(stroke volume，SV)，正常成年人在安静状态下，舒张末期心室腔内血液为 120～140 ml，每搏量仅为其一半左右，为 60～80 ml。

2. *射血分数* 每搏输出量占心室舒张末期容积的百分比，称为**射血分数**(ejection fraction，EF)。

$$射血分数=\frac{每搏输出量(ml)}{心室舒张末期容积(ml)}\times 100\%$$

在正常情况下，心脏每搏输出量始终与心舒末期容积相适应，射血分数基本不变，为 50%～60%。但在心功能减退、心室扩大的情况下，每搏输出量虽可与正常人无明显差别，但已不能与扩大的心舒末期容积相适应，射血分数明显下降。因此，与搏出量相比，射血分数能更准确地反映心脏泵血功能，对早期发现心脏泵血功能异常具有重要意义。

(二) 每分输出量与心指数

1. *每分输出量* 每分钟由一侧心室输出的血液总量，称为**每分输出量**(minute volume)，即心排血量，又称**心输出量**(cardiac output，CO)。每分输出量为每搏输出量与心率的乘积，正常成年男性在安静状态下为 4.5～6 L/min，女性略低。心输出量随机体代谢和活动情况而变化，在肌肉运动、情绪激动等状态下，心输出量可明显增加。

2. *心指数* 对不同身材的个体进行心功能测定时，如用心输出量作为指标比较，是不恰当的。研究表明，人体在安静时的心输出量也和基础代谢率一样，与体表面积成正比。以单位体表面积(m^2)计算的心输出量称为**心指数**(cardiac index)。一般身材的成年人，体表面积为 1.6～1.7 m^2，在安静、空腹状态下，心输出量为 4.5～6 L/min，故心指数为 3～3.5 L/(min · m^2)。在安静和空腹情况下测定的心指数称为静息心指数，可作为分析比较不同个体心功能的指标。心指数随不同生理条件而不同，女性比男性低 7%～10%，新生儿较低[约 2.5 L/ (min · m^2)]，10 岁左右，心指数最大，可达 4 L/(min · m^2)以上。以后随年龄增加而逐渐下降，到 80 岁时，接近于 2 L/(min · m^2)。运动、妊娠、情绪激动和进食等，心指数均增加。

(三) 心脏作功量

心脏收缩一次所作的功，称为**每搏功**(stroke work)，简称搏功。每搏功乘以心率即为**每分功**(minute work)。心脏做功主要用于增加血液的动能和压强能，其中动能部分比例很小，可忽略不计；压强能等于搏出量乘以射血压力，射血压力为射血期左心室内压与心室舒张末压之差，在实际

应用中,可以平均动脉压代替射血期左心室内压,以左心房平均压代替心室舒张末压来计算每搏功:

左心室每搏功=搏出量 ×血液比重×(平均主动脉压 — 平均左心房压)(mmHg)×13.6×9.807×(1/1 000)。

在心脏泵血过程中,心室要克服动脉压所形成的阻力才能将血射入动脉。在不同的动脉压的条件下,心室射出相同血量所消耗的能或作功量是不同的。当动脉压升高时,心室射出与原来相同的血量,必须加强收缩,作更大的功,否则,射出的血量将减少。反之,当动脉压降低时,心室作同样的功,可射出更多的血量。因此,在评定心泵血功能时,心脏作功量要比单纯的心输出量更为全面,是评价心功能的重要指标。

四、影响心输出量的因素

如前所述,心输出量是每搏输出量与心率的乘积,因此,凡能影响每搏输出量和心率的因素均可影响心输出量。其中,每搏输出量的多少受前、后负荷和心肌收缩能力的影响。

(一) 每搏输出量

1. 前负荷 指心室肌收缩之前所承受的负荷,它决定着心肌的初长度。在完整心脏,心室肌的前负荷是由于心室舒张末期的血液充盈量决定的,即心室舒张末期容积相当于心室的前负荷。因心室舒张末期容积和心室舒张末期压力在一定范围范围内具有良好的相关性,且室内压的测定比心室容积的测定更容易,通常在实验中常用心室舒张末期压力来反映前负荷。

初长度和前负荷对心肌收缩力影响的机制与骨骼肌相似,即不同的初长度可以改变心肌细胞肌节中粗、细肌丝的有效重叠程度,从而改变心肌的收缩力。为了观察前负荷和心室肌的初长度对心脏泵血功能的影响,在实验中,维持动脉压于一个稳定水平,逐渐改变心舒末期压力,同时测定心室射血的搏出功,以前者为横坐标,后者为纵坐标,绘成心室功能曲线(图4-14)。曲线分三段:①充盈压 1.6～2 kPa(12～15 mmHg)是人体心室肌的最适前负荷,这时心室肌细胞的长度为最适初长度。其左侧为心室功能曲线的升支,表明在心室肌初长度尚未到达最适前负荷之前,搏出功或搏出量随初长度增加而增加。这种不需要神经和体液因素参与,只是通过心肌细胞本身初长度的变化而引起心肌细胞收缩强度变化的过程,称为心肌细胞的**异长自身调节**(heterometric autoregulation)。通常左心室充盈压在 0.67～0.8 kPa (5～6 mmHg),处于曲线升支的中段,远离其最适水平,表明心室肌具有较大程度的初长储备。②充盈压在 2～2.66 kPa(15～20 mmHg)的范围内,曲线趋于平坦,表明前负荷在此范围内变动时对心肌泵血功能的影响不大。③随后的曲线平坦或轻度下倾,但不出现明显的降支。这是因为正常心肌具有较强的抗过度延伸的特性,在曲线的中后段心肌的初长度不再随室内压的增加而增加,而是保持在最适初长度大小。只有当心室肌严重病理变化,心脏过度扩张时,其泵血功能才会降低。

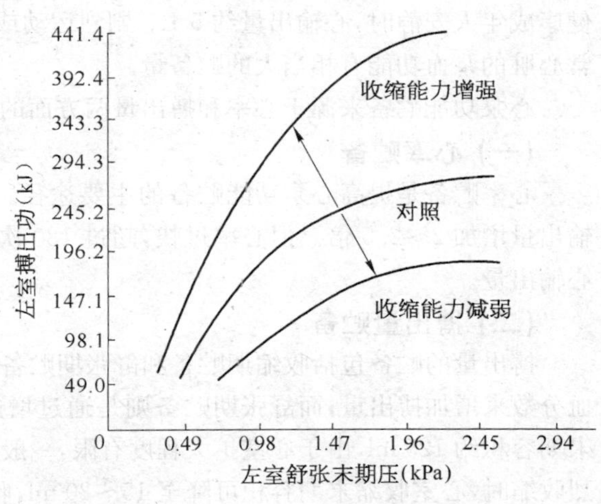

图 4-14 左心室功能曲线

前负荷是调节搏出量的一个重要因素，心室的前负荷主要决定于心室舒张末期充盈的血量。心室舒张末期充盈的血量是静脉回心血量和射血后心室内剩余血量之和，在多数情况下，静脉回心血量的多少是决定心室前负荷大小的主要因素。当回心血量增多时，通过异长自身调节，心脏可将增加的回心血量及时泵出，避免过多血液滞留于心腔中，从而维持静脉回心血量和搏出量之间的动态平衡。

2. *后负荷* 指心室收缩后所遇到的负荷，即为大动脉内的血压。在其他条件不变的情况下，大动脉血压升高，导致等容收缩期延长，射血期缩短，射血速度减慢，搏出量减少。但是在此情况下，搏出量减少使心室内剩余血量增加，如静脉回心血量不变，心室舒张末期容积则增大，心肌的初长增长，通过异长自身调节，使搏出量增加，从而使心室舒张末期容积逐渐恢复到正常水平。因此，动脉血压在一定范围内升高时，机体仍可维持接近正常的心输出量。但当动脉血压持续升高（如高血压患者），心室为克服后负荷增加加强作功，久之造成心肌代偿性的增厚、劳损，最终可能导致泵血功能下降。

3. **心肌收缩能力**（cardiac contractility） 指心肌不依赖于前、后负荷而能改变其力学活动（包括收缩的强度和速度）的一种内在特性。这种特性形成的基础主要是心肌细胞兴奋-收缩偶联过程中活化的横桥数量和 ATP 酶的活性。如果心肌细胞活化的横桥增多，则收缩能力增强，心输出量增加，反之减少。一般而言，心交感神经兴奋、儿茶酚胺（包括肾上腺素、去甲肾上腺素）增多，Ca^{2+}浓度增加，均可使心肌收缩能力增强。临床上用洋地黄类的强心剂就是通过加强心肌收缩能力而改善心力衰竭；而缺 O_2、酸性代谢产物增加及心迷走神经兴奋、乙酰胆碱作用等则使心肌收缩能力减弱。心肌的这种调节方式与心肌初长度无关，故称为**等长自身调节**（homeometric autoregulation ）。

（二）心率

在一定范围内，心率与心输出量成正比，即心率愈快，心输出量愈多。但心率过快（超过 180 次/min），心室充盈期明显缩短，充盈不足使得搏出量显著减少，心率虽然加快，心输出量反而下降；反之，心率过慢时（低于 40 次/min），心舒期虽明显延长，但心室充盈已接近最大限度，充盈量和搏出量不能进一步增加，反而由于心率过慢，导致心输出量明显下降。

五、心泵功能的贮备

心输出量随机体代谢的需要而增加的能力，称为**心泵功能贮备**（cardiac reserve）或心力贮备。健康成年人安静时，心输出量约 5 L。剧烈运动或强体力劳动时，心输出量可达 25～30 L。可见正常心脏的泵血功能有相当大的贮备量。

心泵功能贮备来源于心率和搏出量两方面的贮备。

（一）心率贮备

心率贮备是提高心泵功能贮备的主要途径。在生理情况下，机体充分动用心率贮备，可使心输出量增加 2～2.5 倍。但心率过快，超过 180 次/min 时，由于每搏输出量会明显减少，从而影响心输出量。

（二）搏出量贮备

搏出量的贮备包括收缩期贮备和舒张期贮备。收缩期贮备是通过增强心脏收缩能力，提高射血分数来增加搏出量；而舒张期贮备则是通过增加舒张末期容积来增加搏出量的。安静时，舒张末期容积约 125 ml，由于心室扩大程度有限，一般只能达到 140 ml，舒张期贮备仅 15 ml，；当心脏剧烈收缩时，心室收缩末期容积可降至 15～20 ml，收缩期贮备可达 35～40 ml。比较起来，收缩期贮备比舒张期贮备要大得多。

心力贮备的意义在于当机体增强活动时，心输出量能够相应地增加，以满足代谢活动的需要。坚持体育锻炼能够增加心力贮备，可能是通过增强心肌收缩能力、改善心肌血液供应、提高心肌对急性缺氧的耐受力等途径而实现的。

六、心音

在心动周期中，由于心肌舒缩、瓣膜启闭、血流冲击心室壁和大动脉壁等因素引起的机械振动，通过周围组织传播到胸壁。用听诊器可以在胸壁听到这些振动形成的声音，称为**心音**（heart sound）。若用心音图仪通过换能器将这些机械振动转换成电信号，经放大后记录下来的图即为**心音图**（phonocardiogram）。正常心脏在一次搏动过程中可产生 4 个心音，分别为第一、第二、第三、第四心音。但使用听诊器一般只能听到第一和第二心音。在某些健康儿童和青年人有时可听到第三心音。单凭听诊很难听到第四心音，而大多数正常人可在心音图上记录到低小的第四心音。

（一）第一心音

第一心音发生在心缩期，标志心室收缩期的开始。特点为音调较低，持续时间较长。其形成原因主要是房室瓣关闭引起的振动，以及心室射血引起大血管扩张和血流涡流引起的动脉壁振动等，其中房室瓣关闭引起的振动为其主要成分。

（二）第二心音

第二心音发生在心舒期，标志心室舒张期的开始。特点为音调较高，持续时间较短。其形成原因主要是动脉瓣关闭引起的振动，还有心室舒张引起的室壁振动和大血管内血流等产生的振动。

临床上，在某些心脏疾病时可产生杂音或其他异常心音，因此听取心音或记录心音图对于心脏疾病的诊断有重要意义。

第三节 血管生理

一、各类血管的结构与功能特点

血管起着运送血液和物质交换的作用。各类血管因其在整个血管系统中所处的部位不同，各具有不尽相同的结构和功能特点。根据不同血管的生理功能，可将血管分为以下几类。

1. *弹性贮器血管* 主要指主动脉、肺动脉主干及其最大分支。其管壁厚，壁内含丰富的弹性纤维，故壁坚韧而富有弹性和可扩张性，称弹性贮器血管。当心室射血时，一部分血液暂存于被扩张的大动脉内，缓冲收缩压，使其不致太高；当心室舒张时，被扩张的动脉管壁弹性回缩，继续将贮存于大动脉内的血液推向外周，使心舒期压力不致太低。

2. *分配血管* 指从弹性大动脉至小动脉之间的动脉管道，相当于中动脉。其管壁主要由平滑肌组成，故收缩性较强。其功能是将血液输送至各组织器官，称分配血管。

3. *毛细血管前阻力血管* 指小动脉和微动脉。其管壁富有平滑肌，收缩性好，血管口径小，血流速度快，形成的血流阻力很大，称为前阻力血管。它在神经及体液调节下，通过平滑肌的舒缩改变其管径大小，调节血流阻力，从而影响动脉血压和器官血流量。前阻力血管对控制血压和各器官组织的血液灌流量具有重要作用。

4. *交换血管* 主要指毛细血管（尤其是真毛细血管）。其数量多，口径小，管壁薄，通透性好，分布广，与组织细胞的接触面积大，血流慢，有利于血液和组织之间物质交换，是物质交换的部位，称为交换血管。

5. *毛细血管后阻力血管* 因微静脉血管口径也较小，对血流也产生一定的阻力，故称为后阻力血管。后阻力血管的舒缩可改变毛细血管前阻力和毛细血管后阻力的比值，从而影响毛细血管血压以及体液在血管与组织内的分派。

6. *容量血管* 指静脉系统。与动脉系统相比，静脉的数量多，口径大，管壁薄，易扩张，容量大，称容量血管。安静时循环血量的60%～70%贮存于静脉内，起贮血库的作用。

7. *短路血管* 指存在于一些血管床，如手指、足趾、耳郭等处的皮肤中的动静脉吻合支，小动脉内的血液可通过此短路而不经过毛细血管直接流入小静脉，短路血管与体温调节有关。

二、血流量、血流阻力、血压及其相互关系

血液在血管内流动的一系列物理力学称为**血流动力学**(hemodynamics)。血流动力学及一般流体力学的最基本内容是流量、阻力与压力及其相互的关系。由于血管有弹性而不是硬性管道，血液是含有血细胞及胶体物质等多成分的液体，而不是物理学中的理想液体。因此，血流动力学除与一般流体力学有共同点外，还具有其自身特点。

(一) 血流量

在单位时间内流过血管某一截面的血量称为血流量，也称容积速度，其单位为每分钟的毫升数或升数(ml/min或L/min)来表示。血流量大小取决于两个因素，即血管两端的压力差和血管对血流的阻力。按流体力学的规律，在一般管道中，液体的流量与该段管道两端的压力差成正比，与管道对液体流动的阻力成反比；在封闭的管道系统中，各个截面的流量都相等。将此规律应用于循环系统中，即整个体循环中，动脉、毛细血管和静脉各段血管总的血流量也是相等的，都等于心输出量。即心输出量(用Q表示)与主动脉压和右心房压的差(ΔP)成正比，与整个体循环的血流阻力(R)成反比，即：$Q = \Delta P/R$。由于右心房压接近于零，故ΔP接近于平均主动脉压(P_A)。故三者之间的关系为：$Q = P_A/R$。

就某一器官而言，则公式中的Q即为器官血流量；ΔP为灌注该器官的平均动脉压和静脉压之差，R为该器官的血流阻力。在整体内，供应不同器官血液的动脉血压基本相同，而供应该器官血流量的多少则主要取决于该器官对血流的阻力。因此，器官血流阻力的变化是调节器官血流量的重要因素。

与血流量不同，血流速度是指血液中的一个质点在血管内移动的线速度。其单位通常以cm/s或m/s来表示。各类血管中的血流速度与同类血管的总截面积成反比(图4-15)。因此血流速度在主动脉中最快，在毛细血管中最慢。血液在血管内稳定流动时，以血管轴心的流速最快，越靠近血管壁流速越慢，到贴近管壁的那薄层血浆基本不流动。血液流动时，血细胞数量也是越近轴心越多。在血流中，血液中各个质点流动的方向一致，与血管的长轴平行，称为层流，但各质点的流速不一，在血管轴心处最快，随着靠近管壁而流速递减(图4-16)。在这种层流情况下，血流量和血管两端压力差成正比。但血流速度快到一定程度，使血流中各个质点流动的方向不一致，即产生湍流。此外，当血液黏滞度过低，血管内膜表面粗糙，以及血流受到某种阻碍或发生急剧转向等情况下，也都容易发生湍流。湍流可使血小板离开血管轴心而靠近管壁，增加了血小板和血管内膜接触、碰撞的概率，使血小板易黏附于内膜上而形成血栓。如静脉血栓多发生于静脉瓣处，这是因为静脉瓣处的血流易形成湍流。

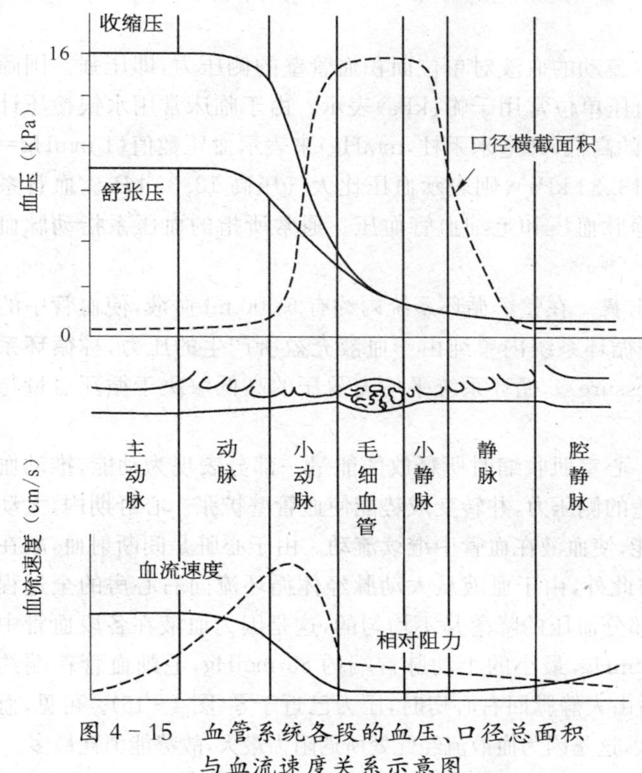

图 4-15　血管系统各段的血压、口径总面积与血流速度关系示意图

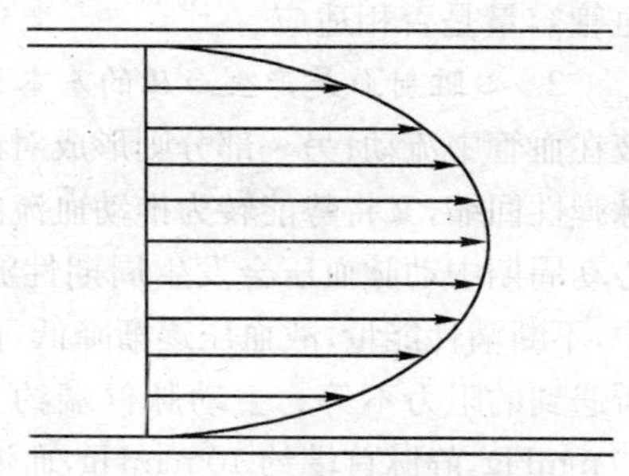

图 4-16　层流情况下各层血流的流速示意图

图中箭头长度表示流速，在血管纵剖面上各箭头的连线形成一抛物线

（二）血流阻力

血液在血管内流动时所遇到的阻力称为血流阻力。血流阻力主要来源于两方面：①血液内部的摩擦力；②血液和血管壁之间的摩擦力。血流阻力与血管口径、长度和血液黏滞度有关，其关系可用下式表示：

$$R = 8\eta L / \pi r^4$$

式中，R 为血流阻力，η 为血液黏滞度，L 为血管长度，r 为血管半径。一般而言，血管长度（L）不会有显著变化，可看作不变的常数，故总外周阻力与血液黏滞度成正比，与血管半径的 4 次方成反比。血液黏滞度主要与红细胞数有关，红细胞数越多，血液黏滞性越高，故血流阻力越大。由于 R 与血管半径的 4 次方成反比，因此，小动脉和微动脉口径只要发生很小变化，就可使血流阻力发生很大改变。将血流阻力（R）的公式代入 $Q = \Delta P / R$，则得以下公式：

$$Q = \pi \Delta P r^4 / 8\eta L$$

此公式称为泊肃叶定律，仅在血液呈层流时适用。当发生湍流时，由于摩擦力增大，使血流阻力远较层流时大。在整个体循环总外周阻力中，大、中动脉阻力约占 19%，小动脉及微动脉约占 47%，毛细血管约占 27%，静脉约占 7%，可见小动脉及微动脉是产生外周阻力的主要部位。小动脉及微动脉受交感神经纤维的支配，交感神经冲动增加时可使血管收缩，口径变小；交感神经冲动减少时则可使血管舒张，口径变大。因而神经系统可以通过改变阻力血管口径来调节血流阻力，从而调节动脉血压。

（三）血压

血压(blood pressure，BP)是指血管内流动的血液对单位面积血管壁的侧压力，即压强。国际准计量单位为帕(Pa)，帕的单位太小，故血压单位常用千帕(kPa)表示。由于临床常用水银检压计量血压，因此，长期以来已习惯于用水银柱的高低(即毫米汞柱，mmHg)来表示血压数值(1 mmHg＝0. 133 kPa)。如测得血压为 100 mmHg (13. 33 kPa)，则表示血压比大气压高 13. 33 kPa。血管系统各部都具有血压，分别称为动脉血压、静脉血压和毛细血管血压。通常所指的血压系指动脉血压，血压形成的基本因素有两方面。

1. *血液对血管的充盈是形成血压的前提*　在整个循环系统内约有 5 000 ml 血液，使血管中的压力比大气压高约 7 mmHg。此压力代表循环系统内单纯由于血液充盈所产生的压力，称**循环系统平均充盈压**(mean circulatory filling pressure)。循环系统平均充盈压的高低取决于循环血量与血管容量是否相适应。

2. *心脏射血是产生血压的基本因素*　心室肌收缩时所释放的能量一部分表现为动能，推动血液在血管中流动；另一部分则形成对血管壁的侧压力，并转变成势能使血管壁扩张。心舒期内，大动脉弹性回缩，又将势能转为推动血流的动能，使血液在血管中继续流动。由于心脏是间断射血，故在心动周期中动脉血压会发生周期性波动。此外，由于血液从大动脉经体循环流向右心房的全过程中，不断消耗能量，故血压逐渐降低，但各部分血压的降落是不均匀的，这是因为血液在各段血管中所遇到的阻力不等。主动脉首端约 100 mmHg，最小的小动脉首端约 85 mmHg，毛细血管首端约 30 mmHg，静脉首端约 10 mmHg，血液最后由大静脉回右心房时，压力已近于零(图 4－15)。可见，血液流经小动脉、微动脉时，血压降落幅度最大，这是因为血液流经此处所遇阻力最大，故势能消耗最多。

三、动脉血压和动脉脉搏

（一）动脉血压

动脉血压是指动脉血管内的血液对血管壁的侧压力。动脉血压必须具有一定的高度，它与静脉血压之间要有足够的压力差，才能克服外周血管内的血流阻力而推动血液流动，从而保证各器官与组织得到足够的血液供应，以满足其正常代谢活动的需要。

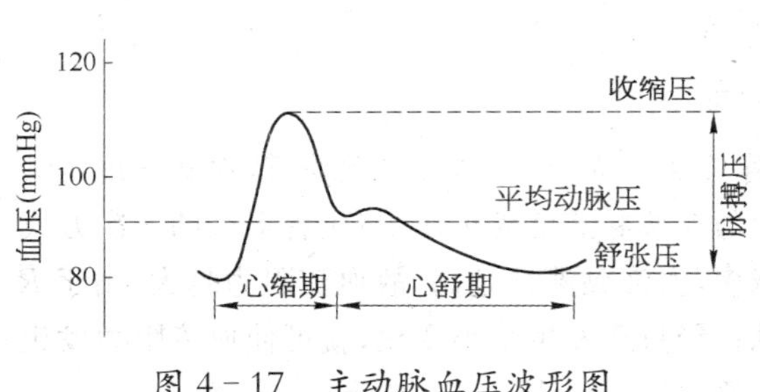

图 4－17　主动脉血压波形图

1. *动脉血压的正常值*　动脉血压随心脏的收缩和舒张而发生规律性波动(图 4－17)。在心缩期血压升高达到的最高值称为**收缩压**(systolic pressure)；相反，在心舒期血压降低达到的最低值称为**舒张压**(diastolic pressure)。收缩压和舒张压的差值称为**脉搏压**(pulse pressure)，简称脉压。一个心动周期中，动脉血压的平均值称为**平均动脉压**(mean arterial pressure)。由于心动周期中心舒期通常较心缩期长，所以平均动脉压的数值更接近于舒张压，平均动脉压＝舒张压＋1/3 脉压。

动脉血压一般是指主动脉血压。考虑到测量上的方便，也因为实际上大动脉中血压降落很小，所以通常测量肱动脉血压，以此代表动脉血压。我国健康青年人在安静状态时的收缩压为 100～120 mmHg，舒张压为 60～80 mmHg，脉压为 30～40 mmHg，平均动脉压在 100 mmHg 左右。

正常的动脉血压呈明显的昼夜波动，表现为夜间最低，清晨起床后升高，上下午会各出现一次高峰，晚上血压又呈缓慢下降。此外，血压还受性别、年龄的影响。临床上，通常将成年人舒张压低于 60 mmHg,或收缩压低于 90 mmHg,称低血压。而将舒张压高于 90 mmHg,或收缩压高于 140 mmHg,称高血压。

2. *动脉血压的形成*　动脉血压的形成是多种因素相互作用的结果。首先在相对封闭的心血管系统内需有足够的血液充盈,这是血压形成的前提。形成血压的重要因素是心脏的收缩、射血做功,它是形成血压的能量来源。心脏收缩所释放的能量,其中一小部分赋予血液动能以推动血液流动;而绝大部分转变为加于弹性贮器血管壁(主动脉和大动脉)上的压强能。由于外周阻力的存在,心脏一次射出的血量在心缩期仅约 1/3 流向外周(动能),其余约 2/3 暂时贮存于扩张的弹性贮器血管内。此时加在弹性贮器血管壁上的压强升高,血管壁扩张(势能)。血管壁的扩张变形一方面缓冲血压的升高,另一方面将这部分能量转变为势能贮存起来。在心舒期,心脏停止射血,此时扩张变形的弹性贮器血管壁依其弹性回缩力回位,于是贮存于管壁上的势能释放出来转为动能,推动血液继续流向外周(图 4-18),维持着心舒期的动脉血压。

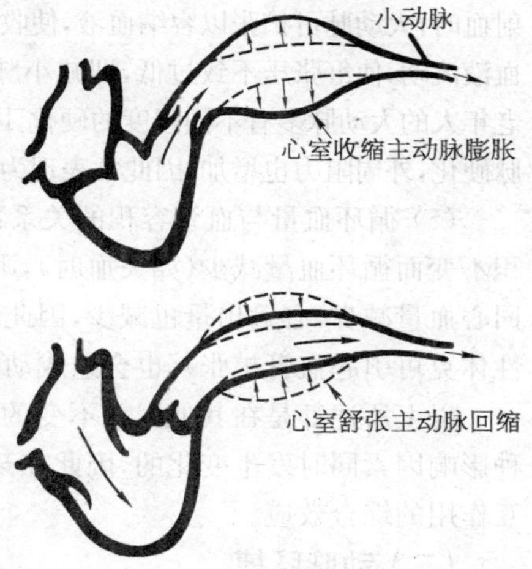

图 4-18　主动脉弹性对血压、血流的作用示意图

由此可见,外周阻力和弹性贮器血管的弹性(包括可扩张性和弹性回缩力两个方面)也是形成动脉血压的必要条件。如果没有外周阻力,在心缩期,心脏收缩所释放的能量将全部变成推动血液流动的动能,而射出的血量将全部流向外周,因而不能形成对血管壁的侧压力;在心舒期,由于射血停止,血管内将无血液流动,因此也不能形成血压。如果弹性贮器血管无弹性,则动脉血压随心室射血而显著升高,随射血停止而跌落至零,甚至更低。因此,外周阻力和弹性贮器血管的弹性作用不仅缓冲了动脉血压的大幅度波动,并且使一个心动周期中,心脏的间断射血变为动脉中的持续性血流。

3. *影响动脉血压的因素*　每搏输出量、心率、外周阻力、大动脉管壁的弹性、循环血量与血管容量的关系等,都能影响动脉血压。

(1) 每搏输出量:如果外周阻力和心率等其他因素不变,每搏输出量增加,则动脉血压升高。改变的主要表现为收缩压升高,舒张压升高不多,因此脉压增大。这是因为心缩期射入主动脉的血量增多,弹性贮器血管壁所受压力增大,因此收缩压加大;但由此引起血流速度加快,促使弹性贮器血管内增加的血量加快流向外周,因而心舒期弹性贮器血管内存留的血量增加不多,于是舒张压升高的程度就不如收缩压。反之,当每搏输出量减少时,则主要使收缩压降低,舒张压降低不多,因而脉压减小。一般认为,收缩压的高低主要反映每搏输出量的多少。

(2) 心率:在其他因素不变的条件下,心率加快,动脉血压也会升高,主要表现为舒张压升高,而收缩压升高不多,因而脉压减小。因为心率加快则心动周期缩短,主要是心舒期缩短,因此心舒期流向外周的血量减少,留在动脉内的血量增多,于是舒张压升高;但舒张压的升高,也可使血流速度加快,因此在心缩期内可有较多的血液流向外周,故收缩压的升高不如舒张压的升高显著。相反,心率减慢时,则表现为收缩压和舒张压均降低,但舒张压的降低更为显著,于是脉压增加。

(3) 外周阻力:其他因素不变,当外周阻力增大时,动脉血流向外周的速度减慢,心舒期留在动脉内的血量增多,舒张压明显升高。而心缩期由于血流速度加快,收缩压增高较少,故脉压减小。舒张压高低主要反映外周阻力的大小。临床上,常见一种原因不明的随年龄增长,外周阻力增大,而引发的原发性高血压,其血压升高表现为以舒张压升高为特征。

(4) 大动脉管壁的弹性:大动脉管壁的可扩张性和弹性具有缓冲动脉血压的作用。在心室收缩而射血时,大动脉可扩张以容纳血液,使收缩压不致过高;在心室舒张时,由于大动脉弹性回缩,继续推动血液流动,使舒张压不致过低,即减小脉压。如弹性减退,则收缩压增高,舒张压下降,脉压明显增大。老年人的大动脉多有不同程度的硬化,因而收缩压增大。老年人在大动脉硬化的同时往往还伴有小动脉硬化,外周阻力也增加,因此常表现为收缩压明显升高,而舒张压稍有变化,脉压有所增大。

(5) 循环血量与血管容积的关系:血管内充盈一定量的血液是血压形成的前提。如果血管容积不变而循环血量减少(如失血时),则循环系统平均充盈压降低,动脉血压也降低。这是因为此时回心血量减少,心输出量也减少,因此动脉血压降低。如果循环血量不变而血管容积增大(如中毒性休克可引起血管扩张),也会造成动脉血压降低。可见,两者间需保持相适应的比例关系。

以上所述都是在其他因素不变的情况下,对单个影响因素所做的分析。而实际上,往往是多种影响因素同时发生变化的,因此在某种生理或病理情况下,动脉血压的高低取决于多种因素相互作用的综合效应。

(二) 动脉脉搏

随着心脏的舒缩活动,动脉内的血压发生周期性的波动,这种周期性的压力变化可以引起动脉血管发生搏动,称为**动脉脉搏**(arterial blood pulse)。用手指可摸到身体浅表部位的动脉搏动;也可用仪器将浅表动脉脉搏的波形记录下来,这种记录的图形称为脉搏图(图 4-19A、B)。动脉脉搏的波形可因描记方法和部位的不同而有差异,但都由上升支和下降支组成。上升支的上升速率较快,下降支的下降速率则较慢,下降支的中段常出现一个切迹和小波,分别称为降中峡和降中波。上升支的形成是由心室快速射血,动脉血压迅速上升,血管壁扩张而致。上升支的速度和幅度受射血速度、心输出量、外周阻力、大动脉的可扩张性等因素的影响。下降支的前半段(降中峡之前)是由于心室射血后期,射血速度减慢,被扩张的动脉血管开始回缩,动脉血压逐渐降低而产生;降中峡是由于血液向主动脉瓣方向返流所引起,降中波则是血流受到已关闭的主动脉瓣阻挡而激起的一个折返波;随后心室舒张,动脉血压进一步降低,形成下降支的后部。下降支的波形可大致反映外周阻力的高低。如外周阻力增高,下降支的下降速率较慢,切迹的位置较高;外周阻力降低时,则切迹位置较低,而切迹以后的下降支坡度较小。

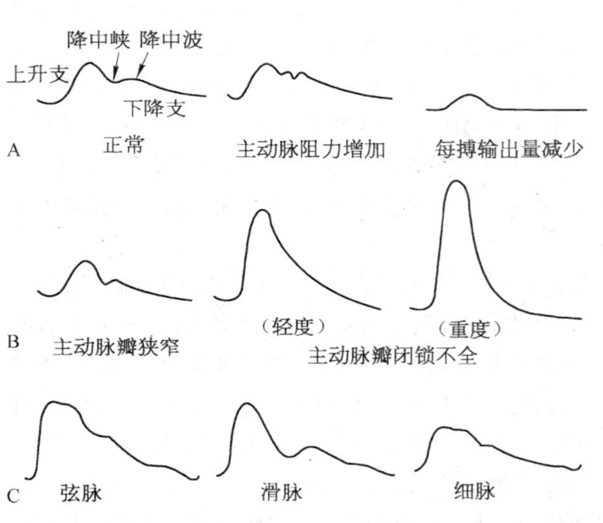

图 4-19 不同情况下桡动脉脉搏图与脉象图特征

中医通过切脉获得的脉象是中医辨证的一个重要依据,对诊断疾病、推测疾病的变化及预后、判断疗效,具有一定的临床意义(图 4-19C)。

四、静脉血压和静脉回心血量

(一) 静脉血压

静脉系统位于毛细血管网和右心房之间,因此,静脉血压既能影响毛细血管的功能,又能影响心脏的功能。

1. 外周静脉压和中心静脉压 静脉血压远低于动脉血压。当体循环血液经毛细血管到达微静脉时，血压已降至 15～20 mmHg，血液最后流入右心房时，血压已接近于零。通常将各器官静脉的血压称为外周静脉压，而把右心房和胸腔内大静脉的血压称为**中心静脉压**(central venous pressure)。人中心静脉压正常为 5～12 cmH_2O。中心静脉压的高低取决于两个因素，①心脏射血能力：良好的心脏功能可及时将回心的血液射入动脉，则中心静脉压较低。如心脏射血功能减弱(心力衰竭)时，右心房和腔静脉淤血，则中心静脉压升高。②静脉回流速度：静脉回流速度慢，则中心静脉压下降。中心静脉压过低，常表示血量不足或静脉回流障碍。输血、输液过多超过心脏负担时，中心静脉压将升高。由于中心静脉压的测定可反映静脉回心血量和心脏的功能状态，因此常作为临床控制输液速度和输液量的重要指标。当中心静脉压超过 16 cmH_2O 时，输液要慎重或暂停输液。

2. 重力对静脉血压的影响　心血管系统内的血液除受心脏收缩做功的推动力作用外，还受到地球重力场的作用，所以各部分血管的血压还应加上该血管所处水平的静水压。与动脉相比，静脉管壁薄而柔软，内外压差较小，因此易受重力的影响。人体平卧时，身体各部位血管的位置大致与心脏处于同一水平，由重力作用产生的对静脉管壁的压力也大致相等。当转为直立位时，足部静脉血压升高，其增高的部分相当于从足部至心脏这样一段血柱高度形成的静水压(图 4－20)，约 90 mmHg；而在心脏水平以上的部分，血管内的压力较平卧时为低，如颅顶脑膜矢状窦内压可降至－10 mmHg。此外，由于重力的影响，人体直立时(如果不运动)，心脏以下部位，尤其是下部肢体部位的静脉充盈扩张；而心脏以上部位的静脉充盈量减少。所以，体位改变时除引起静脉血压改变外，还使全身血量重新分配。

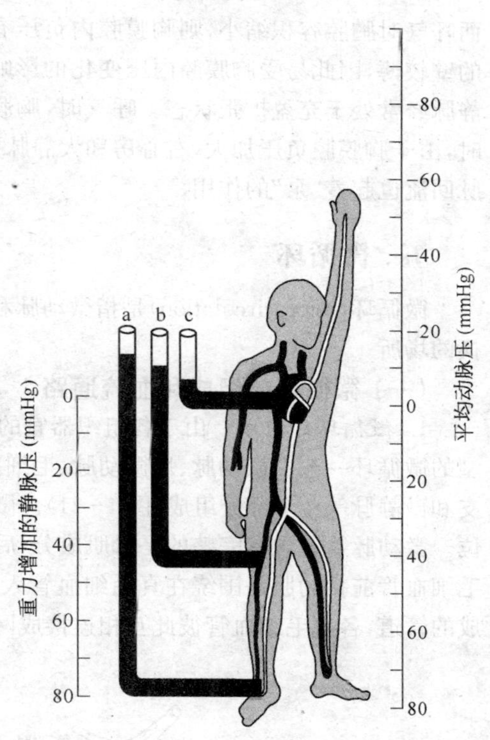

图 4－20　直立体位对肢体动脉和静脉血压的影响

右坐标表示肢体不同部位大动脉血压在平均大动脉(100 mmHg)基础上的增加与减少。左侧 a、b、c 血柱分别代表踝静脉、股静脉和右心房处的血压高低

(二) 静脉回心血量及其影响因素

单位时间内由静脉回流入心脏的血量，取决于外周静脉压与中心静脉压的差，以及静脉对血流的阻力。在稳定状态下，由微静脉到右心房的压力差约为 15 mmHg，静脉对血流的阻力则很小，而静脉回心血量应等于心输出量。静脉回心血量的多少受以下多种因素的影响。

1. 循环系统平均充盈压　当循环血量增加或容量血管收缩时，循环系统平均充盈压升高，静脉回心血量也就增多；反之，循环血量减少或容量血管舒张时，循环系统平均充盈压降低，则静脉回心血量也就减少。

2. 心脏收缩力　如果心脏收缩力强，心缩期射血分数就增大，心缩期后存留于心室腔内的血液就减少，舒张期室内压也就减小，于是对心房和静脉内血液的抽吸力量增强，因此静脉回心血量增加；相反，心脏收缩力弱(如右心衰竭时)，由于心脏射血无力，血液淤积于右心房和大静脉内，静脉回心血量将明显减少。患者可出现颈外静脉怒张，肝脏充血肿大，下肢浮肿等体征。

3. 重力与体位　如前所述，体位改变不仅影响静脉血压，而且影响全身血量分布。当人体直立时，由于重力作用，身体下部的静脉可以比平卧时多容纳500 ml左右的血液，因此静脉回心血量减少。回心血量减少将导致心输出量减少，从而引起脑部供血不足，出现暂时的头晕甚至昏厥。在机体的调节功能正常时，这种情况能迅速得到改善。

4. *骨骼肌的挤压作用*　静脉血管因其管壁薄而易受周围组织的挤压，从而影响静脉回心血量。当肌肉收缩时，肌肉内和肌肉间的静脉受到挤压，静脉瓣使血液只能向心脏方向流动；肌肉舒张时，血液不能倒流，静脉内压力下降抽吸着外周血回流。骨骼肌与静脉瓣一起发挥了推动静脉血流向心脏的“肌肉泵”的作用。直立体位时，下肢肌肉运动可降低足部静脉压和减少下肢血液淤滞。如果久立而不运动，下肢可因静脉回流减少而出现水肿。

5. *呼吸运动*　胸膜腔内压始终低于大气压，吸气时胸腔容积扩大，胸膜腔内负压进一步加大，而呼气时胸腔容积缩小，则胸膜腔内负压有所减小。而右心房和大静脉正位于胸腔内，由于它们的壁较薄，因此易受胸膜腔内压变化的影响。由于胸膜腔内压始终低于大气压，因此右心房和大静脉经常处于充盈扩张状态。呼气时，胸膜腔内负压相对较小，因此，静脉回心血量也较少；吸气时，由于胸膜腔负压加大，右心房和大静脉更加扩张，此时静脉回心血量增多。可见呼吸运动对静脉回流也起着“泵”的作用。

五、微循环

微循环(microcirculation)是指微动脉和微静脉之间的血液循环，是血液与组织液进行物质交换的场所。

(一) 微循环的组成和血流通路

1. *微循环的组成*　由于各组织器官的形态与功能不同，其微循环的组成和结构也不相同。典型的微循环一般由微动脉、后微动脉、毛细血管前括约肌、真毛细血管、通血毛细血管、动静脉吻合支和微静脉等7个部分组成(图4-21)。微动脉和微静脉之间的血管通道，构成了微循环的功能单位。微动脉管壁含有完整的平滑肌成分，后微动脉平滑肌成分已不连续，分支出许多真毛细血管。毛细血管前括约肌是围绕在真毛细血管入口处的平滑肌细胞。真毛细血管是由单层内皮细胞组成的管道，各真毛细血管彼此互相连接成网状，称为真毛细血管网。微静脉有较薄的平滑肌组织。

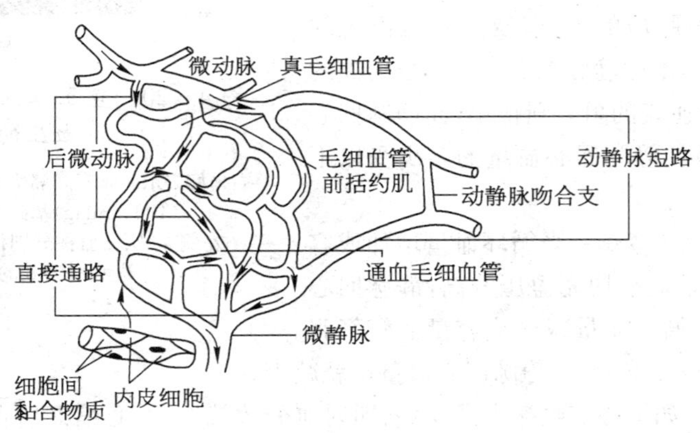

图4-21　微循环模式图

2. *微循环的血流通路*　血液可通过以下三条通路从微动脉流向微静脉。

(1) 迂回通路：血液从微动脉→后微动脉→毛细血管前括约肌→真毛细血管网→微静脉的通

路。这一通路具有以下特点：①血流缓慢，这是由于真毛细血管口径极小，行径迂回曲折所致；②通透性好，这是因为真毛细血管管壁极薄，仅有单层内皮细胞和基膜所组成，总的厚度仅约 0.5 μm，内皮细胞间尚有间隙存在；③与组织细胞接触面积大，这是因为真毛细血管数量极多，互相连通成网，并穿插于组织细胞之间。据估计，全身毛细血管（包括有交换功能的微静脉）总的有效交换面积将近 1 000 m^2。以上特点对于血液与组织细胞进行物质交换十分有利，故又称营养通路，是血液与组织细胞进行物质交换的主要场所。迂回通路分布于机体的各部。

(2) 动静脉短路：血液从微动脉→动静脉吻合支→微静脉。这一通路途径最短，血流速度快，管壁较厚，有完整的平滑肌，能够进行舒缩活动，但经常处于关闭状态。它基本无物质交换作用，但具有体温调节作用。当环境温度升高时，动静脉短路开放，皮肤血流量增加，促进散热；当环境温度降低时，动静脉短路关闭，皮肤血流量减少，有利于保存体热。在人的皮肤，特别是手掌、足底、耳郭等处，动静脉短路分布较多。

(3) 直捷通路：指血液从微动脉→后微动脉→通血毛细血管→微静脉的通路。这一通路的特点是：途径较短，血流快并经常处于开放状态，物质交换功能较小。其意义在于使一部分血液迅速通过微循环，以满足体循环有足够的静脉回心血量。直捷通路在骨骼肌组织中较为多见。

(二) 微循环的调节

微循环主要受神经和多种体液因素的调节。

微动脉位于微循环的起始部位，也是微循环的阻力血管，其舒缩活动控制着这一功能单位的血流量。因此，可将微动脉看作是微循环的总闸门。后微动脉和毛细血管前括约肌的舒缩活动控制着真毛细血管网的血流量，可认为它是微循环的分闸门。微静脉则位于微循环的最后部分，微静脉和小静脉所容纳的血量较多，这些血管的舒缩活动可改变毛细血管的后阻力，以致影响血液经毛细血管网流入静脉的血量，这部分血管可看作是微循环的后闸门。通常将小动脉、微动脉、后微动脉和毛细血管前括约肌等称为毛细血管前阻力血管。

小静脉和微静脉有时也称为毛细血管后阻力血管。小动脉、微动脉、小静脉和微静脉均受交感肾上腺素能缩血管神经支配，又接受体液因素的作用，而后微动脉和毛细血管前括约肌主要受体液因素的调节。肾上腺素、去甲肾上腺素和血管紧张素Ⅱ等体液因素可使其血管平滑肌收缩。组织细胞的代谢产物如 CO_2、腺苷、乳酸及 H^+ 等可舒张微动脉、后微动脉和毛细血管前括约肌，故对微循环有调节作用。

平时由于真毛细血管呈轮流交替开放，因此并不是所有毛细血管总是有血流的，肌肉中大约只有 20%的真毛细血管处于开放状态。真毛细血管的开放和关闭受毛细血管前括约肌控制，而毛细血管前括约肌的舒缩活动则主要受局部代谢产物的影响。当某处的真毛细血管关闭后，该处组织细胞的新陈代谢继续进行，代谢产物逐渐积聚达一定浓度，这些代谢产物将引起该处的毛细血管前括约肌舒张，使相应的真毛细血管开放。与此同时，原处于开放状态的真毛细血管，则由于调节血管扩张的代谢产物被清除，毛细血管前括约肌收缩，使相应的真毛细血管又关闭。如此不断交替进行，造成不同部分毛细血管网交替开放的现象。在一般情况下，毛细血管前括约肌这种交替舒缩活动 5～10 次/min。当组织代谢水平增高时，局部的代谢产物增多，开放的真毛细血管数量增加，流经微循环的血量也增多，以与组织代谢水平相适应。

(三) 血液和组织液之间的物质交换

细胞、组织之间的空间称为组织间隙，其间充满着的体液（组织液）。细胞通过胞膜与组织液发生物质交换。组织液和血液之间则需要经毛细血管壁进行物质交换。血液和组织液之间的物质交换主要是通过扩散、滤过、重吸收和吞饮等方式进行的。

扩散是血液和组织液之间进行物质交换的最主要方式，当血液流经毛细血管时，血液内的溶质分子可以通过毛细血管壁的孔隙扩散入组织液，组织液内的溶质分子也可以扩散入血液。对于某一种物质来说，其通过毛细血管壁进行扩散的驱动力是该物质在管壁两侧的浓度差。溶质分子在单位时间内通过毛细血管壁进行扩散的速率与该溶质分子在血浆和组织液之间的浓度差、毛细血管壁对该溶质分子的通透性、毛细血管壁的有效交换面积等因素成正比，与毛细血管壁的厚度（即扩散距离）成反比。当毛细血管壁两侧的静水压不等时，水分子就会通过毛细血管壁从压力高的一侧向压力低的一侧移动。水中的溶质分子，如果分子直径小于毛细血管壁的孔隙，也能随同水分子一起滤过。此外，当毛细血管壁两侧的渗透压不等时，可以导致水分子从渗透压低的一侧向渗透压高的一侧移动。由于血浆蛋白等胶体大分子物质较难通过毛细血管壁的孔隙，因此血浆的胶体渗透压能限制血浆的水分子向毛细血管外移动；同样，组织液的胶体渗透压则限制组织液的水分子向毛细血管内移动。

由于管壁两侧静水压和胶体渗透压的差异而引起的液体由毛细血管内向毛细血管外的移动称为滤过，而液体向相反方向的移动称为重吸收。血液和组织液之间通过滤过、重吸收方式发生的物质交换，仅占很小一部分，但在组织液的生成中起着重要的作用。此外，在毛细血管内皮细胞一侧的液体可通过吞饮被内皮细胞膜包围并摄入胞内，形成小囊泡。囊泡被运送至细胞的另一侧，并被排出至细胞外，这也是血液和组织液之间通过毛细血管壁进行物质交换的一种方式。一般认为，较大的分子如血浆蛋白等，可以通过这种方式进行交换。

由此可见，细胞、组织和血液之间的物质交换需通过组织液作为中介。

六、组织液的生成和回流

组织液存在于组织细胞的间隙中，绝大部分呈胶冻状，不能自由流动。组织液是血浆滤过毛细血管壁而形成的。毛细血管中的水和营养物质透过毛细血管壁进入组织间隙的过程，称为组织液生成。组织液中的水和代谢产物透过毛细血管壁而进入毛细血管血液的过程，称组织液回流。在正常状态下，组织液的生成和回流保持着动态平衡。

（一）组织液生成和回流的原理

组织液是血浆经毛细血管壁滤过而形成的。促使液体进出毛细血管壁两侧的因素共有四个，即毛细血管血压、组织液胶体渗透压、组织液静水压和血浆胶体渗透压。毛细血管血压和组织液胶体渗透压两个因素是促使液体滤过，促进组织液生成的力量，而组织液静水压和血浆胶体渗透压两个因素是阻止滤过，引起重吸收，促进组织液回流的力量。这两种力量的对比，决定着组织液进出的方向和流量。滤过的力量和重吸收的力量两者之差，称为**有效滤过压**（effective filtration pressure），用下式表示：

有效滤过压＝（毛细血管血压＋组织液胶体渗透压）－（组织液静水压＋血浆胶体渗透压）

当有效滤过压为正值时，即表示有液体被滤过到毛细血管外，生成组织液；当有效滤过压为负值时，则表示有液体被重吸收入毛细血管内，即组织液回流。人体毛细血管血压，在动脉端平均为 30 mmHg，静脉端平均为 12 mmHg，组织液胶体渗透压约为 15 mmHg，组织液静水压约为 10 mmHg，血浆胶体渗透压约为 25 mmHg。用这些数据进行计算：

在动脉端：有效滤过压（mmHg）＝（30＋15）－（25＋10）＝10 mmHg；

在静脉端：有效滤过压（mmHg）＝（12＋15）－（25＋10）＝－8 mmHg。

上述结果表明，在毛细血管动脉端有效滤过压为＋10 mmHg，表明有组织液生成。而在静脉端有效滤过压为−8 mmHg，则表明有组织液回流。此外，从计算的有效滤过压看，动脉端大于静脉端，似乎组织液生成大于回流。其实不然，组织液除绝大部分在毛细血管静脉端回流外，少量的组织液可进入毛细淋巴管，形成淋巴液，再经淋巴系统流入血液循环(图 4－22)。

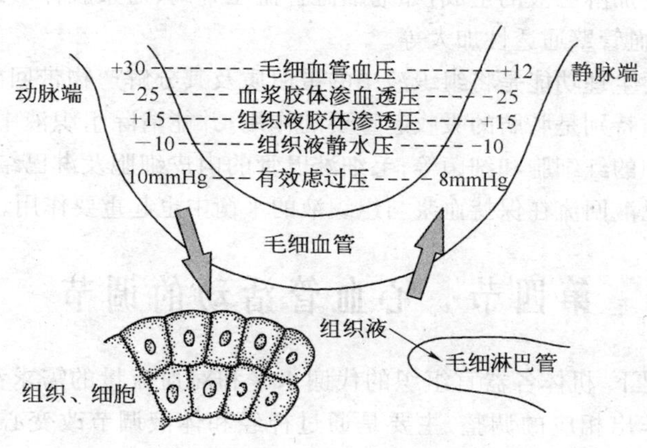

图 4－22 组织液生成与回流示意图

＋代表液体滤出毛细血管的力量；－代表使液体回流毛细血管的力量

(二) 影响组织液生成和回流的因素

组织液的生成和回流是平衡的，所以循环血量和组织液量均维持相对稳定。如果组织液生成过多而重吸收减少，则组织间隙内将潴留过多的液体，从而形成组织水肿。反之，造成组织脱水。凡能影响有效滤过压、毛细血管通透性和淋巴回流的因素，都能影响组织液生成和回流。

1. 毛细血管血压　当其他因素不变，毛细血管血压升高时，有效滤过压升高，组织液生成增多。如炎症部位的微动脉扩张，进入毛细血管的血量增加，毛细血管血压升高，因此炎症局部可出现水肿；右心衰竭时，由于静脉回流受阻，可逆行性引起毛细血管血压升高，组织液生成增多，而出现水肿。

2. 血浆胶体渗透压　在某些肾脏疾病患者，由于大量血浆蛋白随尿液排出，或肝脏疾病时，肝脏合成血浆蛋白减少，使血浆胶体渗透压降低，因而毛细血管有效滤过压升高，组织液生成增多，回流减少，也可出现水肿。

3. 毛细血管通透性　正常情况下，血浆蛋白很少滤入组织间隙。在烧伤、过敏反应等情况下，局部毛细血管壁的小孔口径变大，通透性显著升高，部分血浆蛋白可透过管壁进入组织液，使血浆胶体渗透压下降而组织液胶体渗透压升高。结果导致组织液生成增多，引起局部水肿。

4. 淋巴回流　由于一部分组织液经淋巴管回流入血，如果淋巴回流受阻，组织液的生成和回流将失去平衡，在受阻部位远端的组织间隙中组织液积聚。如丝虫病患者由于淋巴管阻塞而出现下肢等部位的水肿。

七、淋巴液的生成与回流

淋巴液是由部分组织液进入淋巴管形成的，淋巴液每天生成 2～4 L。淋巴液经全身淋巴管汇集，最后由右淋巴导管和胸导管回流入静脉。淋巴管是血液循环系统一个重要的辅助回流管道。毛细淋巴管的起始端为一盲端。毛细淋巴管由单层内皮细胞构成，壁外无基膜，管壁极薄，其通透性极大，相邻的内皮细胞的边缘像瓦片般相互覆盖，向管腔内延伸，形成向管腔内开启的单向活瓣，组织液和其中的蛋白质、脂肪滴以及红细胞、细菌等微粒，都能通过活瓣进入毛细淋巴管，但不能倒流。组织液和毛细淋巴管之间的压力差是促使液体进入淋巴管的动力。因此，任何能增加组织液压力的因素都能增加淋巴液的生成，如毛细血管血压升高、血浆胶体渗透压降低、组织液中的蛋白质浓度升高、毛细血管壁通透性加大等。

淋巴液回流的主要生理功能是将组织液中的蛋白质及其分解产物带回到血液中，小肠绒毛的毛细淋巴管对营养物质特别是脂肪的吸收起重要的作用；并能清除组织液中不能被毛细血管重吸收的大分子以及组织中的红细胞和细菌等；毛细淋巴管的内皮细胞及淋巴结内的白细胞具有吞饮与免疫功能；此外，淋巴液回流在保持血浆与组织液的平衡中也起重要作用。

第四节　心血管活动的调节

在不同的生理状况下，机体各器官组织的代谢水平和对血流量的需求都会发生一定的改变，心血管活动能够对此作出相应的调整，主要是通过神经和体液调节改变心输出量和外周血管阻力，以适应机体代谢的需要。

一、神经调节

心肌和血管平滑肌主要是受自主神经支配。机体对心血管活动的神经调节是通过各种心血管反射而实现的。

(一) 心脏和血管的神经支配

1. 心脏的神经支配　心脏活动受心交感神经和心迷走神经支配(图 4－23)。

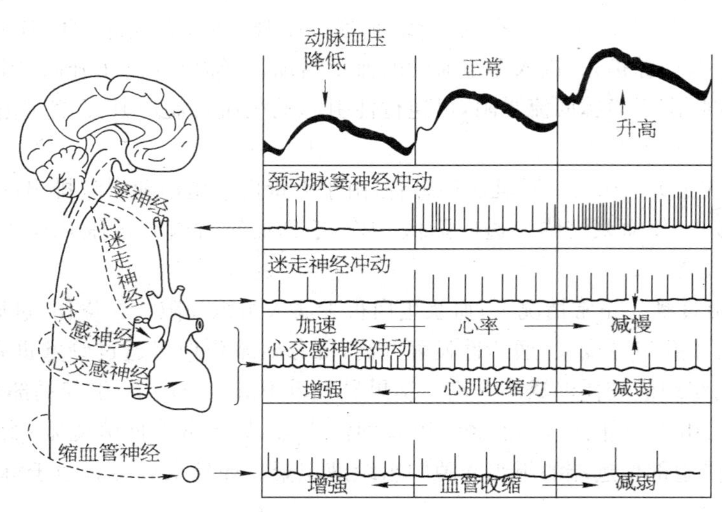

图 4－23　心脏和血管的神经调控与颈动脉窦反射

(1) 心交感神经：心交感神经的节前神经元位于脊髓第 1～5 胸段的中间外侧柱，其轴突组成节前纤维，通过末梢释放 Ach，激活节后神经元膜上的 N 型胆碱能受体，节后神经元在星状神经节或颈神经节内换元，节后纤维组成心脏神经丛，支配窦房结、心房肌、房室结、房室束和心室肌。左、右心交感神经在心脏的分布也是不对称的，右侧心交感神经主要支配窦房结，其效应以加快心率为主；左侧心交感神经纤维广泛分布于心房肌和心室肌，并支配房室结，在功能上以加强心肌收缩力为主。

心交感神经节后纤维释放去甲肾上腺素，作用于心肌细胞膜上的β型肾上腺素能受体（β_1 受体），与 β_1 受体结合后，通过胞内 cAMP 作用，激活蛋白激酶，Ca^{2+} 通道开放概率加快，使胞膜对 Ca^{2+} 通透性增高，Ca^{2+} 内流增加，结果主要是引起心脏活动加快加强（正性肌力效应），使窦房结 4 期内向电流加强，自动去极化速率加快，自律性频率变高，心率加快，此效应称为**正性变时作用**（positive chronotropic action）；使房室结 Ca^{2+} 通道开放概率和 Ca^{2+} 内流增加，0 期动作电位的上升幅度增大，去极化加快，房室传导时间缩短，此效应称为**正性变传导作用**（positive dromotropic action）；使心房肌、心室肌动作电位平台期 Ca^{2+} 内流增加，胞内肌质网释放的 Ca^{2+} 也增加，导致心肌收缩力增强，此效应称为**正性变力作用**（positive inotropic action）。这种使心率加快、房室结传导加速、心肌收缩力增强的效应，能被β受体阻断剂如普萘洛尔等所阻断。

有证据表明，心交感神经节后纤维释放的去甲肾上腺素，加快窦房结细胞起搏频率可通过 I_f 离子流发挥作用。用免疫组织化学方法证明，心脏中还存在多种肽类神经纤维，它们释放的递质有神经肽 Y、血管活性肠肽、降钙素基因相关肽、阿片肽等，目前对于分布在心脏的肽能神经元的生理功能还不太清楚。

（2）心迷走神经：心迷走神经属于副交感神经，其节前纤维起源于延髓的迷走神经背核和疑核，终止于心壁内的神经元，换元后节后纤维支配窦房结、心房肌、房室结、房室束及其分支。心室肌只有少量迷走神经纤维的支配。左、右两侧心迷走神经对心脏的支配有所不同，右侧心迷走神经主要影响窦房结，而左侧心迷走神经对房室结的作用占优势。心迷走神经节后纤维释放 Ach，作用于心肌细胞膜上的 M 型胆碱能受体（M 受体），通过 cGMP 作用使细胞膜对 K^+ 的通透性增高，K^+ 外流增加，Ca^{2+} 内流抑制，从而抑制心脏活动（负性肌力效应）。可引起心率减慢、心内传导组织的传导速度降低、心房肌收缩力减弱等效应，也即**负性变时作用**（negative chronotropic action）、**负性变传导作用**（negative dromotropic action）、**负性变力作用**（negative inotropic action）。阿托品作为 M 受体的拮抗剂，可阻断心迷走神经对心脏的抑制作用。

心交感神经和心迷走神经对心脏的作用是相互拮抗的。但当两者同时对心脏发生作用时，其最终效果并不等于两者分别作用时效果的代数和。平时，心交感神经和心迷走神经都有紧张性活动。在安静状况下，心迷走神经的作用比心交感神经更强，称迷走优势。

2. 血管的神经支配　血管平滑肌的舒缩活动称为血管运动。支配血管平滑肌的神经纤维称为血管运动神经纤维，分为缩血管神经纤维和舒血管神经纤维两类。

（1）缩血管神经纤维：缩血管神经纤维都是交感神经纤维，故称交感缩血管纤维，其节前神经元位于脊髓第 1 胸段至第 2～3 腰段的中间外侧柱，节前纤维在椎旁或椎前交感神经节内换元，节后纤维支配体内几乎所有的血管平滑肌。但在不同部位的血管中，其分布密度不同，其中最密的是皮肤血管，其次为骨骼肌和内脏的血管，而在冠状血管和脑血管中分布较少。在同一器官中，动脉中的密度高于静脉，而动脉中又以微动脉中最高，毛细血管前括约肌中分布很少。交感缩血管神经节后纤维释放的递质是去甲肾上腺素，它主要作用于血管平滑肌细胞膜上的α肾上腺素能受体（α受体），产生缩血管效应，该效应能被α受体拮抗剂酚妥拉明所阻断。

在安静情况下，交感缩血管神经纤维经常性地有少量冲动发放（1～3 次/s），即具有紧张性活动，从而使血管平滑肌维持一定程度的收缩状态。当交感缩血管神经紧张性增强时，血管平滑肌可进一步收缩；而交感缩血管神经紧张性减弱时，则血管平滑肌的收缩程度减低，血管即舒张。

(2) 舒血管神经纤维：体内多数血管仅接受交感缩血管神经纤维的单一支配，还有部分血管接受舒血管神经纤维支配。舒血管神经纤维多为局部性的支配，种类较多，这里仅介绍比较重要的两种：①交感舒血管神经纤维，这类神经纤维主要分布于骨骼肌血管，平时无紧张性活动，只有当情绪激动、恐惧、发怒和准备做剧烈的肌肉活动时才发放冲动；兴奋时末梢释放乙酰胆碱，使骨骼肌血管舒张，血流量增多。一般认为，由这类交感胆碱能纤维活动引起的骨骼肌血管舒张，可能是防御反应中的一部分。②副交感舒血管神经纤维，其末梢释放的递质也是乙酰胆碱，它能与血管平滑肌细胞上的M受体结合，引起血管舒张。这类神经纤维主要分布于脑膜、唾液腺、胃肠腺和外生殖器等部位的血管，其作用范围比较局限，平时也无紧张性活动，兴奋时才引起这些器官的血管舒张，血流量增多，而对循环系统总的外周阻力影响不大。

(二) 心血管中枢

心血管中枢(cardiovascular center)是指中枢神经系统中与调节心血管活动有关的神经元集中的部位。心血管中枢并不是集中在中枢神经系统的某一个部位，而是分布于从脊髓到大脑皮层的各个水平上。

1. *延髓心血管中枢* 延髓是调节心血管活动的最基本中枢。动物实验表明，在延髓上缘横断脑干，只要保持延髓和脊髓的完整及其正常联系，动脉血压变化并不明显，一些心血管反射仍存在。而当横断水平逐步下移至延髓闩部时，血压明显下降，心血管反射也基本消失。因此，延髓被认为是心血管活动的基本中枢，其包括心交感中枢、心迷走中枢和交感缩血管中枢。延髓头端腹外侧部神经元是延髓心血管交感神经活动的整合部位，也即心交感中枢和交感缩血管中枢的所在部位；心迷走神经的胞体在延髓的背核和疑核，也即心迷走中枢所在部位。它也接受来自孤束核神经元轴突的直接投射。平时，心迷走中枢具有一定程度的兴奋状态，控制着心迷走神经紧张性活动。

心交感神经、交感缩血管神经和心迷走神经的紧张性活动，均起源于延髓有关的心血管中枢。这是由于该中枢神经元经常不断地受到传入冲动(来自各种感受器和高级中枢下传的冲动)和体液因素(如 CO_2)的刺激。在正常情况下，延髓心血管神经元并不是独立完成各种心血管反射，而是在高位中枢的控制下进行调节活动。

2. *延髓以上的心血管中枢* 在延髓以上的脑干部分以及大脑和小脑中，都存在与心血管活动有关的神经元。它们在心血管活动调节中所起的作用较延髓心血管中枢更复杂。特别表现在对心血管活动和机体其他功能之间复杂的整合。下丘脑在心血管活动的调节中是一个非常重要的整合中枢。在体温调节、摄食、水平衡和发怒、恐慌等情绪反应的整合中，都包含有相应的心血管活动的变化。大脑新皮层的运动区兴奋时，除引起骨骼肌收缩外，还能引起骨骼肌的血管舒张。大脑边缘系统也参与心血管活动的调节。刺激小脑的某些部位也可引起心血管反应，如刺激顶核可引起血压升高、心率加快。

必须指出，尽管心血管中枢分布于各个不同的中枢水平，并且功能各异，但它们之间存在着相互联系，密切配合，使整个心血管系统的活动协调一致，并与整个机体的活动相适应。

(三) 心血管反射

神经调节都是以反射的形式进行的，人体有多种心血管反射，以下介绍几种比较重要的心血管反射。各种心血管反射的生理意义在于使循环功能适应于当时机体所处的状态或环境的变化。

1. *颈动脉窦和主动脉弓压力感受性反射* 人和许多哺乳动物的颈动脉窦和主动脉弓血管壁的外膜下存在着对机械牵张刺激敏感的感觉神经末梢(图 4 - 24)，它们是**压力感受性反射**(又称降压反射，baroreceptor reflex）的感受器，称为压力感受器。颈动脉窦压力感受器的传入神经是窦神经，窦神经加入舌咽神经，而主动脉弓压力感受器的传入纤维（主动脉神经）则行走于迷走神经干内；它们都首先到达延髓的孤束核，然后再到达心迷走中枢、心交感中枢和交感缩血管中枢；传出神经分别为心迷走神经、心交感神经和交感缩血管神经纤维；而效应器则是心脏和几乎全身所有的血管。

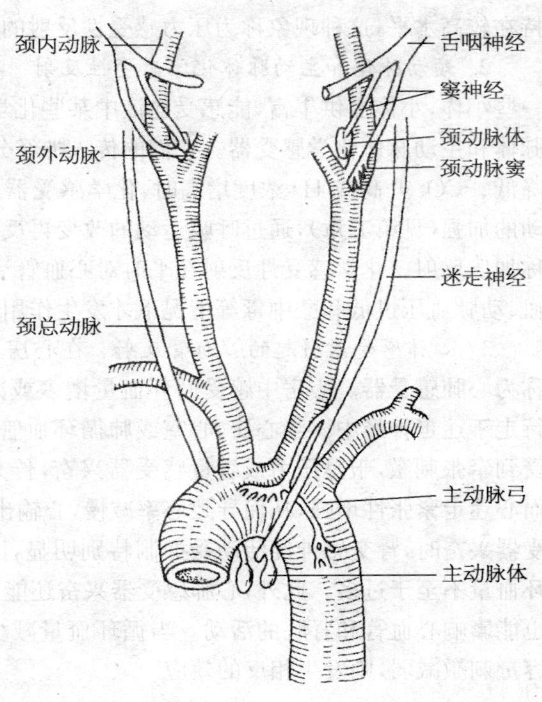

图 4－24　颈动脉窦、主动脉弓压力感受器；颈动脉体、主动脉体化学感受器位置示意图

当动脉血压升高时，感受器处血管壁所受到的机械牵张刺激增大，于是传入神经冲动增多，使心迷走中枢紧张性加强，心交感和交感缩血管中枢紧张性减弱，再通过相应的传出神经，结果使心迷走神经传出冲动增加，心交感神经传出冲动减少，心率减慢，心输出量减少，交感缩血管神经纤维传出冲动减少，血管扩张，外周血管阻力降低，因而动脉血压回降（图 4－23）。反之，当动脉血压降低时，感受器受到的刺激减小，传入冲动减少，通过降压反射的减弱发生相反的效应，于是心率加快，心输出量增多，外周血管阻力增高，血压回升（图 4－25）。

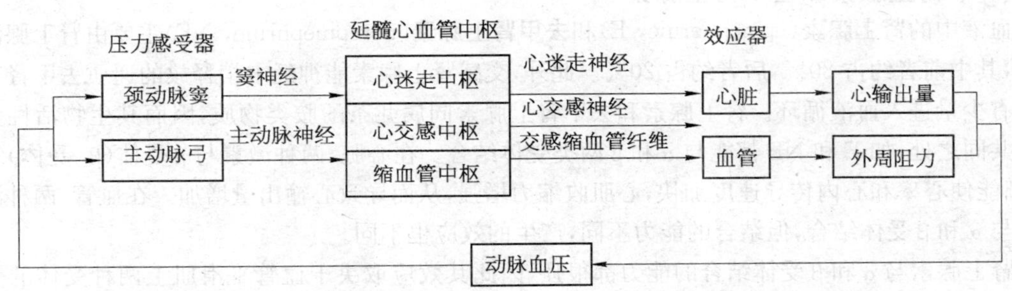

图 4－25　颈动脉窦和主动脉弓压力感受性反射途径示意图

由此可见，压力感受性反射是一种负反馈调节，其生理意义在于保持动脉血压的相对稳定，因此生理学中将压力感受性反射的传入神经也称为缓冲神经。颈动脉窦内压力在正常平均动脉压水平（约 100 mmHg）左右变动时，压力感受性反射最敏感，即对血压波动的缓冲作用最明显；当颈动脉窦内压力过高（＞150 mmHg）或过低（＜ 70 mmHg）时，压力感受性反射缓冲血压波动的能力明显下降。此外，压力感受性反射主要对内外环境发生突然变化时引起的血压快速波动起缓冲作用。切除两侧缓冲神经的动物，动脉血压不再能保持稳定，而是经常出现大幅度的波动。相反，压力感受性反射对缓慢变化的血压则不敏感，如高血压患者的血压持续升高，却不能通过该反射而使血压回降到正常水平。此时，并非压力感受性反射不起调节作用，而是感受器对较高水平的血压产生适应，反射的工作范围发生了改变，即在高于正常的血压水平上进行工作，所以动脉血压维

持在较高水平，这种现象称为压力感受性反射的重调定。

2. *颈动脉体和主动脉体化学感受性反射* 在颈总动脉分叉处和主动脉弓区域(图4-24)存在一些小体，小体血供丰富，能感受血液中某些化学成分的变化，对缺O_2及H^+、CO_2敏感，称为颈动脉体和主动脉体化学感受器。它们的传入神经分别行走于窦神经和迷走神经中。当动脉血中PO_2降低、PCO_2升高或H^+浓度增高时，化学感受器兴奋，其传入冲动进入中枢后，主要先引起呼吸运动的加强(见第五章)，通过呼吸运动的改变再反射性地影响心血管活动，使血压升高，故此反射又称加压反射。化学感受性反射在平时对心血管活动并不起明显的调节作用，只有在低氧、窒息、失血、动脉血压过低和酸中毒等情况下才发生作用。

3. *心肺感受器引起的心血管反射* 在心房、心室或肺循环血管中存在着许多压力感受器，总称为心肺感受器。心房中感受循环血量增多或减少的感受器也称为容量感受器。传入神经纤维行走于迷走神经中。当心房、心室或肺循环血管中压力升高或因循环血量增多时，心脏和血管壁受到牵张刺激，于是压力或容量感受器兴奋，传入冲动经心血管中枢整合后，使交感紧张性降低，而心迷走紧张性增强，从而导致心率减慢，心输出量减少，外周阻力降低，因此血压下降。在心肺感受器兴奋时，肾交感神经活动受抑制特别明显，因而肾血流量增加，肾排水和排钠增多，以调整循环血量不至于过多。此外，心肺感受器兴奋还能抑制肾素和抗利尿激素的释放。这两种体液因素也能影响心血管和肾脏的活动。当循环血量减少时，心房、心室或肺循环血管壁中的压力降低或容量刺激减弱，则发生相反的效应。

二、体液调节

心血管活动的体液调节包括由血液运输到全身的内分泌激素，以及局部组织形成的生物活性物质和代谢产物。以下着重介绍一些重要的体液调节。

(一) 肾上腺素和去甲肾上腺素

血液中的**肾上腺素**(epinepherine，E)和**去甲肾上腺素**(norepinephrine，NE)主要由肾上腺髓质分泌，其中前者约占80%，后者约占20%。此外，交感肾上腺素能神经末梢释放的递质去甲肾上腺素也有少量进入血液循环。肾上腺素和去甲肾上腺素同属儿茶酚胺类物质，因而其生物活性具有许多共同之处，如E和NE都能与α和β两类受体结合。在心脏，两种激素与β受体(β_1受体)结合后，都能使心率和心内传导速度加快，心肌收缩力增强，从而导致心输出量增加。在血管，两种激素都能与α和β受体结合，但结合的能力不同，产生的效应也不同。

肾上腺素与α和β受体结合的能力都很强，因此其效应取决于血管平滑肌上两种受体的分布情况。如在皮肤、肾、胃肠的血管平滑肌上α受体的数量占优势，肾上腺素对这些血管的效应以收缩为主；而在骨骼肌和肝脏的血管，β受体(β_2受体)占优势，肾上腺素对这些血管的效应则以舒张为主。静脉注射肾上腺素，在小剂量时常以兴奋β_2受体的舒血管效应为主，但在大剂量时则由于同时兴奋α受体而出现缩血管效应。NE与α受体结合的能力较强，而与β_2受体结合的能力较弱，因此主要引起缩血管效应。静脉注射NE，可使全身血管广泛收缩，动脉血压升高。为此，临床上常将E用作强心药，而将NE用作升压药。静脉注射NE，动脉血压升高，此时由于压力感受性反射对心脏的抑制效应超过了NE对心脏的直接兴奋作用，结果可导致心率减慢。

(二) 肾素-血管紧张素系统

肾素(renin)是由肾近球细胞合成和分泌的一种酸性蛋白酶。它进入血液循环后，可将血浆中的**血管紧张素原**(angiotensinogen)转变为10肽的**血管紧张素Ⅰ**(angiotensinⅠ)，在血浆和组织中，特别是在肺循环内，血管紧张素Ⅰ经血管紧张素转换酶的作用，再转变为8肽的血管紧张素Ⅱ，血管紧张素Ⅱ还可在血浆和组织中血管紧张素酶A的作用下，进一步转变为7肽的血管紧张素Ⅲ和6肽的血管紧张素Ⅳ。**肾素-血管紧张素系统**（renin-angiotensinsystem，RAS）是人体内重要的体液调节系统，RAS既存在于循环系统，也存在于其他组织中，共同参与对靶器官的调节，目前发现至少有四种**血管紧张素受体**（angiotensin receptor）。

血管紧张素Ⅱ在众多的血管紧张素家属成员中作用最为重要的，是一种具有强烈缩血管活性的肽类物质，其与心肌和血管平滑肌细胞上的血管紧张素Ⅱ AT_1 受体结合后发挥生物效应。血管紧张素Ⅱ对心血管活动有以下调节作用：①直接收缩阻力血管和容量血管，引致血压升高和静脉回心血量增加。②促使交感神经末梢释放NE，加强交感神经对心血管的作用。③增加交感缩血管中枢紧张性，从而使外周阻力增加，血压升高。④刺激肾上腺皮层球状带合成并释放醛固酮，通过后者促进肾小管对 Na^+ 的重吸收，扩充血量，升高血压。

血管紧张素Ⅲ的缩血管作用较弱，仅为血管紧张素Ⅱ的1/5左右，但对肾上腺皮质合成与释放醛固酮的作用较强。有研究认为血管紧张素Ⅳ作用于 AT_4 受体，产生与血管紧张素Ⅱ不同的甚或相反的生理效应。有关肾素-血管紧张素系统的调控详见第八章。

（三）血管升压素

血管升压素（vasopressin，VP）是由下丘脑视上核和室旁核的神经元合成的肽类物质，经下丘脑垂体束运抵神经垂体贮存，在适宜刺激作用下由神经垂体释放入血。VP作用于血管平滑肌细胞上的 V_1 受体，使血管平滑肌强烈收缩，因而能引起血压升高，是已知最强的缩血管物质之一。但在一般情况下，VP的作用主要是与肾脏远曲小管和集合管管周膜上 V_2 受体结合促进肾远曲小管和集合管对水的重吸收，所以又称**抗利尿激素**（antidiuretic hormone，ADH）。VP可能并不经常性地对血压起调节作用，而仅在禁水、外科手术、失血等应激情况下，释放量大大增加时，血浆中VP浓度明显高于正常时才发挥其升压效应。其调控详见第八章。

（四）血管内皮生成的血管活性物质

血管内血流对血管内皮应切力的影响可生成和释放引起血管平滑肌舒张和收缩的两类血管活性物质，现比较明确的重要的有以下两种：①**内皮舒张因子**（endothelium-derived relaxing factor，EDRF）：目前已知EDRF就是一氧化氮（NO），其作用是激活血管平滑肌细胞内的鸟苷酸环化酶，使cGMP浓度升高，游离 Ca^{2+} 浓度降低，故血管舒张。与此同时，它还可与前列环素等舒血管物质共同对抗NE及其他缩血管物质的作用，保证正常血压和器官灌流量。②**内皮素**（endothelin，ET）：ET是由血管内皮细胞产生的多种缩血管物质之一，也是目前已知血管活性物质中最强的缩血管物质之一。ET与血管平滑肌细胞上的特异受体结合后，促进肌质网释放 Ca^{2+}，从而增强血管平滑肌的收缩。

（五）心房钠尿肽

心房钠尿肽是由心房肌细胞合成和释放的一类多肽。它可使血管平滑肌舒张，外周阻力降低；使心率减慢，每搏输出量减少，血压降低。心房钠尿肽作用于肾内相应受体，可使肾脏排水和排钠增多。此外，它还有抑制肾素-血管紧张素-醛固酮系统的作用，间接地促进 Na^+ 的排泄，以及抑制VP的作用。

当血容量增加和血压升高时，心房壁受到牵拉，可使心房肌细胞释放心房钠尿肽，引起利尿和排钠效应。因此，它也是体内调节水盐平衡的一种重要的体液因素。

（六）其他体液因子

激肽释放酶激肽系统也参与血压和局部组织血流的调节。血浆中存在一种称为**激肽原**（kininogen）的蛋白质，在血浆激肽释放酶（存在于血浆中）和组织激肽释放酶（存在于肾、唾液腺、胰腺、汗腺等组织内）的作用下，分别水解生成两种具有生物活性的激肽，即9肽的**缓激肽**(bradykinin)和10肽的胰激肽也称**血管舒张素**(kallidin)，后者可在氨基肽酶的作用下失去赖氨酸而成为缓激肽。缓激肽在激肽酶的作用下水解失活。激肽是已知最强烈的舒血管物质，可使血管平滑肌舒张和毛细血管通透性增高。在一些腺体器官中生成的激肽，可使器官局部血管舒张，血流量增加。循环血液中的激肽也能因血管舒张而降低血压，但对其他平滑肌则引起收缩效应。

此外，还有其他体液因子，如组胺、前列腺素、阿片肽等，也能舒张血管。

三、自身调节

实验证明，如果将调节血管活动的外部神经和体液因素都去除，在一定血压变动范围内，器官组织的血流量仍能得到适当的调节，这种调节属于自身调节。

关于器官组织血流量的局部自身调节，一般认为有肌源学说和局部代谢产物学说两种机制。肌源学说认为血管平滑肌经常保持着一定的紧张性收缩，称为肌源性活动。当器官的血液灌注压突然增大时，血管平滑肌受到牵张刺激，其肌源性活动加强，结果该器官的血流阻力增大，血流量不致因灌注压升高而增多，即能保持相对稳定；当器官的血流灌注压突然降低时，则发生相反变化。局部代谢产物学说认为，器官血流量主要依靠局部代谢产物的刺激而进行自动调节，其机制已在微循环的调节中加以叙述，这里不再重复。

第五节　器 官 循 环

体内各器官的血流量与灌注该器官的动、静脉压力差以及该器官的血流阻力有关，还取决于该器官阻力血管的舒张状态。由于不同器官的结构和功能各不相同，因此，其血流量的调节除具有共性的一般规律外，还有其本身的特点。本节仅讨论心、肺、脑血液循环的特点与调节。

一、冠脉循环

冠脉循环(coronary circulation)是营养心脏本身的血液循环。心脏的工作量大，又处于终生连续活动状态之中，它所需要的营养物质和氧气完全依靠冠脉循环供给，因此，冠脉循环对保证心脏功能极为重要。心脏的血液供应来自左、右冠状动脉，冠状动脉的主干行走于心脏的表面，其小分支常以垂直于心脏表面的方向穿入心肌，并在心内膜下层分支成网。这种分支方式使冠脉血管容易在心肌收缩时受到压迫。

（一）冠脉血流的特点

1. *血流量大、血液供应丰富*　左、右冠状动脉起自主动脉根部，故冠脉循环血压较高，流速快，血流量大。安静时，人冠脉血流量为每100 g心肌每分钟60～80 ml。中等体重的人，冠脉总血流量为200～250 ml/min，占心输出量的4%～5%。当心脏活动加强，冠脉达到最大舒张状态时，血流量可增加到每100 g心肌每分钟300～400 ml，为安静状态时的4～5倍。

2. *以心舒张期供血为主*　由于冠脉的大部分分支深埋于心肌内，因此心肌节律性舒缩对冠脉血流有很大的影响，尤其对左冠状动脉的影响显著(图4-26)。一个心动周期中，在左心室等容收缩期，由于心肌收缩的挤压，左冠状动脉血流阻力增大，以致血流急剧减少，甚至倒流；在左心室快速射血期，主动脉血压有所升高，冠脉血流也随之升高；但进入减慢射血期时，随主动脉血压下降，冠脉血流很快再次减少；当左心室舒张时，虽然此时主动脉血压有所降低，但由于解除对冠脉的压迫，血流阻力减小，因此冠脉血流迅速增加。在整个心动周期中，由于心舒张期时间长于心收缩期，因此舒张期冠脉血流总量大于收缩期。据计算，左心室在收缩期的血流量为舒张期血流量的20%～30%。心肌收缩加强时，收缩期血流量所占百分比更小。由此可见，主动脉舒张压的高低，以及心舒张期的长短是决定冠脉血流量的重要因素。右心室肌比较薄弱，收缩时对右冠状动脉的压迫作用较小。因此，右冠状动脉血流量在整个心动周期中的变化不大(图4-26)。

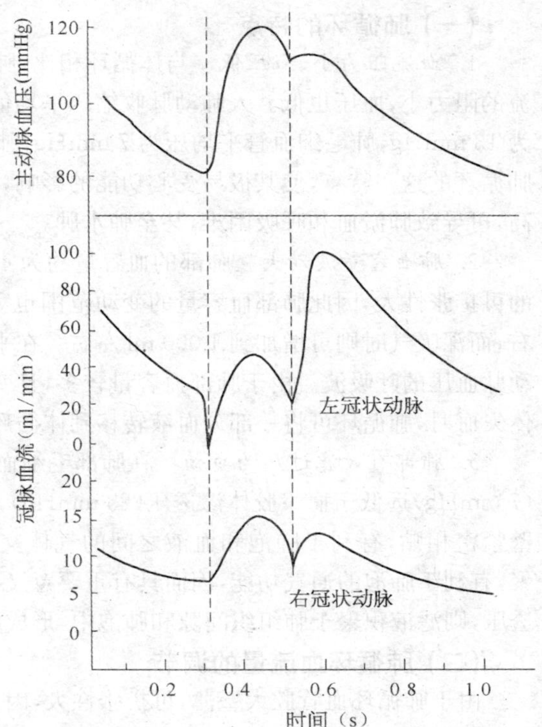

图4-26　心动周期中左、右冠状动脉血流量变化示意图

(二) 冠脉血流量的调节

心肌代谢水平、神经、激素都参与了冠脉血流量的调节，但最重要的因素是心肌本身的代谢水平。

1. 心肌代谢水平　心肌收缩的能量来源几乎全部依靠氧化代谢。实验证明，冠脉血流量与心肌代谢水平成正比关系，在切断心脏的神经支配和没有激素作用的情况下，这种关系依然存在。心肌的耗氧量较高，但心肌的氧贮备较小，此时心肌对氧的需求主要通过冠脉舒张，增加冠脉血流量而实现的。心肌代谢增强引起的冠脉舒张并非低氧本身，而是由于某些心肌代谢产物的增加。当心肌代谢增强时，H^+、CO_2、乳酸和腺苷等代谢产物增多，目前认为，这些代谢产物中最重要的冠脉舒张物质是腺苷。心肌细胞中的ATP分解供能后形成AMP，而AMP进一步在5′核苷酸酶的作用下分解而生成腺苷。腺苷具有强烈的舒张小动脉的作用，但腺苷生成后几秒钟内即被破坏，因此不会引起其他器官的血管舒张。心肌缺氧时，心脏静脉血中腺苷的浓度可迅速增加3～5倍，而其他代谢产物舒张冠脉的作用则较弱。

2. 神经调节　冠状动脉受迷走神经和交感神经的支配。迷走神经的直接作用是使冠脉舒张；但在完整机体内刺激迷走神经，对冠脉血流量的影响较小。交感神经末梢释放的递质NE可作用于冠脉的α和β受体，α受体兴奋时冠脉收缩，而β受体兴奋时则冠脉舒张。在完整机体内刺激交感神经，冠脉出现先收缩后舒张的效应。由于继发的舒血管作用强大而持久，初期的缩血管效应往往被掩盖，所以平时交感神经兴奋时常表现为冠脉舒张。

3. 激素调节　E和NE可直接作用于冠脉血管的α和β两类肾上腺素受体，引起冠脉血管的收缩或舒张；也可通过增加心肌代谢和耗氧量使冠脉血流量增大。甲状腺素增多时，心肌代谢加强，耗氧量增大，使冠状动脉血管舒张，冠脉血流量增加。血管紧张素Ⅱ和大剂量VP都可使冠状动脉血管收缩，冠脉血流量减少。

二、肺循环

肺循环(pulmonary circulation)是指从右心室到左心房的血液循环，而气管、支气管的血供却来自体循环的支气管动脉。肺循环和支气管血管的末梢之间有吻合支沟通。因此，有一部分支气管静脉血液可经过吻合支进入肺静脉，使主动脉血液中参入1%～2%的静脉血。

（一）肺循环的特点

1. *血流阻力小、血压低* 与体循环相比，肺动脉及其分支短而粗，壁薄，可扩张性大，因此对血流的阻力小，血压也低。人肺动脉收缩压平均值正常为 22 mmHg，舒张压为 8 mmHg，平均动脉压为 13 mmHg，肺毛细血管平均压为 7 mmHg，肺静脉和左心房压为 1～4 mmHg，平均为 2 mmHg。肺循环的这一特点，使其极易受心功能的影响，当左心衰竭时，逆行性肺静脉和肺毛细血管压力升高，可导致肺淤血和呼吸困难，甚至肺水肿。

2. *肺血容量波动大* 肺部的血容量约为 450 ml，约占全身血量的 9%。由于肺组织和肺血管的可扩张性大，因此肺部血容量的变动范围也大。在用力呼气时，肺部血容量可减少到 200 ml 左右，而深吸气时则可增加到 1 000 ml 左右。在平静呼吸时，肺部血容量也有一定的波动，从而造成动脉血压的呼吸波。由于肺部血容量较多，且变动范围大，故肺循环血管起着贮血库的作用。当机体失血时，肺循环可将一部分血液转移到体循环，起代偿作用。

3. *肺部有效滤过压为负值* 在肺部毛细血管和组织液之间的液体交换中，由于毛细血管血压（7 mmHg）远低于血浆胶体渗透压（25 mmHg），因此，有效滤过压为负值。这使肺泡膜和毛细血管壁紧密相贴，有利于肺泡和血液之间的气体交换，并能吸收肺泡内液体，使肺泡内不会有液体积聚，有利于肺泡的通气功能，因而具有重要意义。左心衰竭时，肺毛细血管血压可大于血浆胶体渗透压，则滤液积聚于肺组织间隙和肺泡中，形成肺水肿。

（二）肺循环血流量的调节

由于肺循环血管腔大壁薄，可扩张性大，因此其口径的变化多数情况下是被动的。但是，肺循环的血流量仍受到肺组织局部化学因素的影响和神经体液因素的调节。

1. *肺泡气氧分压的影响* 肺泡气的氧分压对肺部血管的舒缩活动有明显的影响。当某部分肺泡通气不足而使 PO_2 降低时，肺泡周围的微动脉收缩，使局部血流阻力增大，于是该部分血流减少，结果使较多的血流进入其他通气充足的肺泡毛细血管床。这一反应有利于血液和肺泡之间进行有效的气体交换。

2. *神经调节* 肺循环血管受交感神经和迷走神经的支配，刺激交感神经的直接作用是使肺血管收缩；而在整体情况下，交感兴奋时体循环的血管收缩，将一部分血液挤入肺循环，使肺循环内血容量增加。刺激迷走神经可使肺血管舒张。

3. *活性物质对肺血管的影响* N、NE、血管紧张素Ⅱ、前列腺素、组胺、5－HT 等可使肺血管收缩，乙酰胆碱和异丙肾上腺素则引起肺血管舒张。

三、脑循环

脑是人体功能调节的最高级中枢。它对缺血的耐受性很低，在正常体温情况下，脑供血停止数秒钟，人即会意识丧失，脑供血停止 5～6 min，大脑功能将出现难以恢复的损伤。因此，保证脑的血液供应非常重要。**脑循环**（cerebral circulation）的血液供应来自颈内动脉和椎动脉。两侧椎动脉在颅腔内先合成基底动脉，再与两侧颈内动脉的分支合成颅底动脉环，由此分支，分别供应脑的各部。脑静脉血进入静脉窦，主要通过颈内静脉流回腔静脉。

（一）脑循环的特点

1. *血流量大、耗氧量多* 脑的重量仅占体重的 2%左右，但脑是人体的重要器官，由于代谢水平高，O_2 耗量大，所以对血供的需求也大。安静时，每 100 克脑组织每分钟的血流量为 50～60 ml，O_2 耗量为 3～5 ml；整个脑每分钟的血流量约为 750 ml（占心输出量的 15%），O_2 耗量约为 50 ml（占全身的 20%）。

2. 血流量变化小 脑位于颅腔内，头颅为骨性结构，其容积是固定的。颅腔内为脑、脑血管和脑脊液所充满。三者容积的总和也是固定的，且与颅腔容积相等。由于脑组织是不可压缩的，因此脑血管舒缩程度受到很大的限制，血流量的变化较其他器官为小。因此，要增加脑的血液供应主要依靠提高脑循环的血流速度。

3. 存在血脑脊液屏障和血脑屏障 在血液和脑组织之间、血液和脑脊液之间存在着限制血液中某些物质与脑组织、脑脊液自由交换的屏障：①在毛细血管血液和脑脊液之间存在有限制某些物质自由化扩散的屏障，称为**血脑脊液屏障**(blood cerebrospinal fluid barrier)。脑脊液形成的原理与组织液不完全相同，它主要是由脑室脉络丛分泌而产生。脑脊液的成分不同于血浆，其 Na^{+}、Mg^{2+} 和 Cl^{-} 浓度较血浆高，K^{+}、HCO_3^{-} 和 Ca^{2+} 则较血浆低，蛋白质含量极微，葡萄糖含量也较血浆少。这种屏障对不同物质通透性不同，如 O_2 和 CO_2 等脂溶性物质很易通过屏障，而许多离子的通透性较低。血脑脊液屏障的基础是无孔毛细血管壁和脉络丛细胞中运输各种物质的特殊载体系统。②血液和脑组织之间也存在着类似的屏障，可限制物质在血液和脑组织之间的自由交换，称为**血脑屏障**(blood brain barrier)。脂溶性物质如 O_2、CO_2、乙醇及某些麻醉药易于通过血脑屏障，而青霉素、胆盐、H^{+}、HCO_3^{-} 和非脂溶性物质则不易透入脑组织。毛细血管的内皮、基膜和星状胶质细胞的血管周足等结构可能是血脑屏障的形态学基础。血脑脊液屏障和血脑屏障的存在，对于稳定脑组织的内环境，防止血液中某些有害物质进入脑内，为脑细胞的正常活动提供必要的保障。

(二) 脑血流量的调节

脑血流量的调节受众多因素的影响，最为重要的是脑血流量的自身调节。

1. 脑血流量的自身调节 由于脑血管的舒缩受限制，故脑的血流量主要取决于脑的动脉和静脉之间的压力差。在正常情况下，因颈内静脉压已接近于右心房压，变化不大，故对脑血流起主要作用的是颈动脉压。颈动脉压升高时，脑血流量相应增加；反之，颈动脉压降低时，脑血流量减少。但当平均动脉压在 60～140 mmHg 变动时，脑血管的自身调节机制可发挥很好的作用，使脑血流量保持相对稳定。血压在此范围内波动时，当血压升高时，脑血管则收缩；血压降低时，则脑血管舒张。当血压超过 140 mmHg 时，脑血流量将随血压升高而增加，若血压过高时，可因毛细血管血压过高而引起脑水肿。当血压低于 60 mmHg 时，则脑血流量减少，引起脑功能障碍。

2. 脑组织局部化学因素 影响脑血管舒缩活动的最重要因素是脑组织局部的化学环境。当血液 PCO_2 升高或 PO_2 降低时，脑血管舒张，血流量增加；反之，当过度通气时，CO_2 呼出过多，动脉血 PCO_2 降低，脑血流量则减少，并可引起头晕。此外，脑的各个部分的血流量和脑组织的代谢程度有关。实验表明，大脑皮层不同部位的血流量是不同的。当某一部分脑的代谢活动加强时，该部分脑的血流量就增多。其机制可能是 PO_2 降低以及 H^{+}、K^{+}、腺苷等代谢产物引起脑血管舒张所致。研究还表明，脑的代谢产物可通过某些神经元，以及血液中的一些活性物质使脑血管内皮产生 NO 而引起脑血管舒张，脑血流量增加。

3. 神经调节 尽管脑血管受交感、副交感神经支配，还有少量的神经肽纤维末梢分布，但神经因素在脑血管活动调节中的作用很弱。实验表明，在各种心血管反射中，脑血流量一般不受影响。分别切断支配脑血管的不同神经后，脑血流量无明显的变化。

(张志雄 曾 辉)

第五章

呼　　吸

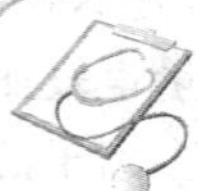

导学

掌握：肺通气原理；肺通气功能的评价；肺泡表面活性物质的作用；氧解离曲线及影响因素；肺牵张反射；呼吸运动的化学性反射调节。

熟悉：呼吸过程的三个环节；气体在血液中存在的形式；肺换气过程及其影响因素；呼吸中枢的部位。

了解：肺通气阻力；呼吸节律的形成机制。

机体与外界环境之间的气体交换过程，称为**呼吸**(respiration)。呼吸基本过程是由以下相互衔接并同时进行的三个环节组成(图 5-1)：①**外呼吸**(external respiration)，包括肺通气和肺换气。②**气体运输**(transport of gas)，是指 O_2 和 CO_2 在血液中的运输。③**内呼吸**(internal respiration)，即组织换气。

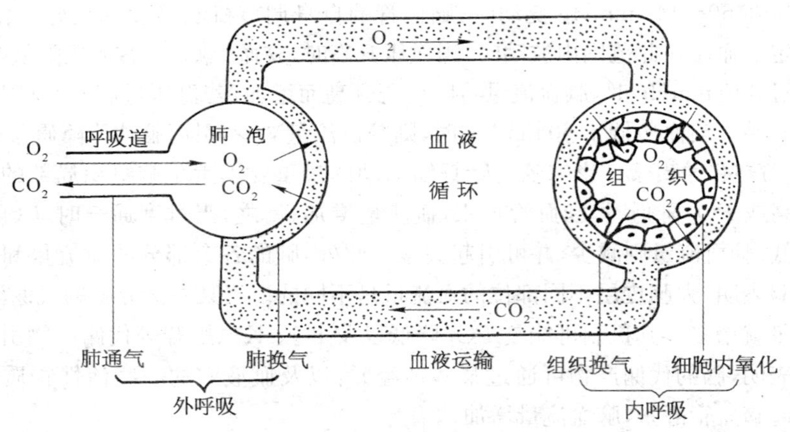

图 5-1　呼吸全过程示意图

第一节　肺　通　气

肺通气(pulmonary ventilation)是指肺与外界环境之间的气体交换过程。实现肺通气的主要器官有呼吸道、肺泡和胸廓等。呼吸道是气体进出肺的通道，包括鼻、咽、喉(称为上呼吸道)和气管、支气管及其在肺内的分支(称为下呼吸道)。呼吸道不仅是呼吸气体进出的通道,而且对吸入气体具有加温加湿、过滤清洁,以及引起咳嗽、喷嚏等防御反射功能;肺泡是气体与血液之间进行气体交换的场所,胸廓的扩张与收缩活动是实现肺通气的动力。

一、肺通气的动力

气体进出肺脏取决于肺泡和外界环境间的压力差。通常外界环境中的大气压是相对恒定的。因此,在自然呼吸情况下,肺泡与外界环境间的压力差是由肺内压的变化决定的。肺内压可随肺容积的变化而改变,肺容积的变化又是由呼吸肌收缩、舒张引起的胸廓扩大和缩小的呼吸运动实现的。可见,呼吸肌收缩、舒张引起的呼吸运动是实现肺通气的原动力,而由肺内压变化产生的肺泡与外界环境间的压力差则是肺通气的直接动力。

(一) 呼吸运动

呼吸运动(respiratory movement)是呼吸肌收缩、舒张引起的胸廓规律性扩大和缩小的运动,包括吸气运动和呼气运动。参与呼吸运动的肌肉称为呼吸肌,包括吸气肌、呼气肌和辅助吸气肌。主要的吸气肌有膈肌和肋间外肌,主要的呼气肌有肋间内肌和腹肌,辅助吸气肌包括胸锁乳突肌、斜角肌和背阔肌等。根据参与呼吸运动的呼吸肌不同将呼吸运动分为以下类型。

1. *平静呼吸*　机体在安静状态下的呼吸称为**平静呼吸**(eupnea)。人在安静时,呼吸运动平稳而均匀,呼吸频率为 12～18 次/min。

平静呼吸时,吸气运动主要由膈肌和肋间外肌收缩完成。膈肌是最重要的吸气肌,静息时膈肌向上隆起,形似钟罩状。膈肌收缩时,隆起的中心部分向下移,增大了胸腔的上下径;肋间外肌起自上一肋骨下缘,斜向前下止于下一肋骨上缘。由于脊椎的位置是固定的,而胸骨可上下移动,所以当肋间外肌收缩时,肋骨和胸骨向上提起,同时肋骨下缘向外侧偏转,使胸腔前后径和左右径增大。通过膈肌和肋间外肌的收缩,胸腔容积增加,肺容积随之增大,肺内压降低并低于外界大气压,于是外界气体便顺压差经呼吸道进入肺,完成吸气运动。

平静呼吸时,呼气运动是由膈肌和肋间外肌舒张所致。通过膈肌和肋间外肌舒张,膈顶、胸骨和肋骨均回到原位,胸腔上下径、前后径和左右径均缩小,引起胸腔和肺容积相继缩小,肺内压升高并且高于外界大气压,肺内气体经呼吸道被呼出,完成呼气运动。

可见,在平静呼吸过程中,吸气运动是主动的,而呼气运动是被动的。

2. *用力呼吸*　在机体活动或吸入气中 CO_2 含量增加而 O_2 含量减少时,呼吸运动将加深、加快,称为**用力呼吸**(forced breathing)或**深呼吸**(deep breathing)。用力吸气时,除膈肌和肋间外肌收缩外,还有辅助吸气肌参与收缩,使胸廓和肺容积进一步扩大,吸入气量增加。用力呼气时,除吸气肌舒张外,还需肋间内肌和腹肌等呼气肌参与收缩。肋间内肌收缩,使肋骨和胸骨下移,还使肋骨向内侧偏转,胸腔前后径、左右径进一步缩小;腹肌收缩,推动膈肌继续上升,引起胸腔上下径和胸腔容积进一步减小,呼出更多气体。

可见,在用力呼吸过程中,吸气运动和呼气运动都是主动的。

3. *胸式呼吸和腹式呼吸*　肋间外肌收缩和舒张时主要表现为胸部的起伏,因此,将以肋间外肌舒缩活动为主的呼吸运动,称为**胸式呼吸**(thoracic breathing)。膈肌收缩和舒张时,腹腔内的脏器发生移位,造成腹部起伏,将以膈肌舒缩活动为主的呼吸运动,称为**腹式呼吸**(abdominal breathing)。一般情况下,成年人多为胸式和腹式混合式呼吸,但当胸部或腹部活动因疾病等原因受限制时,可出现某种单一的呼吸形式。在婴幼儿,由于肋骨倾斜度小,位置趋于水平,因而常以腹式呼吸为主。

(二) 肺内压

肺内压(intrapulmonary pressure)是指肺泡内的压力。吸气开始时,肺容积随胸廓扩大而增大,肺内压下降,低于大气压,气体借此压差推动进入肺泡。随着肺内气体逐渐增加,肺内压也逐渐升高,到吸气末,肺内压升至和大气压相等,吸气停止,转入呼气;呼气开始时,肺容积随着胸廓缩小而减小,肺内压升高,高于大气压,肺泡内气体借此压差通过呼吸道流向外界。随着肺内气体减少,肺内压逐渐下降,到呼气末,肺内压降至与大气压相等,呼气停止,又转入吸气(图 5-2B)。

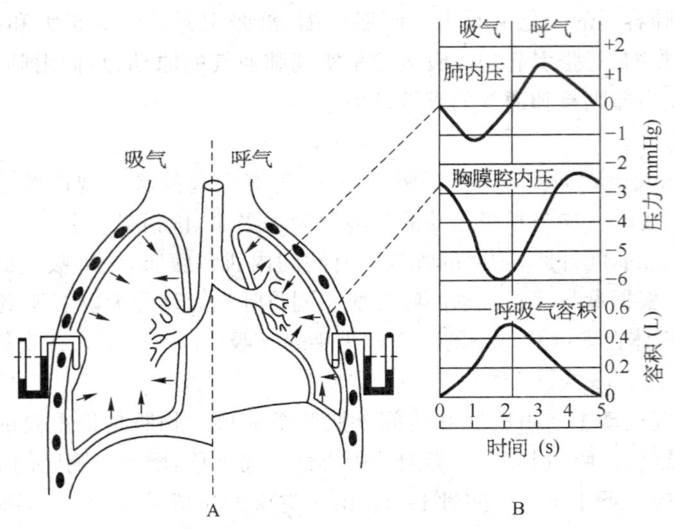

图 5-2 呼吸过程中肺内压、胸膜腔内压和呼吸气容积变化

A. 胸膜腔内压直接测量示意图;B. 吸气和呼气时,肺内压、胸膜腔内压和呼吸气容积的变化过程

呼吸过程中,肺内压的变化情况与呼吸运动的深浅、缓急和呼吸道是否通畅等因素相关联。在平静呼吸时,肺容积变化较小,肺内压的变化程度也较小。吸气时为－2～－1 mmHg,呼气时为1～2 mmHg;在用力呼吸时,肺内压的变化程度将增大;在呼吸道不够通畅时,肺内压的变化程度将更大;如果故意紧闭声门尽力做呼吸动作,吸气时肺内压可降低到－100～－30 mmHg,而在呼气时肺内压则可高达 60～140 mmHg。

可见,在呼吸运动过程中,肺内压是呈交替升降的周期性变化的,正是这种变化建立了肺内压与外界环境大气压之间的压力差,该压力差即是实现肺通气的直接动力。利用这一原理,在临床患者自然呼吸停止时,可通过人工的方法改变肺内压,建立肺内压与大气压之间的压力差,以维持肺通气功能,即为**人工呼吸**(artificial respiration)。人工呼吸分为正压法和负压法两种类型,如口对口人工呼吸为正压通气,节律性地举臂压背或挤压胸廓为负压通气。不同类型的人工呼吸机对患者也能够实施正压或负压通气。

(三) 胸膜腔与胸膜腔内压

1. 胸膜腔 由肺表面的脏层胸膜和胸廓内壁的壁层胸膜所形成的密闭性潜在腔隙,称为**胸膜腔**(pleural cavity)。胸膜腔内没有气体,只存在少量浆液。两层胸膜之间的浆液具有润滑作用,以减少呼吸运动时胸膜之间的摩擦。同时,由于浆液分子之间存在内聚力,使两层胸膜紧紧相贴,不易分开。因此,密闭的胸膜腔将肺和胸廓两个弹性结构偶联在一起,可使自身不具备主动张缩能力的肺脏能随着胸廓的张缩而同步运动。

2. 胸膜腔负压的形成　胸膜腔内的压力即为**胸膜腔内压**(intrapleural pressure),简称胸内压。检测结果表明,平静呼吸时胸膜腔内压始终低于大气压,故称为**胸膜腔负压**。

在人的生长发育过程中,胸廓的生长速度较肺组织快,因而胸廓的自然容积大于肺的自然容积。所以,从胎儿出生后第一次呼吸开始,肺总是被胸廓牵拉处于被动扩张状态。从此,胸膜腔便会受到两种力的作用:一是肺内压,可使肺泡扩张;二是肺回缩力,使肺泡缩小(图 5-2A,箭头所示),故胸膜腔内压应是上述两力的代数和,即:

胸膜腔内压=肺内压－肺回缩力

由于在吸气末或呼气末,肺内压等于大气压,于是:

胸膜腔内压=大气压－肺回缩力

若以大气压为 0,则:

胸膜腔内压=－肺回缩力

可见,胸膜腔内压是由肺回缩力造成的。在呼吸过程中,由于肺始终处于被扩张状态,故总有回缩的倾向。因此,在平静呼吸时,胸膜腔内压始终保持负压,并随呼吸运动而发生周期性波动。平静呼气时,肺缩小,肺回缩力减小,胸膜腔负压较小,至平静呼气末,胸膜腔负压为－5～－3 mmHg;平静吸气时,肺扩张,肺回缩力增大,胸膜腔负压增加,至平静吸气末,胸膜腔负压为－10～－5 mmHg(图 5-2B)。当气道阻力增大时,胸膜腔内压波动幅度将增大。如紧闭声门用力吸气时,胸膜腔内压可进一步降至－90 mmHg;紧闭声门用力呼气时,胸膜腔内压可升高达到正值。

3. 胸膜腔负压的生理意义　①使肺和小气道维持扩张状态,保证肺通气和肺换气;②使胸腔内的腔静脉、胸导管等扩张,有利于静脉血和淋巴回流。可见,胸膜腔负压对维持肺扩张十分重要,而胸膜腔的密闭状态又是维持胸膜腔负压的前提。一旦胸膜腔密闭状态遭到破坏,气体将立即进入胸膜腔,胸膜腔内压与大气压相等,形成**气胸**(pneumothorax)。此时两层胸膜彼此分开,肺脏因自身回缩力而塌陷,因而不能实现正常的肺通气功能。此外,气胸时血液和淋巴回流也将减少,严重气胸可因呼吸、循环功能障碍而导致休克和死亡,必须紧急处理。

二、肺通气的阻力

肺通气的阻力是指在肺通气过程中所遇到的阻力,分别是弹性阻力和非弹性阻力两种类型。弹性阻力属静态阻力,包括肺的弹性阻力和胸廓的弹性阻力,约占总通气阻力的 70%,是平静呼吸时的主要阻力;非弹性阻力属动态阻力,包括气道阻力、惯性阻力和黏滞阻力,约占总通气阻力的 30%,以气道阻力为主。肺通气阻力增大是临床上肺通气障碍最常见的原因。

(一) 弹性阻力与顺应性

弹性阻力(elastic resistance)是指弹性组织在外力作用下发生变形时产生的对抗外力作用的力。弹性阻力的大小一般可用顺应性来衡量,**顺应性**(compliance)是指在外力作用下弹性组织的可扩张性。在相同外力作用下,容易变形者顺应性大,弹性阻力小;不易变形者顺应性小,弹性阻力大。可见,顺应性(C)与弹性阻力(R)之间成反比关系。对空腔器官而言,顺应性可用单位跨壁压变化(ΔP)所引起的器官容积变化(ΔV)表示,单位是 L/cmH_2O,即:

$$C=\frac{\Delta V}{\Delta P}(L/cmH_2O)$$

1. 肺和胸廓的弹性阻力　在呼吸过程中，无论吸气还是呼气，肺容积变化总大于其自然容积，肺始终处于扩张状态，肺在被扩张变形时会产生弹性回缩力，称为肺弹性阻力。肺弹性阻力方向与肺扩张方向相反，因而是吸气的阻力，呼气的动力。

肺弹性阻力 1/3 来自肺内弹力纤维和胶原纤维等弹性成分，2/3 来自肺泡的表面张力。因此，表面张力的大小对肺的顺应性起重要作用。肺泡表面张力产生于肺泡内表面的液-气界面上。肺泡内有气体，同时肺泡内表面还有一层液体，两者在肺泡内表面可形成液-气界面。在液-气界面上，液体分子间的吸引力大于液、气分子间的吸引力，因而产生了使液体表面积缩小的力，即表面张力。这种力可使球形的肺泡体积趋于缩小，所以表面张力是使肺泡回缩的力。

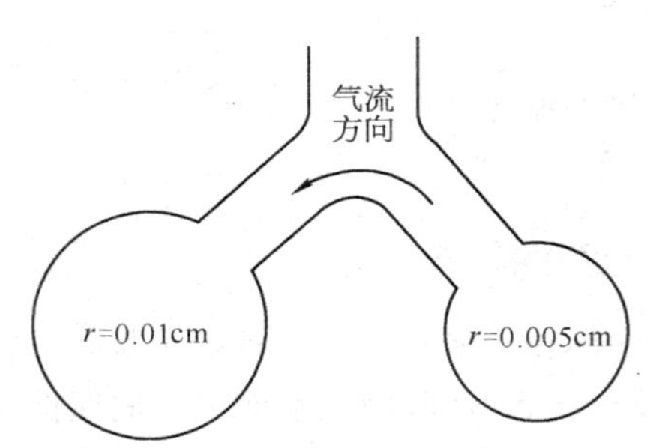

图 5-3　相连通的不同大小的肺泡回缩力及气流方向示意图

P(大肺泡) = 2×20/0.01 = 4×10^{-2} N/cm^2 = 4 cmH_2O

P(小肺泡) = 2×20/0.005 = 8×10^{-2} N/cm^2 = 8 cmH_2O

人的两侧肺约有 3 亿个肺泡，其半径大小不同，并且通过气管肺泡彼此相通。根据 Laplace 定律，$P=\frac{2T}{r}$（P 为肺泡回缩力；T 为肺泡表面张力；r 为肺泡半径），如果肺泡表面张力不变，则小肺泡的回缩力大，而大肺泡的回缩力小，将导致小肺泡内的气体流入到大肺泡，最终小肺泡发生缩小塌陷，而大肺泡则过度膨胀，使肺泡的容积失去稳定性（图 5-3）。但是，由于肺泡表面活性物质的存在避免了肺泡不稳定性的发生。

肺泡表面活性物质（pulmonary surfactant）是由Ⅱ型肺泡上皮细胞合成和分泌的，以**二棕榈酰卵磷脂**（dipalmitoyl phosphatidyl choline，DPPC）为主要成分的脂蛋白混合物。DPPC 分子具有亲水和疏水双重极性，即分子的一端是亲水极易溶于水，另一端是疏水极不溶于水。因此，DPPC 以单分子层垂直排列于肺泡内表面的液-气界面上，其亲水极端插入肺泡壁表面液体层中，疏水极端则插入肺泡腔的气体中。DPPC 在液-气界面上的分布密度随肺泡的张缩而改变，即当肺泡扩大时，肺泡半径增大，其分布密度变小；当肺泡缩小时，肺泡半径变小，其分布密度增大。

肺泡表面活性物质的总体作用是降低肺泡表面张力，其主要的生理意义是：①维持大小肺泡容积的稳定。当呼气肺泡缩小时，肺泡表面活性物质分布密度增大，降低表面张力的作用增强，肺泡表面张力下降则防止萎陷；当吸气肺泡扩大时，肺泡表面活性物质分布密度减小，降低表面张力的作用减弱，肺泡表面张力升高，可防止肺泡过度膨胀。由此保持大小肺泡容积的相对稳定。②减少肺组织液生成，防止肺水肿。肺泡表面张力使肺泡回缩，引起肺泡间隙扩大，降低了肺泡间质中的静水压，使毛细血管内的液体容易进入组织间隙，组织液生成增多，可能造成肺水肿，影响气体的交换。但在正常人，由于肺泡表面活性物质能降低肺泡表面张力，减小肺泡回缩力，因而可减少肺泡间质组织液生成，防止肺水肿发生。③降低吸气阻力，减少吸气做功。由于肺泡表面活性物质能降低肺泡表面张力，降低肺泡回缩力，进而增大肺的顺应性，使肺泡更容易扩张。

在正常情况下，肺泡表面活性物质处于不断更新中，如更新过程因某种原因发生障碍，可能导致肺泡表面活性物质减少或缺乏。如成年人患肺炎、肺血栓等疾病时，可因肺泡表面活性物质减少而发生肺不张；胎儿在妊娠 30 周左右，其肺泡Ⅱ型细胞才开始合成和分泌肺泡表面活性物质。早产儿可因缺乏肺泡表面活性物质而发生新生儿呼吸窘迫综合征，导致死亡。

胸廓具有一定的弹性，在外力作用下变形时可产生弹性阻力，称为胸廓的弹性阻力。胸廓的弹性阻力主要来自胸廓的弹性成分。

胸廓的弹性阻力作用方向取决于胸廓的容积状态。例如，当肺容量约为肺总容量的67%（相当于平静吸气末的肺容量）时，胸廓处于自然位置，没有发生变形，因而不表现弹性阻力；当肺容量小于肺总容量的67%（如平静呼气或深呼气）时，由于胸廓被牵引向内而缩小，其弹性阻力向外，此时胸廓的弹性阻力变为吸气的动力和呼气的阻力；当肺容量大于肺总容量的67%（如深吸气）时，由于胸廓被牵引向外而扩大，其弹性阻力向内，此时胸廓的弹性阻力则成为吸气的阻力和呼气的动力。

2. 肺和胸廓的顺应性　肺和胸廓的弹性阻力可用肺和胸廓的顺应性表示。

(1) **肺的顺应性**（compliance of lung, C_L）：指一定跨肺压（即肺内压与胸膜腔内压之差）作用下的肺容积变化，即：

$$\text{肺的顺应性}(C_L) = \frac{\text{肺容积的变化}(\Delta V)}{\text{跨肺压的变化}(\Delta P)}(\text{L/cmH}_2\text{O})$$

平静呼吸时，正常成年人 C_L 约为 0.2 L/cmH_2O。临床上，许多肺部疾病都可导致肺顺应性下降，如肺充血、肺不张、肺纤维化、肺泡表面活性物质减少和肺部炎症等，患者肺不易扩张，表现为吸气困难。而肺气肿时，肺弹性成分大量破坏，肺顺应性提高。但由于患者肺弹性回缩力减弱，因而表现为呼气困难。

(2) **胸廓的顺应性**（compliance of chest wall, C_{chw}）：指一定跨胸壁压（即胸膜腔内压与胸壁外大气压之差）作用下的胸腔容积变化，即：

$$\text{胸廓的顺应性}(C_{chw}) = \frac{\text{胸腔容积的变化}(\Delta V)}{\text{跨胸壁压的变化}(\Delta P)}(\text{L/cmH}_2\text{O})$$

正常人胸廓的顺应性约为 0.2 L/cmH_2O。胸廓的顺应性可因胸膜增厚、胸廓畸形、肥胖和腹内占位性病变等而降低，但由此引起肺通气障碍的情况较少见，故临床意义较小。

(3) 肺和胸廓的总弹性阻力和总顺应性：因为肺和胸廓是串联在一起的，所以肺和胸廓的总弹性阻力是两者弹性阻力之和。因为弹性阻力与顺应性成反比关系，因此肺和胸廓的总顺应性可用下式计算：

$$\frac{1}{C_{L+chw}} = \frac{1}{C_L} + \frac{1}{C_{chw}} = \frac{1}{0.2} + \frac{1}{0.2}$$

在正常情况下，肺和胸廓的总顺应性约为 0.1 L/cmH_2O。

（二）非弹性阻力

非弹性阻力（non-elastic resistance）是在气体流动时产生的动态阻力，主要包括气道阻力、惯性阻力和黏滞阻力。气道阻力来自气体流经呼吸道时，气体分子间和气体分子与气道壁间的摩擦，占非弹性阻力的80%～90%，是非弹性阻力的主要成分。气道阻力可用维持单位时间内气体流量所需的压力差表示：

$$\text{气道阻力} = \frac{\text{大气压与肺内压之差}(\text{cmH}_2\text{O})}{\text{单位时间内气体流量}(\text{L/s})}$$

正常人在平静呼吸时，总气道阻力为 1～3(cmH_2O·s)/L。

影响气道阻力的因素主要有气流速度、气流形式和气道口径。气流速度越快，阻力越大，气流速度减慢，阻力减小；气流形式有层流和湍流，层流出现时气流阻力小，湍流出现时阻力增大；在层流时，气道阻力(R)与气道口径(r)的4次方呈反比（即 $R \propto 1/r^4$），气道口径减小时，气道阻力将显著增加。因而，气道口径是影响气道阻力最重要的因素。

气道口径主要受四方面因素影响。①跨壁压：指呼吸道内外的压力差。气道内压力高时，跨壁压增大，气道扩张，阻力减小；反之，则阻力增大。②肺实质对气道壁的外向牵拉：小气道的弹性纤维和胶原纤维与肺泡壁的纤维彼此穿插，它们像帐篷的拉线一样牵拉气道壁，以保持那些没有软骨支持的细支气管的通畅。③自主神经的调节：气道平滑肌受交感、迷走神经的双重支配。交感神经兴奋使气管平滑肌舒张，气道口径变大，阻力降低；迷走神经兴奋则使气管平滑肌收缩，气道口径变小，阻力增加。由于夜晚人的迷走神经紧张性增强，所以呼吸系统疾病引起的呼吸困难常在夜间加重；而拟肾上腺素药物可解除支气管痉挛，缓解呼吸困难。④化学因素的影响：儿茶酚胺可使气管平滑肌舒张，乙酰胆碱以及过敏反应时由肥大细胞释放的组胺、白三烯等物质可使气管平滑肌收缩。

惯性阻力是气流在发动、变速、换向时因气流和组织的惯性所产生；黏滞阻力是由呼吸时组织移动相互摩擦而产生。此两者仅占正常气道阻力10%左右。

(三) 呼吸功

在呼吸运动中，呼吸肌为克服弹性阻力和非弹性阻力实现肺通气时所做的功，称为**呼吸功**(work of breathing)。呼吸功通常以单位时间内压力变化与容积变化的乘积进行计算。正常人平静呼吸时，呼吸所做的功很小，其中2/3用来克服弹性阻力，1/3用来克服非弹性阻力，呼吸耗能仅占全身耗能的3%～5%；剧烈运动时，呼吸做功将增大，尽管呼吸耗能可升高25～50倍，但由于全身总耗能也增大15～20倍，所以呼吸耗能仍只占总耗能的很小一部分。在病理情况下，弹性阻力或非弹性阻力增加时，呼吸功也将增加。

三、肺通气功能的评价

肺通气功能的评价可分为相对静态和动态两种方式，前者包括肺容积和肺容量，后者主要是指肺通气量和肺泡通气量等。

(一) 肺容积

肺容积(pulmonary volume)是指在分节呼吸运动时肺内气体的容积。通常肺容积是由四种互不重叠的呼吸气量组成，即潮气量、补吸气量、补呼气量和余气量(图5-4)。

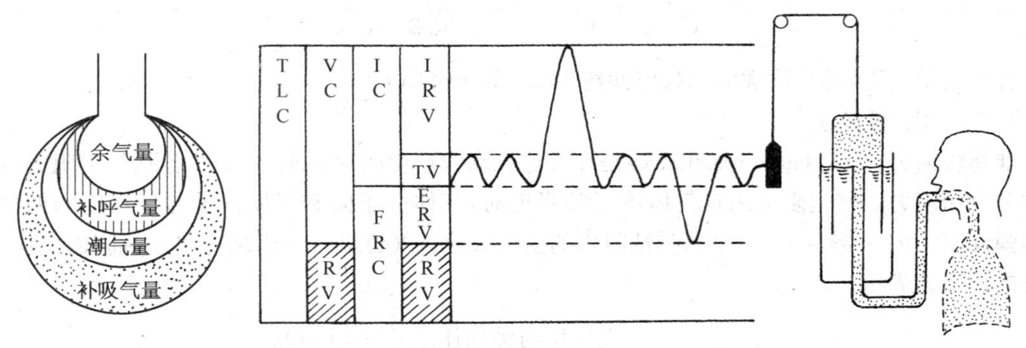

图5-4 肺容积和肺容量示意图

TLC：肺总容量；VC：肺活量；RV：残气量；IC：深吸气量；FRC：功能余气量；IRV：补吸气量；TV：潮气量；ERV：补呼气量

1. 潮气量 平静呼吸时每次吸入或呼出的气量称为**潮气量**(tidal volume, TV)。正常成年人平静呼吸时为 400～600 ml，平均约为 500 ml。运动时 TV 将增大。

2. 补吸气量　平静吸气末，再尽力吸气所能吸入的气量称为**补吸气量**(inspiratory reserve volume，IRV)。正常成年人 IRV 为 1 500～2 000 ml。IRV 反映肺的吸气储备能力。

3. 补呼气量　平静呼气末，再尽力呼气所能呼出的气量称为**补呼气量**(expiratory reserve volume，ERV)。正常成年人 ERV 为 900～1 200 ml。ERV 反映肺的呼气储备能力。

4. 余气量　最大呼气末尚存留于肺内的气量称为**余气量**(residual volume，RV)，又称**残气量**。正常成年人 RV 为 1 000～1 500 ml。RV 可缓冲吸入气体的成分。

(二) 肺容量

肺容量(pulmonary capacity)是指两项或两项以上肺容积的联合气量(图 5-4)。

1. 深吸气量　平静呼气末，作最大吸气时所能吸入的气量称为**深吸气量**(inspiratory capacity，IC)。IC 等于补吸气量和潮气量之和，是衡量肺最大通气潜力的重要指标。胸廓、胸膜、肺组织和呼吸肌等发生病变时可降低肺的最大通气潜力，使 IC 相应减少。

2. 功能余气量　平静呼气末肺内存留的气量称为**功能余气量**(functional residual capacity，FRC)，又称**功能残气量**。FRC 等于补呼气量和余气量之和，正常成年人 FRC 约为 2 500 ml。FRC 的生理作用主要是缓冲肺泡气体成分、温度等过度变化，保证肺泡与血液中 PO_2 和 PCO_2 的相对稳定。由于 FRC 的存在，不论在吸气或呼气过程中，肺泡内 PO_2 和 PCO_2 均不会发生大幅度的波动，而有助于肺换气的稳定。

3. 肺活量、用力肺活量与用力呼气量　在最大吸气后，尽力呼出的最大气量称为**肺活量**(vital capacity，VC)。VC 等于潮气量、补吸气量和补呼气量三者之和。VC 可反映一次肺呼吸的最大通气量，是测定肺功能的常用指标。正常成年男性 VC 约为 3 500 ml，女性约为 2 500 ml。VC 测定方法简便，重复性好。但存在较大个体差异，与年龄、身材大小、性别和呼吸肌强弱等有关。

但在测定 VC 时不限制呼气时间，因此，某些患者尽管肺组织弹性降低或呼吸道狭窄，肺通气功能已经受到损害，但如果延长呼气时间，所测 VC 仍可在正常范围。所以，难以真实体现肺组织的弹性状态和气道的通畅程度，故不能充分反映肺通气功能的实际状况。

用力肺活量(forced vital capacity，FVC)是在最大吸气后，再尽力、尽快呼气所能呼出的最大气量。**用力呼气量**(forced expiratory volume，FEV)，曾称为**时间肺活量**(timed vital capacity，TVC)，是指在最大吸气后再尽力、尽快呼气，在一定时间内所能呼出的气体量，在呼气第 1 秒、2 秒、3 秒内呼出的气体量分别称为：第 1 秒用力呼气量(FEV_1)、第 2 秒用力呼气量(FEV_2)和第 3 秒用力呼气量(FEV_3)。FEV 通常以它占 FVC 的百分数表示(FEV/FVC)。

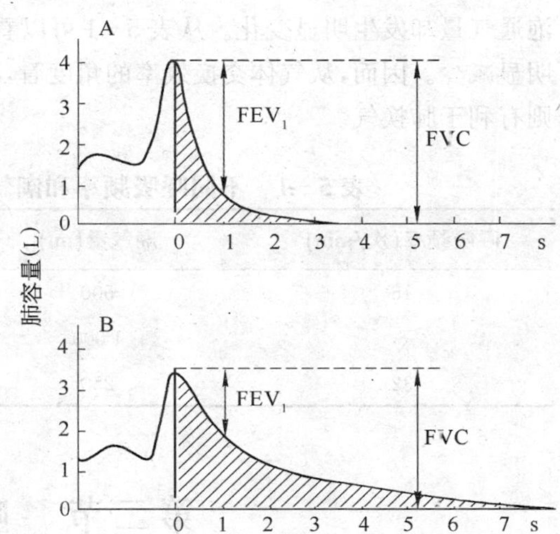

图 5-5　用力肺活量和用力呼气量示意图

A. 正常人；B. 气道狭窄患者纵坐标的“0”等于余气量

正常成人第 1 秒 FEV_1/FVC 约为 83%，第 2 秒 FEV_2/FVC 约为 96%，第 3 秒 FEV_3/FVC 约为 99%(图 5-5A)。在阻塞性肺部疾患的患者，VC 变化可能不明显，但 FEV_1 降低，往往需要较长的时间才能呼出相当于肺活量的气体(图 5-5B)。所以，临床上测定 FEV_1 意义最大。FEV 不仅能反映肺一次呼吸的最大通气量，而且还能反映呼吸过程中所遇阻力的变化，因此是评价肺通气功能的较好指标。

4. 肺总容量　肺所能容纳的最大气量称为**肺总容量**(total lung capacity，TLC)。TLC 等于肺活量与余气量之和。正常成年男性平均约为 5 000 ml，女性平均约为 3 500 ml。

(三) 肺通气量

1. 每分通气量与最大通气量　**每分通气量**(minute ventilation volume)是指每分钟吸入或呼出肺的气体总量，等于潮气量与呼吸频率的乘积。正常成年人安静时潮气量平均约为 500 ml，呼吸频率每分钟为 12～18 次，则每分通气量为 6～9 L/min。每分通气量受性别、年龄、身材和运动量等多因素的影响。在劳动和运动期间，每分通气量将增大。

在尽力作深而快呼吸时，每分钟吸入或呼出肺的最大气体量称为**最大随意通气量**(maximal voluntary ventilation)，或**最大通气量**。正常成年人最大通气量可达 70～120 L/min。最大通气量反映单位时间内通气功能充分发挥所能达到的通气量，是估计一个人运动量潜力的生理指标之一。

2. 无效腔与肺泡通气量　在一次通气中，存留在上呼吸道至呼吸性细支气管之间的呼吸道内气体，因不能进入肺泡参与气体交换，故将此段容积称为**解剖无效腔**(anatomical dead space)，成年人约为 150 ml。气体即使能进入肺泡，肺泡内的部分气体也可因肺内血流分布不均而不能都与血液进行气体交换。未能与血液进行气体交换的这部分肺泡容量称为**肺泡无效腔**(alveolar dead space)。肺泡无效腔与解剖无效腔两者合称为**生理无效腔**(physiological dead space)。健康人平卧时，生理无效腔与解剖无效腔相等或接近。由于无效腔的气体不能与血液进行换气，因此，计算与气体交换有关的通气量时，应以肺泡通气量为准。**肺泡通气量**(alveolar ventilation)是指每分钟吸入肺泡能与血液进行气体交换的新鲜空气量，即：

$$肺泡通气量=(潮气量-无效腔气量)\times 呼吸频率$$

如果某人的潮气量为 500 ml，解剖无效腔气量为 150 ml，那么每次吸入肺泡的新鲜空气量则为 350 ml，若呼吸频率为每分钟 12 次，肺泡通气量为 4.2 L/min。

当潮气量减半和呼吸频率加倍，或潮气量加倍而呼吸频率减半，肺通气量均可保持不变，但肺泡通气量却发生明显变化。从表 5-1 可以看出，浅快呼吸的肺泡通气量较深慢呼吸的肺泡通气量明显减少。因而，从气体交换效率的角度看，浅而快的呼吸不利于肺换气，而适当的深而慢的呼吸则有利于肺换气。

表 5-1　不同呼吸频率和潮气量变换对肺通气量及肺泡通气量影响

呼吸频率(次/min)	潮气量(ml)	肺通气量(ml/min)	肺泡通气量(ml/min)
16	500	8 000	5 600
8	1 000	8 000	6 800
32	250	8 000	3 200

第二节　呼吸气体的交换

呼吸气体的交换包括肺泡与肺毛细血管血液之间以及组织毛细血管血液与组织细胞之间的气体交换，前者称为**肺换气**(gas exchange in the lung)，后者称为**组织换气**(gas exchange in tissues)。

一、气体交换的原理

(一) 气体运动形式与扩散速率

扩散是气体的主要运动形式,即气体分子从分压高处向分压低处发生净移动的过程。呼吸气体的交换也是通过扩散方式实现的,单位时间内气体扩散的容量称**气体扩散速率**(gas diffusion rate, D),主要受下列因素影响。

1. 气体分压差　在混合气体中,每种气体分子运动所产生的压力称为该气体的**分压**(partial pressure, P)。气体分压差是扩散的动力,在两个区域间的气体分压差(ΔP)越大,扩散越快;反之则扩散越慢。

2. 气体的分子质量和溶解度　在相同条件下,气体分子的扩散速率与该气体分子量(MW)的平方根成反比,因此,质量轻的气体扩散快,而质量重的气体则扩散慢。如果扩散发生在气相和液相之间,气体分子的扩散速率还与气体在溶液中的溶解度(S)成正比。即 S 大的气体扩散快,S 小的气体扩散慢。

溶解度与分子量的平方根之比称为**扩散系数**。CO_2 在血浆中的溶解度约是 O_2 的 24 倍,而 CO_2 分子质量大于 O_2 分子质量,实测 的 CO_2 扩散系数约是 O_2 的 20 倍。

3. 扩散面积和距离　气体扩散速率与扩散面积(A)成正比,与扩散距离(d)成反比。扩散面积越大,气体分子扩散的总量也越多;而气体扩散距离越大,气体扩散速率则降低。

4. 温度　气体扩散速率与温度(T)成正比。由于人体体温相对恒定,温度因素常可忽略不计。

综上所述,气体扩散速率与上述因素的关系是:

$$D \propto \frac{\Delta P \cdot T \cdot A \cdot S}{d \cdot \sqrt{MW}}$$

(二) 呼吸气体和人体不同部位的氧及二氧化碳分压

人体吸入的空气主要成分是 N_2、O_2 和 CO_2,其中具有生理意义的是 O_2 和 CO_2。空气中 O_2 和 CO_2 的容积百分比一般不随地域的变化而改变,但分压可因总大气压的变动而变化。空气吸入呼吸道后,由于气体在气道内被水蒸气饱和以及功能余气量等影响,所以吸入或呼出气中 O_2 和 CO_2 的容积百分比、分压等也发生相应改变。

动、静脉血中以及不同组织中的 O_2 和 CO_2 分压不同,即便是同一组织,其 O_2 和 CO_2 分压还受组织活动水平的影响。表 5-2 示安静状态下血液和组织中的 O_2 和 CO_2 分压。

表 5-2　血液和组织中气体的分压(kPa, 括号内为 mmHg)

气体分压	动脉血	混合静脉血	组织
PO_2	12.9～13.3 (97～100)	5.3 (40)	4.0 (30)
PCO_2	5.3 (40)	6.1 (46)	6.7 (50)

二、肺换气

(一) 肺换气过程

混合静脉血流经肺毛细血管时,由于肺泡气 PO_2 高于混合静脉血的 PO_2,而肺泡气 PCO_2 低于混合

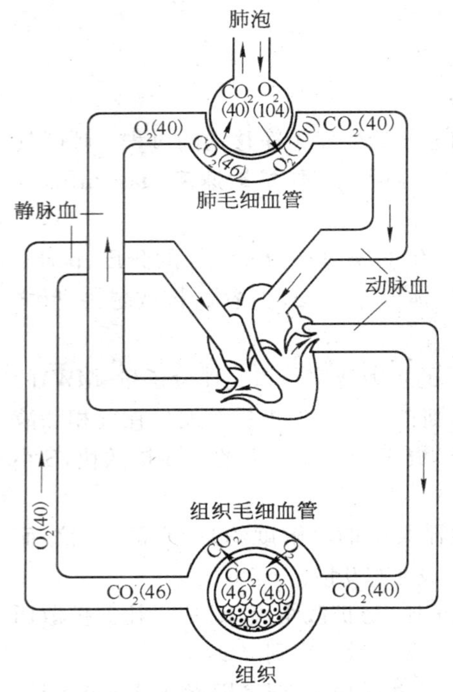

图 5－6 肺换气和组织换气示意图

图中数字为气体分压(mmHg)

静脉血的 PCO_2。因此，在分压差的推动下，O_2 由肺泡扩散入血液，而 CO_2 由混合静脉血扩散进入肺泡(图 5－6)，使得血液的 PO_2 和 PCO_2 接近肺泡内气体分压水平。如此，混合静脉血变成了动脉血。在肺换气过程中，O_2 和 CO_2 的扩散非常迅速，约 0.3 s 即可达到平衡。通常血液流经肺毛细血管的时间约为 0.7 s，所以，当血液流经肺毛细血管全长的前 1/3 时，已基本完成肺换气。可见，肺换气具有很大储备能力。

(二) 影响肺换气的因素

前已提及气体分压差、气体溶解度、气体分子量、扩散面积、扩散距离和温度均可影响气体扩散速率。以下主要介绍呼吸膜的面积和厚度、通气/血流比值对肺换气的影响。

1. 呼吸膜的面积　肺泡与肺泡毛细血管血液之间进行气体交换经过的组织结构称为**呼吸膜**(respiratory membrane)。由于气体扩散速率与面积成正比，所以呼吸膜面积越大，单位时间内交换的气体量就越多。

正常成人肺有 3 亿左右的肺泡，总扩散面积约 70 m^2。在安静状态下，用于气体扩散的呼吸膜面积约为 40 m^2，因此有很大储备面积；在运动时，随着肺毛细血管开放数量和开放程度的增加，用于气体扩散的呼吸膜面积即可相应增加。在病理情况下，如肺不张、肺气肿、肺实变或肺毛细血管阻塞等，均可使呼吸膜面积减小而影响肺换气。

2. 呼吸膜的厚度　气体扩散速率与呼吸膜厚度成反比，膜越厚，单位时间内交换的气体量就越少。在电子显微镜下呼吸膜可分为 6 层结构(图 5－7)，自肺泡内表面向外依次为：含有肺泡表面活性物质的液体层、肺泡上皮细胞层、上皮基膜层、肺泡上皮和毛细血管基膜之间的间隙、毛细血管基膜层和毛细血管内皮细胞层。虽然呼吸膜有 6 层结构，但总厚度不到 1 μm。可见，正常呼吸膜非常薄，对气体扩散阻隔作用极小，通透性极好，O_2 和 CO_2 均极易跨膜扩散。在病理情况下，如肺纤维化、肺水肿等，可使呼吸膜厚度或扩散距离增加，气体扩散速率降低，最终影响肺换气。

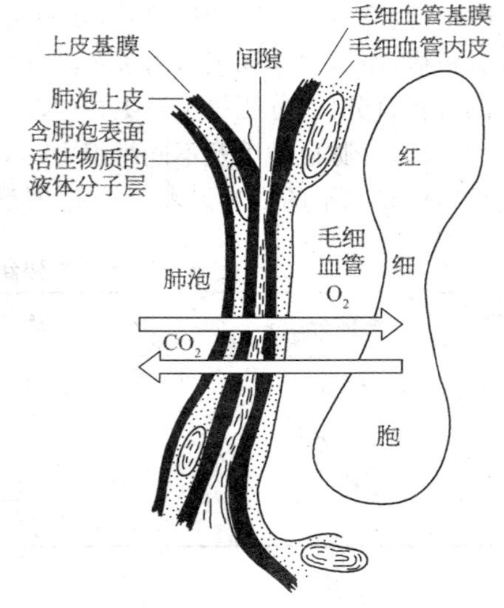

图 5－7 呼吸膜结构示意图

3. 通气/血流比值　每分肺泡通气量($\dot{V}_A$)和每分肺血流量($\dot{Q}$)之间的比值($\dot{V}_A/\dot{Q}$)，称为**通气/血流比值**(ventilation/perfusion ratio)。正常成年人安静时，肺泡通气量约为 4.2 L/min，肺血流量约为 5 L/min，则 $\dot{V}_A/\dot{Q}$ 约为 0.84，即 4.2 L 的肺泡通气量恰好可使 5 L 的混合静脉血全部变为动脉血，可见这种通气/血流匹配最为合适。相反，通气/血流不匹配则可导致肺换气效率降低。

健康成年人在安静时，肺总的 $\dot{V}_A/\dot{Q}$ 比值约为 0.84。但肺内的不同部位，肺泡通气量和肺毛细血管血流量分布是不均匀的，因此，各个局部的 $\dot{V}_A/\dot{Q}$ 比值并不一样。如人在直立时，由于重力等因素的影响，肺尖部的通气量和血流量较肺底部少，其中以血流量减少更为显著，所以，$\dot{V}_A/\dot{Q}$比值由肺底部到肺尖部逐渐增大，肺尖部$\dot{V}_A/\dot{Q}$可高达3.3，而在肺底部$\dot{V}_A/\dot{Q}$可降低至0.63(图5-8)。在正常情况下，虽然存在上述$\dot{V}_A/\dot{Q}$的区域性差异，但由于呼吸膜的面积远远超过肺换气的实际需要，所以从总体上看，并未明显影响O_2的摄取和CO_2的排出。如果$\dot{V}_A/\dot{Q}$比值增大，意味着通气过度或肺血流量不足，则有部分肺泡气不能与血液进行充分气体交换，导致肺泡无效腔增大；如果$\dot{V}_A/\dot{Q}$比值下降，则意味着肺泡通气量不足或肺血流量过剩，此时有部分混合静脉血未经充分气体交换即混入动脉血并回流左心，犹如发生了功能性的动-静脉短路。上述两种情况均可妨碍有效的肺换气，造成肺换气功能障碍，继而机体可能出现缺O_2和CO_2潴留，但缺O_2更为显著。临床上最常见的肺换气功能障碍病例是肺气肿。患者由于许多细支气管阻塞和肺泡壁破坏，上述$\dot{V}_A/\dot{Q}$比值异常的两种情况均可能存在，结果肺换气效率降低。因而，$\dot{V}_A/\dot{Q}$可作为衡量肺换气功能的指标。

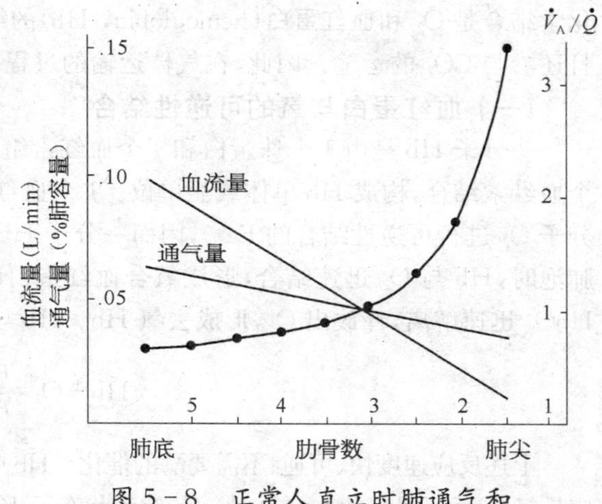

图5-8 正常人直立时肺通气和血流量的分布

三、组织换气

在组织中，由于细胞的有氧代谢，不断地消耗O_2和产生CO_2，所以与动脉血比较，组织部位的PO_2降低而PCO_2升高；当动脉血流经组织时，O_2便顺着分压差由动脉血向组织扩散，而CO_2则顺着分压差由组织向血液扩散，组织由此获得O_2并排出CO_2，组织换气的结果使动脉血变成静脉血(图5-6)。

第三节 气体在血液中的运输

肺泡中的气体输送到组织，或全身组织的气体输送到肺泡，均是以血液为媒介进行运输的。血液运输O_2和CO_2有两种形式，即物理溶解和化学结合(表5-3)，其中主要的运输形式是化学结合，并且两种形式之间保持动态平衡。尽管血液中O_2和CO_2物理溶解的量很少，但它是化学结合必须经过的环节，也是呼吸运动化学性反射调节的必须物质。

表5-3 血液中O_2和CO_2的含量(ml/100 ml血液)

气体	动脉血			混合静脉血		
	物理溶解	化学结合	合计	物理溶解	化学结合	合计
O_2	0.31	20.0	20.31	0.11	15.2	15.31
CO_2	2.53	46.4	48.93	2.91	50.0	52.91

一、氧的运输

血液中，物理溶解的O_2量仅占血液总O_2含量的1.5%，而化学结合的O_2量占98.5%。O_2的

化学结合是 O_2 和**血红蛋白**(hemoglobin, Hb)的结合。血红蛋白不仅是血液中 O_2 运输的载体,而且还参与 CO_2 的运输。因此,在气体运输的过程中具有重要的地位。

(一) 血红蛋白与氧的可逆性结合

一分子 Hb 是由 1 个珠蛋白和 4 个血红素组成。1 个珠蛋白含有 4 条多肽链,每条多肽链与 1 个血红素结合,构成 Hb 单体或亚单位。1 个血红素由 4 个吡咯基构成一个环,中心为一个能与 1 分子 O_2 进行可逆性结合的 Fe^{2+},因而一分子 Hb 可结合 4 分子 O_2。当混合静脉血流经 PO_2 高的肺泡时,Hb 与 O_2 迅速结合,形成氧合血红蛋白(HbO_2)而运输;当动脉血流经 PO_2 低的组织时,HbO_2 迅速解离,释放出 O_2,形成去氧 Hb。Hb 与 O_2 的可逆性结合可表示为:

$$Hb+O_2 \underset{PO_2\text{低}}{\overset{PO_2\text{高}}{\rightleftharpoons}} HbO_2$$

上述反应速度快、可逆、不需要酶的催化。Hb 中的 Fe^{2+} 与 O_2 结合后仍保持二价铁状态,所以该反应是氧合,而不是氧化。在 100% O_2 饱和状态下,除掉红细胞中各种影响结合因素后,以一分子 Hb 可结合 4 分子 O_2 计算,1 g Hb 实际结合的 O_2 量约 1.34 ml。在 100 ml 血中,Hb 结合 O_2 的最大量称为 **Hb 氧容量**(Hb oxygen capacity),Hb 实际结合 O_2 的量称为 **Hb 氧含量**(Hb oxygen content)。Hb 氧含量与 Hb 氧容量的百分比称为 **Hb 氧饱和度**(Hb oxygen saturation)。通常由于血液中溶解 O_2 的量极少而忽略不计,因此,Hb 氧容量、Hb 氧含量及 Hb 饱和度可分别视为血氧容量、血氧含量和血氧饱和度。

氧合 Hb 呈鲜红色,去氧 Hb 呈紫蓝色。当皮肤浅表毛细血管中的去氧 Hb 含量达 5 g/100 ml 以上时,皮肤、黏膜呈浅蓝色,称为**发绀**(cyanosis),发绀常表示机体缺氧。但值得注意的是,有些严重贫血的患者,由于 Hb 总量较少,毛细血管床血液中去氧 Hb 达不到 5 g/100 ml,机体存在缺氧但并不出现发绀;而有些高原性红细胞增多症的人,因为 Hb 总量较多,毛细血管床血液中去氧 Hb 可达 5 g/100 ml 以上而出现发绀,但机体并不一定缺氧。

(二) 氧解离曲线及其影响因素

1. 氧解离曲线(oxygen dissociation curve) 是表示 PO_2 和 Hb 氧饱和度关系的曲线(图 5-9),该曲线反映了不同 PO_2 下 Hb 与 O_2 的结合或解离情况。

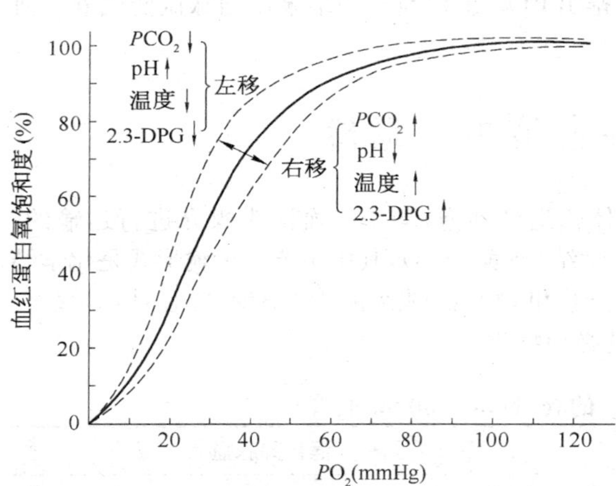

图 5-9 氧解离曲线及影响氧解离曲线主要因素

由图 5-9 可见,氧解离曲线呈 S 形。这主要是由于 O_2 与 Hb 结合时 Hb 发生变构效应。目前认为,Hb 有两种构型:**紧密型**(tense form,T 型)和**疏松型**(relaxed form, R 型)。去氧 Hb 为 T 型,氧合 Hb 为 R 型,R 型 Hb 对 O_2 的亲和力为 T 型 Hb 的数百倍。一旦 Hb 与 O_2 结合,Hb 逐步由 T 型变为 R 型,对 O_2 的亲和力亦逐步增加;一旦 Hb 与 O_2 解离,Hb 分子逐步由 R 型变为 T 型,对 O_2 的亲和力亦逐步降低。可见,Hb 分子的 4 个亚单位无论在结合或解离 O_2 时,彼此之间均保持变构协同效应,即当去氧 Hb 的 1 个亚单位与 O_2 结合后,会使其他亚单位更易与 O_2 结合;相反,当氧合 Hb 的 1 个亚单位解离释放出 O_2 后,会使其他亚单位更易解离释放 O_2。因此,Hb 与 O_2 的结合或解离不成线性关系,而是呈 S 形曲线。根据氧解离曲线的 S 形变化趋势和功能意义,可将曲线分为三段。曲线各段的特点及其意义分别是:

(1) 氧解离曲线的上段：相当于 PO_2 在 8～13.3 kPa(60～100 mmHg)之间的 Hb 氧饱和度，该段曲线比较平坦。表明 PO_2 在该范围内发生变化对 Hb 氧饱和度影响很小，同时说明人对空气中 O_2 含量降低或呼吸性低氧有很大耐受能力。例如，PO_2 为 13.3 kPa(100 mmHg)时，Hb 氧饱和度可达 97.4%，血中 O_2 含量约为 19.4 ml/100 ml。PO_2 降至 9.3 kPa(70 mmHg)时，Hb 氧饱和度为 94%，前后仅降低了 3.4%。在高原、高空等低氧环境或患某些呼吸系统疾病时，虽然吸入气或肺泡气 PO_2 有所下降，但只要 PO_2 不低于 8 kPa(60 mmHg)，Hb 氧饱和度仍能保持在 90%以上，血液仍可携带足够的 O_2 保证机体所需，不致发生明显的低血氧症。因此，氧解离曲线的上段特性可保证低氧分压时的高载氧能力。

(2) 氧解离曲线的中段：相当于 PO_2 在 5.3～8 kPa(40～60 mmHg)的 Hb 氧饱和度。此段曲线坡度较陡，表明 PO_2 在该范围内下降，Hb 氧饱和度下降较为明显，HbO_2 的解离加速。在安静时，混合静脉血的 PO_2 为 5.3 kPa(40 mmHg)，Hb 氧饱和度约为 75%，血中 O_2 含量约为 14.4 ml/100 ml，即每 100 ml 血液流经组织时，可释放约 5 ml 的 O_2 供组织代谢使用。氧解离曲线的中段特征反映了动脉血流经组织时 Hb 对组织的氧供情况。

(3) 氧解离曲线的下段：相当于 PO_2 在 2～5.3 kPa(15～40 mmHg)的 Hb 氧饱和度。此段曲线坡度最陡，表明 PO_2 在该范围内稍有下降，Hb 氧饱和度就会大幅下降，HbO_2 的解离进一步加速。例如，在组织活动加强时，耗 O_2 量增多，PO_2 可降至 2 kPa(15 mmHg)，Hb 氧饱和度降至更低水平，血中 O_2 含量仅约 4.4 ml/100 ml，此时每 100 ml 血液流经组织时，释放约 15 ml 的 O_2 供组织消耗，是安静时的 3 倍。氧解离曲线的下段特征反映了组织部位 PO_2 下降，能够促进 Hb 对组织的供氧能力，以适应于局部代谢的需要。

2. *影响氧解离曲线的因素* 许多因素可以影响 Hb 与 O_2 的亲和力，进而使氧解离曲线的位置发生偏移。Hb 与 O_2 的亲和力通常用 P_{50} 表示，P_{50} 是 Hb 氧饱和度达 50%时血液的 PO_2，正常为 3.52 kPa(26.5 mmHg)(图 5-9)。P_{50} 增大时氧解离曲线向右偏移，表示 Hb 与 O_2 的亲和力降低，大量 O_2 由 Hb 释放出来；P_{50} 减小时氧解离曲线向左偏移，表明 Hb 与 O_2 的亲和力增强，白 Hb 释放出来的 O_2 量减少。影响氧解离曲线的因素有血液的 pH、PCO_2、温度和有机磷化合物浓度等。

(1) pH 和 PCO_2 的影响：血液 pH 降低或 PCO_2 升高时，Hb 与 O_2 的亲和力降低，P_{50} 增大，氧解离曲线右移；相反，血液 pH 升高或 PCO_2 降低时，Hb 与 O_2 的亲和力增加，P_{50} 降低，曲线左移。pH 对 Hb 与 O_2 亲和力的这种影响现象，称为波尔效应(Bohr effect)。

波尔效应的产生主要与 pH 改变时 Hb 构型变化有关。H^+ 增加时，H^+ 与 Hb 多肽链某些氨基酸残基结合，使 Hb 分子构型变为 T 型，降低了 Hb 与 O_2 的亲和力；相反，H^+ 减少时，则促使 Hb 分子构型变为 R 型，Hb 与 O_2 的亲和力增强。此外，Hb 与 O_2 的结合也受 PCO_2 影响，主要是通过 PCO_2 变化间接地引起 pH 变化实现的。

波尔效应的生理意义在于，它既有助于肺毛细血管血液的氧合，又有助于组织毛细血管血液释放 O_2。当血液流经肺部时，CO_2 由血液向肺泡扩散，血液 PCO_2 下降，H^+ 浓度降低，两者均使 Hb 与 O_2 的亲和力增加，氧解离曲线左移，血液 O_2 运输量增加；当血液流经组织时，CO_2 由组织向血液扩散，血液 PCO_2 和 H^+ 浓度升高，Hb 与 O_2 的亲和力降低，氧解离曲线右移，利于 HbO_2 解离并向组织释放更多的 O_2。

(2) 温度的影响：温度升高，氧解离曲线右移，促使 O_2 释放；温度降低，曲线左移，则不利于 O_2 的释放。温度对氧解离曲线的影响，可能与温度改变了 H^+ 的活度有关。即温度升高，H^+ 活度增强，使 Hb 与 O_2 的亲和力降低；反之，温度降低，H^+ 活度减弱，使 Hb 与 O_2 的亲和力增强。

当组织代谢活跃时局部组织温度升高，加之 CO_2 和酸性代谢产物增加，都有利于 HbO_2 解离，结果使活动组织获得更多的 O_2，以适应其代谢的需要。

(3) **2,3-二磷酸甘油酸**(2,3-diphosphoglycerate,2,3-DPG):为红细胞无氧糖酵解的中间产物。在慢性缺氧、贫血、高原低 O_2 等情况下,糖酵解加强,红细胞内 2,3-DPG 浓度增加。当2,3-DPG浓度升高时,Hb 与 O_2 的亲和力降低,有利于 O_2 的释放,氧解离曲线右移;反之氧解离曲线左移。其作用机制可能是 2,3-DPG 通过与 Hb 结合,促使 Hb 分子构型变成 T 型,降低 Hb 与 O_2 的亲和力;也可能是通过提高 H^+ 浓度,由波尔效应降低 Hb 与 O_2 的亲和力。

通常血库中用枸橼酸-葡萄糖液保存 3 周以上的血液,由于糖酵解停止,红细胞内的 2,3-DPG 浓度下降,Hb 与 O_2 的亲和力增加,氧解离曲线左移,HbO_2 不易解离而释放出 O_2。所以,当这种血液大量输给患者时,应考虑到这种血液在组织中释放的 O_2 量将会较少。

(4) 其他因素:Hb 除了能够与 O_2 结合外,还可以与一氧化碳(CO)结合,并且与 CO 亲和力约是 O_2 的 250 倍。由于 CO 占据 Hb 中 O_2 的结合位点,使血液中 HbO_2 的含量下降而造成 CO 中毒。同时,当 CO 与 Hb 中的一个血红素结合后,将增加其余 3 个血红素与 O_2 的亲和力,使氧解离曲线左移,进一步加重了组织缺氧状态。

Hb 与 O_2 的结合还受 Hb 自身性质的影响,如果 Hb 中的 Fe^{2+} 氧化成 Fe^{3+},Hb 便失去运 O_2 的能力;胎儿 Hb 与 O_2 的亲和力较强,有助于胎儿血液流经胎盘时从母体摄取 O_2;异常 Hb 的运 O_2 功能则降低。

二、二氧化碳的运输

(一) CO_2 的运输形式

血液中以物理溶解方式运输的 CO_2 量约占 CO_2 总运输量的 5%,而化学结合的 CO_2 量约占 95%。化学结合主要有碳酸氢盐和氨基甲酰血红蛋白两种形式,其中碳酸氢盐形式占 CO_2 总运输量的 88%,氨基甲酰血红蛋白形式占 7%。

1. *碳酸氢盐* 当动脉血流经组织毛细血管时,组织细胞代谢产生的 CO_2 扩散进入血液,首先溶解于血浆。由于 CO_2 与 H_2O 生成 H_2CO_3 的反应需要**碳酸酐酶**(carbonic anhydrase)的催化,而血浆中缺乏碳酸酐酶,所以在血浆中这一反应过程缓慢;而在红细胞中碳酸酐酶含量丰富,因而,从组织扩散进入血浆的 CO_2 大部分进入红细胞内,在碳酸酐酶的催化下与水反应生成 H_2CO_3,H_2CO_3 又解离成 HCO_3^- 和 H^+(图 5-10),如下式所示:

$$CO_2 + H_2O \xrightleftharpoons{\text{碳酸酐酶}} H_2CO_3 \rightleftharpoons HCO_3^- + H^+$$

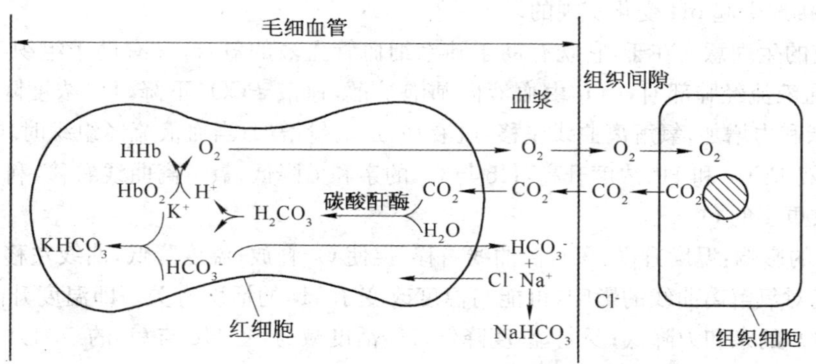

图 5-10 CO_2 在血液中的运输示意图

该反应迅速、可逆，反应速度可增加 5 000 倍，不到 1s 即达平衡。反应生成的 HCO_3^- 除小部分与红细胞内的 K^+ 结合生成 $KHCO_3$ 外，大量的 HCO_3^- 顺浓度梯度进入血浆与 Na^+ 结合生成 $NaHCO_3$。随着 HCO_3^- 扩散进入血浆，红细胞内负离子减少，虽然红细胞膜本身不允许正离子自由通过，但红细胞膜上有转运 HCO_3^- 和 Cl^- 的特异载体，可将血浆中的 Cl^- 转运进入红细胞，以维持红细胞膜两侧的电平衡，称此现象为**Cl^- 转移**(chloride shift)。在上述反应中产生的 H^+ 主要与 Hb 结合形成 HHb 被缓冲，故 Hb 是红细胞内的重要缓冲剂。

上述反应是可逆的，当静脉血流经肺部时其反应则向相反方向进行。

2. 氨基甲酰血红蛋白　进入红细胞的一部分 CO_2 也可直接与 Hb 的氨基结合生成**氨基甲酰血红蛋白**(carba minohemoglobin, HHb NHCOOH)，如下式所示：

$$HbNH_2O_2 + H^+ + CO_2 \underset{\text{在肺}}{\overset{\text{在组织}}{\rightleftharpoons}} HHbNHCOOH + O_2$$

该反应无需酶的催化，迅速、可逆，主要调节因素是氧合作用。HbO_2 与 CO_2 结合形成 HHbNHCOOH 的能力比去氧 Hb 小。当动脉血流经组织时，HbO_2 解离释放 O_2 变成去氧 Hb，CO_2 与去氧 Hb 结合生成 HHbNHCOOH。此外，去氧 Hb 酸性较 HbO_2 弱，去氧 Hb 和 H^+ 结合，也促进反应向右进行，并缓冲 pH 的变化。在肺部，由于 HbO_2 生成增多，促使 HHbNHCOOH 解离释放 CO_2 和 H^+，反应向左进行。

(二) 二氧化碳解离曲线

二氧化碳解离曲线(carbon dioxide dissociation curve)是反映血液中 PCO_2 与 CO_2 含量关系的曲线(图 5-11)。在生理条件下，血液 CO_2 含量随 PCO_2 上升而增加，该曲线几乎呈线性关系，没有饱和点。所以，二氧化碳解离曲线坐标图的纵轴不用饱和度而用浓度表示。

图 5-11 中 a 点是 PO_2 为 5.32 kPa(40 mmHg)、PCO_2 为 6 kPa(45 mmHg)的静脉血中 CO_2 含量，约为 52 ml/100 ml； b 点是 PO_2 为 13.3 kPa(100 mmHg)、PCO_2 为 5.32 kPa(40 mmHg)的动脉血中 CO_2 含量，约为 48 ml/100 ml。可见，血液流经肺部时，每 100 ml 血液能释放出 4 ml CO_2。

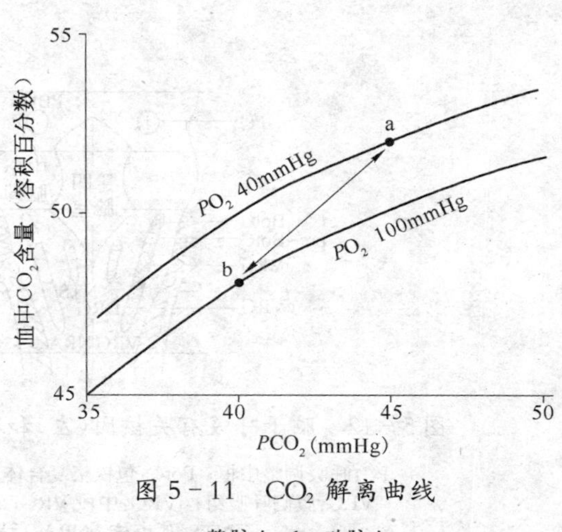

图 5-11　CO_2 解离曲线

a：静脉血；b：动脉血

O_2 与 Hb 的结合对 CO_2 运输具有一定的影响。O_2 与 Hb 结合可促进 CO_2 释放，而去氧 Hb 容易与 CO_2 结合，称此现象为**何尔登效应**(Haldane effect)。当动脉血流经组织时，HbO_2 释出 O_2 变成去氧 Hb，经何尔登效应能促使其摄取、结合 CO_2；当静脉血流经肺部时，因去氧 Hb 与 O_2 结合成 HbO_2，何尔登效应表现为促进 CO_2 释放。

第四节　呼吸运动的调节

呼吸运动是一种节律性的功能活动，呼吸运动的深度和频率可随机体内外环境条件的变化而发生相应改变，以适应机体新陈代谢的需求。

一、呼吸中枢与呼吸节律的形成

(一) 呼吸中枢

呼吸中枢(respiratory center)是指在中枢神经系统内,产生和调节呼吸运动的神经细胞群。呼吸中枢广泛分布于脊髓、延髓、脑桥、间脑和大脑皮层等部位,正常机体的节律性呼吸运动是在各级呼吸中枢的相互配合、共同调节下完成的。

1. 脊髓　在延髓和脊髓之间横断,呼吸运动即停止。此现象说明,脊髓仅仅是高位呼吸中枢与呼吸肌联系的中继站以及某些呼吸反射的初级整合中枢,各级高位中枢对呼吸的调节最终是通过脊髓前角的运动神经元实现的。

2. 低位脑干

(1) 呼吸节律起源于低位脑干:1923 年英国生理学家 Lumsden 采用分段横断猫脑干的研究方法成功地进行了呼吸中枢定位。如图 5-12 所示,在中脑和脑桥之间横断脑干(a 平面),呼吸节律无明显变化;在延髓和脊髓之间横断(d 平面),呼吸运动立即停止。以上现象表明,高位脑对呼吸运节律形成并不是必需的,其节律产生于低位脑干。在脑桥的上、中部之间横切(b 平面),呼吸运动变慢变深,若再切断双侧迷走神经,吸气时相大大延长,仅偶尔被短暂的呼气中断,称此形式呼吸为**长吸式呼吸**(apneusis)。据此推测,在脑桥上部存在抑制吸气活动的中枢结构,称为**呼吸调整中枢**(pneumotaxic center);来自肺部的迷走神经传入冲动也有抑制吸气的作用。如果延髓失去来自上述两方面对吸气活动的抑制作用,吸气不能及时中断,便出现长吸式呼吸,说明在脑桥中下部可能存在活化吸气活动的**长吸中枢**(apneustic center);若在脑桥和延髓之间横断,形成孤立的延髓(c 平面),不论迷走神经是否完整,则出现**喘息样呼吸**(gasping),即产生不规则的节律性呼吸。由此认为,延髓存在着呼吸基本节律中枢。

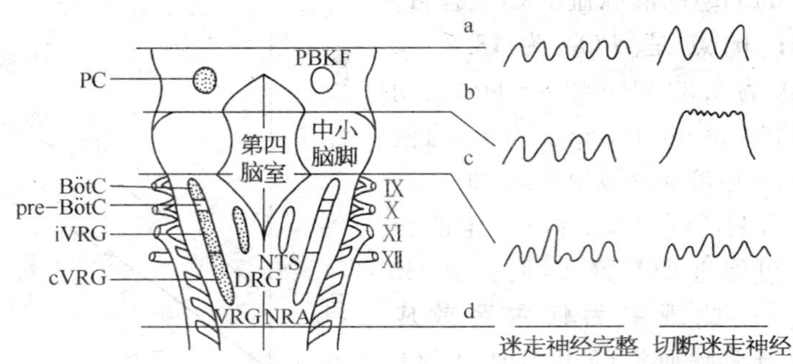

图 5-12　脑干呼吸有关核团(左)和在不同平面横切脑干后呼吸变化(右)示意图

PC:呼吸调整中枢; BötC:包钦格复合体; pre-BötC:前包钦格复合体; DRG:背侧呼吸组; VRG:腹侧呼吸组; iVRG:中段 VRG; cVRG:尾段 VRG; PBKF:臂旁内侧核和 KF 核; NTS:孤束核; NRA:后疑核; a、b、c、d 为不同横切平面

根据以上研究结果曾提出三级呼吸中枢学说:即在延髓内有呼吸基本节律,是呼吸节律产生的关键部位;在脑桥中下部有长吸中枢,对吸气产生紧张性易化作用;在脑桥上部有呼吸调整中枢,对长吸中枢产生周期性抑制作用,三者共同作用形成正常的呼吸节律。随后的深入研究肯定了上述延髓内存在呼吸节律基本中枢和脑桥上部有呼吸调整中枢的结论,但未能证实脑桥中下部存在长吸中枢。

(2) 低位脑干中呼吸神经元的分布和功能:与呼吸运动相关的神经元称为呼吸神经元。目前已基本明确,低位脑干内呼吸神经元集中分布在以下左右对称的三个区域(图 5-12 左):①延髓背内侧区的呼吸神经元称为**背侧呼吸组**(dorsal respiratory group, DRG),相当于孤束核的腹外侧部分,多为吸气神经元。主要作用是使吸气肌收缩,引起吸气活动。②延髓腹外侧区的呼吸神经元称为**腹侧呼吸组**(ventral respiratory group, VRG),相当于疑核、后疑核、面神经后核及其邻近区域。该组内含有多种类型的呼吸神经元,主要作用是使呼气肌收缩,引起主动呼气,同时还可调节咽喉部辅助呼吸肌活动以及脊髓和延髓内呼吸神经元的活动。在哺乳动物的腹侧呼吸组内相当于疑核头端平面处,存在着与节律性呼吸起源密切相关的部位,称为**前包钦格复合体**(pre-Bötzinger complex, pre-Bötc)。③脑桥头端背侧区的呼吸神经元称为**脑桥呼吸组**(pontine respiratory group, PRG),相当于臂旁内侧核(NPBM)和相邻的 Kölliker-Fuse(KF)核,NPBM 和 KF 核合称为 PBKF 核群。切断麻醉猫双侧迷走神经,并损毁 PBKF 可出现长吸式呼吸,说明早先提出的呼吸调整中枢即位于脑桥的 PBKF。脑桥的 PBKF 中主要含有呼气神经元,起抑制吸气并促使吸气向呼气转换的作用。

3. 高位脑 呼吸运动还受大脑皮层、下丘脑等高级中枢影响。大脑皮层可通过皮层脊髓束和皮层脑干束在一定程度上随意控制低位脑干和脊髓呼吸神经元的活动,以保证其他重要的呼吸相关活动的完成,如说话、唱歌、哭笑等,而一定程度的随意屏气或加深加快呼吸也是通过大脑皮层的控制实现的。

可见,大脑皮层的呼吸调节系统是随意呼吸调节系统,而低位脑干的呼吸调节系统是不随意的自主呼吸节律调节系统,这两个系统分别有相对独立的下行通路。有时在临床上可以观察到自主呼吸和随意呼吸分离的现象。

(二) 呼吸节律形成机制的假说

目前对呼吸节律形成机制主要假说有起步细胞学说和神经元网络学说两种。

起步细胞学说认为,正如窦房结起搏细胞的节律性兴奋能引起整个心脏节律性收缩一样,节律性呼吸的产生是由延髓内具有起步样活动的神经元的节律性兴奋引起的。上述前包钦格复合体可能就是呼吸节律起步神经元的所在部位。

神经元网络学说认为,呼吸节律的产生依赖于延髓内呼吸神经元之间的相互联系和相互作用。由于平静呼吸时吸气是主动而呼气是被动的过程,所以许多学者更多地研究吸气如何发生与吸气如何转变为呼气。如图 5-13 所示,在延髓存在具有"中枢吸气活动发生器"和"吸气切断器"两种作用机制的神经元网络。中枢吸气活动发生器能引起吸气神经元呈渐增性放电,继而产生吸气活动;吸气切断器使吸气活动及时终止,即吸气被切断,吸气转为呼气。如此周而复始地交替进行吸气与呼气过程的转换。

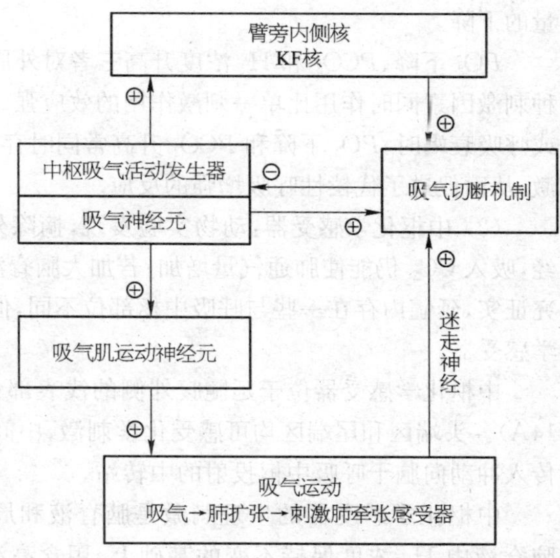

图 5-13 呼吸节律形成机制简化模式图

⊕表示兴奋;⊖表示抑制

二、呼吸运动的反射性调节

呼吸节律虽然产生于脑，但机体的内外环境特别是血浆中化学性物质含量的变化，均可以通过呼吸中枢反射性地调节呼吸运动，以满足机体代谢的需要。

（一）呼吸的化学感受性调节

化学感受性调节是指动脉血液或脑脊液中 O_2、CO_2 和 H^+ 的水平变化，通过相应的化学感受器反射性地调节呼吸运动而维持内环境相对稳定的过程，亦称**化学感受性反射**（chemoreceptive reflex）。

1. 外周和中枢化学感受器　**化学感受器**（chemoreceptor）是指对某些特殊的化学物质敏感性较强的感受细胞。根据参与呼吸调节的化学感受器所在部位的不同，可分为**外周化学感受器**（peripheral chemoreceptor）和**中枢化学感受器**（central chemoreceptor）。

（1）外周化学感受器：主要是颈动脉体和主动脉体。外周化学感受器的血液供应非常丰富，对动脉血中 PO_2、PCO_2 或 H^+ 浓度的变化十分敏感。当动脉血中 PO_2 降低、PCO_2 或 H^+ 浓度升高时，外周化学感受器受到刺激，其产生的神经冲动经过窦神经（舌咽神经的分支，分布于颈动脉体）和迷走神经（分支分布于主动脉体）传入延髓，反射性地引起呼吸运动加深加快和血液循环的变化。其中颈动脉体偏重于呼吸功能调节，而主动脉体在循环功能调节方面较为重要。

研究结果表明，当灌流液中 PO_2 下降、PCO_2 或 H^+ 浓度升高时，游离的颈动脉体感受器发放的传入冲动频率增加，呼吸运动加深加快，肺通气量增加；如果减少灌流量，但使灌流液的 PO_2 保持在 13.3 kPa（100 mmHg），其颈动脉体感受器传入冲动频率同样增加。因为在灌流液减少时，游离颈动脉体感受器从单位体积灌流液中获取的 O_2 量相对增加，因供 O_2 小于耗 O_2 而使细胞外液中的 PO_2 下降。在 CO 中毒或贫血时，血中氧含量降低，但 PO_2 保持在正常范围，只要血流量充足，外周化学感受器产生的传入冲动并不增加，故即使是组织缺氧也不会引起呼吸反射。上述结果显示，在机体缺氧时，外周化学感受器感受的刺激是动脉血中 PO_2 的降低，而不是动脉血中氧含量的下降。

PO_2 下降、PCO_2 和 H^+ 浓度升高三者对外周化学感受器的刺激有相互增强的作用，表现在两种刺激因素同时作用比单一刺激作用的效应强。这种协同作用有重要意义，因为当机体发生循环或呼吸衰竭时，PO_2 下降和 PCO_2 升高常同时存在，它们的协同作用可加强对外周化学感受器的刺激，从而促进了代偿性呼吸增强的反应。

（2）中枢化学感受器：动物实验发现，摘除外周化学感受器或切断外周化学感受器的传入神经，吸入 CO_2 仍能使肺通气量增加；若加大脑脊液中 CO_2 和 H^+ 浓度，也能强烈刺激呼吸运动。研究证实，延髓内存在一些与呼吸中枢部位不同，但可影响呼吸运动的化学感受区，将其称为中枢化学感受器。

中枢化学感受器位于延髓腹外侧的浅表部位，左右呈对称分布，分为头、中、尾三个区（图 5－14A）。头端区和尾端区均可感受化学刺激，中间区虽不具有化学感受性，但可能是头端和尾端区传入冲动向脑干呼吸中枢投射的中转站。

中枢化学感受器的生理刺激是脑脊液和局部细胞外液中的 H^+，而不是 CO_2。因为在人工脑脊液中 H^+ 浓度保持不变的基础上，用含高浓度 CO_2 的人工脑脊液灌流脑室，通气增强现象反而消失。在体内血液中的 H^+ 难以通过血脑屏障，故血液 pH 的变化对中枢化学感受器的作用有限。但血液中的 CO_2 能迅速通过血脑屏障，在脑脊液中碳酸酐酶的作用下，与 H_2O 形成 H_2CO_3，解离出 H^+，使中枢化学感受器周围细胞外液中的 H^+ 浓度升高，刺激中枢化学感受

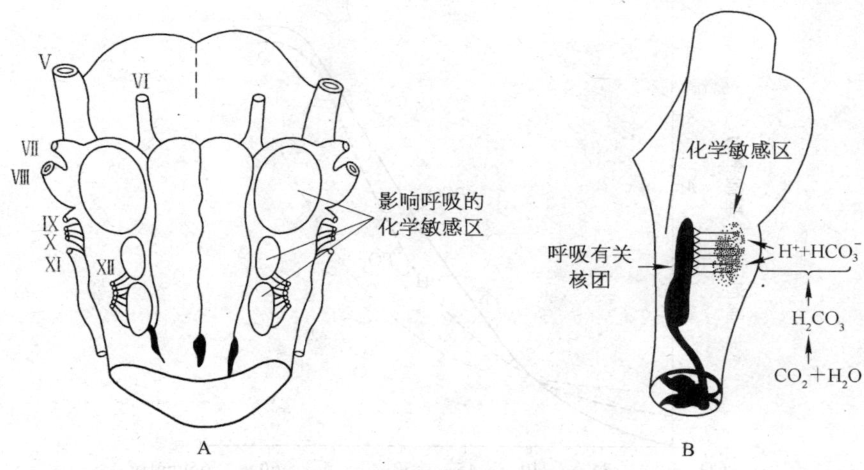

图 5-14　中枢化学感受器部位示意图

A. 延髓腹外侧的三个化学敏感区；B. 血液或脑脊液 PCO_2 升高时，刺激呼吸的中枢机制

器，引起呼吸中枢兴奋(图 5-14B)，增强呼吸运动。因脑脊液中碳酸酐酶含量较少，CO_2 与 H_2O 反应生成 H_2CO_3 速度较慢，故中枢化学感受器对 CO_2 的反应有一定时间延迟，反应潜伏期较长。

中枢化学感受器与外周化学感受器不同的是：对 CO_2 的敏感性较外周化学感受器高，并且不感受缺 O_2 的影响。由此认为，中枢化学感受器可能是通过调节脑脊液的 H^+ 浓度，以稳定中枢神经系统 pH 环境；而外周化学感受器则主要是在机体缺氧时驱动呼吸运动。

2. PCO_2、H^+ 和 PO_2 对呼吸运动的调节

(1) PCO_2 的调节：CO_2 是调节呼吸运动最重要的生理性刺激因素。研究证明，过度通气后，由于动脉血 PCO_2 下降，明显减弱了对化学感受器的刺激，可导致中枢性呼吸减弱甚至暂停。可见，一定的 PCO_2 对维持呼吸中枢的兴奋性是必需的。

在一定范围内，适当增加吸入气中的 CO_2，能够使呼吸运动加深加快，通过增加肺通气量以加快 CO_2 的清除(图 5-15)。但是，当吸入气 CO_2 含量超过一定水平，由于肺泡内和动脉血 PCO_2 显著升高，可导致中枢神经系统活动抑制，引起呼吸困难、头痛、头昏，甚至昏迷，以致陷入 CO_2 麻醉状态。

CO_2 对呼吸运动调节是通过两条途径实现的：一条是通过刺激中枢化学感受器，兴奋呼吸中枢；另一条是通过刺激外周化学感受器，经窦神经和迷走神经传入使呼吸中枢兴奋，进而调节呼吸运动。其中，前一途径是主要的。因为切断外周化学感受器的传入神经后，CO_2 引起的通气反应仅下降约 20%。进一步研究表明，动脉血 PCO_2 只需升高 2 mmHg 就可通过刺激中枢化学感受器引起通气增强反应；而刺激外周化学感受器则需升高 10 mmHg。但在某些情况下，如动脉血 PCO_2 突然增高，因中枢化学感受器对 CO_2 的反应滞后，此时外周化学感受器在引起快速呼吸反应中起重要作用。此外，当中枢化学感受器受到抑制时，对 CO_2 的敏感性降低，外周化学感受器则起重要作用。

(2) H^+ 的调节：动脉血中 H^+ 浓度增加时，呼吸运动加深加快，肺通气量增加；动脉血中 H^+ 浓度降低时，呼吸运动受到抑制，肺通气量降低(图 5-15)。

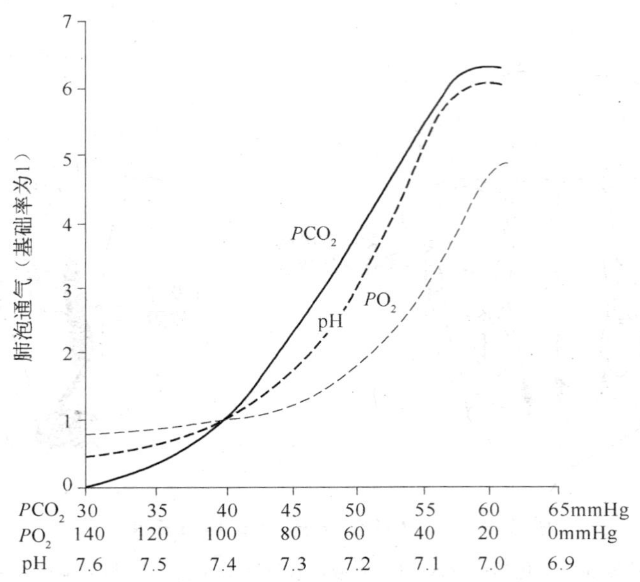

图 5-15　改变动脉血液 PCO_2、PO_2、pH 三个因素之一而维持另外两个因素正常时的肺泡通气反应

动脉血中 H^+ 对呼吸运动的调节是通过外周化学感受器和中枢化学感受器实现的。尽管中枢化学感受器对 H^+ 的敏感性较外周化学感受器约高 25 倍，但是 H^+ 难以通过血脑屏障，限制了动脉血中 H^+ 对中枢化学感受器的作用。所以，血液中 H^+ 浓度增加对呼吸的兴奋作用主要是通过刺激外周化学感受器起作用的，而脑脊液中的 H^+ 才是中枢化学感受器的有效刺激。

（3）PO_2 的调节：吸入气中 PO_2 下降时，肺泡气和动脉血 PO_2 随之下降，呼吸运动加深加快，肺通气量增加（图 5-15）。通常在动脉血 PO_2 下降到 80 mmHg 以下时，肺通气才出现可觉察到的增加。可见，动脉血 PO_2 变化对正常呼吸的调节作用不大，只是在特殊情况下，低 O_2 对呼吸的刺激才有重要意义。例如，严重肺气肿、肺心病患者，肺换气功能发生障碍，导致低 O_2 和 CO_2 潴留，中枢化学感受器对长时间 CO_2 潴留产生适应，而外周化学感受器对低 O_2 刺激的适应很慢，故此时低 O_2 对外周化学感受器的刺激则成为驱动呼吸运动的主要刺激。如果在低 O_2 时欲通过吸入纯 O_2 来改善缺氧，则可能由于低 O_2 作用被解除，消除了低 O_2 对外周化学感受器的刺激，反而引起呼吸暂停。所以，临床上对于血液中长期 CO_2 潴留的患者应用氧疗时，应高度注意呼吸运动的变化。

低 O_2 对呼吸运动的刺激作用完全是通过外周化学感受器实现的。因为切断动物外周化学感受器的传入神经，急性低 O_2 引起的呼吸刺激反应完全消失。低 O_2 对中枢的直接作用是抑制，但低 O_2 可通过刺激外周化学感受器而兴奋呼吸中枢，这在一定程度上可以对抗低 O_2 对中枢的直接抑制作用。如果低 O_2 进一步加重，则低 O_2 对呼吸中枢的直接抑制作用加强，外周化学感受器的反射性效应已不足以克服严重低 O_2 对中枢的抑制作用，将导致呼吸障碍。

（4）PCO_2、H^+ 和 PO_2 三者在呼吸调节中的相互作用：以上只讨论了 PCO_2、H^+ 和 PO_2 中保持两个因素不变而只改变一个因素时单因素对呼吸的影响。综上所述，动脉血中 PO_2 降低、PCO_2 和 H^+ 浓度升高，均能刺激呼吸。然而实际情况不可能只是单因素的改变，而往往是一种因素改变会引起另外一种或两种因素相继改变，或三种因素同时变化，三者间是相互影响、相互作用的。它们既可能表现为因相互总和而增强，也可能表现为因相互抵消而减弱。

图 5-16 是一种因素改变而另外两种因素不加控制时对肺泡通气调节的综合效应。可以看出，PCO_2 只要略有升高，肺泡通气量即显著增加，表明 CO_2 对呼吸的刺激作用最强，且比其单独作用时更明显。这是因为随着 PCO_2 升高，血中 H^+ 浓度也随之升高，两者刺激作用总和，结果使肺通气反应较单独 PCO_2 升高时更强；H^+ 的作用次之，当血中 H^+ 浓度增加时，肺通气增加，CO_2 排出量随之增多，致使 PCO_2 下降，H^+ 浓度也有所降低，因此可部分抵消 H^+ 的刺激作用，结果使肺通气的增加较单独 H^+ 浓度升高时小；低氧的作用最弱，PO_2 降低时，肺通气增加，使过多的 CO_2 排出，造成血液 PCO_2 分压和 H^+ 浓度降低，从而减弱了低 O_2 对呼吸的刺激作用。

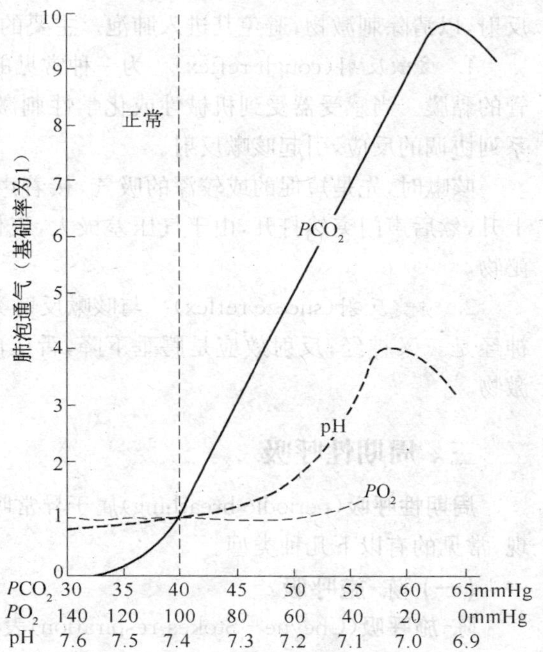

图 5-16　改变动脉血液 PCO_2、PO_2、pH 三个因素之一而不控制另外两个因素时的肺泡通气反应

（二）肺牵张反射

由肺扩张或肺萎陷引起的吸气抑制或兴奋的反射称为**肺牵张反射**（pulmonary stretch reflex），又称**黑-伯反射**（Hering-Breuer reflex），包括肺扩张反射和肺萎陷反射。

1. 肺扩张反射　肺充气或扩张时抑制吸气活动的反射，称为**肺扩张反射**（pulmonary inflation reflex）。该反射的感受器分布在气管到细支气管的平滑肌中，属于牵张感受器。在肺扩张牵拉呼吸道时，牵张感受器兴奋，冲动经迷走神经中的粗纤维传入延髓。在延髓内通过一定的神经联系兴奋吸气切断机制，切断吸气，转为呼气。肺扩张反射的生理意义在于加速吸气和呼气的交替，使呼吸频率加快。所以，双侧切断迷走神经后，动物的吸气时间延长、幅度加深，呼吸变得深而慢。

肺扩张反射在人类比较弱，当潮气量增加至 800 ml 以上时才能引起肺扩张反射。所以，在平静呼吸时，肺扩张反射一般不参与人的呼吸运动调节。而新生儿存在这一反射，但在出生 4～5 天后，该反射便会显著减弱。在病理情况下，由于肺顺应性降低，肺扩张时对气道有较强的牵张刺激，此时肺牵张感受器兴奋，引起该反射，使呼吸变浅、变快。

2. 肺萎陷反射　肺萎陷时引起吸气活动的反射，称为**肺萎陷反射**（pulmonary deflation reflex）。该反射的感受器同样位于气道平滑肌内，但其性质尚不十分清楚。肺萎陷反射一般只在肺过度缩小时才出现，故它在平静呼吸的调节中意义不大，但在阻止呼气过深和肺不张等可能起一定作用。

（三）呼吸肌本体感受性反射

呼吸肌具有肌梭装置，它是呼吸肌的本体感受器，接受肌肉的牵张刺激。当呼吸肌被动拉长或梭内肌纤维收缩时，肌梭感受器受刺激而兴奋，产生的传入冲动经脊神经传至脊髓，反射性地引起肌梭感受器所在呼吸肌收缩加强，克服呼吸道阻力，以维持正常肺通气功能。呼吸肌本体感受性反射参与正常呼吸运动的调节。

（四）防御性反射

当呼吸道受到机械性或化学性刺激时，分布于呼吸道黏膜上皮内的感受器兴奋，引起防御性反射，以清除刺激物，避免其进入肺泡。主要的防御性反射包括咳嗽反射和喷嚏反射。

1. 咳嗽反射(cough reflex) 为一种常见的重要防御反射。它的感受器分布于喉、气管和支气管的黏膜。当感受器受到机械性或化学性刺激而兴奋时，传入冲动经迷走神经传入延髓，触发一系列协调的反应，引起咳嗽反射。

咳嗽时，先是短促的或较深的吸气，接着声门紧闭，呼气肌强烈收缩，使肺内压和胸内压急速上升，然后声门突然打开，由于气压差极大，气体便由肺内高速冲出，同时排出气道内的异物或分泌物。

2. 喷嚏反射(sneeze reflex) 与咳嗽反射类似，不同之处有：刺激物作用于鼻黏膜感受器；传入神经是三叉神经；反射效应是腭垂下降，舌压向软腭；呼出气主要由鼻腔喷出以清除鼻腔中的刺激物。

三、周期性呼吸

周期性呼吸(periodic breathing)属于异常呼吸，主要表现为呼吸加强加快与减弱减慢的交替出现，常见的有以下几种类型。

(一) 陈-施呼吸

陈-施呼吸(Cheyne - Stokes respiration)表现为呼吸逐渐增强增快，又逐渐减弱减慢，呈周期性变化，也可与呼吸暂停交替出现，每个周期为 45 s 至 3 min，也称为潮式呼吸。

陈-施呼吸的机制是：某种因素使呼吸受到刺激，如心力衰竭或脑干损伤引起呼吸中枢的反应增强，呼吸加深加快，肺通气量增多，呼出的 CO_2 随之增多，导致血中 PCO_2 降低。这种低 PCO_2 的血液到达脑部，呼吸中枢因缺少足够的 CO_2 刺激受到抑制，此时呼吸变浅、变慢甚至停止；呼吸抑制的结果又使 CO_2 的排出减少，血液 PCO_2 升高，又刺激呼吸中枢，使呼吸活动再次加强，如此周而复始地进行。

(二) 比奥呼吸

比奥呼吸(Biot respiration)表现为一次或多次强呼吸后，随之出现长时间的呼吸停止，接着又再次出现一次或多次强呼吸。每个周期为 10 s 至 1 min。比奥呼吸是一种病理性的周期性呼吸，常是死亡前出现的危急症状，其发生机制尚不清楚，可能是呼吸中枢受损所致。比奥呼吸常见于脑膜炎、脑损伤、脑脊液压力升高等疾病。

(王德山　曾　群　姚小卫)

第六章
消化和吸收

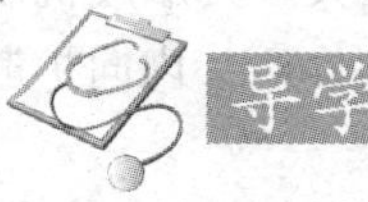

导学

掌握：胃液、胰液、胆汁的作用及其分泌调节；胃、小肠运动及其控制；吸收的主要部位及其特点。

熟悉：消化道平滑肌的生理特性；消化道的神经支配及其作用；消化道的内分泌功能；主要营养物质的吸收形式。

了解：消化形式、口腔内消化、大肠作用，排便反射。

第一节　概　　述

消化(digestion)是指食物在消化道内被分解为可吸收的小分子物质过程，分为**机械性消化**(mechanical digestion)和**化学性消化**(chemical digestion)两种形式。前者是以平滑肌的运动、后者是以消化酶的分解作用，将大分子物质分解为小分子过程。在消化过程中，这两种方式同时进行，相互配合。**吸收**(absorption)是指食物消化后的小分子物质通过消化道黏膜进入血液和淋巴液的过程。

一、消化道平滑肌的特性

消化道中除了口腔、咽、食管上段和肛门外括约肌是骨骼肌外，其余部位均是平滑肌，消化道平滑肌具有以下特性。

(一) 一般生理特性

1. 自动节律性　将离体消化道平滑肌置于适宜环境中，在无外来刺激的情况下，仍能进行节律性舒缩活动，称为自动节律性。与心肌比较，其节律缓慢且不规则，并且胃肠不同部位的节律也有着明显差异，说明消化道多处存在着起搏点细胞。

2. 兴奋性　消化道平滑肌的兴奋性较骨骼肌和心肌低，表现为收缩缓慢，有较长的潜伏期、收缩期和舒张期。

3. 紧张性　消化道平滑肌即使在消化间期也保持着持续收缩状态，称为紧张性收缩，简称紧张性。该特性使消化道能维持一定的形态和位置，并使消化道内保持一定的压力，是消化道进行各种运动的基础。

4. 伸展性　消化道平滑肌能适应实际需要作出较大的伸展。胃的伸展性最明显，可有4～6倍的伸展范围，其意义在于进食过程中胃内压力不出现明显变化。这一特性有利于中空的消化器官适应贮存食物的需要。

5. 敏感性　消化道平滑肌对于锐性刺激、电刺激等敏感性较低，但对温度变化、化学和牵张刺激等敏感性较高。如微量的乙酰胆碱可使其收缩，而肾上腺素则使其舒张；突然的牵拉刺激常可引起平滑肌强烈收缩。

(二) 电生理特性

消化道平滑肌的生物电活动主要有静息电位、慢波和动作电位三种形式，其中慢波是其特有的电活动。

1. 静息电位　消化道平滑肌细胞的静息电位为－60～－50 mV，并且波动较大。其形成机制主要与K^+向膜外扩散和生电钠泵的活动有关。此外，静息状态下存在少量的Na^+、Ca^{2+}内向扩散和Cl^-外向扩散，对静息电位也产生一定影响。

2. 慢波　在静息电位基础上自发产生的缓慢而有节律性的去极化现象，称为**慢波**(slow wave)，又称**基本电节律**(basic electrical rhythm, BER)。慢波波幅为10～15 mV，持续时间由数秒至十几秒(图 6-1)。消化道不同部位的慢波频率不同，人胃平滑肌的慢波约 3 次/min，十二指肠约 12 次/min，回肠末端为 8～9 次/min。关于慢波产生的机制可能与细胞膜上生电钠泵活动的周期性减弱或停止有关，详尽的机制尚不十分清楚。

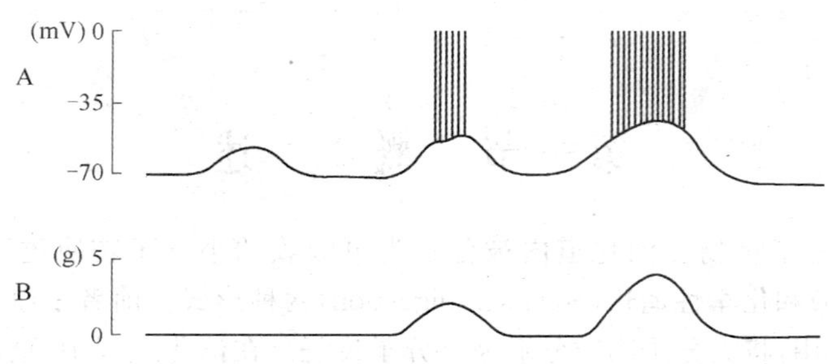

图 6-1　消化道平滑肌的电活动与收缩之间的关系

A. 消化道平滑肌细胞内记录的慢波电位和动作电位；
B. 同步记录的肌肉收缩曲线，显示慢波不能引起肌肉收缩

3. 动作电位　基本电节律去极化达到阈电位时(约－40 mV)，可在慢波基础上产生一个或多个动作电位，平滑肌动作电位时程较骨骼肌长(为 10～20 ms)，幅值较低。去极相主要是由慢钙通道开放、Ca^{2+}和少量Na^+内流造成的，复极相是K^+外流引起的。

消化道平滑肌的慢波、动作电位和肌肉收缩三者之间的关系是：在慢波的基础上产生动作电位，动作电位是平滑肌收缩的标志。动作电位的频率决定了肌肉收缩的幅度和速度。慢波虽不能直接触发平滑肌的收缩，但它决定了平滑肌的收缩频率和传播方向等。

二、胃肠道的神经支配及其作用

支配胃肠的神经包括**外来神经系统**(extrinsic nervous system)和**内在神经系统**(intrinsic nervous system)两大部分。

(一) 外来神经系统

消化道除口腔、咽、食管上端和肛门外括约肌由躯体神经支配外，其他部分主要接受自主神经系统的支配，其中交感神经以抑制为主，而副交感神经以兴奋为主。

1. 交感神经分布及作用 交感神经节前纤维从脊髓第5胸段至第2腰段的侧角发出，在腹腔神经节和肠系膜神经节换元后，发出的节后纤维主要终止于肠神经系统中的胆碱能神经元，抑制乙酰胆碱释放；并有少量节后纤维终止于胃肠和血管平滑肌以及消化道腺体。通常交感神经兴奋的作用是抑制消化道运动和消化液的分泌，但对括约肌则起兴奋作用。

2. 副交感神经分布及作用 支配消化道的副交感神经包括迷走神经和盆神经。迷走神经主要分布在横结肠及其以上的消化道各器官，盆神经主要分布在降结肠以下的盆腔器官上。副交感神经的节前纤维进入消化道管壁后，主要与肌间神经丛和黏膜下神经丛的神经元形成突触，节后纤维支配胃肠、血管平滑肌及分泌腺体。副交感节后纤维兴奋时释放乙酰胆碱，与M受体结合促进消化液分泌和平滑肌的运动，但对括约肌则起到抑制作用。

交感神经和副交感神经都是混合神经，既含有运动传出纤维又有感觉传入纤维，是中枢和消化道之间信息沟通的重要途径。胃肠道感受器的传入纤维可将冲动传导到壁内神经丛，并引起肠壁的局部反射。

（二）内在神经系统

胃肠道的内在神经系统又称**肠神经系统**(enteric nervous system)，包括位于纵行肌与环行肌之间**肌间神经丛**和环行肌与黏膜层之间的**黏膜下神经丛**(图6-2)。其中的运动神经元支配消化道的平滑肌、腺体和血管，感觉神经元可以感受胃肠道内化学、机械和温度等刺激。各神经元之间以及两神经丛之间有大量的中间神经元互相联系，共同组成一个独立、完整的局部反射系统。肠神经系统释放的递质和调质包括乙酰胆碱(Ach)、儿茶酚胺类、氨基酸和多种肽类等。内在神经丛主要功能是调控内外分泌细胞的分泌、消化道运动和物质吸收等。正常情况下肠神经丛的活动也接受外来神经的调节。

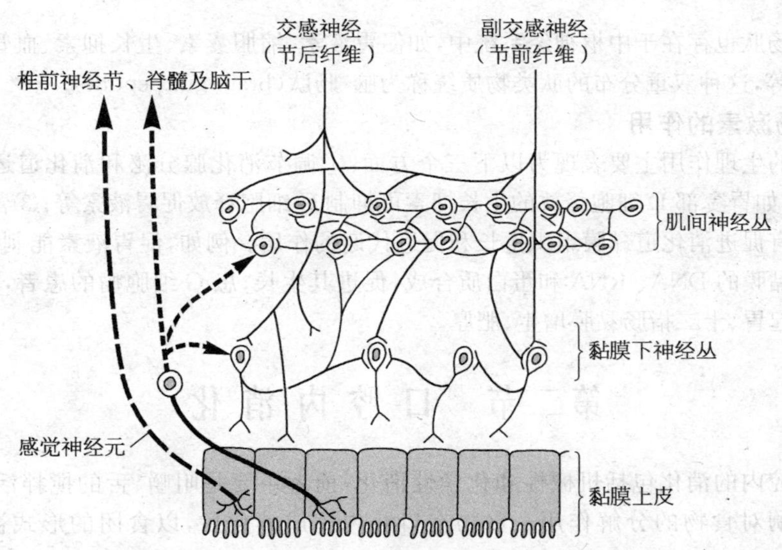

图6-2 外来神经与肠壁内在神经丛的联系示意图

三、消化道的内分泌功能

胃肠道黏膜层内存在多种内分泌细胞，其分泌的激素统称为**胃肠激素**(gastrointestinal hormone)。胃肠激素的化学结构属于肽类物质，故称**胃肠肽**(gastrointestinal peptide)。

(一) 消化道内分泌细胞及其分泌形式

人体从胃到大肠的黏膜层存在着40多种内分泌细胞，简称APUD细胞，其特点如下。①数量巨大：消化道内分泌细胞的数量远大于体内所有内分泌腺细胞总合。所以，消化道是体内最大的内分泌器官。②散在分布：消化道的内分泌细胞大多散在于黏膜层的非内分泌细胞之间。③两种分泌类型：消化道的内分泌细胞可分为开放型和闭合型两类。前者顶端有微绒毛突入消化道腔内，可感受腔内的食物成分和pH等化学刺激而引起分泌，如分泌促胃液素的G细胞；后者顶端被相邻的非内分泌细胞所覆盖，不与消化腔直接接触，其分泌由神经或局部体液所调节，如分泌生长抑素的D细胞(图6-3)。

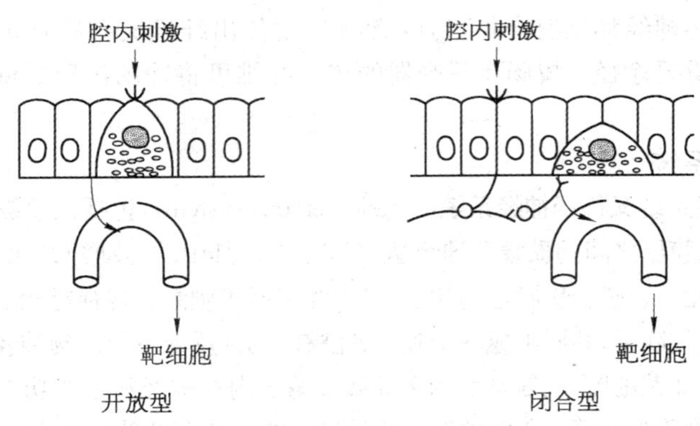

图6-3 开放性与闭合性胃肠内分泌细胞示意图

多数的胃肠肽也存在于中枢神经系统中，如促胃液素、缩胆囊素、生长抑素、血管活性肠肽、脑啡肽和P物质等，这种双重分布的肽类物质统称为脑-肠肽(brain-gut peptide)。

(二) 胃肠激素的作用

胃肠激素的生理作用主要表现为以下三个方面：①调节消化腺分泌和消化道运动；②调节其他激素的释放，如胃窦部D细胞释放的生长抑素可抑制G细胞释放促胃液素等；③营养作用，指一些胃肠激素具有促进消化道黏膜组织生长和促进代谢的作用。例如，促胃液素能刺激胃泌酸部黏膜和十二指肠黏膜的DNA、RNA和蛋白质合成，促进其生长；患G细胞瘤的患者，由于促胃液素分泌增多可引起胃、十二指肠黏膜增生、肥厚。

第二节 口腔内消化

食物在口腔内的消化包括机械性和化学性消化，前者主要是咀嚼、舌的搅拌活动，后者在于唾液中的消化酶对食物的分解作用。食物在口腔内完成消化后，以食团的形式被吞咽经食管入胃。

一、唾液的分泌

唾液(saliva)是由腮腺、舌下腺和颌下腺及其他小唾液腺分泌，并由导管排入口腔。

(一) 唾液的性质、成分及作用

正常成年人的唾液为无色无味，pH为6.6～7.1的低渗液体，每日分泌量为1～1.5 L。其中水分约占99%，有机物主要为黏蛋白、唾液淀粉酶、免疫球蛋白A(IgA)和溶菌酶等，无机物有

Na^+、K^+、HCO_3^-、Cl^-等。

唾液的作用:①湿润口腔和溶解食物,以利于吞咽,并引起味觉。②清洁和保护口腔黏膜,冲洗和清除食物残渣。③唾液中的淀粉酶,可分解淀粉为麦芽糖。④唾液中的溶菌酶、IgA等具有杀菌或抑菌作用。⑤能够排泄体内的金属物如铅、汞等,以及毒性很强的微生物,如狂犬病、脊髓灰质炎病毒等,所以唾液具有传染疾病的可能性。

唾液淀粉酶进到胃内,只要pH在4.5以上仍有分解作用。

(二) 唾液分泌调节

唾液的分泌完全是神经反射性调节,包括非条件反射和条件反射。①非条件反射:食物对口腔感受器直接刺激可反射性地引起唾液的分泌。②条件反射:进食之前食物的形状、颜色、气味和进食的环境,均可引起唾液的分泌。唾液分泌的初级中枢在延髓,高级中枢位于下丘脑和大脑皮层。支配唾液分泌的传出神经为副交感神经和交感神经,以前者的作用为主。副交感神经兴奋时,可引起大量而稀薄的唾液分泌,交感神经兴奋则分泌少量而黏稠的唾液。

二、咀嚼与吞咽

咀嚼是由咀嚼肌顺序收缩而实现的随意运动。经过咀嚼将食物磨碎、润滑和混合以便于吞咽;使食物与唾液淀粉酶充分接触促进化学性消化;加强食物对口腔内感受器的刺激,反射性地引起胃、胰、肝、胆囊等活动加强,为下一步的消化和吸收作好准备。

吞咽是指口腔内容物通过咽部和食管进入胃内的过程,其过程分为三期。第一期为口腔至咽部:通过舌肌和下颌舌骨肌的顺序收缩,将食团由口腔挤向软腭和咽部。此期属于随意运动。第二期为从咽到食管上端:由于食团刺激了软腭和咽部的触觉感受器,引起一系列反射动作,包括软腭上升,咽后壁向前突出,封闭鼻咽通路,声带内收,喉头升高并向前紧贴会厌,封闭咽和气管的通路,呼吸暂停,食管上括约肌舒张,食团被挤入食管。第三期为食管至胃:由食管蠕动完成的。**蠕动**(peristalsis)是消化道平滑肌共有的一种运动形式,它是一种向前推进的波形运动,表现为食团上端平滑肌收缩,下端平滑肌舒张,食团被挤入舒张部分,由于蠕动波依次向下,食团不断下移至胃(图6-4)。食物到达胃的时间与食物的性状和体位有关。液体食物需3~4 s。糊状食物约需5 s,固体食物较慢,需6~8 s,一般不超过15 s。

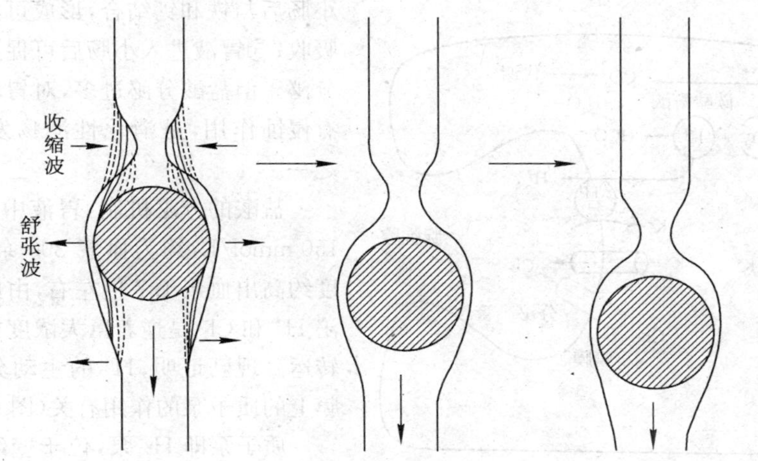

图6-4 食管蠕动示意图

在食管和胃连接处没有明显的括约肌，但该处管腔内的压力比胃内高 5～10 mmHg，可阻止胃内容物逆流入食管，故称**食管下括约肌**(lower esophageal sphincter, LES)。由于小儿或 LES 张力减弱时，可造成胃液反流，损伤食管黏膜而引起反流性食管炎；如果 LES 张力增强则会引起吞咽困难。

第三节　胃内消化

一、胃液的分泌

胃是消化管中最膨大的部分，其主要功能是暂时储存食物，并进行初步的消化。食物在胃内经过机械性和化学性消化后，形成**食糜**(chyme)被逐渐排入十二指肠。

形态学将胃分为胃底、胃体和胃窦三部分。从功能上通常将胃分为头区和尾区，头区包括胃底和胃体的上端，胃体下端和胃窦合称为尾区。胃黏膜中有三种外分泌腺：**贲门腺**(cardiac gland)：分泌黏液；**泌酸腺**(oxyntic gland)：占据胃底和胃体黏膜面积约 2/3 之多，由**壁细胞**(parietal cell)、**主细胞**(chief cell)和颈**黏液细胞**(mucous neck cell)组成，分别分泌盐酸和内因子、胃蛋白酶原和黏液；**幽门腺**(pyloric gland)：含有黏液细胞和 G 细胞，前者分泌黏液、HCO_3^- 和胃蛋白酶原，后者分泌促胃液素。

(一) 胃液的性质、成分和作用

胃液(gastric juice)是体内酸性最高的液体，pH 为 0.9～1.5。正常人每日分泌量为 1.5～2.5 L。胃液的成分除了水和无机盐等外，主要成分有盐酸、胃蛋白酶、黏液和 HCO_3^- 及内因子。

1. 盐酸(hydrochloric acid)　也称**胃酸**(gastric acid)。以游离酸和结合酸两种形式存在，两者称为总酸度。胃液中的盐酸含量通常以单位时间内分泌的毫摩尔数表示，称为**胃酸排出量**(gastric acid output)。正常人空腹时盐酸排出量(基础酸排出量)为 0～5 mmol/h。在食物或某些药物刺激下，盐酸排出量明显增加，最大排出量可达 20～25 mmol/h。

盐酸的主要作用有：①能激活胃蛋白酶原，使之转变为有活性的胃蛋白酶，并为胃蛋白酶提供所需的酸性环境；②使食物中的蛋白质变性，易于被消化；③杀灭随食物进入胃内的细菌；④进入小肠后与铁和钙结合，形成可溶性盐而促进其吸收；⑤胃液进入小肠后可促进胰液和胆汁的分泌。但盐酸分泌过多，对胃和十二指肠黏膜有侵蚀作用，是消化性溃疡发病的重要原因之一。

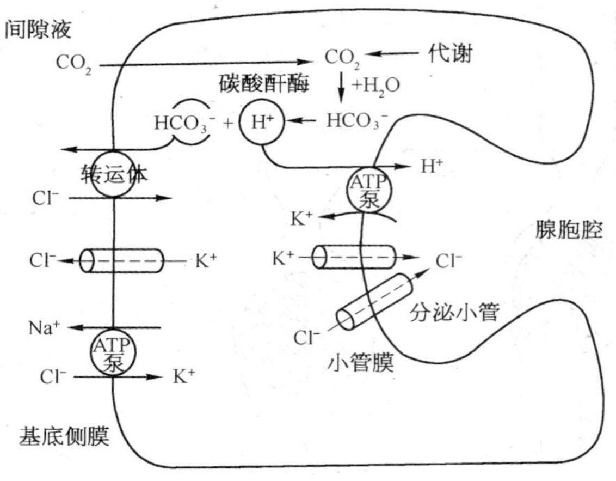

图 6－5　壁细胞分泌 HCl 的基本过程

盐酸的分泌机制：胃液中 H^+ 的浓度高达 150 mmol/L，约为血浆 300 余万倍，而 Cl^- 浓度约高出血浆 1.7 倍左右，由此可见壁细胞分泌 H^+ 和 Cl^- 是逆着巨大浓度梯度进行的主动转运。现已证明，H^+ 的主动分泌与壁细胞顶膜上的质子泵的作用有关(图 6－5)。

质子泵即 H^+ 泵，位于壁细胞顶端膜内陷形成的**分泌小管**(secretory canaliculus)膜上，

具有转运 H^+、K^+ 和催化 ATP 分解的功能。除质子泵外，在分泌小管膜上还有 Cl^-、K^+ 通道，在壁细胞的基底侧膜上有 Na^+-K^+ 泵。在碳酸酐酶作用下壁细胞内 CO_2 与 H_2O 结合形成 H_2CO_3，并迅速解离为 H^+ 和 HCO_3^-，H^+ 逆浓度梯度被 H^+ 泵转运入分泌小管腔并进入腺胞腔，K^+ 则进入细胞内。HCO_3^- 在基底侧膜上通过 Cl^--HCO_3^- 逆向转运体与 Cl^- 交换，被转运出细胞经细胞间隙进入血液，进入细胞后的 Cl^- 经通道进入小管腔和腺胞腔，与 H^+ 形成 HCl。壁细胞基底侧膜上的 Na^+ 泵将 Na^+ 泵出，维持细胞内的低 Na^+ 浓度，进入细胞内的 K^+ 可经通道扩散出细胞。在消化期，由于胃酸的合成过程中大量的 HCO_3^- 进入血液，形成了餐后碱潮。由于质子泵是各种因素引起胃酸分泌的最后通路，因此，选择性抑制质子泵的药物(如奥美拉唑)能够有效地抑制胃酸分泌。

2. 胃蛋白酶原(pepsinogen)　在盐酸的作用下，转变成为具有活性的**胃蛋白酶**(pepsin)。已激活的胃蛋白酶对胃蛋白酶原也有激活作用。

胃蛋白酶能水解食物中的蛋白质，使其分解为脲、胨及少量**多肽**(polypeptide)和**氨基酸**(amino acid)。胃蛋白酶只有在酸性较强的环境中才能发挥作用，其最适 pH 为 2，当 pH 升至 6 以上时，此酶即发生不可逆转的变性。为此，临床上采用胃蛋白酶与稀盐酸并用治疗消化不良优于单一使用的效果。

3. **黏液和碳酸氢盐**(mucous and bicarbonate salt) 胃的**黏液**(mucus)是由胃黏膜表面的上皮细胞、颈黏液细胞、贲门腺和幽门腺共同分泌的。其主要成分是糖蛋白，具有较高的黏滞性和形成凝胶的特性，并与黏液细胞分泌的 HCO_3^- 共同形成 0.5～1 mm 厚的**黏液-碳酸氢盐屏障**(mucus-bicarbonate barrier)(图 6-6)。其作用在于润滑胃黏膜，防止食物的机械损伤，并且其碱性作用可以中和 H^+，防止胃蛋白酶原在黏膜上皮细胞侧激活，抑制了胃液对黏膜的腐蚀作用。当胃酸、胃蛋白酶增多时侵蚀胃黏膜，破坏了黏液-碳酸氢盐屏障，可能造成黏膜局部损伤，产生消化性溃疡。

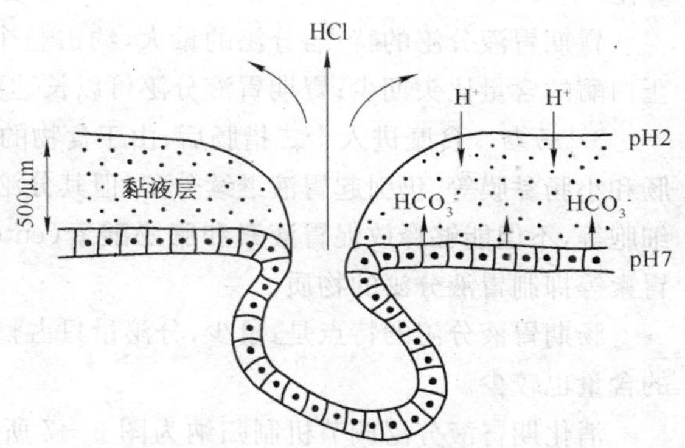

图 6-6　胃黏液-碳酸氢盐屏障示意图

此外，胃黏膜本身不被胃酸和胃蛋白酶消化，**胃黏膜屏障**(gastric mucosal barrier)也起到重要作用。胃黏膜屏障是由胃黏膜上皮细胞顶端膜之间的紧密连接构成，其作用是阻止胃腔内的 H^+ 扩散进入黏膜层，同时阻止 Na^+ 从黏膜细胞向胃腔内扩散。此外，胃黏膜能合成和释放大量的**前列腺素**(prostaglandin, PG)，增加胃黏膜血流，抑制胃酸、胃蛋白酶原的分泌，刺激黏液和碳酸氢盐分泌，因此有助于维持胃黏膜的完整和促进胃黏膜的修复。

许多因素如乙醇、胆盐、阿司匹林类药物、肾上腺素和耐酸的幽门螺杆菌感染等，均可破坏或削弱胃黏膜屏障，易造成胃黏膜损伤，引起胃炎或溃疡发生。

4. 内因子　是一种分子质量为 50～60 kDa 糖蛋白。其作用是能与食物中的维生素 B_{12} 结合，防止维生素 B_{12} 被小肠内的蛋白水解酶破坏，并促进维生素 B_{12} 在回肠黏膜的吸收。当缺乏内因子时，可造成维生素 B_{12} 缺乏症，影响红细胞生成，出现巨幼红细胞性贫血(见第三章)

(二) 胃液分泌的调节

消化间期也有少量胃液分泌，称为**基础胃液分泌**(basic acid secretion)。在进食时和进食过程中,根据消化道感受食物刺激的部位先后,将胃液分泌人为地分为**头期**(cephalic phase)、**胃期**(gastric phase)和**肠期**(intestinal phase),各期胃液分泌的调节机制如下。

1. 头期 头期胃液分泌是由条件反射和非条件反射两种机制所引起、促进的。①非条件反射:由于食物被咀嚼和吞咽的过程中,刺激了口、咽、喉等处的感受器,经神经传入到位于延髓、下丘脑、边缘系统及大脑皮层与消化相关的中枢,反射性引起胃液分泌。②条件反射:是由食物的形象、气味、声音等刺激作用于视、嗅、听等感受器,经神经传入到上述中枢而反射性地引起胃液分泌。中枢信息由迷走神经传出,迷走神经兴奋不但刺激胃壁各分泌细胞直接促进胃液分泌,同时,还能够通过刺激G细胞释放促胃液素,间接地促进胃液分泌。

头期胃液分泌的特点是:分泌持续时间较长,分泌量比较多,约占整个消化期胃液分泌总量30%;胃蛋白酶和盐酸含量均很高,消化力强;同时,头期胃液分泌易受精神和情绪等因素影响,所以稳定的情绪和心情是保证胃液正常分泌的前提。

2. 胃期 食物入胃后,食物的机械和化学刺激通过以下三种机制继续引起胃液分泌。①食物的机械性扩张刺激胃底、胃体部的感受器,经**迷走-迷走神经反射**(vago-vagal reflex)和壁内神经丛的短反射,引起胃液分泌;②扩张或机械刺激胃幽门部,通过壁内神经丛作用于G细胞引起促胃液素的释放;③蛋白质的消化产物(肽和氨基酸)直接作用于G细胞,通过释放促胃液素引起胃液的分泌。

胃期胃液分泌的特点:分泌的量大,约占整个消化期胃液分泌量的60%;胃液的酸度高,但胃蛋白酶的含量比头期少;胃期胃液分泌可以长达数个小时之久。

3. 肠期 食糜进入十二指肠后,由于食物的机械扩张刺激以及食物的分解产物作用于十二指肠和小肠黏膜等,仍引起胃液继续分泌,但其分泌机制主要是体液因素。小肠黏膜上也有较多的G细胞等,不但能够释放促胃液素和**肠泌酸素**(entero-oxyntin)等促进胃液分泌物质,而且分泌肠抑胃素等抑制胃液分泌的物质。

肠期胃液分泌的特点是:量少,分泌量只占整个消化期分泌量的约10%,总酸度和胃蛋白酶原的含量也较少。

消化期胃液分泌调节机制归纳为图6-7所示。在进食过程中,胃液分泌的三个期具有重叠性,其中头期和胃期的胃液分泌占有很重要的位置。肠期胃液分泌的量少,可能与小肠内同时产生抑制胃液分泌的调节机制有关。

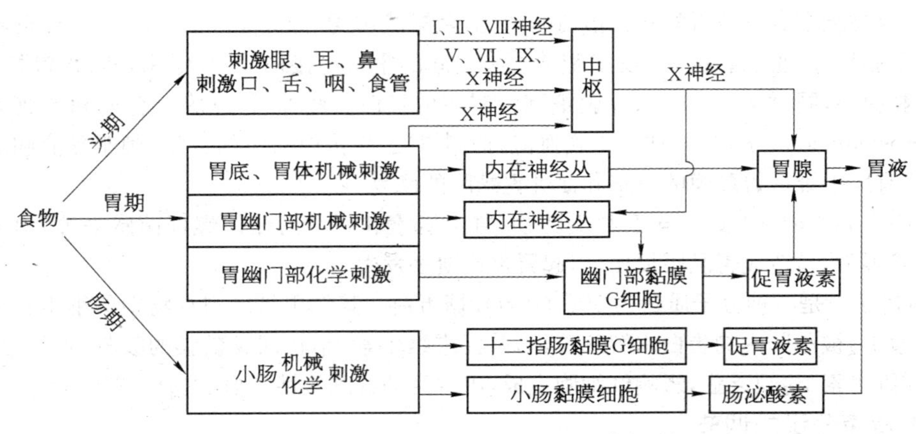

图6-7 消化期胃液的分泌调节机制

(三) 影响胃液分泌的主要内源性物质

1. *促进分泌的物质* ①乙酰胆碱(Ach):大部分支配胃的迷走神经节后纤维末梢释放 Ach,与壁细胞膜上的胆碱能 M 受体结合,刺激壁细胞分泌盐酸。②**促胃液素**(gastrin):是由胃窦及上段小肠黏膜的 G 细胞分泌的一种多肽,经血液运输与壁细胞膜上促胃液素受体结合而刺激胃酸分泌。③**组胺**(histamine):由胃黏膜肥大细胞或**肠嗜铬样细胞**(enterochromaffin-like cell, ECL)释放,通过旁分泌作用于壁细胞膜上的Ⅱ型组胺(H_2)受体,刺激胃酸分泌。H_2 受体的阻断剂如**西咪替丁**(cimetidine)可阻断组胺与壁细胞的结合而抑制胃酸分泌。此外,ECL 细胞膜上具有促胃液素受体和 M 型胆碱能受体,所以组胺与乙酰胆碱、促胃液素之间有相互加强的作用(图 6-8)。

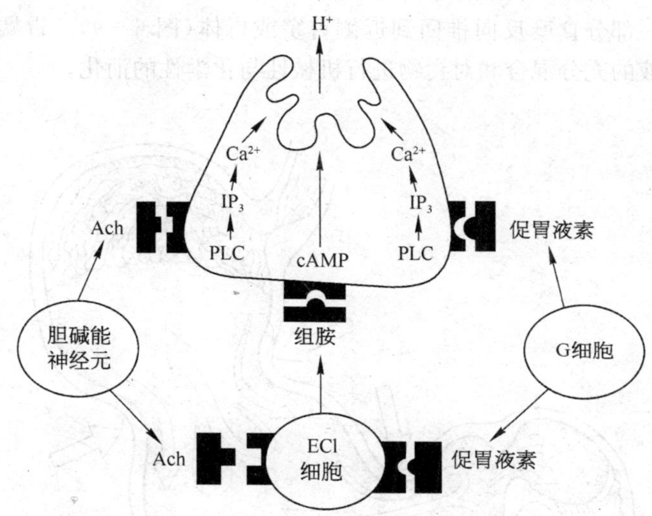

图 6-8 组胺、促胃液素、乙酰胆碱对壁细胞的作用

2. *抑制分泌的物质* ①盐酸(HCl):当胃窦、十二指肠内 pH 下降时,均可抑制盐酸分泌。前者可能通过抑制促胃液素和促使生长抑素释放所致,后者则通过刺激小肠黏膜释放促胰液素等抑制胃酸分泌。盐酸通过此种负反馈机制防止过度分泌,对胃肠黏膜具有保护作用。②脂肪:进入十二指肠的脂肪及其分解产物能够刺激上段小肠释放**肠抑胃素**(enterogastrone)等,通过血液循环抑制胃液的分泌。③高张溶液:十二指肠内的高张溶液可激活小肠内的渗透压感受器,通过**肠-胃反射**(enterogastric reflex)途径,以及通过小肠黏膜释放激素的体液途径抑制胃液分泌。④**生长抑素**(somatostatin):是胃体和胃窦黏膜 D 细胞释放的脑肠肽,可直接抑制壁细胞的腺苷酸环化酶,降低细胞内的 cAMP 水平,从而抑制胃酸分泌;还可通过抑制 G 细胞和 ECL 细胞释放促胃液素、组胺,间接地抑制壁细胞分泌盐酸。

二、胃的运动

(一) 胃的运动形式及意义

1. *容受性舒张* 当咀嚼和吞咽时,食物对咽、食管的刺激可反射性地引起胃底和胃体肌肉的舒张,称为**容受性舒张**(receptive relaxation)。容受性舒张可使胃腔容量由空腹时约 50 ml 增加到进食后的 1~2 L。其意义是完成容纳和储存食物的功能,同时保持胃内压基本不变。

胃的容受性舒张是通过迷走-迷走反射实现的,其抑制性节后神经纤维释放的递质可能是某种肽类物质或 NO。

2. 紧张性收缩　胃经常处于一定程度的缓慢持续收缩状态，称为**紧张性收缩**（tonic contraction）。紧张性收缩的意义在于：维持空腹时胃一定的形态和位置；保持胃腔内具有一定的压力，有助于胃液渗入食物内部，促进化学性消化。并协同蠕动推动食糜移向十二指肠，有利于胃的排空。

3. 蠕动　蠕动通常出现于食物入胃后 5 min 左右。从胃的中部开始，有节律地向幽门方向推进，约 3 次/min，每次蠕动到达幽门约需 1 min。因此，在整个胃部，通常是一波未平，一波又起。蠕动波开始时较小，在向幽门方向推进的过程中波的幅度和速度逐渐增强，当接近幽门时明显增强，可将一部分食糜（1～2 ml）排入十二指肠。当收缩波超越胃内容物先达胃窦终末时，由于该部胃窦强有力的收缩，可将一部分食糜反向推回到近侧胃窦或胃体（图 6－9）。胃蠕动对食糜的这种回推，有利于食物与胃液的充分混合和对食物进行机械性与化学性的消化。

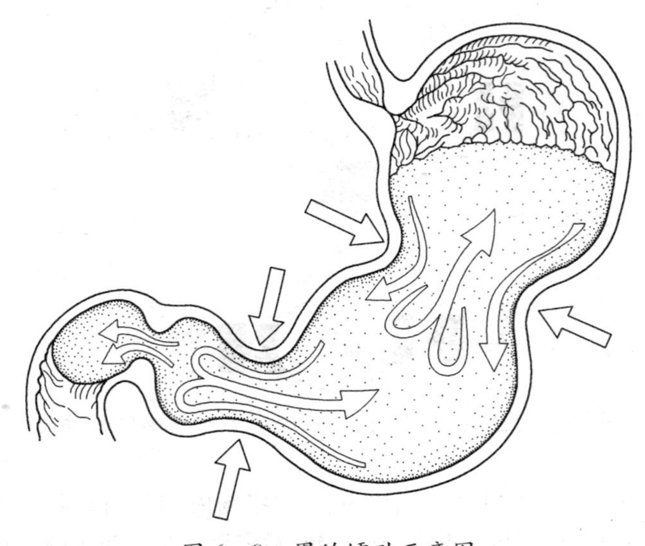

图 6－9　胃的蠕动示意图

迷走神经兴奋、促胃液素和胃动素可增强胃的蠕动，而交感神经兴奋、促胰液素和肠抑胃素等作用则相反。

（二）胃的排空及其控制

1. 胃排空　胃内容物排入十二指肠的过程，称为**胃排空**（gastric emptying）。一般在食物入胃后 5 min 即有部分食糜被排入十二指肠。胃排空的速度因食物的种类、性状和胃的运动而异。一般来说，液体食物的排空远比固体食物快，等渗溶液比非等渗液体快。在三种主要食物成分中，糖类排空最快，蛋白质次之，脂类最慢。混合食物由胃完全排空需 4～6 h。

2. 影响胃排空的因素　胃排空的动力是胃内压与十二指肠内压之差。因此，胃排空的速度受来自胃和十二指肠两方面因素的控制。

（1）胃内促进排空的因素：通常促进胃液分泌的因素多具有促进胃排空的作用。胃的内容物对胃壁的机械性刺激，通过迷走-迷走反射和壁内神经反射使胃运动增强，胃排空加快。食物对幽门的机械性或化学性刺激引起促胃液素的释放，后者能增强胃体和胃窦的收缩，从而促进胃排空。

（2）十二指肠内抑制排空的因素：在十二指肠壁上存在多种感受器，食糜的化学性和机械性因素对感受器刺激，可反射性地抑制胃运动，使胃排空减慢，称此为肠-胃反射。食糜特别是胃酸和脂肪进入十二指肠后，刺激小肠上段黏膜释放的缩胆囊素、促胰液素、肠抑胃素等，均抑制胃运动和排空。

十二指肠内抑制胃运动的各种因素，随着进入肠内的盐酸被中和、食物分解产物被吸收，其抑制性影响便逐渐消失，胃运动与排空活动则逐渐增强，并推送另一部分食糜进入十二指肠。由此可见，胃的排空是间断性的，并与上段小肠内的消化、吸收过程相适应。

（三）呕吐

呕吐（vomiting）是机体将胃及上段小肠的内容物从口腔强力驱出的反射活动。呕吐前常有恶心、流涎、呼吸急迫、心率加快等自主神经兴奋的症状。呕吐时先深吸气，接着声门和鼻咽通路关闭，胃和食管下端舒张，膈肌和腹肌强烈收缩而挤压胃体，使胃内容物经食管进入口腔。呕吐前通常还发生上段小肠强烈的逆蠕动，可推进小肠部分内容物入胃，所以呕吐物中常混有胆汁和小肠液。

呕吐是一种反射活动，其中枢位于延髓的孤束核附近。引起呕吐的原因很多，机械和化学的刺激作用于舌根、咽部、胃肠、胆总管、泌尿生殖道等处的感受器，经迷走和交感神经传入呕吐中枢可反射性地引起呕吐；晕车、晕船时前庭器官受刺激，视觉、嗅觉等感觉器官刺激，以及颅内压增高等，通过各自的传入途径直接或间接地兴奋呕吐中枢，传出冲动则沿迷走神经、交感神经、膈神经和脊神经等传至胃、小肠、膈肌和腹部肌肉等，引起呕吐反射。

在延髓呕吐中枢附近第四脑室底两侧的后缘区存在一个特殊的催吐化学感受区。体内代谢改变，如糖尿病酸中毒、肾或肝功能衰竭等情况下产生的内源性催吐物质，以及阿扑吗啡等药物，可直接刺激此化学感受区而兴奋呕吐中枢，引起呕吐反射。

呕吐是一种具有保护意义的防御性反射，它可把胃内有害的物质排出。但剧烈而频繁的呕吐会影响进食和正常的消化活动，并使大量消化液丢失，导致机体失水和电解质平衡的紊乱。如剧烈呕吐，胃液大量丢失，会导致代谢性碱中毒。

第四节 小肠内消化

食糜由胃进入十二指肠，开始了小肠内的消化。小肠内的化学性消化主要依靠胰液、胆汁和小肠液，机械性消化以小肠运动为主。

一、胰液的分泌

胰腺具有内、外分泌两种功能。胰液是由外分泌部的腺泡细胞和导管细胞分泌的。

（一）胰液的性质、成分和作用

胰液是一种无色的碱性液体，pH 为 7.8～8.4，每日分泌量为 1～2 L，渗透压与血浆相等。胰液的成分包括水、无机物和有机物。无机物主要由导管的上皮细胞分泌，其中 Na^+、K^+ 的浓度与血浆接近，HCO_3^- 和 Cl^- 的浓度则随分泌速率而改变，但 HCO_3^- 的浓度增高时可达血浆 5 倍以上。有机物主要有各种消化酶，由胰腺腺泡细胞分泌。

1. *碳酸氢盐* 胰液中 HCO_3^- 的主要作用是中和进入十二指肠的胃酸，保护小肠黏膜免受强酸的侵蚀。此外，HCO_3^- 造成的弱碱性环境也为小肠内多种消化酶的活动提供了适宜的 pH 环境。

2. *胰淀粉酶* 胰淀粉酶可将淀粉及大多数其他碳水化合物水解为糊精、麦芽糖和麦芽寡糖，但不能水解纤维素。胰淀粉酶的最适 pH 为 6.7～7.0。

3. 胰脂肪酶 胰脂肪酶是消化脂肪的主要酶，最适 pH 为 7.5～8.5。可分解三酰甘油为脂肪酸、一酰甘油和甘油。胰脂肪酶只有在胰腺分泌的**辅脂酶**(colipase)存在的条件下才能发挥作用，辅脂酶可把胰脂肪酶紧密地锚定于脂滴表面，防止胆盐将胰脂肪酶从脂滴表面清除掉，因而可以增加胰脂肪酶水解脂质的效力。

胰液中还含有胆固醇酯水解酶和磷脂酶 A_2，前者水解胆固醇酯，生成胆固醇和脂肪酸；后者水解磷脂，生成溶血磷脂和脂肪酸。

4. 蛋白水解酶 主要有**胰蛋白酶**(trypsin)、**糜蛋白酶**(chymotrypsin)和**羧基肽酶**(carboxy peptidase)等，它们均以酶原的形式贮存于腺泡细胞内，其中胰蛋白酶的含量最多。胰蛋白酶原在肠液中的**肠激酶**(enterokinase)的作用下，转变为有活性的胰蛋白酶。此外，胃酸、胰蛋白酶本身和组织液也能使胰蛋白酶原激活。胰蛋白酶还能激活糜蛋白酶原和羧基肽酶原，使它们分别转化为相对应的酶。胰蛋白酶和糜蛋白酶的作用极为相似，都能分解蛋白质为际和胨。当两者共同作用于蛋白质时，则可消化蛋白质为小分子的多肽和氨基酸。

此外，胰液中还含有 RNA 酶、DNA 酶，可使相应的核酸水解为单核苷酸。

如上所述，胰液中含有三种主要营养物质的水解酶，因此，胰液是所有消化液中消化食物最全面、消化力最强的一种消化液。当胰腺分泌发生障碍时，会明显影响蛋白质和脂肪的消化、吸收，但糖的消化一般不受影响。由于大量的蛋白质、脂肪不能被消化吸收，会产生胰性腹泻。

在正常情况下，胰液中的蛋白水解酶不会消化胰腺本身，这是由于它是以酶原的形式存在于腺泡细胞及通过导管运输。此外，胰腺的腺泡细胞还同时分泌**胰蛋白酶抑制物**(trypsin inhibitor)，它可以与胰蛋白酶形成无活性的化合物，从而防止胰腺自身消化。但胰蛋白酶抑制物含量较少，当胰腺导管梗阻、痉挛或暴饮暴食引起胰液分泌急剧增加时，可因胰管内压力升高导致胰小管和胰腺腺泡破裂，胰蛋白酶原渗入胰腺间质而被组织液激活，出现胰腺组织的自身消化，从而发生急性胰腺炎。

(二) 胰液分泌的调节

在消化期，进食可引起胰液的大量分泌，而非消化期胰液几乎不分泌。胰液的分泌虽然受神经和体液双重调节，但以体液调节为主。

1. 神经调节 食物的色、香、味对感觉器官的刺激以及食物对消化道的刺激都可通过神经反射引起胰液分泌。反射的传出神经主要是迷走神经，迷走神经可通过末梢释放乙酰胆碱直接作用于胰腺的腺泡细胞，但对导管细胞作用较弱。其分泌特点是：水分和 HCO_3^- 较少，酶的含量很丰富。

2. 体液调节

(1) **促胰液素**(secretin)：由位于小肠上段黏膜内的 S 细胞所分泌。盐酸是引起促胰液素释放的最强刺激因素，其次是蛋白质分解产物和脂肪酸。促胰液素主要作用于胰腺小导管的上皮细胞，促进水分和 HCO_3^- 的分泌大量增加，而酶的含量不高。

(2) **缩胆囊素**(cholecystokinin，CCK)：又称促胰酶素，是由小肠上段黏膜中 I 细胞释放的一种肽类激素。刺激 CCK 释放的因素由强到弱的顺序为：蛋白质分解产物＞脂肪酸＞盐酸＞脂肪。CCK 主要的作用是促进胰腺的腺泡细胞分泌各种消化酶，促进胆囊平滑肌收缩使胆汁排放。

二、胆汁的分泌和作用

胆汁(bile)由肝细胞分泌，与胆管上皮细胞分泌的水分和碳酸氢盐一起由肝管排出。消化期的胆汁经胆总管直接进入十二指肠，称为肝胆汁；消化间期的胆汁则经肝管转入胆囊管贮存于胆囊内，在消化时再排入十二指肠，称为胆囊胆汁。胆汁对于脂肪的消化和吸收具有重要作用。此外，机体通过胆汁还可排泄胆色素、药物和重金属等多种内、外源性物质。

(一) 胆汁的性质、成分及作用

正常成人每天分泌胆汁 0.8～1 L。肝胆汁呈金黄色，pH 约 7.4；胆囊胆汁由于其中的 HCO_3^- 和水被吸收，颜色加深且 pH 呈弱酸性，pH 约 6.8。胆汁中除 97% 是水外，还含有**胆盐**(bile salt)、胆固醇、胆色素、卵磷脂等有机物及 Na^+、K^+、HCO_3^-、Cl^- 等无机物，不含消化酶。

胆盐占胆汁中固体成分的 50%，卵磷脂、胆固醇、胆色素分别占 30%～40%、4%和 2%。胆汁中胆盐、卵磷脂、胆固醇三者比例保持适当是维持胆固醇呈溶解状态的必要条件。当胆固醇分泌过多，或胆盐减少时可形成胆固醇结石。胆色素是血红蛋白的分解产物，包括胆红素及其氧化物-胆绿素，胆色素的种类和浓度决定了胆汁的颜色。

胆汁中消化脂肪能力最强的是胆盐，胆汁的生理作用如下。①乳化作用：胆汁中的胆盐、胆固醇和卵磷脂等都可以作为乳化剂，减少脂肪的表面张力，使脂肪裂解为脂肪微滴，分散在肠腔内，从而增加了胰脂肪酶的作用面积，使其分解脂肪的作用加速。②促进脂肪和脂溶性维生素的吸收：胆盐是双嗜性分子，可聚合成微胶粒，脂肪酸、一酰甘油和脂溶性维生素等均可渗入到微胶粒中，形成水溶性复合物，通过肠上皮表面静水层到达肠黏膜表面，促进其吸收。③利胆作用：胆盐在小肠内被吸收后到达肝脏，可直接刺激肝细胞合成和分泌胆汁。

(二) 胆汁分泌与排放的调节

胆汁分泌和排出受神经因素、体液因素的双重调节。食物是引起胆汁分泌和排出的自然刺激物。高蛋白食物引起胆汁排放量最多，高脂肪或混合食物次之，糖类作用最小。

1. 神经调节　进食动作或食物对胃和小肠的刺激可通过神经反射引起肝胆汁分泌少量增加，胆囊收缩也轻度加强。反射的传出神经为迷走神经，切断两侧迷走神经或用胆碱能受体阻断剂，均可阻断反射发生。迷走神经还可通过引起促胃液素释放而间接引起肝胆汁分泌和胆囊收缩。

2. 体液调节

(1) CCK：在蛋白质分解产物、盐酸和脂肪等的作用下，小肠上部黏膜释放的 CCK 可通过血液循环作用于胆囊，引起胆囊平滑肌的强烈收缩和奥狄括约肌舒张，因此可促进胆囊胆汁的大量排放。

(2) 促胰液素：促胰液素的主要作用是刺激胰液的分泌，也有一定的刺激肝胆汁分泌的作用。促胰液素主要作用于胆管系统而非肝细胞，因此，它能引起胆汁的分泌量和 HCO_3^- 含量增加，而胆盐的分泌并不增加。

(3) 促胃液素：促胃液素可通过血液循环作用于肝细胞和胆囊，促进胆汁的分泌和胆囊的收缩。促胃液素也可先引起胃酸的分泌，后者作用于十二指肠黏膜，引起促胰液素释放而促进胆汁的分泌。

(4) 胆盐：胆盐随胆汁排至小肠后，约有 95%在回肠末端被吸收入血，经门静脉进入肝脏再合成胆汁，然后又被排入肠内，这个过程称为胆盐的肠-肝循环。每循环 1 次，胆盐约损失 5%。胆盐通过肠-肝循环重新回到肝脏，对肝细胞分泌胆汁具有很强的促进作用，因而是临床上常用的利胆剂之一。

三、小肠液的分泌及其调节

(一) 小肠液的组成与作用

小肠内有两种腺体，即**十二指肠腺**(Brunner gland)和**小肠腺**(crypts of Lieberkühn)。十二指肠腺分布于十二指肠上段，分泌富含黏液和水的碱性液体，与胰液、胆汁一起中和进入十二指肠内的胃酸，保护肠黏膜免受消化液的侵蚀；小肠腺分布于全部小肠的黏膜层，分泌含大量水和电解质的等渗液，其作用是稀释和溶解消化产物，有利于营养物质的吸收。

成人小肠液每日的分泌量为 1～3 L，pH 约为 7.6，渗透压与血浆相等。小肠液中除大量水外，还有 Na^+、K^+、HCO_3^- 等无机成分和黏蛋白、IgA、肠激酶等有机成分。

由小肠腺分泌入肠腔内的消化酶可能只有肠激酶一种，它能激活胰蛋白酶原。但在小肠黏膜上皮细胞刷状缘内含有各种消化酶，如分解小肽的肽酶，分解中性脂肪的脂肪酶和多种分解二糖的酶，即蔗糖酶、麦芽糖酶、异麦芽糖酶和乳糖酶等。这些酶可催化在绒毛外表面的食物分解，分解产物随后进入小肠上皮细胞内。因此，小肠本身对食物的消化是在小肠上皮细胞的刷状缘或上皮细胞内进行的。上皮细胞表面的消化酶可随脱落的细胞进入肠腔内，但对小肠内的消化不起作用。

(二) 小肠液分泌的调节

在调节小肠液分泌的许多因素中，食糜对肠黏膜局部的机械性和化学性刺激，特别是扩张性刺激通过肠神经系统引起局部反射，是调节小肠液体分泌的主要机制。迷走神经兴奋可引起十二指肠腺分泌增加，交感神经兴奋则抑制十二指肠腺的分泌。但外来神经的作用并不明显。促胃液素、促胰液素和血管活性肠肽等都有刺激小肠液分泌的作用。

四、小肠的运动和调节

消化期小肠运动形式有紧张性收缩、分节运动和蠕动，消化间期主要运动形式是**移行性复合运动**(MMC)。同其他部位平滑肌一样，紧张性收缩是其他运动形式进行的基础。

(一) 小肠运动的形式

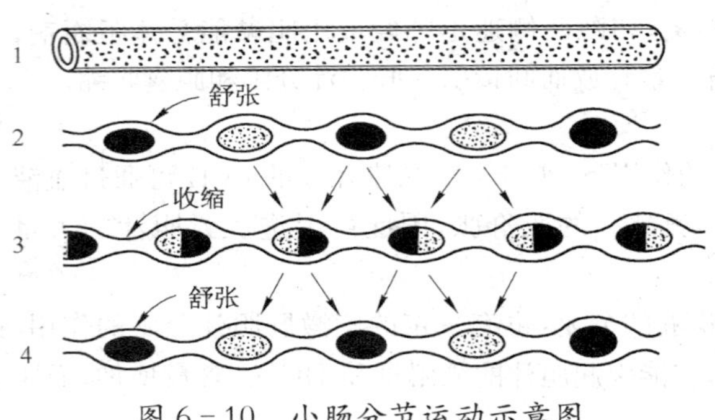

图 6-10 小肠分节运动示意图

1. 肠管表面观；2、3、4. 肠管纵切面，表示不同阶段的食糜节段分割与混合的情况

1. *分节运动* 是以环形肌收缩与舒张交替进行为主的运动。当小肠被食糜充盈时，由于牵张刺激可引起肠管一定间隔的环行肌同时多点收缩，将肠腔食糜切割成多个食糜团。随后已收缩的部位发生舒张，而舒张的部位发生收缩，称为分节运动(图 6-10)。如此反复进行，使小肠内的食糜不断地被分割，又不断地混合，但并不明显地推进食糜。分节运动的作用是：①使食糜与消化液充分混合，促进化学性分解；②使食糜与肠壁紧密接触，促进消化产物的吸收；③挤压肠壁，可促进血液和淋巴液回流。

2. *蠕动* 是以纵形肌运动为主的活动，可发生于小肠的任何部位。蠕动分为两种形式，一种为慢蠕动，每秒仅有 0.5～2 cm。通常每个蠕动波将食糜向前推送一段距离后即消失。慢蠕动的意义在于使经过分节运动作用后的食糜向前推进，到达一个新的节段后再开始分节运动。另一种为**蠕动冲**(peristaltic rush)，从小肠上段开始以速度快、推进距离远为特点，数分钟内将食糜推送到结肠内。其意义在于清除食糜中的有害刺激物或解除肠管的过度扩张。

在推进肠腔内液体和气体等内容物时产生的声音，称为肠鸣音。其音强弱标志着肠运动的程度，肠鸣音亢进为蠕动增强，反之则减弱或麻痹。

3. *移行性复合运动* 在消化间期，从胃体中部开始沿着胃肠道向肛门方向周期性缓慢移行的平滑肌运动，称为**移行性复合运动**(MMC)。MMC 是以强力收缩和较长静息期交替进行为特征的周期性运动。每间隔 60～90 min 发生 1 次。其主要作用是：①清洁肠道，将肠腔内残留的食物残渣，脱落上皮及细菌等推进到结肠内；②抑菌作用，阻止结肠内的细菌等微生物向小肠内迁移。

(二) 小肠运动的调节

1. 神经调节　自主神经和内在神经丛均能够影响小肠运动，但是肌间神经丛起主要调节作用。小肠内容物的机械性和化学性刺激可通过内在神经丛反射使小肠蠕动增强。外来的副交感神经的兴奋能促进小肠的运动，交感神经兴奋则抑制小肠运动。

2. 体液调节　乙酰胆碱、促胃液素、缩胆囊素、胃动素、5-羟色胺等可增强小肠运动。肾上腺素、促胰液素、胰高血糖素则抑制小肠运动。而血管活性肠肽和一氧化氮是肠内神经系统释放的引起小肠舒张的递质。

第五节　大肠内消化

食物到达大肠之前已基本完成了营养物质的消化与吸收，所以大肠主要功能是吸收大肠内水分、无机盐及由肠内细菌合成的维生素等物质，并贮存食物残渣，形成粪便。

一、大肠液的分泌及作用

(一) 大肠液的分泌

大肠黏膜含有许多腺体和分泌细胞，主要分泌黏液和碳酸氢盐等大肠液，pH 为 8.3～8.4。大肠液对食物的分解作用很小，主要作用是保护黏膜和润滑粪便。当大肠受到细菌感染导致肠炎时，黏膜除正常分泌碱性的黏性溶液外，还分泌大量的水和电解质，其生理意义在于稀释大肠内的刺激因子，促进粪便迅速通过大肠(腹泻)，从而冲刷肠道刺激因素，促进肠炎的好转。

(二) 大肠内菌群的作用

大肠内有大量来自空气和食物的细菌，主要是大肠杆菌、葡萄球菌等。大肠内的环境适合一般细菌的活动和繁殖，粪便中的细菌占粪便固体总量的 20%～30%。

大肠内的细菌能对肠内容物中一些成分进行分解。细菌对糖和脂肪的分解称为发酵，能产生乳酸、乙酸、CO_2、甲烷等。细菌对蛋白质的分解则称为腐败，可产生氨、硫化氢、组胺、吲哚等。在一般情况下，其中一些有毒物质吸收甚少，吸收后经肝解毒，对人体无明显不良影响。

大肠内的细菌能利用肠内的物质合成维生素 B 族和维生素 K，可被人体吸收利用。

二、大肠的运动和排便反射

(一) 大肠的运动形式

1. 袋状往返运动　是消化间期最多见的一种运动形式，多见于近端结肠，是由环行肌的收缩所引起。它使结肠袋中的内容物向两个方向作短距离的位移，但并不向前推进。其意义在于使肠黏膜与肠内容物充分接触，有利于大肠对水和无机盐的吸收。

2. 分节推进和多袋推进运动　是消化期的主要运动形式。分节推进运动是指环形肌有规则的收缩，将一个结肠袋的内容物推移到邻近肠段，收缩结束后，肠内容物不返回原处；如果有一段较长的结肠壁上同时发生多个结肠袋收缩，并推移内容物向下运动，称为多袋推进运动。

3. 蠕动　与消化道其他部位一致，蠕动的意义是将内容物向远端推进。大肠还有一种行进很快、向前推进距离很长的强烈蠕动，称为**集团蠕动**(mass movement)。该蠕动能够将肠内容物从横结肠推至乙状结肠或直肠。集团蠕动每日仅发生 1～3 次，常在进餐后产生，可能是由于食物扩张胃或十二指肠，引起胃-结肠反射或十二指肠-结肠反射所致。对于反射敏感的人往往在餐后或餐间产生便意，在儿童更为多见。

(二) 排便反射

排便(defecation)是受意识控制的脊髓反射。人的直肠内通常是没有粪便的，当胃-结肠反射活动将粪便推入直肠时，可刺激直肠壁感受器，传入冲动经盆神经和腹下神经到达脊髓腰骶段的初级排便中枢，并上传至大脑皮层，产生便意。如果环境许可，皮层发出下行冲动到脊髓初级排便中枢，传出冲动经盆神经引起降结肠、乙状结肠和直肠收缩，肛门内括约肌舒张；同时阴部神经传出冲动减少，肛门外括约肌舒张，粪便被排出体外。此外，腹肌和膈肌收缩也能促进粪便的排出。

排便反射受大脑皮层的控制，如果经常有意识地抑制排便，将使得直肠对粪便的压力刺激变得不敏感，使粪便在结肠内停留时间延长，水分吸收过多而干硬，可导致便秘。此外，直肠黏膜由于炎症而敏感性提高，即使肠内只有少量粪便和黏液等，也可引起便意和排便反射，并在便后有排便未尽的感觉，临床上称为“里急后重”感，常见于痢疾或肠炎时。

第六节 吸 收

食物经过消化后，各种营养物质的分解产物、水、无机盐和维生素，以及大部分消化液即可通过消化道黏膜上皮细胞进入血液和淋巴液，称此过程为吸收。

一、吸收的部位及其途径

(一) 吸收的部位

食物在口腔和食管内一般不被吸收，但某些脂溶性药物(如硝酸甘油)可以通过口腔黏膜吸收入血液。胃黏膜只能吸收少量水分、高度脂溶性的物质如乙醇及某些药物等。小肠是吸收的主要部位，一般认为，糖类、蛋白质和脂肪的消化产物大部分是在十二指肠和空肠吸收。大部分营养物质在到达回肠之前已被吸收完毕，但是回肠有其独特的功能，即主动吸收胆盐和维生素 B_{12}。大肠则主要吸收水、无机盐和维生素等。

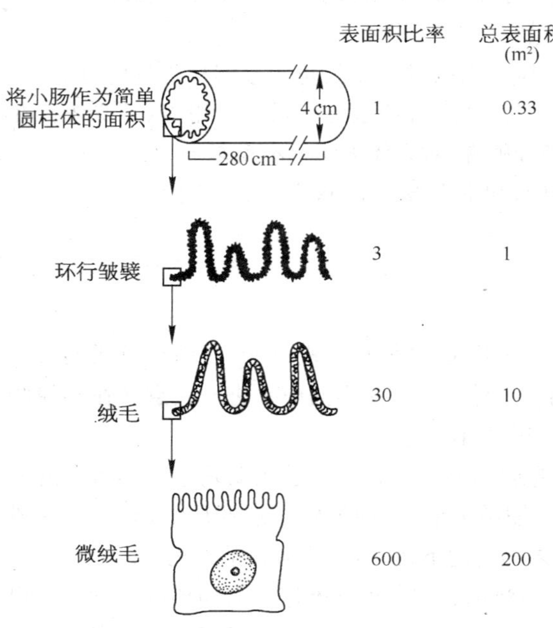

图 6－11 小肠黏膜表面积增大机制示意图

小肠作为食物吸收的主要部位，其有利条件是：①小肠内具有各种丰富的消化酶，糖类、蛋白质、脂类已分解为可吸收的物质；②小肠具有巨大的吸收面积，小肠黏膜形成许多环行皱襞，皱襞上有许多绒毛，绒毛的上皮细胞上有许多微绒毛，使小肠黏膜的表面积增加 600 倍，多达 200～250 m^2(图 6－11)；③小肠绒毛的结构特殊，有利于吸收。绒毛内有毛细血管、毛细淋巴管(乳糜管)、平滑肌纤维及神经纤维网，消化期间小肠绒毛的节律性伸缩与摆动，可促进绒毛内的血液和淋巴流动；④食物在小肠内停留的时间较长，具有充分的吸收时间。

(二) 吸收的途径和机制

1. 吸收的途径 小肠内的吸收是通过跨细胞和旁细胞两种途径实现的。

(1) 跨细胞途径：肠腔内的物质通过肠绒毛上皮细胞的顶端膜进入细胞内，再通过基底膜或侧膜进入细胞间隙，并经血液或淋巴途径进入体内。

(2) 旁细胞途径：肠腔内的物质通过小肠上皮细胞间的紧密连接进入细胞间隙，再进入血液或淋巴。

2. 吸收的机制 主要有以下几种。

(1) 被动转运：包括单纯扩散、易化扩散和渗透。

(2) 主动转运：包括原发性主动转运和继发性主动转运。

二、小肠内主要营养物质的吸收

(一) 水

成人每日摄入的水为 1～2 L，由消化腺分泌的液体可达 6 L，所以每日由消化道吸收的水约 8 L。水主要以渗透或滤过的形式被动吸收，各种溶质特别是 NaCl 主动吸收后产生的渗透梯度是水吸收的动力。

(二) 无机盐

1. 钠的吸收 成人每日摄入的钠和消化腺分泌的钠有 97%～99%被吸收回血液。每天吸收的钠为 25～30 g，其中饮食摄入的钠为 5～8 g，其余为消化腺分泌的钠。

Na^+ 的吸收是主动的过程，即由于肠上皮细胞基底侧膜上 Na^+－K^+ 泵的活动造成细胞内 Na^+ 浓度的降低，同时，细胞内电位也比其顶端膜外负 40 mV 左右，故肠腔内 Na^+ 在电-化学梯度的推动下借助于刷状缘上的多种转运体进入细胞内。进入细胞内的 Na^+ 由钠泵不断泵至细胞外，使肠腔内的 Na^+ 持续进入细胞。同时，使细胞外组织间隙中的 Na^+ 浓度升高，渗透压升高，因而可吸收肠腔内的水透过细胞膜和细胞间的紧密连接，进入组织间隙，使组织间隙静水压升高，促进 Na^+ 随着组织液回流入毛细血管。

由于这类转运体往往是与单糖或氨基酸共用，所以 Na^+ 的主动吸收为单糖或氨基酸的吸收提供动力。反之，单糖或氨基酸的存在也促进 Na^+ 的吸收。

2. 铁的吸收 铁的吸收量很有限，人每日吸收铁约 1 mg，仅为每日摄入膳食铁的 5%～10%。孕妇、儿童和失血等情况下，铁的吸收量增加，比正常人高 2～5 倍。食物中的铁包括三价铁(Fe^{3+})和二价铁(Fe^{2+})，主要是 Fe^{3+}，需转变为 Fe^{2+} 才容易被吸收。不溶性铁在较低的 pH 环境中易于溶解，所以胃酸可促进铁的吸收，而胃酸分泌缺乏时铁的吸收减少，易发生缺铁性贫血。维生素 C 可与铁形成可溶性复合物，并能使 Fe^{3+} 还原为 Fe^{2+}，因此可促进铁的吸收。血红蛋白和肌红蛋白中的血红素较容易被吸收，并且是机体内铁的一个重要来源。

铁主要在十二指肠和空肠内被吸收。Fe^{2+} 与绒毛上皮细胞顶端膜上的二价**金属离子转运蛋白 1**(divalent metal ion transporter 1，DMT_1)结合后被运进细胞内，DMT_1 对 Fe^{2+} 的转运效率比 Fe^{3+} 高数倍，所以 Fe^{2+} 更容易吸收。细胞内的铁大部分与**脱铁铁蛋白**(apoferritin)结合形成**铁蛋白**(ferritin)被贮存，小部分经转铁蛋白运到基底膜上，通过和转铁蛋白受体结合转运出细胞，并进入血液。

3. 钙的吸收 Ca^{2+} 主要以主动转运形式在消化道内吸收，其中以十二指肠的吸收能力最强。食物中的结合 Ca^{2+} 需转变为游离的 Ca^{2+} 才能被吸收。进入小肠内的胃酸可促进钙游离，有助于

Ca^{2+}的吸收，而脂肪、草酸盐、磷酸盐、植酸等由于可与Ca^{2+}形成不溶性复合物而抑制Ca^{2+}的吸收。影响Ca^{2+}吸收的主要因素有维生素D和机体对Ca^{2+}的需要状况，维生素D促进小肠对钙的吸收。

Ca^{2+}可通过与小肠绒毛上皮细胞顶端膜上的钙通道结合顺电化学梯度进入胞质，然后与胞质中的**钙结合蛋白**(calcium-binding protein)结合，并维持胞内较低浓度的Ca^{2+}水平。进入细胞的Ca^{2+}可通过基底侧膜上的Ca^{2+}泵及Na^+-Ca^{2+}协同转运体释放到细胞间隙。1,25-$(OH)_2$维生素D_3可通过诱导小肠上皮细胞钙结合蛋白及钙泵的活性而促进Ca^{2+}的吸收。Ca^{2+}还可以膜囊泡的形式存在于胞质内，并在基底侧膜以胞吐的方式释放(图6-12)。

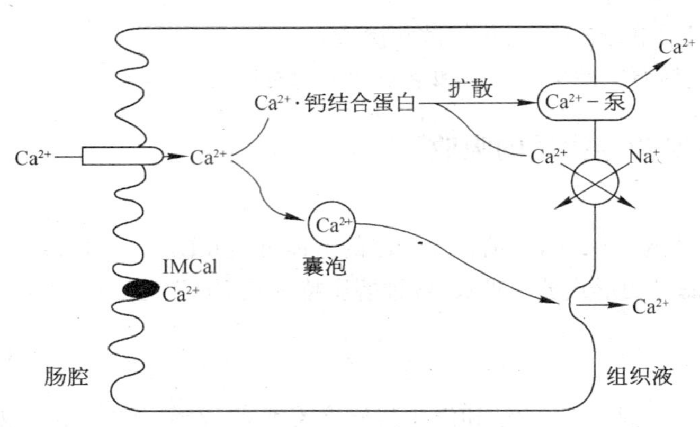

图6-12 小肠上皮细胞吸收钙机制的示意图

IMCal:膜钙结合蛋白

(三) 维生素的吸收

大多数维生素在小肠上段被吸收，但维生素B_{12}在回肠被吸收。大多数水溶性维生素，包括维生素B_1、B_2、B_6、PP、C以及生物素和叶酸等，是通过依赖于Na^+的同向转运体被吸收的。维生素B_{12}需先与内因子结合成复合物后，在回肠被主动吸收。脂溶性维生素A、D、E、K的吸收与脂类消化产物的吸收相同。

(四) 糖

食物中的糖类一般需被分解为单糖后才能被吸收，肠道中的单糖主要是葡萄糖、半乳糖和果糖。

葡萄糖和半乳糖是通过同向转运机制吸收的。在肠绒毛上皮细胞的基底侧膜上有Na^+泵，不断将细胞内的Na^+泵入细胞间液，再进入血液，维持细胞内低的Na^+浓度；在其顶端膜上存在有Na^+-葡萄糖和Na^+-半乳糖同向转运体，它们依靠Na^+的浓度势能分别将葡萄糖和半乳糖转运入上皮细胞，然后在基底侧膜通过易化扩散进入细胞间液，再进入血液(见第二章图2-3)。给予Na^+泵抑制剂哇巴因可抑制葡萄糖和半乳糖的吸收。果糖是通过易化扩散进入肠绒毛上皮细胞的，由于它不是伴随Na^+同向转运，因此果糖的吸收速率比葡萄糖、半乳糖低，仅为葡萄糖吸收速率的一半。进入细胞内的果糖大部分转化为葡萄糖，然后经细胞间液进入血液。

(五) 蛋白质

蛋白质分解产物，包括二肽、三肽和氨基酸的吸收类似葡萄糖、半乳糖的吸收，即通过继发性主动转运而被吸收。在小肠绒毛上皮细胞的顶端膜上，存在多种Na^+-氨基酸和Na^+-肽同向转运体，它们分别转运中性、酸性、碱性氨基酸与亚氨基酸，以及二肽、三肽进入细胞。进入细胞的二肽和三肽可被细胞内的二肽酶和三肽酶分解为氨基酸，后者经基底侧膜上的氨基酸载体转运出细胞，然后进入血液循环。少数氨基酸的吸收不依赖于 Na^+，可通过易化扩散的方式进入肠上皮细胞。

婴儿的肠上皮细胞可通过胞吞和胞吐方式吸收适量的未经消化的蛋白质。例如，母体初乳中的免疫球蛋白 A(IgA)可以这种方式进入婴儿的血液循环，产生被动免疫。但随着年龄的增大，小肠吸收完整蛋白质的能力减小。外来蛋白质被吸收后，不但无营养价值，而且可引起过敏反应。

(六) 脂肪

脂类的消化产物，包括一酰甘油、脂肪酸、胆固醇、溶血卵磷脂是以**混合微胶粒**(micelle)的形式存在于肠腔内。混合微胶粒通过覆盖在小肠纹状缘表面的非流动水层到达微绒毛，释放出其内的脂类消化产物。脂类消化产物顺浓度梯度扩散入细胞，胆盐则留在肠腔内，形成新的混合微胶粒，反复转运脂类消化产物，最后在回肠被吸收。

在肠上皮细胞内，含 12 个碳原子以上的长链脂肪酸和一酰甘油再发生酯化，形成三酰甘油、胆固醇酯和卵磷脂。然后与肠上皮细胞合成的载脂蛋白结合，形成**乳糜微粒**(chylomicron)，通过胞吐的方式进入组织液，经扩散入绒毛内的淋巴管(图 6-13)。少于 12 个碳原子的中、短链脂肪酸由于脂溶性较高，不需再酯化，可直接经肠上皮细胞扩散进入绒毛内的毛细血管。由于动植物食物中含的长链脂肪酸很多，所以脂肪的吸收以淋巴途径为主。

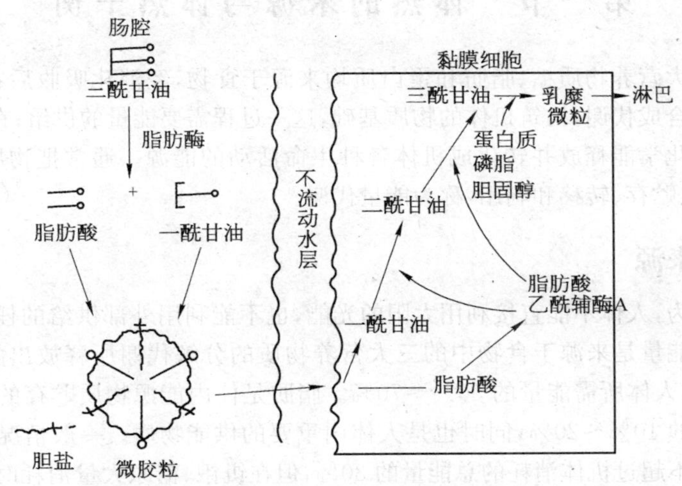

图 6-13 脂肪在小肠内消化和吸收的主要机制示意图

在正常情况下，小肠中的胆固醇易于被吸收，但植物固醇难吸收，不吸收的植物固醇如大豆中的固醇，可降低胆固醇的吸收。

(钱佳利 伍庆华 谢怡敏)

第七章
体　温

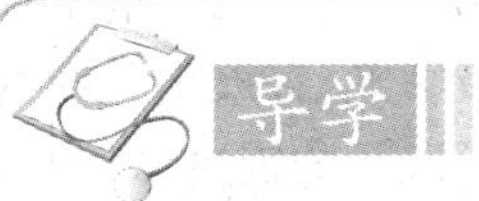

掌握： 基础代谢；体温的概念；机体的产热和散热；体温调节方式和中枢调节机制。

熟悉： 影响能量代谢的主要因素；人体体温正常值及其生理变动；异常体温。

了解： 调定点，能量代谢，表层温度与深部温度。

第一节　体热的来源与体热平衡

人体所需的三大营养物质糖、脂肪和蛋白质均来源于食物，经消化吸收后在体内进行合成和分解代谢。其中的合成代谢，构筑机体的物质基础，这一过程需要能量的供给；在分解代谢过程中，将营养物质蕴藏的化学能释放并转化成机体各种生命活动的能源。通常把物质代谢过程中所伴随发生的能量释放、贮存、转移和利用，称为能量代谢。

一、体热的来源

现代生理学认为，人体不能直接利用太阳的光能，也不能利用外部供给的任何形式的能量，人体唯一能够利用的能量是来源于食物中的三大营养物质的分解代谢所释放出的能量。糖是人体主要的供能物质，占人体所需能量的 50%～70%。脂肪是体内能源物质贮存的主要形式，在体内的贮存量可达体重的 10%～20%，同时也是人体内重要的供能物质。一般情况下，通过脂肪的氧化分解提供的能量不超过机体消耗的总能量的 30%，但在饥饿、糖原大量消耗时，体内的脂肪可被大量动用以供能。而蛋白质通常并不作为主要的供能物质，只有在某些特殊情况下，如长期不能进食或能量消耗量极大时，体内的糖原和贮存的脂肪大量消耗、能量极度缺乏时，机体才开始动用蛋白质的分解供能，以维持基本的生理活动。

（一）能量平衡

三大营养物质在体内氧化过程中，所蕴含的化学能 95%可以释放、转化和利用。释放的能量的 50%以上转化为热量，用以维持体温；其余以化学能的形式贮存在**三磷酸腺苷**（adenosine triphosphate，ATP）等高能化合物的高能磷酸键中，一分子 ATP 水解为**二磷酸腺苷**（adenosine diphosphate，ADP）和磷酸时，可同时释放出 33.47 kJ 的能量，供机体完成各种生理功能，如细胞的物质跨膜转运、跨膜信号转导、神经冲动的传导、神经递质的合成与释放、腺体的分泌以及肌肉的收缩和舒张等。所以，ATP 既是体内直接的供能物质，又是体内能量贮存的重要形式。除骨骼肌运动时有 15%～20%的能量转化为机械外功之外，其余在体内完成的各种功最后都将转变为热量以维持体温。根据热力学“能量守恒定律”，机体所利用食物中的化学能应等于最终转变成的热量与所作外功之和。

人体的能量平衡是指机体的能量摄入与能量消耗之间的平衡。如果能量代谢的收支平衡，体重可保持相对稳定。人体消耗的能量主要包括基础代谢的能量消耗、身体运动的能量消耗、食物的特殊动力效应（见后述）和其他的生理活动（包括生长发育）所需能量。若饥饿或营养物质摄取不足，则因体内储存的营养物质消耗过多而出现消瘦、体重减轻，称为能量的负平衡；反之，若营养物质的摄取多于消耗，多余的能量则转变为脂肪储存，机体脂肪组织增多，导致肥胖，因而体重增加，称为能量的正平衡。肥胖与许多疾病（如糖尿病、高血压）的发生或代谢异常（如血脂紊乱）有关。临床上衡量肥胖的简易诊断指标之一是**体重指数**（body mass index，BMI），主要反映全身性超重和肥胖。

$$\mathrm{BMI}=\frac{\text{体重(kg)}}{[\text{身高(m)}]^2}$$

在我国，体重指数 24 为超重界限，28 为肥胖界限。因此，日常生活中，需根据自身的实际生理状况、活动强度等给予恰当的能量供应，以保证机体的能量平衡。

（二）影响能量代谢的主要因素

机体的能量代谢受各种因素的影响。一般而言，处于生长发育阶段的儿童代谢率比成年高，男子的能量代谢率比女子高。除年龄、性别外，影响能量代谢的因素主要有肌肉活动、精神活动、食物的特殊动力效应和环境温度等。

1. *肌肉活动* 肌肉活动对能量代谢的影响最为显著，机体任何轻微的活动都可提高代谢率。因为运动时肌肉需要补给能量，而能量来自大量营养物质的氧化，这就必然导致运动和劳动时机体耗氧量的增加。机体耗氧量的增加与肌肉活动的强度成正比关系，机体持续运动或劳动时的耗氧量可达安静时的 10～20 倍。通常用单位时间内机体的产热量来表示肌肉活动的强度即劳动强度，因此，可以把能量代谢率作为评估肌肉活动强度的指标。此外，一定程度肌紧张的维持和保持一定的姿势也需要消耗一定的能量。在测定能量代谢时，应避免肌肉活动。表 7－1 显示机体在不同强度劳动或运动时能量代谢率的变化情况。

表 7－1 机体不同状态下的能量代谢率

肌肉活动形式	平均产热量[kJ/(m² · min)]	肌肉活动形式	平均产热量[kJ/(m² · min)]
静卧休息	2.73	扫地	11.36
出席会议	3.40	打排球	17.04
擦窗	8.30	打篮球	24.22
洗衣物	9.89	踢足球	24.96

2. *精神活动* 人在平静思考问题时，能量代谢受到的影响并不大，产热量增加一般不超过 4%。但在情绪激动、恐惧、焦虑、烦恼等精神紧张状态时，能量代谢水平明显提高，产热量显著增加，这与精神紧张伴随出现的肌紧张增强和影响代谢的激素释放增多等因素有关。

3. *食物的特殊动力效应* 人在进食后的一段时间内（从进食后 1 h 开始，延续到 7～8 h），虽然处于安静状态，但所产生的热量却要比进食前有所增加，这种额外的能量消耗是由进食所引起的。进食刺激机体产生额外热量的作用，称为**食物的特殊动力效应**（food specific dynamic effect）。该效应的强弱与食物的成分有关，蛋白质的特殊动力效应最为显著，可达 30%；糖和脂肪的特殊动力效应相对较低，分别为6%和4%。因此，在进食时，应考虑到这部分能量的消耗，给予相应的补充。

食物的特殊动力效应产生的机制，目前尚不清楚。研究表明，其主要机制与肝脏对氨基酸的加工处理有关。

4. 环境温度　当人体在安静状态，环境温度在20～30 ℃时，肌肉相对松弛，此时能量代谢最为稳定；当环境温度低于20 ℃时代谢率开始增加，10 ℃以下时则显著增加，这是由于寒冷刺激反射性地引起寒战和肌肉紧张性的增强，从而使代谢率提高；当环境温度高于30 ℃，代谢率又将逐渐增加，这与体内化学反应速度加快、发汗功能旺盛和呼吸、循环功能增强等因素有关。

(三) 基础代谢

1. 概念　**基础代谢**(basal metabolism)是指人体在基础状态下的能量代谢。**基础代谢率**(basal metabolism rate，BMR)则是指基础状态下单位时间内的能量代谢。所谓基础状态，是指安静、清醒、静卧，禁食12 h以上，室温保持在20～25 ℃ 的状态。在此状态下，体内能量的消耗只用于维持血液循环、呼吸等一些基本的生命活动。BMR常作为评价机体能量代谢水平的指标。

2. 测定　研究表明，能量代谢率与机体体重不成明显的比例关系，而是与体表面积成比例关系。因此，能量代谢率常以单位时间内每平方米体表面积的产热量为单位，即用kJ/(m^2 · h)来表示。人体的体表面积可根据下列的Stevenson公式进行计算：

$$体表面积(m^2)=0.0061\times 身高(cm)+0.0128\times 体重(kg)-0.1529$$

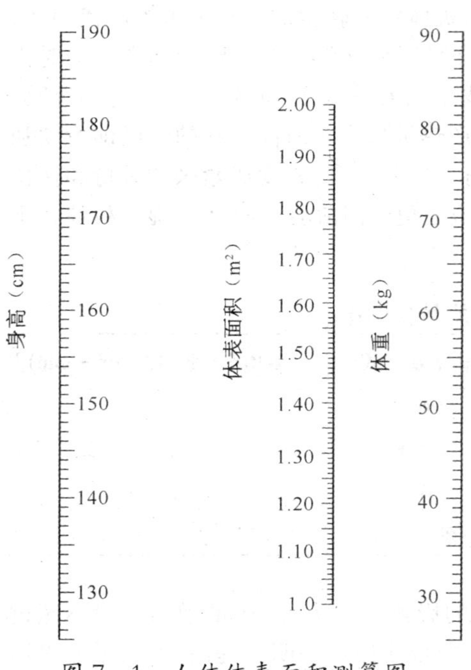

图7-1　人体体表面积测算图

体表面积还可根据图7-1直接读取。该图的用法是将受试者的身高和体重在相应两条标尺上的两点连成一直线，此直线与中间的体表面积标尺的交点就是其体表面积。

通常采用简化法来测定和计算BMR，即产热量=20.20×耗氧量(kJ/L)，因此只要测出基础状态下每小时的耗氧量，算出体表面积，即可计算出BMR。

3. 正常水平及其异常变化　BMR随着性别、年龄等不同而有生理变动。当其他情况相同时，男子的BMR比女子高，幼年比成年高，年龄越大则BMR越低。但是，同一个体的BMR值是相当稳定的。判定某受试者被测得的BMR是否正常，是将其BMR与所对应的正常平均值相比较，算出实测值与正常平均值相差的百分比，即：

$$\frac{实测值-正常平均值}{正常平均值}\times 100\%$$

若相差在±10%～±15%，均属于正常。当相差超过±20%时，则可能有病理性变化，如甲状腺功能亢进时，BMR可高出正常值25%～80%；甲状腺功能减退时，BMR可比正常值低20%～40%。糖尿病和肾上腺皮质功能亢进时，BMR明显增加；而肾上腺皮质功能低下和脑垂体功能低下时，BMR明显降低。因此，BMR的测定可作为临床上诊断某些疾病的辅助手段。

表 7-2 我国人正常的 BMR 平均值[kJ/(m²·h)]

年龄(岁)	11～15	16～17	18～19	20～30	31～40	41～50	51 以上
男性	195.53	193.44	166.22	157.85	158.69	154.08	149.06
女性	172.50	181.72	154.08	146.55	146.96	142.36	138.59

二、体热平衡

人体体温维持在 37 ℃ 左右，是在体温调节控制下，机体的产热和散热两个生理过程取得动态平衡，即体热平衡的结果。

(一) 产热

1. 主要产热器官 体内的热量是各器官组织的代谢活动时产生的，因各器官组织的代谢水平不同而存在差异。安静时，内脏是人体的主要产热器官，尤以肝脏内代谢最为旺盛，产热量最大。运动或劳动时，骨骼肌是主要产热器官。由于骨骼肌的总重量占全身体重的 40%左右，因而产热潜力巨大。剧烈运动时，产热量可占机体总热量的 90%(表 7-3)。

表 7-3 几种组织器官的产热百分比

组织器官	占体重百分比(%)	产热量(%)	
		安静状态	劳动或运动
脑	2.5	16	1
内脏	34.0	56	8
肌肉、皮肤	56.0	18	90
其他	7.5	10	1

2. 产热的形式 机体的产热形式有多种，如基础代谢产热、运动产热、食物的特殊动力效应产热等；当寒冷刺激时，机体通过自主神经调节反射性引起的**寒战产热**(shivering thermogenesis)和**非寒战产热**(non-shivering thermogenesis)来增加产热量。

(1) 寒战产热：寒战是指寒冷环境中骨骼肌在肌紧张的基础上，屈肌和伸肌同时发生不随意的节律性收缩，其节律为 9～11 次/min。寒战时骨骼肌基本上不做外功，收缩的能量全部转化为热能，因而产热量很高，代谢率可增加 4～5 倍，有利于维持寒冷环境下的体热平衡。

(2) 非寒战产热：又称代谢产热，是一种通过提高组织代谢率来增加产热的形式。体内非寒战产热最强的组织是分布在肩胛下区、颈部大血管周围、腹股沟等处的**褐色脂肪组织**(brown adipose tissue, BAT)，褐色脂肪组织细胞的线粒体内膜上存在**解偶联蛋白**(uncoupling protein, UCP)，UCP 可解除氧化磷酸化和 ATP 合成之间的偶联，使代谢反应中释放的能量不能用于合成 ATP，而是全部转化为热量。在人类，新生儿体内褐色脂肪组织最丰富。由于新生儿体温调节机制尚不完善，不能发生寒战。所以，非寒战产热对新生儿来说尤为重要。

3. 产热活动的调节 产热活动的调节形式分为神经性调节和体液性调节。①神经性调节：当寒冷刺激时反射性地引起下丘脑体温调节中枢**视前区**(preoptic area, PO)内的热敏神经元兴奋性下降，解除对寒战产热和非寒战产热的抑制，并使交感神经系统兴奋引起寒战产热和非寒战产热，增加产热量。②体液性调节：通过增强交感-肾上腺髓质系统的活动，使肾上腺素、去甲肾上腺素分泌增多，刺激产热；寒冷刺激也可通过下丘脑-腺垂体-甲状腺轴的活动，促进甲状腺素的分泌。甲状腺激素是调节产热活动的最重要体液因素，机体如在寒冷环境中度过几周，体内甲状腺激素的分泌量可增加2倍以上，代谢率增加20%～30%。寒冷刺激引起的交感神经兴奋和交感-肾上腺髓质系统活动的增强而诱发的产热效应是快速的，而甲状腺激素的增高引起的产热效应是在较长时间的寒冷刺激下才能表现出来。

（二）散热

1. 散热的部位　皮肤是人体的主要散热部位。此外，也可通过呼吸、泌尿、消化等系统向外界散发热量。机体深部的热量可以通过热传导尤其是血液循环的方式到达皮肤，当环境温度低于人体的表层温度时，热量通过辐射、传导、对流方式向外界散发，当环境温度接近或高于表层温度时，蒸发散热就成为唯一有效的方式。

2. 散热方式

（1）辐射散热：体热以热射线（红外线）的形式传给外界的散热方式，称为**辐射散热**（thermal radiation）。它是人体处于常温和安静状态下的最主要散热方式，约占总散热量的60%。影响辐射散热的因素主要是皮肤与周围环境的温度差、有效辐射面积等。当皮肤温度高于环境温度的差值越大，散热量越多；反之，如果皮肤温度低于环境温度，则皮肤不仅不能散热，反而会吸收周围环境的热量，使体热上升。有效辐射面积越大，散热量也就越多，由于四肢面积较大，因而在辐射散热中起重要作用。

（2）传导散热：机体将热量直接传给与体表相接触物体的散热方式，称为**传导散热**（thermal conduction）。传导散热需要物质媒介，其传导散热效率取决于媒介物质的导热性和温度差（体表与所接触物体之间的温差）。温差愈大和（或）媒介物的导热性愈高，热的散发愈快愈多。空气的导热性很小，在空气中通过直接传导散热量极小。棉、毛织物是热的不良导体，使体热不易因传导而散失，所以可以保暖御寒。人体的脂肪也是不良导热体，肥胖的人由深部传导到皮肤的热量要少，在炎热的天气里就特别容易出汗。水的导热度较大，因此临床上可用冰帽、冰袋等给高热患者进行物理降温。

（3）对流散热：通过气体流动来交换热量的散热方式，称为**对流散热**（thermal convection）。人体周围总是围绕着一薄层同皮肤接触的空气，人体的热量传给这一层空气，由于空气不断流动便将体热散发到空间。对流是传导散热的一种特殊形式。对流散热量的多少，受风速影响极大。风速越大，对流散热量也越多；反之，散热量就越少。

（4）**蒸发散热**（evaporation）：指体表的水分汽化时吸收热量而散发体热的一种散热方式。体表水分的蒸发散热是一种很有效的散热途径，体表每蒸发1 g水分，可带走2.43 kJ的热量。水、乙醇、乙醚等液体在汽化时均吸收周围的热，临床上用乙醇给高热患者擦浴，即是通过增加蒸发散热而起到降温作用。人体蒸发散热分为不感蒸发和发汗两种形式。

1）**不感蒸发**（insensible perspiration）：指体内的水分直接透出皮肤和呼吸道黏膜，在未形成明显的水滴之前即蒸发掉的一种散热方式。其中皮肤的水分蒸发又称不显汗，即此种水分蒸发不为人们所觉察，与汗腺的活动无关，即使在低温环境中也可发生。人体每天的不感蒸发量约为1 000 ml，其中通过皮肤的有600～800 ml，通过呼吸道的有200～400 ml。临床上给患者补液时，也应将不感蒸发的水分计算在内。

2）**发汗**（sweating）：指通过汗腺主动分泌汗液的过程，汗液蒸发可有效地带走热量。发汗是可以感觉到的，所以又称为**可感蒸发**（sensible evaporation）。人在安静状态下，当环境温度达到30 ℃左右时，机体便开始发汗；如果空气湿度大，且衣着较多，气温达25 ℃，便可发汗；劳动或运动时，由于产热量增加，虽然环境温度低于20 ℃也可发汗，且发汗量往往较多。

汗液中99%以上为水分，固体成分不到1%。固体成分中，以NaCl为主，也有少量KCl和尿素等。汗腺刚分泌的汗液与血浆是等渗的，但排出的汗液却是低渗的，这是由于分泌的汗液经汗腺导管流向体表时，由于醛固酮的调节作用，使一部分 NaCl 被导管细胞重吸收所致。因此，大量发汗时会导致血浆晶体渗透压升高，造成高渗性脱水。若发汗速度过快，汗腺管就来不及充分吸收 NaCl，可使排出汗液的 NaCl 浓度也增高。此时应注意在及时补充大量丢失的水分的同时补充适量的 NaCl，否则就会引起水、电解质紊乱。

发汗速度受多种因素的影响，如环境温度和湿度、风速、劳动的强度及机体对高温的适应能力等。环境温度越高，劳动强度越大，出汗速度就越快；环境湿度大，则汗液蒸发困难，体热难以发散，导致出汗增多；反之，则出汗减少。此外，风速大，汗液蒸发就快，体热易于散发，则发汗速度变小；反之，发汗速度加快。因此，中暑易在高温、高湿、通风差的环境中容易发生。

3. 散热的调节

(1) 发汗的调节：发汗是重要的体温调节反应之一，是通过反射引起汗腺分泌活动完成的。机体除了裸露的黏膜组织外，全身皮肤均有汗腺的分布。人体皮肤表面上有大汗腺和小汗腺之分，大汗腺分布于阴部和腋窝等处，开口于毛根附近；从青春期开始活动，可能与性功能有关。小汗腺广泛地分布于全身皮肤，手掌和足跖最多，四肢和躯干部相对比较少。但是，汗腺分泌能力却以躯干和四肢最强。

小汗腺主要接受交感胆碱能纤维的支配，故乙酰胆碱促进汗腺分泌，阿托品则抑制其活动。在温热刺激下引起的全身小汗腺分泌活动，称为温热性发汗，在体温调节中起主要作用。而位于手、足及前额等处的汗腺受肾上腺素能纤维支配，在精神紧张时引起发汗，称为精神性发汗，与体温调节关系不大。精神性发汗常伴随温热性发汗同时出现。

(2) 皮肤血流量的调节：皮肤和环境温度之间的温度差，可以影响机体散热量的多少，而皮肤温度的高低取决于皮肤的血流量。支配皮肤血管的神经是交感缩血管神经，在炎热环境中，交感神经紧张性降低，皮肤小动脉舒张，动静脉吻合支开放，皮肤血流量大大增加，于是皮肤温度升高，增强了散热作用。相反，在寒冷环境中，交感神经活动增强，皮肤血管收缩，血流量减少，皮肤温度降低，使散热量大幅度下降，以保持正常体温。

第二节 体温及其调节

体温(body temperature)是指机体深部的平均温度。相对恒定的体温是人和一切高等动物进行新陈代谢和正常生命活动所必需的。生命活动中的许多酶促反应受体温的影响，体温过低会降低酶的活性；体温过高则细胞受损，甚至可致命。体温能维持相对稳定是由于机体存在较为完善的体温调节机制。

一、人体正常体温与生理变动

(一) 表层温度与深部温度

人体体温分为**表层温度**(shell temperature)和**深部温度**(core temperature)。前者包括皮肤、皮下组织和肌肉等部位的温度，以机体表层最外层的**皮肤温度**(skin temperature)为代表。其易受外界环境温度的改变而发生变动，而且各部位之间的差异较大。皮肤温度与局部血流量有密切关系，凡是能影响皮肤血管舒缩的因素都能改变皮肤温度。后者是指机体深部的心、肺、脑和腹腔内脏等处的温度。深部温度较表层温度高，且相对稳定。尽管各器官温度略有差别，如肝脏和脑因代谢水平较高而温度略高，但循环的血液使体内各器官的温度经常趋于一致。机体核心部分与表层

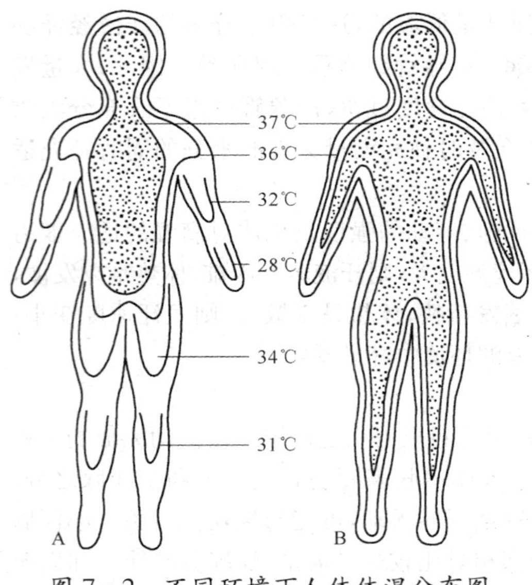

图 7-2 不同环境下人体体温分布图

A. 环境温度 20 ℃；B. 环境温度 35 ℃

部分的比例并非固定不变，随着环境温度的变化，其比例会发生改变。如图 7-2 所示，在较寒冷的环境中，深部温度分布区域缩小，主要集中在头部与胸腹内脏，而且表层与深部之间存在明显的温度梯度。在炎热环境中，深部温度可扩展到四肢，而表层温度分布区域明显缩小。

临床上常以直肠、口腔和腋窝等处的温度代表体温，体温单位常以摄氏温度(℃)表示。测量直肠温度时，应将温度计插入直肠 6 cm 以上，正常为 36.9～37.9 ℃。口腔温度测量时，应将温度计含于舌下，并注意排除经口呼吸和进食冷热食物的影响，正常为 36.6～37.7 ℃。腋窝温度测量时要求被测者将上臂紧贴胸廓，测量时间要持续 5～10 min，且腋窝处保持干燥，以便保证深部的热量传至腋窝，使腋下温度接近于深部温度，正常为 36.0～37.4 ℃。

(二) 人体正常体温的生理变动

人的体温是相对稳定的，但在生理情况下，可受昼夜、年龄、性别、环境温度、精神紧张和体力活动等因素的影响而发生变化。其变化幅度一般不超过 1 ℃。

1. *昼夜波动* 健康人(新生儿除外)在一昼夜之中，其体温有周期性波动，即体温的**昼夜节律**或**日节律**(circadian rhythm)。表现为清晨 2～5 时体温最低，午后 2～5 时最高。研究结果表明，这种节律与肌肉活动状态和耗氧量等没有因果关系，而是由内在的生物节律所决定的。体温的昼夜周期与地球自转周期是相吻合的。

2. *性别* 成年女性的体温平均比男子高 0.3 ℃ ，且女性的基础体温随月经周期而变动(图 7-3)。基础体温指在基础状态下的体温，通常在早晨起床前测定。月经来潮前较高，经期降低 0.2～0.3 ℃ ，月经过后处于较低水平，排卵日最低，而后体温又恢复到月经前的较高水平。因此，通过每天测量基础体温，可有助于了解有无排卵和排卵日期。女性的周期性体温变化(月周期)与性激素(孕激素)分泌的周期性变化有关。

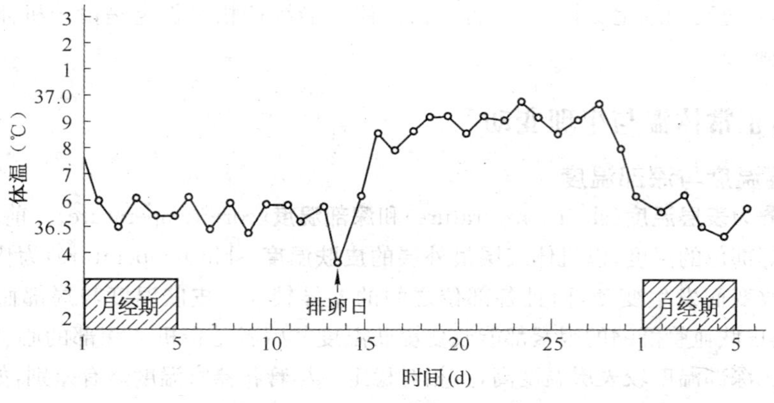

图 7-3 月经周期中基础体温的变化

3. 年龄 儿童和青少年的体温较高，随着年龄的增长体温逐渐下降。老年人由于活动减少，BMR低，体温偏低，故而老年人应注意保暖。新生儿，尤其是早产儿，由于其体温调节机制发育还不完善，调节能力差，体温易受环境温度变化的影响而变动，因此对婴幼儿应加强保温护理。

4. 肌肉活动 肌肉活动时，由于代谢增强，产热量明显增加，可使体温升高。所以，临床上测量体温，应先让受试者安静休息一段时间后再进行，测量小儿体温时应防止小儿哭闹，以排除肌肉活动对体温的影响。

5. 其他因素 麻醉药物可使体温下降，故对于麻醉手术的患者，术中和术后应注意保温护理。此外，体温也会受情绪激动、精神紧张、环境温度、进食等因素的影响，故测量体温时应加以考虑。

（三）人体的异常体温

长期暴露于高热或寒冷环境使体温调节能力超过其极限时，以及疾病、药物使体温调节中枢功能受损时，机体的产热和散热的动态平衡关系发生变化，出现异常体温。包括体温过高和体温过低。

1. 体温过高 有调节性的体温升高即**发热(fever)**以及非调节性的体温升高又称**过热**(hyperthermia)，如中暑。

(1) 发热：在**致热原(pyrogen)**的作用下使下丘脑体温调节中枢的调定点上移，产热增加而散热减少，导致体温超过正常范围，主要由感染性疾病和非感染性疾病如结核、肿瘤等引起的病理性变化所致。根据发热程度，分为低热(37.2～37.9 ℃)、中度发热(38.0～38.9 ℃)和高热(39 ℃以上)。发热对机体代谢和重要系统功能可产生影响。退热期，由于出汗增加，易导致机体脱水。因此，对高热患者要加强降温以及水和营养物质的及时补给等护理。

(2) 中暑：指当机体处在高温、高湿的环境下，体热积聚在体内不能适当向外发散而发生的高热。它是由于体温调节中枢功能活动出现障碍所致，严重时可以危及生命。中暑时常伴有大量出汗而出现低渗性脱水，所以应在及时补充大量水分的同时给予足够的盐。

2. 体温过低 各种原因使机体产热减少或散热增加而导致体温低于正常范围，称为体温过低。新生儿尤其早产儿由于体温调节中枢发育还未完善，导致产热能力不足，加上体表面积相对较大，散热较多而导致体温较低。此外，全身衰竭患者因体温调节中枢障碍，也将导致体温过低。因此，对体温过低的患者护理上要给予保暖措施，提供合适的环境温度。体温过低可以使机体组织细胞的代谢明显下降，出现皮肤苍白、口唇耳垂呈紫色、轻度颤抖、心跳呼吸减慢、血压降低、尿量减少、意识障碍、甚至昏迷。

二、体温调节

恒温动物的体温能够保持相对恒定，是在机体体温调节机制的调控下，通过行为性和自主性两种体温调节方式，使机体的产热和散热达到相对平衡而实现。机体通过有意识的行为来维持体温相对稳定的调节，称为**行为性体温调节**(behavioral thermoregulation)。如在不同温度环境中，为保暖或降温而主动地采取特殊的姿势和行为。通过增减皮肤血流量、发汗、寒战等生理反应，调节产热和散热，使体温保持相对恒定调节，称为**自主性体温调节**(automatic thermoregulation)。人体以自主性体温调节为基础，通过两种调节机制的相互协调合作，从而能更好地适应自然环境的变化。

（一）温度感受器

机体存在许多对温度敏感的感受器，按其分布部位可分为外周温度感受器和中枢温度感受器。

1. 外周温度感受器(peripheral thermoreceptor) 指分布于皮肤、黏膜和内脏中的对温度变化敏感的游离神经末梢，包括热感受器和冷感受器。皮肤的冷感受器比热感受器多4～10倍，主要感受外界环境的冷刺激，防止体温下降。人体在皮肤温度低于30 ℃时产生冷觉，高于35 ℃时产生温觉。皮肤温度感受器对温度的变化速率更为敏感，且有空间总和特征，表现为大面积皮肤对温度的感觉比小块皮肤的感觉灵敏得多。

2. *中枢温度感受器*(central thermoreceptor)　指存在于脊髓、延髓、脑干网状结构、下丘脑和大脑皮层运动区等中枢神经系统内对温度变化敏感的神经元，包括放电频率随局部温度升高而增多的**热敏神经元**(warm sensitive neuron)和局部温度降低时放电频率增多的**冷敏神经元**(cold sensitive neuron)两类。动物实验表明，在体温调节控制活动中，下丘脑的**视前区-下丘脑前部**(preoptic anterior hypothalamus, PO/AH)的热敏神经元起主要作用，对局部温度变化十分敏感，温度变动 0.1 ℃ 时其放电频率就会发生变化，且不出现适应现象。此外，PO/AH 中的温度敏感神经元还能够感受中脑、延髓、脊髓、皮肤等处的温度变化从而产生反应，说明外周温度变化信息可聚合于这类神经元。且它们还能直接对致热物质或 5-HT、去甲肾上腺素和各种多肽产生反应。

(二) 体温调节中枢

恒温动物的脑分段横断实验证明，只要保持下丘脑及其以下神经结构完整，动物的体温就能维持恒定，表明调节体温的基本中枢位于下丘脑。下丘脑 PO/AH 的广泛破坏会使机体产热和散热反应明显减弱或消失；身体各处的温度传入信息均汇聚于 PO/AH；PO/AH 输出整合指令调节机体产热和散热反应；PO/AH 内的温度敏感神经元对致热物质以及其他能影响体温的化学物质的反应同这些物质所引起的体温调节反应是一致的。综合这些实验事实，说明下丘脑的 PO/AH 是体温调节中枢的关键部位。

(三) 体温调节机制

一直以来，体温调节机制多以**调定点**(set point)学说来解释，即体温的调节类似于恒温器的调节。在 PO/AH 有决定体温水平的规定数值的调定点温度，为 37 ℃ ，此时，机体的产热和散热达到动态平衡。当中枢温度超过此数值时，机体的散热活动大于产热活动，这使得升高的体温开始降低，直至回到调定点为止；当中枢温度低于此数值时，机体的产热活动则明显大于散热活动，这使降低的体温开始回升，直至回到调定点为止。关于调定点水平的设置，有多种学说，如 Na^{+}/Ca^{2+} 比值学说和神经元电生理特性学说等。

体温调节的具体过程如图 7-4 所示，下丘脑体温调节中枢，包含调定点在内，属于控制系统。

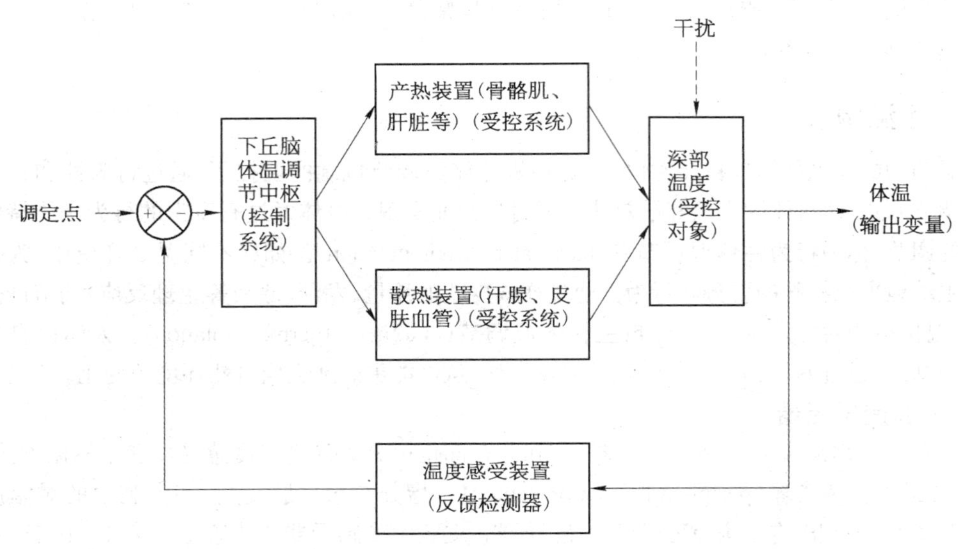

图 7-4　体温调节自动控制示意图

其传出指令控制着受控系统，即产热和散热装置等的活动，受控系统的活动使受控对象即体温维持在一个相对稳定的水平。当输出变量体温超过 37 ℃ 时，外周和中枢温度感受器将感受到的体温变化信息传给 PO/AH 的热敏神经元，导致热敏神经元活动增加，散热大于产热，使升高的体温降回到 37 ℃；相反，当体温低于 37 ℃ 时，热敏神经元活动减弱，散热减少，产热增加，结果使降低了的体温回升到 37 ℃。

（赵蜀军 陈小明）

第八章
尿液的生成与排出

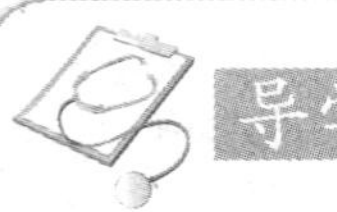
导学

掌握： 肾小球的滤过及其影响因素；渗透性利尿；尿生成的体液性调节（抗利尿激素、醛固酮）。

熟悉： 肾脏的功能；肾脏血液循环的特征及其调节；肾小管和集合管的重吸收功能（重吸收的部位、特点、途径及方式，Na^+、水、葡萄糖的重吸收）；肾小管和集合管的分泌排泄功能。

了解： 排泄途径；两类肾单位；球旁器；尿液的浓缩与稀释机制；尿量及尿液的理化特性；排尿反射。

机体将代谢过程中产生的终产物、进入体内多余的物质以及异物经排泄器官排出体外的过程，称为**排泄**（excretion）。机体排泄的途径主要有以下四条：①呼吸器官：通过呼吸排出二氧化碳和少量水分；②消化器官：随粪便排出胆色素和一些无机盐类如钙、镁、铁等；③皮肤：由汗腺排出部分水分、少量氯化钠和尿素；④肾脏：以生成尿液的形式排出大部分代谢产物、水分、各种无机盐和有机物等。由于肾脏排泄的代谢产物种类最多、数量最大，故肾脏是机体最重要的排泄器官。通过肾脏的排泄实现对水、渗透压、电解质和酸碱平衡的调节，从而维持内环境的稳定。

此外，肾脏还具有内分泌功能，可合成和分泌的激素主要有肾素、促红细胞生成素、前列腺素和1,25-二羟维生素 D_3 等。

第一节 肾脏的微细结构与血液循环

一、肾脏的微细结构

（一）肾单位

1. 肾单位的结构 **肾单位**（nephron）是肾脏实现排泄的基本结构和功能单位，它与集合管共同完成尿的生成过程。人的每侧肾脏约有100万个肾单位，每一个肾单位是由**肾小体**（renal corpuscle）和**肾小管**（renal tubule）两部分组成。肾小体包括肾小球和肾小囊，分布于肾皮层；肾小管长而弯曲，管壁由单层上皮细胞构成；肾小管根据其结构和功能分为近端小管、髓襻细段和远端小管，远端小管末端与集合管相连。集合管虽然不包括在肾单位内，但在功能上和远曲小管密切联系，在尿生成过程中，特别是在尿浓缩与稀释过程中起着重要作用。每一个集合管收集多个远曲小管运输来的液体，许多集合管汇入乳头管，开口于肾乳头，通过肾小盏、肾大盏和肾盂，经输尿管将尿液不断地输送至膀胱。肾单位的组成如表8－1。

表8－1　肾单位的组成

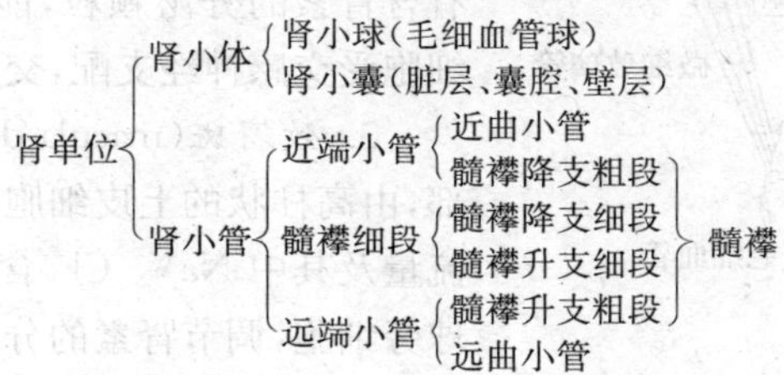

2. **两类肾单位**　肾单位按其分布的部位，可分为**皮质肾单位**（cortical nephron）和**近髓肾单位**（juxtamedullary nephron）两类（图8－1）。

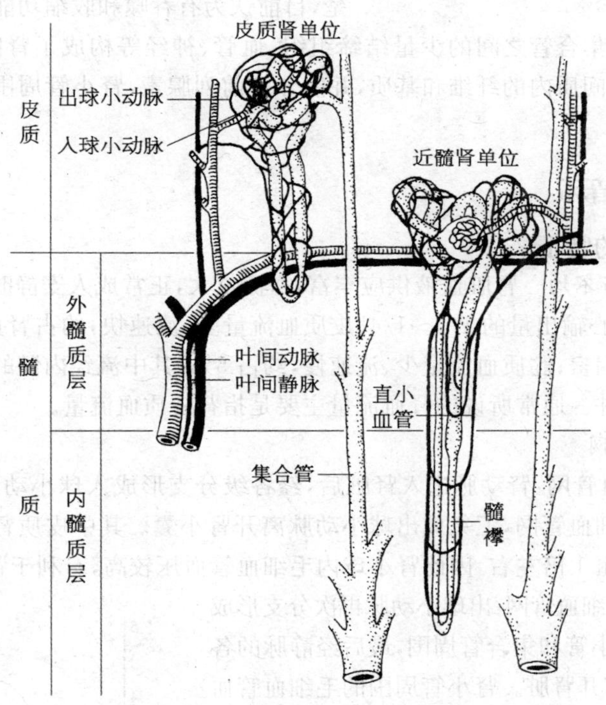

图8－1　两类肾单位示意图

（1）皮质肾单位：主要分布于肾皮质外层与中层，占肾单位总数的80%～90%。其肾小球体积较小，髓襻较短，只达外髓质质。入、出球小动脉口径比为2∶1，出球小动脉包绕在肾小管周围，形成毛细血管网。其功能主要参与尿液的生成与肾素的分泌。

（2）近髓肾单位：主要分布于肾皮质内层，占肾单位总数的10%～20%。其肾小球体积较大，髓襻较长，可达内髓质层。入、出球小动脉口径无明显差别，出球小动脉包绕在肾小管周围形成毛细血管网或U形直小血管。其功能主要参与尿液的浓缩与稀释。

（二）球旁器

球旁器（juxtaglomerular apparatus）由球旁细胞、致密斑和球外系膜细胞组成，主要分布在皮质

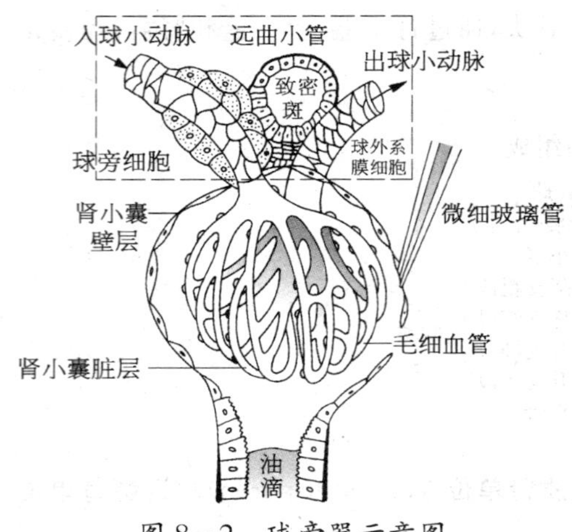

图 8-2 球旁器示意图

肾单位(图 8-2)。

1. *球旁细胞*(juxtaglomerular cell) 位于入球小动脉中膜内,为一些特殊分化的平滑肌细胞。细胞内有含肾素的分泌颗粒,能合成、储存和释放肾素。该细胞受交感神经支配,交感神经兴奋促进肾素分泌。

2. *致密斑*(macula densa) 位于远曲小管的起始部,由高柱状的上皮细胞构成。致密斑可感受小管液流量及其中 Na^+、Cl^- 含量的变化,并将信息传递至球旁细胞,调节肾素的分泌。

3. *球外系膜细胞*(extraglomerular mesangial cell) 又称间质细胞,是指入球、出球小动脉和致密斑三者构成的三角区之间的一群细胞,其详细功能尚不清楚,目前认为有吞噬和收缩功能。

此外,在肾小管和集合管之间的少量结缔组织、血管、神经等构成了肾间质,髓质间质中含的载脂间质细胞,能合成间质内的纤维和基质,并能分泌前列腺素,肾小管周围的血管内皮细胞能分泌促红细胞生成素。

二、肾脏血液循环

(一) 血液循环的特征

1. *血流量大,分布不均* 肾脏血液供应丰富,血流量大,正常成人安静时每分钟两侧肾脏血流量可达约 1 200 ml,占心输出量的 1/5~1/4;皮质血流量多、流速快,约占肾血流量的 94%,是保证肾小球滤过的决定性因素;髓质血流量少、流速慢,约占 5%,其中流经内髓的血流量不到 1%,是保证尿液浓缩的重要条件。通常所说的肾血流量主要是指肾皮质血流量。

2. *两套毛细血管网*

(1) 肾小球毛细血管网:肾动脉进入肾脏后,经各级分支形成入球小动脉,入球小动脉进入肾小囊后形成肾小球毛细血管网,汇集成出球小动脉离开肾小囊。其中皮质肾单位的入球小动脉的口径比出球小动脉略粗 1 倍左右,因此肾小球内毛细血管血压较高,有利于肾小球的滤过。

(2) 肾小管周围毛细血管网:出球小动脉再次分支形成毛细血管网,缠绕于肾小管和集合管周围,最后经静脉的各级分支汇集成肾静脉离开肾脏。肾小管周围的毛细血管血压较低,但胶体渗透压却较高,从而有利于肾小管的重吸收。

(二) 肾血流量的调节

肾血流量的相对恒定有利于肾小球滤过率的相对稳定,这是肾脏持续生成尿的基本条件。肾血流量的调节包括神经调节、体液调节和自身调节,以自身调节为主。

1. *自身调节* 在离体肾动脉灌流实验中观察到,当肾动脉灌注压在 80~180 mmHg 范围内变动时,肾血流量仍保持相对稳定。这种不依赖于神经和体液调节作用,动脉血压在一定范围波动时肾血流量仍保持相对稳定的现象,称肾血流量的自身调节(图 8-3)。

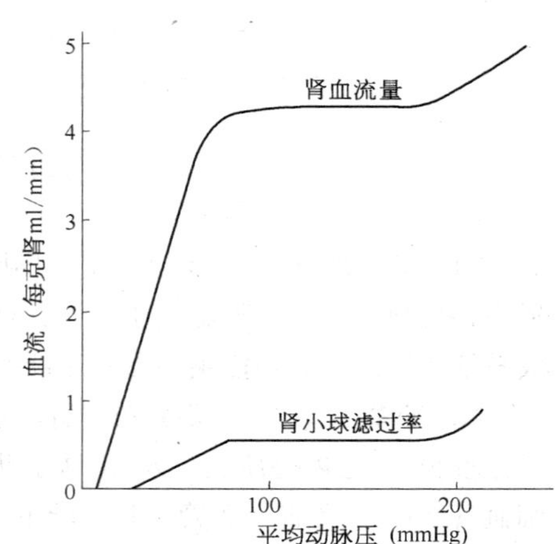

图 8-3 肾血流量和肾小球滤过率与动脉血压的关系

关于肾血流量的自身调节的机制，目前有肌源学说和管-球反馈学说。

(1) 肌源学说：该学说认为，在一定范围内，当肾动脉的灌注压升高时，肾入球小动脉管壁平滑肌受到的牵拉刺激增强，使血管平滑肌的紧张性增强，血管管径缩小，血流阻力增大，从而使肾血流量不会因血压的升高而增多；反之，当肾动脉的灌注压降低时，肾入球小动脉管壁平滑肌受到的牵拉刺激减弱，使血管平滑肌的紧张性降低，血流阻力减小，从而使肾血流量不会因血压的降低而减少。这种由血管平滑肌的特性决定肾血流量的调节机制，称**肌源性机制**(myogenic mechanism)。但当肾动脉灌注压低于 80 mmHg 或高于 180 mmHg 时，由于肾血管平滑肌的舒张或收缩已达极限，自身调节已不能发挥作用，此时，肾血流量随肾动脉灌注压的变化而增减。

(2) 管-球反馈学说：**管-球反馈**(tubuloglomerular feedback)是指随小管液的流量变化而影响肾血流量和肾小球滤过率的现象。该学说认为，当动脉血压升高时，肾血流量和肾小球滤过率随之增加，到达致密斑的小管液的流量和 Na^+、Cl^- 含量也相应增加，致密斑将信息传递至肾小球，反射性地使入球小动脉和出球小动脉收缩，从而降低肾血流量和肾小球滤过率。相反，当动脉血压降低时，肾血流量和肾小球滤过率随之减少，流经致密斑的小管液的流量及 Na^+、Cl^- 含量也相应减少，致密斑将信息传递至肾小球，则反射性地使入球小动脉和出球小动脉舒张，以增加肾血流量和肾小球滤过率。

2. *神经和体液调节* 调节肾脏血流量的神经主要是交感神经。交感神经通过末梢释放去甲肾上腺素，作用于血管壁平滑肌膜上的 α 受体，使肾血管收缩，肾血流量减少。

调节肾脏血流量的体液因素中，肾上腺素、去甲肾上腺素、血管紧张素、内皮素和血管升压素等可使肾血管收缩，肾血流量减少；一氧化氮、前列腺素、缓激肽、心房钠尿肽则可使肾血管扩张，肾血流量增加。

总之，当血压在正常范围波动时，肾脏依靠自身调节保持肾血流量的相对稳定，以维持正常的泌尿功能。在紧急情况下，则通过交感神经及肾上腺素等体液因素减少肾血流量，从而保证心、脑等重要器官的血液供应。

第二节 肾小球的滤过功能

尿液的生成是在肾单位和集合管中进行的，首先是血液流经肾小球毛细血管时，血浆中的水分和小分子物质滤出到肾小囊腔中，形成原尿，又称滤液或超滤液；然后原尿在流经肾小管和集合管时，其中的一部分水和有用的物质被重新吸收回血液；同时，肾小管和集合管的上皮细胞又可分泌或排泄某些物质到小管液中，形成终尿排出体外。因此，尿液生成的过程分为以下三个相互联系的步骤：①肾小球滤过；②肾小管与集合管的重吸收；③肾小管与集合管的分泌与排泄。

肾小球滤过(glomerular filtration)是指血液流过肾小球毛细血管时，除血浆蛋白外，血浆中的水分和小分子物质通过滤过膜滤出到肾小囊腔中，形成原尿的过程。在实验中，用微穿刺法从肾小囊中直接抽取囊腔内液，进行微量化学分析，发现囊内液除了不含大分子质量的蛋白质外，其余各种晶体物质，如葡萄糖、氯化物、无机磷酸盐、尿素、尿酸、肌酐等的浓度均与血浆一致(表 8-2)，且渗透压和酸碱度也与血浆相似。由此表明，肾小球的滤过是一种超滤过程，原尿即是血浆的超滤液。

表 8-2 血浆、原尿和终尿成分比较(g/L)

成分	血浆	原尿	终尿
水	900.00	980	960
蛋白质	70～90	微量	0.00
葡萄糖	1.00	1.00	0.00

（续表）

成分	血浆	原尿	终尿
Na^+	3.30	3.30	3.50
K^+	0.20	0.20	1.50
Cl^-	3.70	3.70	6.00
磷酸根	0.04	0.04	1.50
尿素	0.30	0.30	18.0
尿酸	0.04	0.04	0.50
肌酐	0.01	0.01	1.00
氨	0.001	0.001	0.40

一、肾小球滤过率与滤过分数

肾小球滤过率和滤过分数是衡量肾小球滤过功能的重要指标。

1. 肾小球滤过率　单位时间内（每分钟）两肾生成的原尿量，称为**肾小球滤过率**（glomerular filtration rate, GFR）。肾小球滤过率与体表面积有关，体表面积为 1.73 m^2 的正常成人，其肾小球滤过率为 125 ml/min 左右。依此计算，两侧肾脏每昼夜从肾小球滤出的原尿总量可高达 180 L 左右。GFR 的正常水平与最大值之间的差距可反映肾功能的储备力。

2. 滤过分数　肾小球滤过率与每分钟肾血浆流量的百分比值称**滤过分数**（filtration fraction, FF）。**肾血浆流量**（renal plasma flow, RPF）是指单位时间内（每分钟）流经两肾的血浆量。据测定，肾血浆流量约 660 ml/min，因此，滤过分数为 125/660×100%≈19%。由滤过分数表明，流经肾脏的血浆约有 19%经肾小球滤过进入了肾小囊腔，形成原尿。

二、滤过膜及其通透性

滤过膜（filtration membrane）由肾小球毛细血管内皮细胞、基膜、肾小囊脏层上皮细胞三层结构组成，总厚度为 15～20 nm。在电镜下观察，内层肾小球毛细血管内皮细胞有许多小孔，称为**窗孔**（fenestration），孔径为 70～90 nm，孔上有隔膜覆盖，血浆中的水分、小分子溶质及小分子的蛋白质能自由地通过；中层基膜较厚，主要是Ⅳ型胶原构成的微纤维网结构，有 2～8 nm 的网孔，在滤过膜中起主要屏障作用；外层肾小囊脏层上皮细胞呈多突起，其末端分支呈许多指状的足突，包绕在基膜的外面，相互交错成栅栏状的小裂隙，称裂孔，裂孔上覆盖有**裂孔隔膜**（filtration slit membrane），膜上有直径为 4～14 nm 的小孔，是物质滤出的最后一道屏障（图 8-4）。

滤过膜的三层结构的分子孔径决定通过物质的大小，构成了滤过膜的机械屏障。除机械屏障外，在滤过膜的各层中均含有许多带负电荷的糖蛋白，对带有负电荷的物质具有排斥作用，因而形成滤过膜的电学屏障。对于电荷中性的物质来说，通透性主要取决于物质的分子有效半径大小；一般认为分子有效半径小于 2 nm 的物质可自由通过滤过膜，分子有效半径大于 4.2 nm 的物质则不能滤过；对于带有正负电荷的物质来说，通透性不但取决于该物质有效半径大小，而且还决定于其带有的电荷性质。血浆中的白蛋白虽然有效半径为 3.6 nm，但因为通常是带负电荷的，所以仍难以被滤过。但当肾脏发生病变，滤过膜上带负电荷的糖蛋白减少时，由于电学屏障作用降低，带负电荷的血浆白蛋白也能滤出而出现蛋白尿。

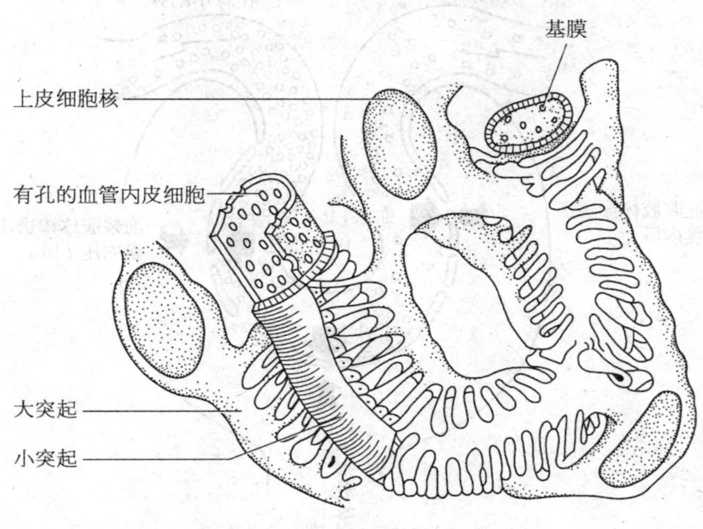

图 8－4　滤过膜示意图

三、肾小球滤过的动力

有效滤过压是肾小球滤过的动力，是由肾小球毛细血管血压、血浆胶体渗透压和囊内压三种力量相互作用而形成。其中肾小球毛细血管血压是推动滤过的动力，血浆胶体渗透压和囊内压是滤过的阻力。因肾小囊内超滤液中蛋白质浓度极低，故肾小囊内胶体渗透压可忽略不计，其关系可用下式表示：

有效滤过压＝肾小球毛细血管血压－（血浆胶体渗透压＋肾小囊内压）

肾小球毛细血管入球端和出球端的有效滤过压是一个递降的过程，在靠近入球端侧，有效滤过压为正值，故有滤过作用；当滤过由毛细血管入球端移行至出球端时，由于血浆蛋白不能滤出，使血浆胶体渗透压逐渐升高，有效滤过压随之下降（图 8－5）。

当滤过阻力等于滤过动力时，有效滤过压则为零，称为**滤过平衡**（filtration equilibrium），滤过则停止。因此，肾小球滤液只产生于入球小动脉端到滤过平衡之前的毛细血管段。

四、影响肾小球滤过的因素

如前所述，滤过膜、有效滤过压和肾血浆流量是决定肾小球滤过的基本条件，因此，也是影响肾小球滤过的主要因素。

（一）滤过膜的通透性和面积

在生理情况下，滤过膜的通透性较稳定。但在病理情况下，滤过膜的通透性可发生较大的变化。在某些肾脏疾病，可使滤过膜各层的糖蛋白减少或消失，使其电学屏障作用减弱，使带负电荷的血浆白蛋白滤出，从而出现蛋白尿；或基膜层损伤、破裂，或足突融合及消失，使其机械屏障作用减弱，滤过膜的通透性增大，使红细胞也能滤出，从而出现血尿。在急性肾小球肾炎时，由于肾小球毛细血管内皮细胞增生、肿胀，使毛细血管管腔变窄或完全阻塞，以致活动的肾小球数目减少，有效滤过面积显著减少，而使肾小球滤过率降低，产生少尿，甚至无尿。

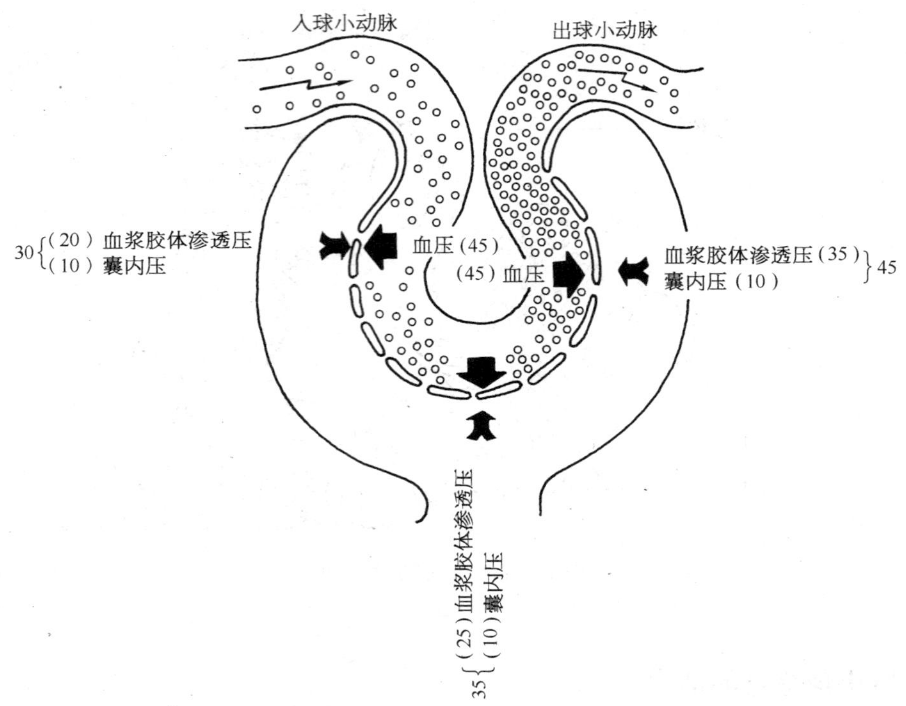

图 8-5 肾小球有效滤过压的变化示意图(单位:mmHg)

肾小球毛细血管入球端有效滤过压 = 45 - (20 + 10) = 15;
肾小球毛细血管出球端有效滤过压 = 45 - (35 + 10) = 0

(二) 有效滤过压

有效滤过压是肾小球滤过的动力，因此构成有效滤过压的因素中任一因素发生变化时，均可影响肾小球滤过。其中，肾小球毛细血管血压的改变，是影响有效滤过压的最主要因素。

1. *肾小球毛细血管血压* 在正常情况下，当动脉血压变动于 80～180 mmHg 范围内时，由于肾血流量具有自身调节的作用，肾小球毛细血管血压相对稳定，对有效滤过压无明显的影响，肾小球滤过保持不变。但由于大失血或休克等原因引起动脉血压低于 80 mmHg 以下时，肾小球毛细血管血压于是相应下降，使有效滤过压降低，肾小球滤过明显减少，引起少尿；当动脉血压降至 40～50 mmHg 以下时，肾小球滤过率则降为零，导致无尿。

2. *血浆胶体渗透压* 在生理情况下，血浆胶体渗透压的变化不大，因此，对有效滤过压及肾小球滤过率影响较小。临床上静脉快速输入大量生理盐水，或肝脏疾病等原因使血浆白蛋白减少时，血浆胶体渗透压降低而有效滤过压增高，肾小球滤过增多，尿量增多。

3. *囊内压* 当肾盂或输尿管结石、肿瘤压迫或其他原因引起的输尿管阻塞时，可使肾小囊内压升高，致使有效滤过压降低，肾小球滤过减少，尿量减少；某些疾病导致溶血反应时，血红蛋白可堵塞肾小管，也会引起囊内压升高而影响肾小球滤过。

(三) 肾血浆流量

肾血浆流量的改变主要通过影响滤过平衡来影响肾小球滤过率。当肾血浆流量增多时，肾小球毛细血管内的血浆胶体渗透压上升速度减慢，滤过平衡的位置更靠近出球小动脉端，具有滤过作用的毛细血管段延长，肾小球滤过率增加。如果肾血浆流量比正常增加 3 倍时，将不出现滤过平衡。此时，肾小球毛细血管的全段均参与滤过，肾小球滤过率将明显增加。相反，肾血浆流量减少时，血浆胶体渗透压的上升速度加快，从而使滤过平衡的位置更靠近入球小动脉端，具有滤过作用的毛细血管段缩短，肾小球滤过率减少。在剧烈运动、大失血、休克、严重缺氧等病理状态下，由于交感神经兴奋致使血管收缩，肾血浆流量减少，肾小球滤过率也因之而显著减少。

第三节　肾小管与集合管的物质转运功能

肾小管和集合管的物质转运功能包括重吸收和分泌。重吸收是指肾小管和集合管上支细胞将小管液中的水和各种溶质重新转运回血液的过程，分泌是指肾小管和集合管上皮细胞将自身产生的物质或血液中的物质转运至小管液中的过程。

一、肾小管和集合管的重吸收

（一）重吸收的部位及特点

1. 重吸收的部位　各段肾小管和集合管都具有重吸收的功能，但近端小管，特别是近曲小管的重吸收能力最强，是重吸收的主要部位，占重吸收总量的65%～70%；重吸收物质种类最多，原尿中的葡萄糖、氨基酸、维生素及微量蛋白质等，几乎全部在近曲小管被重吸收；Na^+、K^+、Cl^-、HCO_3^- 等无机盐以及水也绝大部分在此段被重吸收。余下的水和无机盐继续在髓襻细段、远端小管和集合管被重吸收，虽然远端小管和集合管重吸收的量少，但却受多种因素的影响和调节，因而对调节机体水、电解质和酸碱平衡起重要作用。

2. 重吸收的特点

(1) 重吸收的选择性：正常成人每天生成的原尿量约有180 L，但终尿每天只有1.5 L左右，表明肾小管和集合管对原尿的重吸收量高达99%。原尿中葡萄糖和氨基酸的浓度与血浆中的相同，但终尿中则几乎没有葡萄糖和氨基酸，表明葡萄糖和氨基酸全部被肾小管重吸收；水和电解质，如Na^+、K^+、Cl^- 等大部分被重吸收；尿素只有小部分被重吸收，肌酐则完全不被重吸收。肾小管和集合管重吸收的选择性，既保留了对机体有用的物质，又有效地清除了对机体有害的和过剩的物质，从而维持机体内环境的稳态。

(2) 重吸收的有限性：肾小管对某种物质吸收是有一定限度的。例如，当血液中葡萄糖的浓度超过一定限度时，原尿中的葡萄糖含量就会增多，超过肾小管重吸收葡萄糖的极限，尿中就会出现葡萄糖，称为糖尿。

（二）重吸收的途径与方式

1. 重吸收的途径　肾小管与集合管重吸收的途径包括跨细胞途径和旁细胞途径。跨细胞途径首先是小管液内的物质通过管腔膜转运到细胞内，然后再由细胞内通过管周膜或侧膜转运到组织间隙中，进而通过毛细血管壁回到血液；旁细胞途径则是指小管液中的Na^+、Cl^- 和水通过肾小管上皮细胞之间的紧密连接直接进入上皮细胞间隙的组织液中，随后进入毛细血管（图8－6）。

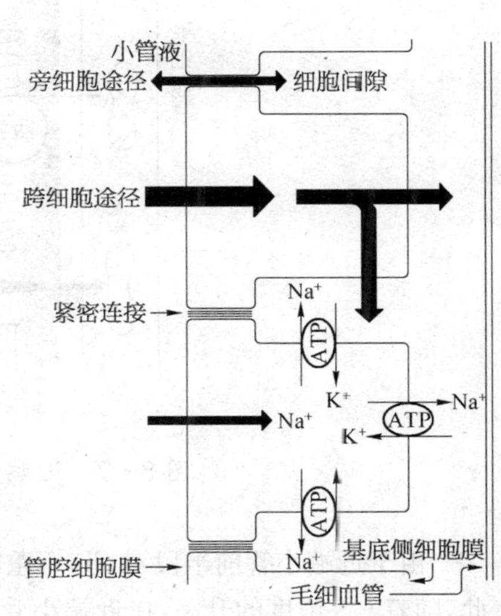

图8－6　肾小管重吸收的跨细胞途径和旁细胞途径示意图

2. 重吸收的方式　肾小管与集合管重吸收的方式包括主动重吸收和被动重吸收。主动重吸收是指肾小管及集合管上皮细胞通过耗能，将小管液中的溶质逆浓度梯度或电位梯度转运到肾小管周围的组织液中的过程。包括原发性主动转运(如钠泵、氢泵、钙泵等)、继发性主动转运(同向、逆向转运)和胞吞。一般来说,小管液中各种对机体有用的物质,如葡萄糖、氨基酸、Na^+等都是通过肾小管和集合管上皮细胞主动重吸收完成的。被动重吸收是指小管液中的溶质顺浓度梯度、电位梯度或渗透压梯度,进入肾小管周围组织液的过程,包括单纯扩散、易化扩散和渗透等方式。尿素、水和Cl^-(髓襻升支粗段除外)等的重吸收多是被动重吸收。

(三) 几种物质的重吸收

1. Na^+和Cl^-的重吸收

(1) 近端小管:近端小管重吸收原尿中65%～70%的Na^+和Cl^-。其中近端小管前半段,Na^+的重吸收是通过跨细胞途径进行的主动转运过程,其与葡萄糖、氨基酸的同向转运和H^+的逆向转运相偶联完成;在近端小管后半段,Na^+和Cl^-的重吸收通过旁细胞途径以被动转运方式实现。在近端小管前半段小管液内的Na^+浓度远高于肾小管上皮细胞内液,同时管腔膜上存在Na^+-葡萄糖、Na^+-氨基酸同向转运体和Na^+-H^+逆向转运体,因此,小管液中的Na^+可通过与葡萄糖、氨基酸的同向或与H^+的逆向转运,顺浓度梯度扩散进入细胞内。进入细胞内的Na^+迅速被侧膜上的钠泵泵入细胞间隙,从而使细胞内Na^+的浓度降低,负电荷增多,有利于小管液中的Na^+顺着电化学梯度进入细胞内。由于进入到细胞间隙中Na^+的量增加及浓度升高,渗透压随之上升,在渗透压梯度的驱动下小管液中水进入细胞间隙,使细胞间隙的静水压升高,这一压力促使Na^+和水通过基膜,进入相邻的毛细血管而被重吸收。然而,如果此时肾小管周围的毛细血管内压力较高或血浆胶体渗透压较低,在细胞间隙静水压的作用下则促使Na^+和水通过紧密连接处再返回小管腔内,称此现象为**回漏**(back-leak)。由于近端小管存在着回漏现象,将此种重吸收模式称泵-漏模式(图8-7)。

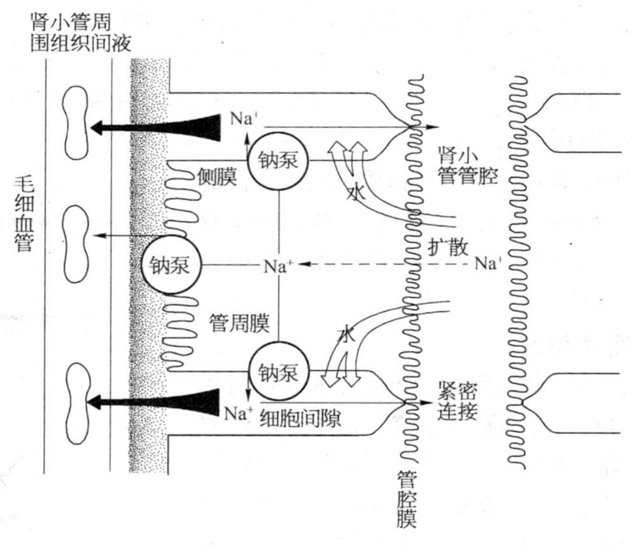

图8-7 近端肾小管Na^+主动重吸收的泵-漏示意图

由于近端小管前半段对Cl^-不重吸收,使小管液中Cl^-的浓度比细胞间隙高20%～40%。因此,随着Cl^-浓度的升高,在近端小管后半段Cl^-顺浓度梯度经紧密连接进入细胞间隙而被重吸收。由于Cl^-的重吸收造成管内外的电位梯度促使Na^+顺电位梯度通过紧密连接被重吸收。

(2) 髓袢：髓袢重吸收原尿中 20% 左右的 Na^+ 和 Cl^-，其中髓袢升支粗段是髓袢重吸收 Na^+、Cl^- 的主要部位。在髓袢降支细段，由于对 Na^+ 和 Cl^- 不具有通透性，对水具有较高的通透性，在组织液渗透压作用下水被重吸收，因此，小管液中 Na^+ 和 Cl^- 的浓度逐渐升高。在髓袢升支细段，由于对水不具有通透性，对 Na^+ 和 Cl^- 的通透性较高，故 Na^+ 和 Cl^- 顺浓度梯度进入组织间隙。在髓袢升支粗段，其管腔膜上有 Na^+ - $2Cl^-$ - K^+ 同向转运体，该转运体将 Na^+、$2Cl^-$、K^+ 转运到细胞内，进入细胞内的 Na^+ 迅速被管周膜上的钠泵泵至组织间隙中，进入细胞内的 Cl^- 则顺浓度梯度经管周膜进入组织间隙，K^+ 则顺着浓度梯度经管腔膜返回肾小管腔内，继续参与 Na^+、K^+、Cl^- 的同向转运（图 8-8）。

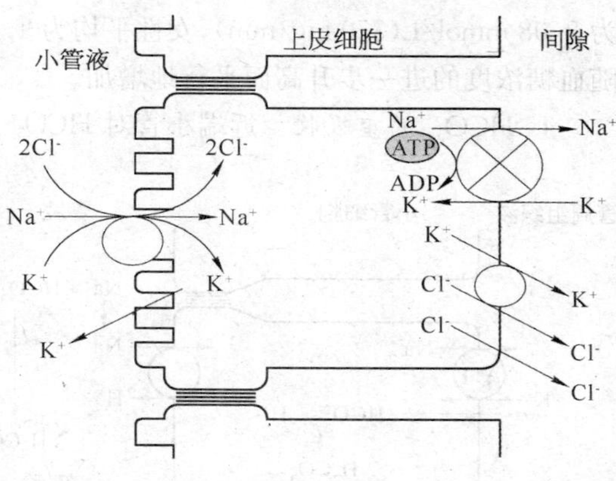

图 8-8 髓袢升支粗段对 Na^+、Cl^- 的重吸收示意图

临床上，利尿剂如呋塞米（速尿）就是抑制了髓袢升支粗段对 Na^+、Cl^- 的重吸收，而产生强大的利尿效应。

(3) 远端小管和集合管：远端小管和集合管重吸收原尿中 12% 左右的 Na^+ 和 Cl^-。在远端小管的起始段，Na^+、Cl^- 通过管腔膜上的 Na^+ - Cl^- 同向转运体进入肾小管上皮细胞内，继而由管周膜上的钠泵将 Na^+ 泵至组织间隙，Cl^- 则经管周膜扩散入组织间隙。噻嗪类利尿药可抑制此处的 Na^+ - Cl^- 同向转运，产生利尿。此外，远端小管及集合管对 Na^+ 的重吸收还受醛固酮的调节，并与 H^+ 和 K^+ 分泌有关。

2. *水的重吸收* 水的重吸收在近端小管占 65%～70%，髓袢降支细段占 15% 左右，远端小管和集合管占 15%～20%，重吸收的动力是渗透压。在肾小管由于溶质被重吸收而造成了小管液和组织液之间的渗透压差，于是水在渗透压梯度的驱动下被重吸收。在近端小管水是伴随溶质的重吸收而被动吸收，是一种等渗性重吸收，与体内是否缺水无关；在远端小管和集合管，水的重吸收量取决于机体内的水量，并受血管升压素的调节，是一种调节性重吸收，当机体缺水时，水的重吸收增加，反之减少，以此来调节机体水的平衡。

3. *葡萄糖的重吸收* 葡萄糖重吸收的部位仅限于近端小管，主要在近曲小管，其他各段都没有重吸收葡萄糖的能力，如果葡萄糖在近端小管不能全部被重吸收，终尿中将出现葡萄糖，产生糖尿。

葡萄糖在近端小管的重吸收属于继发性主动转运。在近端小管的管腔膜上存在着 Na^+ -葡萄糖同向转运体。葡萄糖和 Na^+ 通过同向转运体迅速进入细胞内，进入细胞内的葡萄糖再通过易化扩散透过管周膜回收入血液。因此，如果肾小管腔中缺 Na^+，或用药物将钠泵抑制，葡萄糖的重吸收就会明显减少或不被重吸收。

由于上述葡萄糖转运体的数量有限，所以近端小管对葡萄糖的重吸收有一定的限度。当血液中葡萄糖浓度超过 9～10 mmol/L 时，一部分肾小管对葡萄糖的吸收已达到极限，尿中开始出现葡萄糖。将尿中不出现葡萄糖时的最高血糖浓度称为**肾糖阈**（renal threshold for glucose）。糖尿病患者的血糖明显升高，往往超过肾糖阈，故产生糖尿。

如果血糖浓度再继续增高，尿中葡萄糖的含量也随之不断升高，当血糖浓度升高至 16.8 mmol/L 时，全部肾小管对葡萄糖的重吸收均已达到极限，重吸收率不再变化，此时的血糖浓度为葡萄糖重吸收极限量。人肾的葡萄糖重吸收极限量，在体表面积为 1.73 m^2 的个体，男性平均为 2.08 mmol/L(370 mg/min),女性平均为 1.67 mmol/L(300 mg/min)。此后尿葡萄糖的排出率随血糖浓度的进一步升高而平行地增加。

4. HCO_3^- 的重吸收 近端小管对 HCO_3^- 的重吸收量约占 80%,以 CO_2 的形式被重吸收。由于 HCO_3^- 不易通过管腔膜而被重吸收,故在肾小管内先与 H^+ 结合生成 H_2CO_3,H_2CO_3 在管腔膜上的碳酸酐酶作用下分解为 CO_2 和水,CO_2 以单纯扩散的方式通过管腔膜进入肾小管上皮细胞内,在细胞内碳酸酐酶的作用下,CO_2 又与细胞内的水结合生成 H_2CO_3,随后解离成 H^+ 和 HCO_3^-,H^+ 通过管腔膜上 Na^+ - H^+ 交换逆向转运到小管腔中,小部分 H^+ 由近端小管管腔膜上的质子泵(H^+ - ATP 酶)主动分泌入管腔。HCO_3^- 则通过管周膜进入血液后与 Na^+ 结合成 $NaHCO_3$(图 8-9)。HCO_3^- 的重吸收对维持机体的酸碱平衡起重要作用。

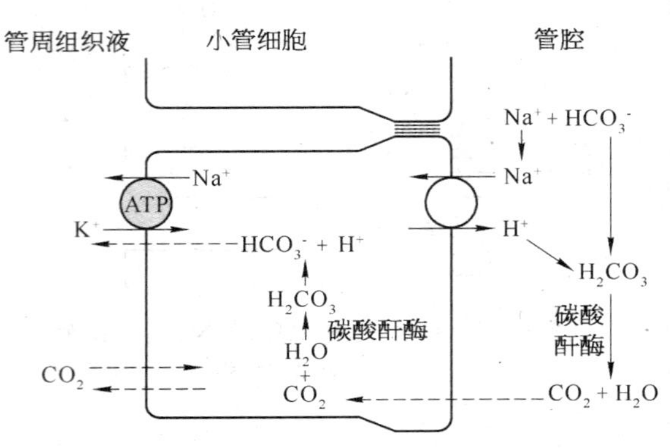

图 8-9 近端肾小管 HCO_3^- 重吸收示意图

5. K^+ 的重吸收 每日从肾小球滤过的 K^+ 约为 35 g,而每日尿中排出的 K^+ 为 2~4 g。原尿中的 K^+ 绝大部分在近端小管被重吸收回血,而终尿中的 K^+ 主要是由远端小管和集合管分泌的。近端小管对 K^+ 的重吸收是一个主动转运过程,小管液中 K^+ 浓度远低于细胞内 K^+ 浓度,同时此处管腔内的电位也低于小管周围组织液,所以 K^+ 重吸收是逆浓度梯度和电位梯度进行的。因此,管腔膜是主动重吸收 K^+ 的关键部位,其主动重吸收的机制尚不清楚。而细胞内的 K^+ 浓度比细胞外液高 30~40 倍,故 K^+ 顺浓度梯度通过管周膜进入血液。

6. 其他物质的重吸收 小管液中氨基酸的重吸收与葡萄糖的重吸收机制是相同的,也是与 Na^+ 同向转运,但与转运葡萄糖的转运体不同。此外,Ca^{2+}、HPO_4^{2-}、SO_4^{2-} 的重吸收也与 Na^+ 同向转运;正常时进入原尿中的微量蛋白质,则以胞吞方式重吸收。

二、肾小管和集合管的分泌与排泄

分泌是指肾小管上皮细胞将本身代谢的产物排入小管液中的过程,排泄是指肾小管上皮细胞将血液中物质排入小管液中的过程。但因这两个过程难以严格区分,故常把两者统称为分泌。

1. H^+ 的分泌 各段肾小管和集合管都能分泌 H^+,但分泌 H^+ 的能力最强的是近端小管,约占 80%。在肾小管上皮细胞内,H^+ 可由细胞代谢产生,或由小管液进入细胞内的 CO_2,在碳酸酐酶的作用下,与 H_2O 结合生成 H_2CO_3,生成的 H_2CO_3 迅速解离成 HCO_3^- 与 H^+。H^+ 被管腔膜上的 H^+ - Na^+ 逆向转运体转运至小管液中,与此同时,小管液中 Na^+ 被同一转运体转运入细胞内。随着 H^+ 不断分泌进入小管液,细胞内的 HCO_3^- 也不断增加,由于管周膜对 HCO_3^- 的通透性较高,所以细胞内的 HCO_3^- 顺电化学梯度扩散进入组织间隙,并随 Na^+ 一起重吸收回血液。由此可见肾小管每分泌一个 H^+ 入小管液,就可以从小管液中重吸收一个 Na^+ 和一个 HCO_3^- 回血。这种由 H^+ 的分泌和 Na^+ 的重吸收伴随进行的过程,称为 H^+ - Na^+ 交换。通过 H^+ - Na^+ 交换,实现了排酸保碱的作用,这对维持体内酸碱平衡具有重要的意义。

2. NH_3 的分泌 NH_3 的分泌主要发生在远端小管和集合管。远端小管和集合管上皮细胞分泌的 NH_3 主要是由谷氨酰胺脱氨而来,其次来自于细胞内其他氨基酸的脱氨。NH_3 为脂溶性物质,能自由通过细胞膜。NH_3 以单纯扩散进入小管液后,与小管液中的 H^+ 结合并生成 NH_4^+,

NH_4^+ 再与小管液中的 Cl^- 结合生成 NH_4Cl 随尿排出。NH_4^+ 的生成一方面使小管液中的 NH_3 浓度下降，所形成的浓度梯度可加速 NH_3 的分泌；另一方面又降低了小管液中 H^+ 的浓度，也有利于 H^+ 进一步的分泌。由此可见，NH_3 的分泌与 H^+ 的分泌之间具有着相互促进作用。远端小管和集合管分泌 NH_3 的活动，同样具有排酸保碱作用，对调节体内酸碱平衡具有重要的意义。

3. *K^+ 的分泌*　因为近端小管能够将小管液中的 K^+ 重吸收回血，所以尿中排出的 K^+ 主要是由远端小管和集合所分泌的。远端小管和集合管 K^+ 的分泌与 Na^+ 的主动重吸收有密切的联系。当小管液中的 Na^+ 被主动重吸收后，使小管腔内成为负电位（$-40\sim-10$ mV），此外，远端小管和集合管管周膜上的钠泵将细胞内的 Na^+ 泵出细胞外的同时，也将细胞外的 K^+ 泵入细胞内，从而使远端小管和集合管上皮细胞内的 K^+ 浓度远远高于小管液中的 K^+ 浓度，于是，K^+ 顺着电位梯度和浓度梯度由肾小管上皮细胞分泌进入小管液中。这种 K^+ 的分泌与 Na^+ 的主动重吸收的联系过程，称为 K^+-Na^+ 交换。

远端小管和集合管除有 K^+-Na^+ 交换外，还存在有 H^+-Na^+ 交换，由于 K^+-Na^+ 交换和 H^+-Na^+ 交换都依赖于 Na^+，故两者之间存在竞争抑制作用。当 H^+-Na^+ 交换增强时，K^+-Na^+ 交换则减弱；反之，当 K^+-Na^+ 交换增强时，则 H^+-Na^+ 交换减弱。在酸中毒时，肾小管细胞内碳酸酐酶活性增强，H^+ 生成量增加，于是 H^+-Na^+ 交换增强，而 K^+-Na^+ 交换则减弱，肾泌 K^+ 减少，而导致血 K^+ 浓度升高，故酸中毒时常伴有高 K^+ 血症。同理，碱中毒时可产生低钾血症。临床上，用乙酰唑胺抑制碳酸酐酶活性时，则 H^+ 生成量减少，于是 H^+-Na^+ 交换减少而 K^+-Na^+ 交换增加，从而可导致排 K^+ 量增加和血液中 H^+ 浓度增高（图 8－10）。

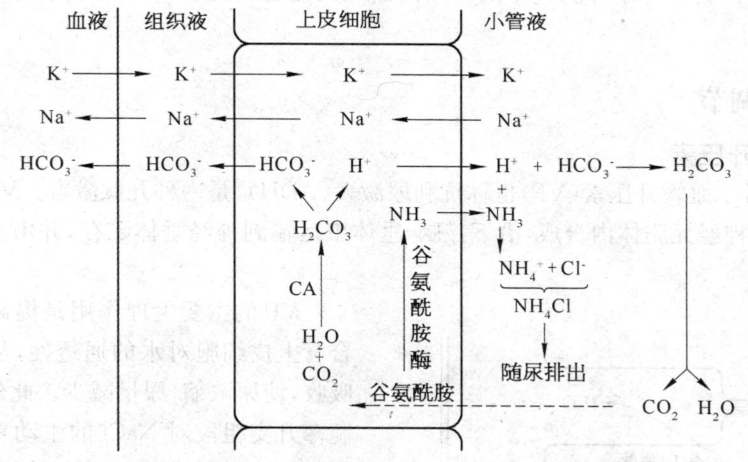

图 8－10　肾小管分泌 H^+、K^+ 和 NH_3 示意图

4. *其他物质的分泌*　体内的代谢产物肌酐和对氨基马尿酸既能从肾小球滤过，又可经肾小管和集合管分泌排入小管液。进入体内的酚红、青霉素、利尿药呋塞米等由于与血浆蛋白结合而不能被肾小球滤过，但可在近端小管被主动分泌到小管液中。

第四节　尿生成的调节

尿的生成过程有赖于肾小球的滤过、肾小管及集合管的重吸收和分泌作用。因此，机体对尿生成的调节也就是通过影响这三个基本过程来实现的。肾小球滤过作用的调节在前文已述，本节主要讨论影响肾小管及集合管重吸收和分泌功能的因素，包括肾内自身调节和体液调节。

一、肾内自身调节

肾内自身调节(renal autoregulation)是指肾小球与肾小管通过本身活动的改变以及肾小管内溶质的改变来调节尿液生成的方式。

(一) 小管液溶质的浓度

小管液中的溶质所形成的渗透压，是对抗肾小管对水重吸收的主要力量。如果小管液溶质浓度增高，渗透压增大，就会阻碍肾小管特别是近端小管对水的重吸收，导致尿量增多。这种由于渗透压升高而引起的尿量增多的现象，称为**渗透性利尿**(osmotic diuresis)。如糖尿病患者的多尿，就是由于血糖浓度增加，超过了肾糖阈，部分葡萄糖不能被近端小管重吸收，小管液渗透压增高，水的重吸收减少而使尿量增多。临床上常用一些能被肾小球滤过但不易被肾小管重吸收的药物，如甘露醇和山梨醇等，来提高小管液中溶质的浓度以及渗透压，使尿量增加，以达到利尿和消除水肿的目的。

(二) 球-管平衡

近端小管对小管液的重吸收量与肾小球滤过率之间有着密切的联系。无论肾小球滤过率增多或减少，近端小管始终按肾小球滤过量的一定比例进行重吸收，这种现象称为**球-管平衡**(glomerulo-tubular banlance)。其中，近端小管对 Na^+ 和水的重吸收量始终占肾小球滤过量的65％～70％，称为**定比重吸收**(constant fraction reabsorption)。球-管平衡的生理意义在于使尿中排出的 Na^+ 和水不会因肾小球滤过率的增减而出现大幅度的变动，从而保持机体水和电解质的相对稳定。

二、体液调节

(一) 血管升压素

1. 生理作用　血管升压素(VP)也称抗利尿激素(ADH)，是一种九肽激素。VP在下丘脑的视上核和室旁核的神经元胞体内合成，沿下丘脑-垂体束运输到神经垂体贮存，并由此释放进入血液循环。

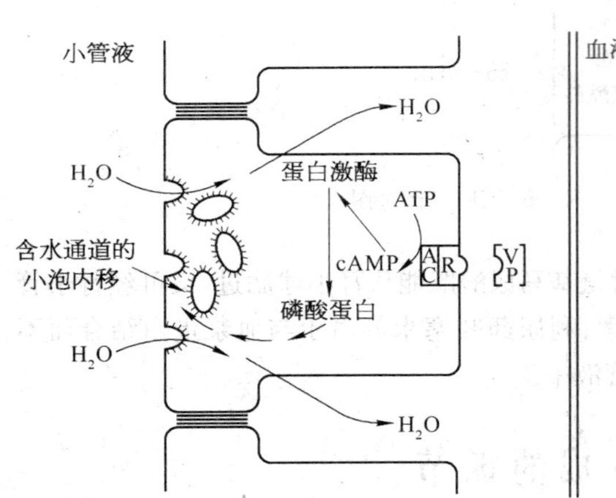

图 8－11　抗利尿激素的作用示意图

VP：血管升压素；AC：腺苷酸环化酶；R：V_2 受体

VP的主要生理作用是提高远曲小管和集合管上皮细胞对水的通透性，从而增加水的重吸收，使尿浓缩，尿量减少。此外，VP也能增加髓襻升支粗段对NaCl的主动重吸收和内髓部集合管对尿素的通透性，增加髓质组织间液的浓度，从而提高髓质组织间液的渗透压梯度，有利于尿的浓缩。

VP对远曲小管和集合管上皮细胞的作用机制如图 8－11 所示。VP与远曲小管和集合管上皮细胞管周膜上的血管升压素 V_2 受体结合后，通过鸟苷酸激活蛋白，激活膜内的腺苷酸环化酶，使上皮细胞中cAMP的生成增加。cAMP进一步激活蛋白激酶A，通过一些蛋白质的磷酸化，使上皮细胞内水通道蛋白(AQP_2)

镶嵌在管腔膜上，形成水通道，从而增加管腔膜对水的通透性。当 VP 缺乏时，管腔膜上的水通道蛋白可在细胞膜的衣被凹陷处集中，后者形成吞饮小泡进入胞质，称为内移。因此，管腔膜上的水通道消失，对水不通透。水通过管腔膜上的水通道进入细胞后可自由通过侧膜进入毛细血管而被重吸收。

2. 分泌调节　VP 的释放受多种因素的影响和调节，其中最重要的因素是血浆晶体渗透压和循环血量的改变。

(1) 血浆晶体渗透压的改变：血浆晶体渗透压是生理条件下调节 VP 合成、释放的最重要因素。血浆晶体渗透压改变对 VP 分泌的影响，是通过对下丘脑视上核附近的**渗透压感受器**(osmoreceptor)的刺激而实现的。渗透压感受器对不同溶质引起的血浆晶体渗透压升高的敏感性是不同的。Na^+ 和 Cl^- 形成的渗透压是引起 VP 释放最有效的刺激；静脉注射甘露醇和蔗糖也能引起 VP 分泌，但葡萄糖和尿素则无作用。

当人体大量出汗、严重呕吐或腹泻等造成体内水分不足时，血浆晶体渗透压则升高，对渗透压感受器的刺激增强，使下丘脑-神经垂体合成、释放 VP 增多，远曲小管和集合管对水的重吸收增加，尿量减少；反之，当大量饮清水后，体内水分增加，血浆被稀释，血浆晶体渗透压降低，VP 的合成和释放受抑制，远曲小管和集合管对水的重吸收减少，尿量增加。这种大量饮清水后尿量增多的现象称为**水利尿**(water diuresis)，是临床上用于检查肾稀释功能的方法之一。若饮用生理盐水，则排尿量不会出现饮清水后的变化(图 8-12)。

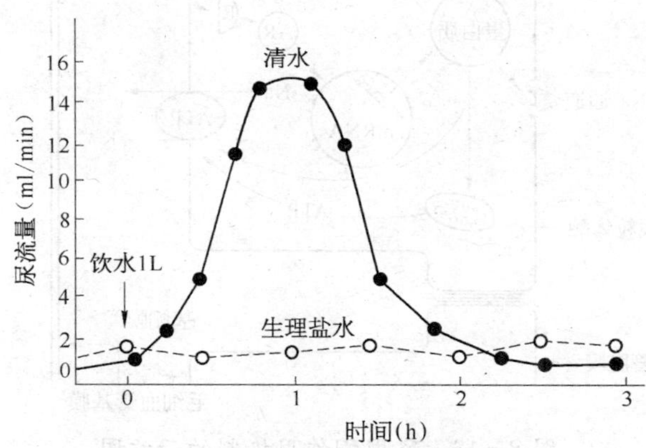

图 8-12　饮清水与等渗盐水对尿量影响的示意图

(2) 循环血量的改变：循环血量的改变可作用于左心房和胸腔大静脉上的**容量感受器**(volume receptor)，反射性地调节 VP 的合成和释放。当急性大失血、严重呕吐或腹泻等使循环血量减少时，对容量感受器的刺激减弱，经迷走神经传入下丘脑的信号减少，对 VP 释放的抑制作用减弱或消失，故 VP 的释放增加；相反，当循环血量增多，回心血量增加时，可刺激容量感受器，抑制 VP 的释放。

动脉血压的变化通过颈动脉窦的压力感受器也可反射性地调节 VP 的释放。当动脉血压在正常范围时，压力感受器的传入冲动对 VP 的释放起抑制作用。当动脉压低于正常水平时，VP 释放增加。容量感受器和压力感受器在调节 VP 释放时，其敏感性比渗透压感受器要低，一般需容量或血压降低 5%～10%时，才能刺激 VP 释放。

此外，疼痛刺激、情绪紧张等可促进 VP 的释放，使尿量减少；弱的冷刺激可使其分泌减少，尿量增多。临床上，当下丘脑病变累及视上核和室旁核或下丘脑-垂体束时，VP 的合成和释放则发生障碍，每日尿量可达 10 L 以上，称为**尿崩症**(diabetes insipidus)。

(二) 醛固酮

1. 生理作用　醛固酮是肾上腺皮质球状带分泌的一种盐皮质激素。对肾脏的作用是促进远曲小管和集合管对 Na^+ 的主动重吸收，同时促进 K^+ 的排出，所以醛固酮具有保 Na^+ 排 K^+ 的作用。由于 Na^+ 重吸收能够带动 Cl^- 以及水的重吸收，醛固酮分泌过多时可导致血容量增加。

醛固酮进入远曲小管和集合管的上皮细胞后，与胞质受体结合，形成激素-胞质受体复合物。后者通过核膜，与核中的 DNA 特异性结合位点相互作用，调节特异性 mRNA 转录，进而合成多种**醛固酮诱导蛋白**(aldosterone-induced protein)。该诱导蛋白则可能通过：①改变管腔膜的 Na^+ 通道蛋白构型，从而增加管腔膜的 Na^+ 通道数量；②增加线粒体中合成 ATP 的酶，为上皮细胞活动提供更多的能量；③增加管周膜的 Na^+ 泵的活性，促进细胞内的 Na^+ 泵回血液和 K^+ 进入细胞，提高细胞内的 K^+ 浓度，有利于 K^+ 分泌(图 8-13)。

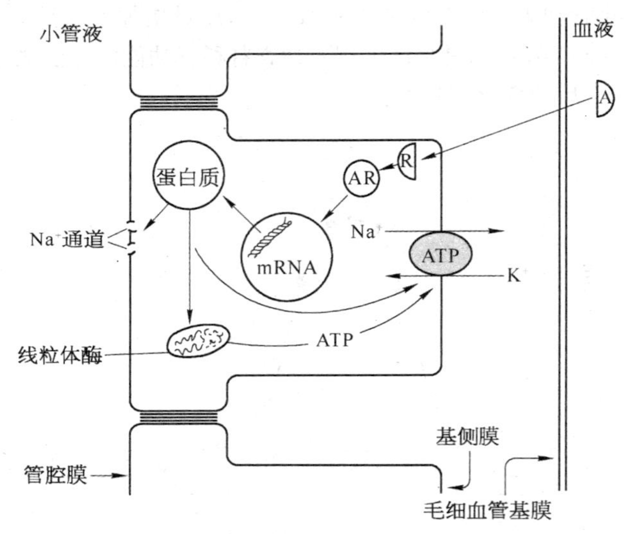

图 8-13　醛固酮作用机制的示意图

A：醛固酮；R：受体；AR：激素-胞质受体复合物

2. 分泌调节　醛固酮的分泌主要受肾素-血管紧张素-醛固酮系统和血 K^+、Na^+ 浓度等因素调节。

(1) 肾素-血管紧张素-醛固酮系统：肾素由肾脏的球旁细胞分泌，能催化血浆中的血管紧张素原转变成血管紧张素Ⅰ(10 肽)；血管紧张素Ⅰ经过肺、肾等脏器时，在血管紧张素转换酶的作用下，形成血管紧张素Ⅱ(8 肽)。血管紧张素Ⅱ除具有强烈的收缩血管作用外，还可通过刺激肾上腺皮质球状带，促使醛固酮分泌。血管紧张素Ⅱ在氨基肽酶的作用下，进一步转化为血管紧张素Ⅲ(7 肽)，它也能刺激球状带分泌醛固酮(图 8-14)。由于血浆中肾素、血管紧张素Ⅱ和醛固酮三者水平通常表现为同起同落，所以将此调节机制，称为**肾素-血管紧张素-醛固酮系统**(renin-angiotensin-aldosterone system, RAAS)。

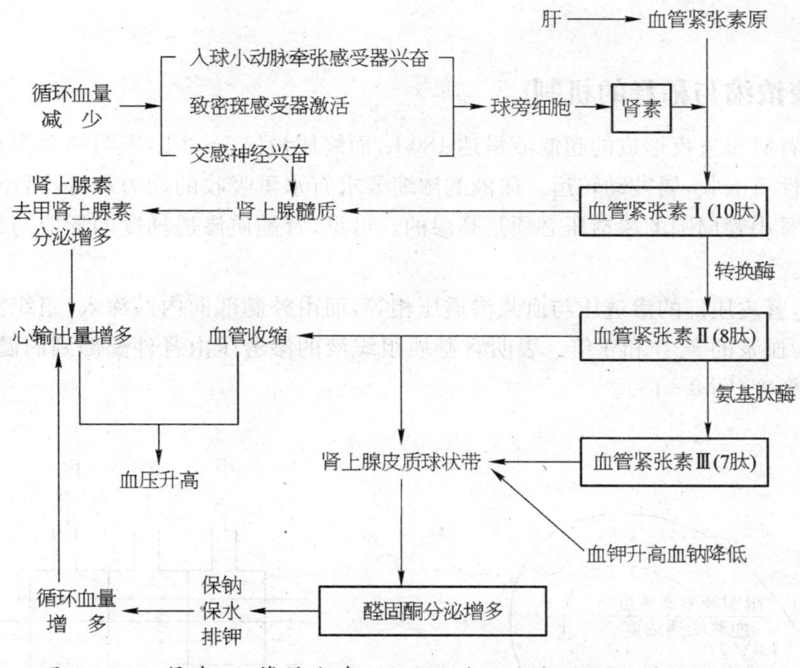

图 8-14　肾素-血管紧张素-醛固酮系统生成过程与作用示意图

肾素的分泌与肾内的两种感受器有关，一是入球小动脉处的牵张感受器，二是致密斑感受器。前者感受肾动脉的灌注压，后者能感受小管液中 Na^+ 含量的变化。当肾动脉灌注压下降时，入球小动脉管壁受的牵张刺激减弱，则激活了牵张感受器，使肾素释放量增加；同时，由于肾血流量减少，肾小球滤过率也随之降低，流经致密斑的小管液中 Na^+ 含量也减少，于是又通过刺激致密斑化学感受器而导致肾素释放增多。此外，交感神经兴奋也可直接刺激球旁细胞分泌肾素。

(2) 血 K^+、Na^+浓度：当血 K^+ 浓度升高或血 Na^+ 浓度降低时，可直接刺激肾上腺皮质球状带分泌醛固酮；反之，血 Na^+ 浓度升高或血 K^+ 浓度降低时，可以抑制醛固酮分泌。

(三) 心房钠尿肽

心房钠尿肽是由心房肌细胞合成和分泌的肽类激素，主要生理作用是促进肾脏排出 NaCl 和水，调节体内水盐代谢，以维持血压和血容量。其主要作用机制为：①抑制集合管对 NaCl 的重吸收。心房钠尿肽与集合管上皮细胞基底侧膜上的相应受体结合，激活鸟苷酸环化酶而使细胞内 cGMP 含量增加，后者使管腔膜上的 Na^+ 通道关闭，抑制 Na^+ 重吸收，增加 NaCl 的排出；②扩张入球、出球小动脉，尤其是入球小动脉舒张，增加肾血浆流量和肾小球滤过率；③抑制肾素、VP 和醛固酮分泌。当血压升高和血容量增加时，能够促进 ANP 的分泌与释放。

第五节　尿液的浓缩与稀释

尿液的排出量与渗透压可随体内液体量和渗透压的改变而发生大幅度的变化。当体内缺水时，机体将排出**高渗尿**(hyperosmotic urine)，即尿液被浓缩。而体内水过剩时，将排出**低渗尿**(hypoosmotic urine)，表示尿液被稀释。正常人的尿液渗透压可在 50～1 200 mOsm/(Kg・H_2O) 波动，说明肾脏有较强的浓缩和稀释尿液能力，这对调节体液平衡和维持渗透压恒定有极为重要的作用。

一、尿液浓缩与稀释的机制

健康人的肾脏每昼夜形成的超滤液量达 180 L，而终尿量仅 1～2 L，表明约 99%的液体被重吸收。水被渗透性重吸收，属被动转运。尿液的浓缩要求有水重吸收的动力和肾小管对物质的选择通透性，因此，肾小管周围的渗透压必须是高渗的。可见，肾髓质渗透梯度的形成与维持是尿液浓缩的必要条件。

实验发现，肾皮质部的渗透压与血浆渗透压相等，而由外髓部向内髓深入，组织液的渗透压逐渐升高，分别为血浆的 2、3 和 4 倍。表明肾髓质组织液的渗透压由肾外髓部到内髓部逐渐升高，形成了渗透压梯度(图 8 - 15)。

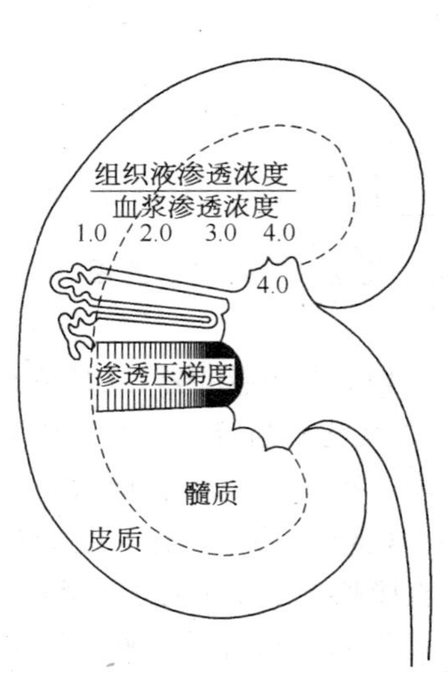

图 8 - 15 肾髓质渗透梯度示意图

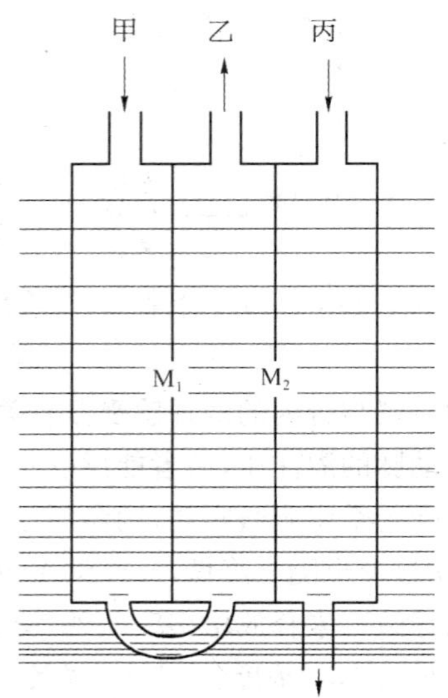

图 8 - 16 逆流倍增作用的示意图

甲管内液体向下、乙管内液体向上流，丙管内液体向下流。M_1 膜能将液体中的 Na^+ 由乙管泵入甲管，且对水不易通透，M_2 对水易通透

(一) 肾髓质高渗梯度的形成

关于肾髓质渗透梯度的形成，目前用**逆流倍增**(countercurrent multiplication)和**逆流交换**(countercurrent exchange)现象来解释。

物理学中逆流是指两个并列的管道中液体流动的方向相反，如图 8 - 16 所示，液体由甲管流进，通过甲、乙管的连接部又折返经乙管流出，构成逆流系统。如果溶液流动时，甲、乙管间的 M_1 膜能主动将 Na^+ 由乙管泵入甲管，而 M_1 膜对水又不通透，由此甲管中溶液 Na^+ 浓度在向下流动过程中将不断增加(倍增)。结果甲管中溶液自上而下的渗透压会越来越高，到甲管下端的弯曲部分达最大值。当溶液折返流入乙管并向上流动时，由于 Na^+ 被泵出，溶液中的 Na^+ 浓度也相应随之下降，渗透压也相应下降。如此，不论是甲管还是乙管，从上而下来比较，溶液的渗透压均逐渐升高，即出现了逆流倍增现象，形成了渗透梯度。如果丙管中液体的渗透压低于乙管中的液体，而丙

管与乙管间的 M_2 膜对水能通透，对溶质不通透，当丙管中的液体向下流动时，水将因渗透作用不断进入乙管，而丙管内溶质的浓度将逐渐增加，从丙管下端流出的液体成了高渗溶液。髓襻和集合管的结构排列与上述的逆流倍增模型很相似，而直小血管也符合逆流交换条件。

（二）肾髓质高渗透梯度的维持

1. 外髓部　小管液经髓襻升支粗段向皮质方向流动时，由于该段能主动重吸收 Na^+ 和 Cl^-，对水不通透，故小管液渗透压逐渐下降；而小管周围组织中由于 NaCl 的堆积，渗透压升高，形成外髓质的高渗状态。可见，外髓部组织间隙的高渗状态是 NaCl 的主动重吸收形成的，但该段膜对水不通透也是形成外髓高渗的重要条件。

2. 内髓部　内髓部渗透梯度的形成是由尿素的再循环和 NaCl 重吸收共同形成的。①远曲小管、皮质部和外髓部的集合管对尿素不易通透，但集合管细胞对水易通透。因此，当小管液流经远曲小管及皮质部和外髓部的集合管时，在抗利尿激素的作用下，对水的通透性增加，由于外髓部高渗，水被重吸收，所以小管液中尿素的浓度逐渐升高。当小管液进入内髓部集合管时，由于管壁对尿素的通透性增大，小管液中尿素就顺浓度梯度通过管壁向内髓部组织间液扩散，造成了内髓部组织间液中尿素浓度的增高，形成内髓部的高渗状态。髓襻升支细段对尿素具有中等的通透性，所以从内髓部集合管扩散到组织间液的尿素可以进入髓襻升支细段，而后流过髓襻升支细段、远曲小管、皮质部和外髓部集合管，又回到内髓部集合管处再扩散到内髓部组织间液，形成了**尿素再循环**（urea recirculation）。尿素再循环有利于尿素滞留在髓质内，有助于内髓高渗梯度的形成和加强。②髓襻降支细段对尿素和 Na^+ 不易通透，而对水则易通透。在内髓部渗透压的作用下，小管液中的水不断进入内髓组织间液，使小管液中的 NaCl 浓度逐渐升高，在髓襻顶端折返处达到最高值。在升支细段，管壁对 NaCl 易通透而对水不通透，NaCl 顺浓度梯度扩散至组织液，参与内髓部高渗梯度的形成。这样，在降支细段和升支细段就构成了一个逆流倍增系统，使内髓组织液的渗透压由近外髓部至乳头部逐渐升高，形成渗透梯度（图 8－17）。

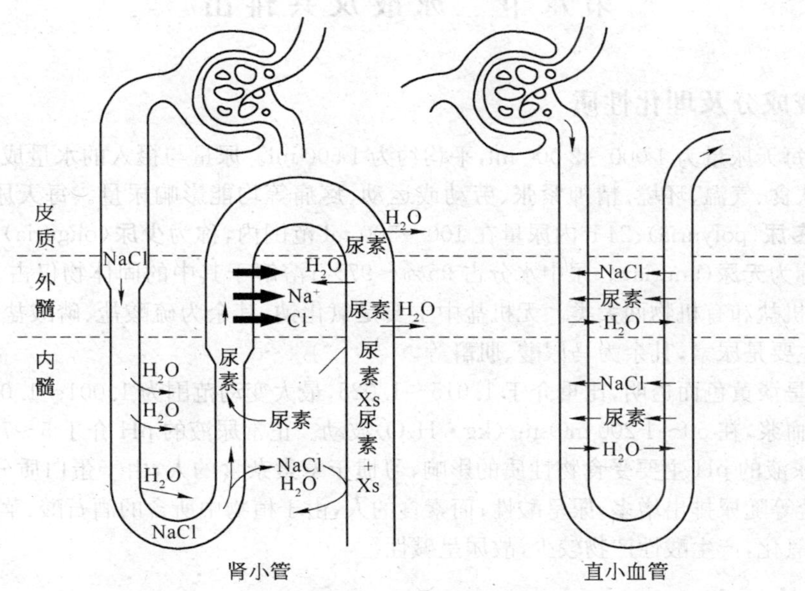

图 8－17　内、外髓部渗透梯度的形成机制示意图

Xs：未被重吸收的溶质

(三) 直小血管的作用

肾髓质渗透梯度的保持，主要依靠直小血管的逆流交换作用。直小血管呈U形，并与髓襻平行，在降支与升支间也存在溶质的逆流交换。直小血管降支内的血液最初为等渗，进入髓质后，髓质组织间液中浓度较高的NaCl和尿素扩散到降支中，而其中的水则渗出到组织间液。愈向内髓部深入，降支中NaCl和尿素的浓度愈高。当血液折返流入升支时，由于血管内NaCl和尿素浓度比同一水平组织间液的高，所以NaCl和尿素又顺着浓度梯度扩散到组织间液，并且在此进入浓度较低的降支，形成短路循环。血管升、降支之间的逆流交换使肾髓质的溶质不致被血流大量带走。此外，由于渗透作用，组织间液中的水不断进入升支，又把组织间液中多余的水带回体循环，从而维持了肾髓质的渗透梯度。

二、尿液浓缩与稀释的过程

(一) 尿液的浓缩机制

尿液的浓缩是由于小管液中的水被重吸收，而溶质仍留在小管液中造成的。当低渗小管液从远曲小管进入集合管，穿过肾髓质高渗区流向肾乳头方向时，在抗利尿激素的作用下，远曲小管和集合管对水的通透性增加，水分被从管内抽吸到管外，于是集合管内液的水分越来越少，渗透压越来越高，形成高渗尿。由于尿液被浓缩而尿量减少，因此，肾髓质渗透梯度的建立是尿液浓缩的必要条件，抗利尿激素的释放量是决定尿液浓缩程度的关键因素。

(二) 尿液的稀释机制

尿液的稀释是由于小管液中的溶质被重吸收，而水不被重吸收造成的。在体内水过剩而抗利尿激素释放被抑制时，远曲小管和集合管对水的通透性非常低，因此，髓襻升支粗段的小管液流经远曲小管和集合管时，NaCl继续重吸收，而水不被重吸收，使小管液渗透压进一步下降，形成大量的低渗尿，尿液被稀释。

第六节　尿液及其排出

一、尿液成分及理化性质

正常成人每天尿量为1 000～2 000 ml，平均约为1 500 ml。尿量与摄入的水量成正比例，许多情况如饮水、饮食、气温、环境、精神紧张、劳动或运动、疼痛等均能影响尿量。每天尿量持续超过2 500 ml时称**多尿**(polyuria)；24 h内尿量在100～500 ml范围内，称为**少尿**(oliguria)；24 h内尿量少于100 ml，称为**无尿**(anuria)。尿中水分占95%～97%；溶解于其中的固体物仅占3%～5%，固体物可分为无机盐和有机物两大类。无机盐中主要是氯化钠，其余为硫酸盐、磷酸盐、钾盐和铵盐等；有机物中主要是尿素，其余为马尿酸、肌酐等。

正常尿液呈淡黄色而透明，比重介于1.015～1.025，最大变动范围为1.001～1.035；尿液的渗透压一般高于血浆，在50～1 200 mOsm/(kg・H_2O)波动。正常尿液的pH介于5～7，最大变动范围为4.5～8，尿液的pH主要受食物性质的影响，习惯于荤素杂食的人，由于蛋白质分解后产生的硫酸盐、磷酸盐等随尿排出增多，尿呈酸性；而素食的人，由于植物中所含的酒石酸、苹果酸、枸橼酸等均可在体内氧化，产生酸性产物较少，故尿呈碱性。

二、尿液的排出

尿液的生成是连续不断的过程，生成的尿液经输尿管运送到膀胱。尿液在膀胱内贮存并达到一定量时引起反射性排尿反射，将尿液经尿道排放于体外。

1. 膀胱与尿道的神经支配 膀胱逼尿肌和内括约肌受副交感神经盆神经和交感神经腹下神经的双重支配，外括约肌受阴部神经支配。盆神经、腹下神经和阴部神经既含有传出神经纤维也含有传入神经纤维。

盆神经起源于脊髓第2～4骶段，支配逼尿肌和内括约肌，当其兴奋时可使逼尿肌收缩，尿道内括约肌松弛，从而促使排尿。盆神经中的传入纤维，能感受膀胱壁被牵拉的程度。腹下神经起源于脊髓第12胸段至第2腰段的侧角，其传出冲动可使逼尿肌松弛，内括约肌收缩，阻止排尿。腹下神经亦含感觉传入纤维，可将引起痛觉的信号传入中枢。阴部神经为躯体运动神经，其活动可随意控制。阴部神经兴奋时，外括约肌收缩，阻止排尿(图8-18)。

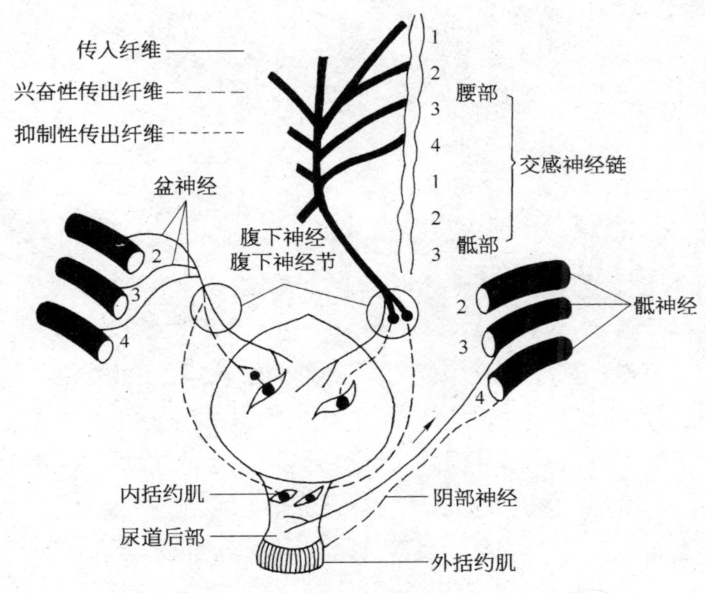

图8-18 膀胱和尿道的神经支配示意图

2. 排尿反射 排尿是一种反射活动，包括自主神经和躯体运动神经的参与，并被大脑的高级中枢调控。当膀胱内尿量充盈到400～500 ml，内压超过10 cm H_2O时，膀胱壁的牵张感受器受到牵拉而兴奋，冲动沿盆神经传入到达脊髓骶段的排尿反射初级中枢，同时冲动也到达脑干和大脑皮层的排尿反射高位中枢，并产生尿意。在排尿反射进行时，冲动沿盆神经传出，引起逼尿肌收缩，内括约肌松弛，于是尿液进入后尿道。此时尿液还可以刺激后尿道的感受器，冲动沿传入神经再次传至脊髓初级排尿中枢，进一步加强其活动，使逼尿肌收缩、外括约肌开放，通过此种正反馈活动使排尿反射进一步加强，于是尿被强大的膀胱内压(可高达150 cm H_2O)驱出，直至尿排完为止。通常在一次排尿完毕后，膀胱内的尿液可被排空，残留的尿液很少会多于5～10 ml。排尿后残留在尿道的尿液，在男性可通过球海绵体肌的几次收缩将其排尽；在女性则依靠重力排尽。此外，在排尿时，腹肌和膈肌的收缩也产生较高的腹内压，协助排尿活动。

大脑皮层排尿反射高级中枢对脊髓初级中枢有易化或抑制性的影响，控制着排尿反射活动。婴幼儿因大脑皮层发育尚未完善，对排尿初级中枢的控制能力较弱，故排尿次数多，且常有遗尿现象。

排尿或贮尿任何一方发生障碍，均可出现排尿异常。临床上常见的有尿频、尿潴留和尿失禁。膀胱炎症或膀胱结石刺激可引起尿频；脊髓骶段排尿中枢损伤或尿流受阻造成膀胱充盈而不能排出，出现尿潴留；当脊髓损伤使排尿初级中枢与大脑皮层失去联系时，排尿失去意识控制而引起尿失禁等现象。

（赵蜀军　张　琪）

第九章
内　分　泌

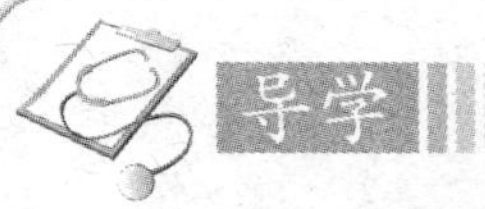

掌握： 生长激素、甲状腺激素、糖皮层激素的生理作用及其分泌调节。

熟悉： 内分泌系统和激素的基本概念；激素作用的特征；激素的作用机制；下丘脑的内分泌功能；甲状旁腺激素、降钙素、胰岛素的作用与分泌调节。

了解： 激素的分类，甲状腺激素合成及运输，催产素与催乳素作用及调节，肾上腺髓质激素作用及分泌调节。

第一节　概　述

一、内分泌系统与激素

(一) 内分泌与激素概念

内分泌(endocrine)是指分泌细胞将其产生的生物活性物质直接排入血液或组织液的过程。这类细胞称为内分泌细胞，由内分泌细胞组成的具有信息传递功能的调节系统，称为**内分泌系统**(endocrine system)。内分泌系统是由内分泌细胞分布集中的腺体及散在分布在功能器官组织中的内分泌细胞组成。机体内分泌细胞分布集中的腺体主要有垂体、甲状腺、甲状旁腺、肾上腺、胰岛、性腺(睾丸和卵巢)、松果体和胸腺等；体内散在的内分泌细胞分布比较广泛，存在于下丘脑、胃肠道黏膜、心脏、血管内皮、肝、肾、肺、皮肤、胎盘等各种组织内。由内分泌细胞分泌的，以体液为媒介并在细胞与细胞之间传递调节信息的高效生物活性物质统称为激素。能被激素所作用的目标，即细胞、组织或器官，分别称为靶细胞、靶组织或靶器官。

根据激素的运输途径不同，其传递方式分为4种：①**远距分泌**(telecrine)：指激素被分泌后，通过血液循环运输到远隔部位的靶目标发挥调节作用；②**旁分泌**(paracrine)：指分泌的激素仅经组织液扩散到邻近靶目标发挥调节作用；③**自分泌**(autocrine)：指分泌的激素原位作用于自身细胞而起调节作用；④**神经分泌**(neurocrine)：指某些神经元可合成激素称为神经激素，后者沿着轴突运送到神经末梢释放的过程。神经激素释放后，可弥散作用于邻近靶细胞，或进入血液循环发挥调节作用(图9-1)。

内分泌系统是机体的重要功能调节系统，与神经系统相辅相成，共同调节机体的生长发育和各种代谢，维持内环境稳定，并影响行为和控制生殖等活动。

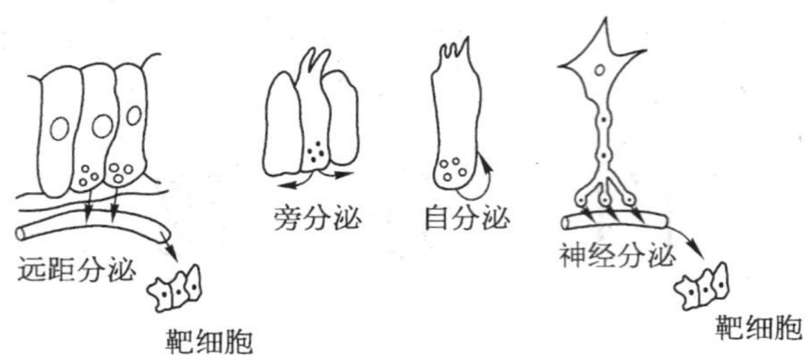

图 9-1 激素的传递方式

(二) 激素的分类

激素的种类繁多，来源复杂，按其化学性质的不同，主要分为含氮激素和类固醇激素两大类(表 9-1)，含氮激素包括蛋白质类、多肽类和氨基酸衍生的胺类激素。此外，有人将脂肪酸衍生物的前列腺素等列为第三类激素。

含氮类激素由于容易被胃液中的盐酸和胃蛋白酶分解破坏，所以给药途径不宜经口。而类固醇或脂肪酸衍生物等激素，其成分属于脂质结构，可以选择口服途径给药。

表 9-1 不同激素的来源与化学性质

主要分泌部位	激素的名称	英文缩写	化学性质
下丘脑	促甲状腺激素释放激素	TRH	肽类
	促性腺激素释放激素	GnRH	肽类
	生长激素释放抑制激素(生长抑素)	GHRIH(SS)	肽类
	生长激素释放激素	GHRH	肽类
	促肾上腺皮质激素释放激素	CRH	肽类
	促黑(素细胞)激素释放因子	MRF	肽类
	促黑(素细胞)激素释放抑制因子	MIF	肽类
	催乳素释放因子	PRF	肽类
	催乳素抑制因子	PIF	胺类
	血管升压素(抗利尿激素)	VP(ADH)	肽类
	催产素	OXT	肽类
腺垂体	促肾上腺皮质激素	ACTH	肽类
	促甲状腺激素	TSH	蛋白质类
	卵泡刺激素	FSH	蛋白质类
	黄体生成素	LH	蛋白质类
	促黑(素细胞)激素	MSH	肽类
	催乳素	PRL	蛋白质类
	生长激素	GH	蛋白质类
甲状腺	甲状腺素(四碘甲腺原氨酸)	T_4	胺类
	三碘甲腺原氨酸	T_3	胺类
甲状腺C细胞	降钙素	CT	肽类
甲状旁腺	甲状旁腺激素	PTH	肽类
胰岛	胰岛素		蛋白质类
	胰高血糖素		肽类
肾上腺皮层	皮质醇		类固醇类
	醛固酮	ALO	类固醇类

（续表）

主要分泌部位	激素的名称	英文缩写	化学性质
肾上腺髓质	肾上腺素	E	胺类
	去甲肾上腺素	NE	胺类
睾丸	睾酮	T	类固醇类
	抑制素		蛋白质类
卵巢、胎盘	雌二醇	E_2	类固醇类
	雌三醇	E_3	类固醇类
	孕酮	P	类固醇类
	人绒毛膜促性腺激素	HCG	蛋白质类
消化道、脑	促胃液素		肽类
	缩胆囊素-促胰酶素	CCK - PZ	肽类
	促胰液素		肽类
心房肌	心房钠尿肽	ANP	肽类
松果体	褪黑素	MT	胺类
胸腺	胸腺素		肽类
各种组织	前列腺素	PG	脂肪酸衍生物
肾	1，25-二羟维生素 D_3	1，25-$(OH)_2$-Vit D_3	类固醇类
脂肪组织	瘦素		蛋白质类
血管内皮	内皮素	ET	肽类

二、激素的一般生理作用与特征

（一）激素的一般生理作用

激素的生理作用广泛而复杂，一般可归纳为：①调节新陈代谢，维持内环境稳态。②促进细胞的增殖与分化，保证机体的正常生长、发育。③影响神经系统的发育和功能，参与学习、记忆、行为等活动。④促进生殖器官发育成熟，调节生殖功能。⑤与神经系统密切配合，使机体能更好地适应环境变化。

（二）激素作用的共同特征

激素虽然种类很多，作用复杂，但它们在对靶目标发挥调节作用的过程中，具有以下共同的特征。

1. 信息传递作用　激素在细胞与细胞之间进行信息传递的过程中，它只能对靶细胞的生理和生化过程起加强或减弱的调节作用，称此特征为激素的信息传递作用。在这一调节过程中，激素既不能添加成分，也不能提供能量，仅仅作为“信使”将生物信息传递给靶组织，调节其固有的生理和生化反应。

2. 特异性作用　激素释放进入血液后，能被运送到全身各个部位，虽然它们与各处的组织、细胞有广泛接触，但激素只作用于某些器官、组织和细胞，称此特征为激素的特异性作用。激素作用的特异性主要与该靶细胞上是否存在能与该激素发生特异性结合的受体有关，激素只有与相应受体相互识别并发生特异性结合后，才能激发细胞产生复杂的反应，从而出现一定的生理效应。

3. 高效放大作用　激素在血液中的浓度一般维持在纳摩尔/升（nmol/L）、皮摩尔/升（pmol/L）数量级，虽然激素的含量低微但其作用显著。例如，1 mg 的甲状腺激素可使机体增加产热量约 4 200 kJ；一分子的胰高血糖素与受体结合后，可激活一分子的腺苷酸环化酶（AC），再经 cAMP -

PKA途径可激活10 000个分子的磷酸化酶。这是由于激素与受体结合后，可引发细胞内一系列信号转导程序或酶促反应，并逐级放大，形成一个效能极高的生物放大系统，称此特征为激素的高效放大作用。因此，维持体液中激素浓度的相对稳定，对其发挥正常调节作用是极为重要的。

4. *相互作用* 激素间的相互作用是指当机体某一生理功能受到多种激素的共同调节时，不同激素之间相互可以发挥作用，以共同维持该生理功能活动的相对稳定。激素间的相互作用表现为协同作用、拮抗作用和允许作用。

协同作用是指两种以上激素对同一生理过程的调节起相同或相似的作用，从而使效应更加明显。例如，生长激素、肾上腺素、糖皮质激素和胰高血糖素等，虽然各自作用的环节不同，但在升高血糖效应上具有协同作用；甲状旁腺激素和1，25-二羟维生素D_3对血钙浓度的升高具有协同作用。

拮抗作用是指两种或几种激素对同一生理过程的调节方向是相反的。例如，胰岛素能降低血糖，与上述激素的升糖效应有拮抗作用；降钙素与上述的升血钙激素之间有拮抗作用。

此外，有一些激素本身并不能直接对某些器官、组织或细胞产生生理效应，然而在它存在的前提条件下，可使其他激素的作用明显增强，即对其他激素有一定支持作用，称此特征为激素的**允许作用**(permissive action)。例如，糖皮质激素对心肌和血管平滑肌并无收缩作用，然而没有其存在，儿茶酚胺的升高血压等作用明显降低，称为糖皮质激素对儿茶酚胺的允许作用。

激素之间相互作用的机制非常复杂，既可以发生在受体水平，如调节其他激素受体的数量，也可以发生在受体后的信号转导过程，如影响腺苷酸环化酶的活性和细胞内cAMP的生成等。

三、激素作用的机制

激素作为信息物质与靶细胞膜受体或细胞内受体结合后，通过跨膜和细胞内信号转导过程并最终引起生物效应。按其激素化学性质其作用机制完全不同，以下仅将含氮激素和类固醇激素作用机制分别加以叙述。

(一) 含氮激素的作用机制——第二信使学说

第二信使学说是Sutherland等人于1965年提出来的。其主要内容包括：①激素是**第一信使**(first messenger)，它可与靶细胞膜上具有立体构型的特异性受体结合；②激素与受体结合后，激活膜内的腺苷酸环化酶(AC)系统；③在Mg^{2+}存在的条件下，AC催化细胞内ATP转变为cAMP；④cAMP作为**第二信使**(secondary messenger)，激活依赖cAMP的无活性的蛋白激酶(PKA)，催化细胞内多种蛋白质发生磷酸化反应，从而引起靶细胞产生各种生理生化效应，如腺细胞分泌、肌细胞收缩。细胞膜通透性改变，以及细胞内各种酶促反应等。

现已证明，靶细胞膜上具有立体构型的特异性受体主要有：①G蛋白偶联受体，②酪氨酸激酶受体，③鸟苷酸环化酶受体。同时也证明，在靶细胞内的第二信使除了cAMP外，还有cGMP、三磷酸肌醇(IP_3)、二酰甘油(DG)和Ca^{2+}等。可见，含氮激素与膜受体结合后，可通过细胞内不同的信号传递途径产生调节效应。下面主要介绍G蛋白偶联受体途径，其他途径可参照第二章跨膜信号转导部分。

G蛋白偶联受体途径 根据受体、G蛋白、G蛋白激活的效应器酶、第二信使、蛋白激酶等不同，其信号转导途径又可分为以下几种。

(1) 受体-G蛋白-AC-cAMP-PKA途径：体内多种含氮激素，如胰高血糖素、肾上腺素、生长抑素、促肾上腺皮层激素释放激素、促甲状腺激素、黄体生成素、血管升压素、甲状旁腺激素等，均可通过这一信号转导途径进行调节(图9-2)，该途径的第二信使为cAMP，蛋白激酶为PKA，PKA具有两个亚单位，即调节亚单位(Pkr)和催化亚单位(Pkc)，cAMP与Pkr结合，导致Pkr与Pkc脱离，Pkc使多种底物蛋白磷酸化，引起细胞产生各种生物学作用。

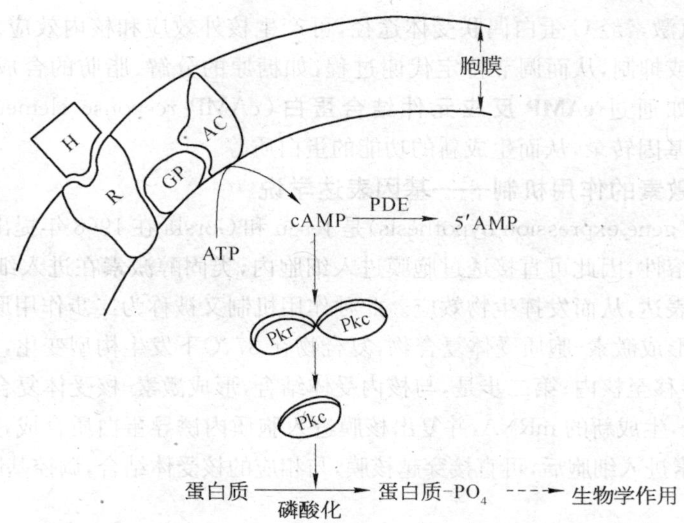

图 9-2 受体 G 蛋白 AC-cAMP-PKA 信号转导途径示意图

H:激素;R:受体;GP:G 蛋白;Pkr:蛋白激酶调节亚基;Pkc:蛋白激酶催化亚基

(2) 受体-G 蛋白-PLC-IP_3/DG-CaM/PKC 途径:某些含氮激素如催乳素、催产素、胰岛素及某些下丘脑调节肽等可通过这一信号转导途径进行调节(图 9-3)。该途径的第二信使分别为 IP_3 和 DG。IP_3 可通过与内质网膜上 IP_3 受体结合并激活 Ca^{2+} 通道,使内质网 Ca^{2+} 释放,导致胞质内 Ca^{2+} 浓度升高,然后 Ca^{2+} 与钙调蛋白(CaM)结合,通过激活依赖 Ca/CaM 的蛋白激酶,促进蛋白质或酶的磷酸化,从而调节细胞的功能;DG 的作用是激活蛋白激酶 C(protein kinase C, PKC),PKC 的激活依赖 Ca^{2+} 的存在,激活的 PKC 与 PKA 相似,同属于丝氨酸/苏氨酸激酶,可使多种底物蛋白发生磷酸化,调节细胞活动。

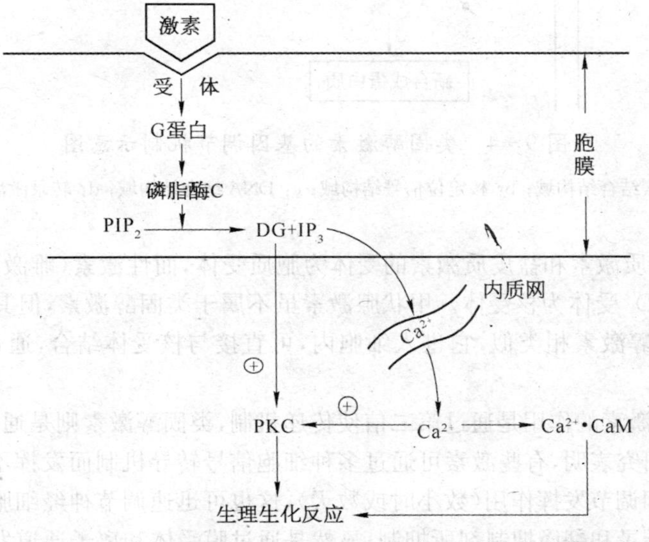

图 9-3 受体 G 蛋白 PLC-IP_3/DG-CaM/PKC 信号转导途径示意图

PIP_2:磷脂酰二磷酸肌醇;DG:二酰甘油;IP_3:三磷酸肌醇;PKC:蛋白激酶 C;CaM:钙调蛋白

总体上看，含氮激素经G蛋白偶联受体途径，可产生核外效应和核内效应。核外效应主要表现为酶的系列激活或抑制，从而调节特定代谢过程，如糖原的分解、脂肪的合成等；核内效应主要是调节基因转录，如通过 **cAMP 反应元件结合蛋白**（cAMP response element binding protein，CREB）介导和调控基因转录，从而生成新的功能的蛋白质等。

（二）类固醇激素的作用机制——基因表达学说

基因表达学说（gene expression hypothesis）是Jesen和Gorski在1968年提出的，认为类固醇激素的分子小且呈脂溶性，因此可直接透过胞膜进入细胞内，类固醇激素在进入细胞之后，可经过两个步骤来影响基因表达，从而发挥生物效应。此种作用机制又被称为二步作用原理。第一步是，激素与胞质受体结合形成激素-胞质受体复合物，复合物在37 ℃下发生构型变化，从而获得通过核膜的能力，并由胞质转移至核内；第二步是，与核内受体结合，形成激素-核受体复合物，该复合物能调控DNA的转录过程，生成新的mRNA，并复出核膜进入胞质内诱导蛋白质合成，引起相应的生物效应。有些类固醇激素进入细胞后，可直接穿越核膜，与相应的核受体结合，调控基因表达（图9-4）。

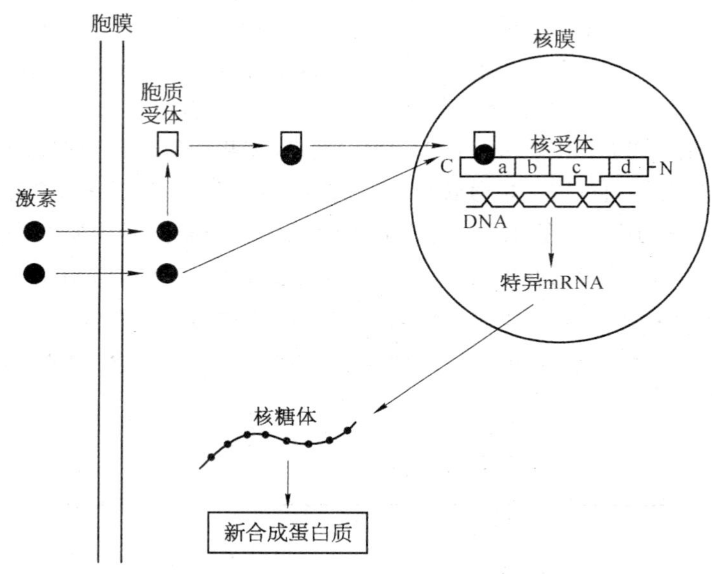

图9-4　类固醇激素的基因调节机制示意图

a：激素结合结构域；b：核定位信号结构域；c：DNA结合结构域；d：转录激活结构域

一般认为，糖皮质激素和盐皮质激素的受体为胞质受体，而性激素（雌激素、孕激素、雄激素）、1，25-二羟维生素 D_3 受体为核受体。甲状腺激素虽不属于类固醇激素，但其受体为核受体，所以其作用机制与类固醇激素相类似，它进入细胞内，可直接与核受体结合，通过调节基因表达发挥效应。

综上所述，含氮激素的作用是通过第二信使传递机制，类固醇激素则是通过调控基因表达而发挥作用的。近年来研究表明，有些激素可通过多种细胞信号转导机制而发挥不同作用。例如，糖皮质激素既可通过基因调节发挥作用（数小时或数天），这也可迅速调节神经细胞的兴奋性（数秒或数分钟），且不被基因转录和翻译抑制剂所抑制，显然是通过膜受体和离子通道发挥效应；又如孕激素可与 $GABA_A$ 受体结合，影响 Cl^- 电导。这种效应称为类固醇激素的**非基因效应**（non-genomic effect）。前列腺素可通过G蛋白偶联膜受体进行信号转导，也可通过核受体基因转录引起靶细胞效应。

第二节 下丘脑与垂体

一、下丘脑-垂体功能单位与下丘脑调节肽

大量的研究表明，不论从结构和功能看，下丘脑与垂体的联系非常密切。在下丘脑分布有大量**神经内分泌细胞**（neuroendocrine cell），这些细胞与垂体之间保持密切联系，共同组成**下丘脑-垂体功能单位**（hypothalamus-hypophysis unit）（图 9-5）。由于下丘脑的神经内分泌细胞本身具有神经元的功能，能接受大脑皮层或中枢神经系统其他部位传来的神经信息，因此下丘脑作为协调神经调节与体液调节关系的枢纽，参与调节机体的生理功能。

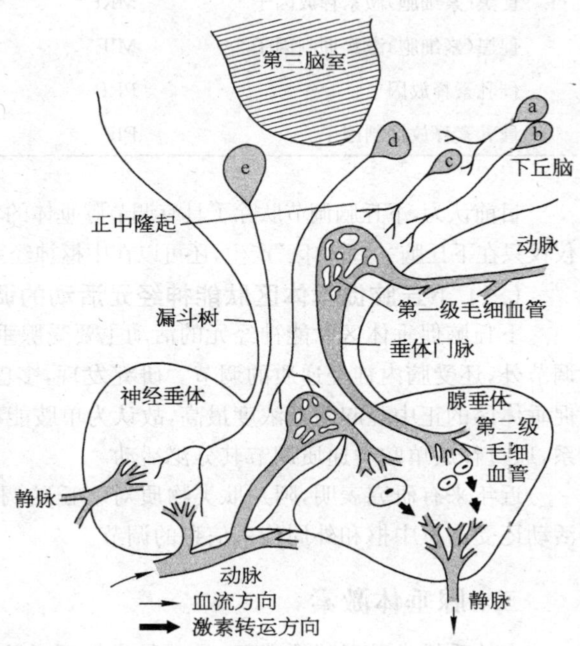

图 9-5 下丘脑-垂体功能单位示意图

a：为单胺能神经元；b、c、d、e：为下丘脑各类肽能神经元

（一）下丘脑-垂体功能联系

下丘脑-垂体功能单位分为下丘脑-腺垂体系统和下丘脑-神经垂体系统两部分。

下丘脑内侧基底部的正中隆起、弓状核、腹内侧核、视交叉上核和室周核等核团内，存在着能够合成下丘脑调节肽的小细胞肽能神经元，称此区域为“促垂体区”。其轴突末梢投射到正中隆起，与**垂体门脉系统**（hypophyseal portal system）的第一级毛细血管网接触，并将释放的下丘脑调节肽通过垂体门脉系统运输到腺垂体，从而构成下丘脑-腺垂体系统。

在下丘脑视上核、室旁核等核团内有大细胞肽能神经元，能合成血管升压素（VP）和催产素（OXT），经**下丘脑-神经垂体束**（hypothalamic-neurohypophyseal beam）的轴质运输到神经垂体并贮存，构成下丘脑-神经垂体系统。

（二）下丘脑调节肽

由下丘脑促垂体区小细胞肽能神经元分泌的，能调节腺垂体活动的肽类激素，统称为**下丘脑调节肽**（hypothalamus regulatory peptide，HRP）。自 1968 年以来，已发现的下丘脑调节肽共有九种，其主要生物学作用见表 9-2。

表 9-2 下丘脑调节肽的主要生物学作用

下丘脑调节肽	缩写	主要作用
促甲状腺激素释放激素	TRH	促进 TSH 释放，也能刺激 PRL 释放
促性腺激素释放激素	GnRH	促进 LH 和 FSH 释放（以 LH 为主）
生长激素释放抑制激素（生长抑素）	GHRIH(SS)	抑制 GH 和 LH、FSH、TSH、PRL、ACTH 的分泌

（续表）

下丘脑调节肽	缩写	主要作用
生长激素释放激素	GHRH	促进 GH 释放
促肾上腺皮质激素释放激素	CRH	促进 ACTH 释放
促黑（素细胞）激素释放因子	MRF	促进 MSH 释放
促黑（素细胞）激素抑制因子	MIF	抑制 MSH 释放
催乳素释放因子	PRP	促进 PRL 释放
催乳素释放抑制因子	PIF	抑制 PRL 释放

目前认为，下丘脑调节肽除了具有调节腺垂体的功能外，它们几乎都有垂体外作用，而且它们也不仅仅只在下丘脑“促垂体区”产生，还可以在中枢神经系统的其他部位及许多组织中找到它们的踪迹。

（三）下丘脑促垂体区肽能神经元活动的调节

下丘脑促垂体区肽能神经元的活动主要受腺垂体促激素、靶腺激素和自身分泌激素的反馈性调节外，还受脑内神经递质的调节。研究发现，多巴胺、5-羟色胺、去甲肾上腺素等单胺类递质在促垂体区的正中隆起附近浓度最高，故认为单胺能神经元可直接与下丘脑肽能神经元发生突触联系，通过释放单胺类递质调节其分泌活动。

近年来有研究表明，阿片肽类物质对下丘脑调节肽的释放有明显影响，下丘脑肽能神经元的活动还受高位中枢和外周传入信息的调节。

二、腺垂体激素

人的垂体悬垂于脑的底面，通过漏斗与下丘脑相连，分为腺垂体和神经垂体两部分。腺垂体是体内最重要的内分泌腺。

腺垂体主要分泌七种激素，其中促甲状腺激素（TSH）、促肾上腺皮层激素（ACTH）、卵泡刺激素（FSH）和黄体生成素（LH）均有各自的靶腺体，称为促激素，通过促进靶腺分泌激素而发挥作用；生长激素（GH）、催乳素（PRL）和促黑（素细胞）激素（MSH）直接作用靶细胞，调节其各种功能活动。

（一）生长激素

生长激素（growth hormone，GH）是腺垂体中含量较多的一种激素。人的 GH 含有 191 个氨基酸，分子质量为 22 kDa。在静息状态时，成年男子血清中 GH 浓度为 1～5 μg/L，女子略高于男子，可达 10 μg/L。GH 在血中的半衰期为 6～20 min。

1. GH 的生物学作用　GH 的主要作用是促进机体物质代谢和生长发育，并且对机体各个器官和组织均有影响，尤其是对骨骼、肌肉及内脏器官的作用尤为显著，故 GH 也称为**躯体刺激素**（somatotropin）。

（1）促进生长作用：在幼年动物摘除垂体后，其生长立即停止，如果给摘除垂体动物及时补充 GH，则可使其生长恢复。人幼年时期 GH 分泌不足，将出现生长停滞，表现为身材矮小，称为**侏儒症**（dwarfism）；如果幼年时期 GH 分泌过多，则患**巨人症**（gigantism）；如果人成年后 GH 过多，由于长骨骨骺已经钙化，长骨不再生长，只能使软骨成分较多的手、脚肢端短骨、面骨及其软组织异常生长，以致出现手足粗大、鼻大唇厚、下颌突出等症状，称为**肢端肥大症**（acromegaly）。

GH 促进生长的机制主要与**生长素介素**（somatomedin，SM）介导有关。实验发现，将 GH 加入到去垂体动物的软骨培养液中，对软骨的生长无效，而加入含有 SM 的动物血浆后则有效。SM 是由GH诱导靶细胞产生一种具有促生长作用的肽类物质，其化学结构与胰岛素近似且具有其活性，所以称SM为**胰岛素样生长因子**(insulin-like growth factor, IGF)。目前已分离出两种生长素介素，即IGF-Ⅰ和IGF-Ⅱ。IGF-Ⅱ在胚胎期生成，对胎儿的生长具有重要作用。GH的促生长作用主要是通过IGF-Ⅰ介导的。研究表明，肢端肥大症患者血中IGF-Ⅰ明显增高，而侏儒症患者血中IGF-Ⅰ明显降低。在青春期，随着生长激素分泌增多，血中IGF-Ⅰ浓度明显增高。

年幼动物对SM敏感性比年老动物高。给幼年动物注射SM能明显地刺激动物生长，身长和体重都增加。SM的主要作用是促进软骨生长，它除了促进钙、磷、钠、钾、硫等元素进入软骨组织外，还促进氨基酸进入软骨细胞，增强DNA、RNA和蛋白质的合成，促进软骨组织增殖和骨化，使长骨加长。此外，SM还能刺激多种组织细胞如成纤维细胞、肌细胞、肝细胞、脂肪细胞和肿瘤细胞等有丝分裂，加强细胞增殖。

以前曾认为，肝脏是生成SM的唯一器官，近年研究表明，SM可在机体大多数组织中产生，并经血液运输到机体各处发挥作用，并且还可以通过旁分泌或自分泌的方式，在局部起作用。

(2) 调节代谢作用：GH能促进氨基酸进入细胞，加强DNA、RNA的合成，使软骨、骨、肌肉、肝、肾、心、肺、肠、脑和皮肤等组织的蛋白质合成增强，而分解减少，呈正氮平衡。GH有对抗胰岛素的作用，抑制外周组织对葡萄糖的利用，减少葡萄糖的消耗，升高血糖。GH分泌过多的患者，因血糖过高而出现糖尿，称为垂体性糖尿。GH可激活对激素敏感的脂肪酶，促进脂肪分解，使组织尤其是肢体的脂肪量减少；还能使脂肪酸进入组织氧化分解，为机体提供能量。

可见，GH具有促进蛋白质合成、加速脂肪分解和升高血糖的作用。同时，还能使机体的能量来源由糖代谢向脂肪代谢转移，有利于机体的生长发育和组织修复。此外，GH还是机体重要的应激激素之一，参与机体的应激反应。

2. GH分泌的调节　GH的分泌受多种因素的调节。

(1) 下丘脑对GH分泌的调节：腺垂体GH的分泌受下丘脑GHRH和GHRIH的双重调控。GHRH促进GH分泌，而GHRIH则抑制其分泌。一般认为，GHRH促进GH分泌是主要的，而GHRIH则是在应激刺激GH分泌过多时才对GH分泌起抑制作用(图9-6)。GHRH和GHRIH相互配合，共同调节腺垂体GH的分泌。

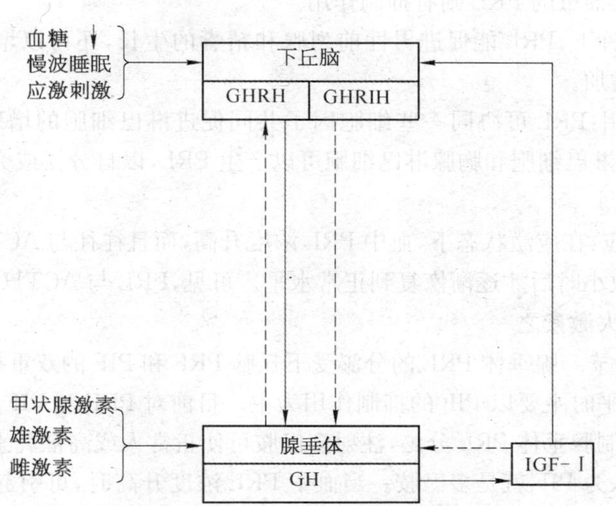

图9-6　生长激素分泌的调节

实线表示促进或刺激；虚线表示抑制

(2) 反馈调节:GH 和其他垂体激素一样,可对下丘脑和腺垂体产生负反馈调节。实验发现,将 GH 颗粒埋植于大鼠正中隆起,导致下丘脑 GHRH 释放减少,垂体 GH 含量降低;反之,摘除大鼠垂体后,血中 GH 含量降低,而下丘脑 GHRH 含量却增加;GH 不仅对下丘脑 GHRH 释放有反馈抑制作用,而且 GHRH 对其自身释放也有负反馈调节作用。IGF-Ⅰ对 GH 的分泌也有负反馈调节作用。IGF-Ⅰ能刺激下丘脑释放 GHRIH,从而抑制 GH 的分泌,并且能够抑制体外培养的垂体细胞 GH 的基础分泌和 GHRH 刺激的 GH 分泌,说明 IGF-Ⅰ可通过下丘脑和垂体两个水平对 GH 分泌进行负反馈调节。

此外,进入慢波睡眠后 GH 分泌增加,约在 60 min 血中 GH 浓度达到高峰。血糖、氨基酸、脂肪酸均能影响 GH 分泌,运动、应激刺激、饥饿等因素均能引起 GH 分泌增多,甲状腺激素、雌激素、睾酮均能促进 GH 分泌。青春期,由于血中雌激素或睾酮浓度增高,GH 分泌明显增多而使机体生长速度增快。

(二) 催乳素

催乳素(prolactin, PRL)是含 199 个氨基酸残基并有三个二硫键的蛋白质,分子质量为 22 kDa。成人血浆中的 PRL 浓度<20 μg/L。

1. PRL 的生物学作用　人 PRL 的主要作用是促进乳腺和性腺的发育与分泌,同时还能参与免疫调节和应激反应。

(1) 对乳腺的作用:PRL 能促进乳腺的发育,发动并维持授乳期妇女乳腺泌乳,故名催乳素。在女性青春期,雌激素、孕激素、生长激素、糖皮质激素、甲状腺激素及 PRL 对乳腺的发育都起着重要作用。在妊娠期,雌激素、孕激素与 PRL 分泌增多,能促使乳腺组织进一步发育,具备泌乳能力但不泌乳,原因是此时血中雌激素与孕激素浓度过高,抑制 PRL 的泌乳作用。分娩后,血中的雌激素和孕激素浓度大大降低,PRL 才能发挥其始动和维持泌乳的作用。

(2) 对性腺的作用:在哺乳类运物,PRL 对卵巢的黄体功能有一定作用。目前认为,PRL 影响卵巢的黄体功能与其刺激 LH 受体生成及调控卵巢内 LH 受体数量有关。PRL 可与卵泡发育过程中的颗粒细胞上的 PRL 受体结合,以刺激颗粒细胞生成 LH 受体,LH 与其受体结合后可促进排卵过程,进而促进黄体生成并维持其分泌活动。实验发现,小剂量的 PRL 对卵巢雌激素和孕激素的合成有促进作用,但大剂量的 PRL 则有抑制作用。

在睾酮存在的条件下,PRL 能促进男性前列腺和精囊的生长,还可以增强 LH 对间质细胞的作用,使睾酮的合成增加。

(3) 对免疫的作用:PRL 可协同一些细胞因子共同促进淋巴细胞的增殖,促进淋巴细胞分泌 IgM 和 IgG。同时,T 淋巴细胞和胸腺淋巴细胞可以产生 PRL,以自分泌或旁分泌的方式发挥免疫调节作用。

(4) 参与应激反应:在应激状态下,血中 PRL 浓度升高,而且往往与 ACTH 和 GH 浓度的增高一同出现,刺激停止数小时后才逐渐恢复到正常水平。可见,PRL 与 ACTH 及 GH 一样,是应激反应中腺垂体分泌的三大激素之一。

2. PRL 分泌的调节　腺垂体 PRL 的分泌受下丘脑 PRF 和 PIF 的双重控制,前者促进 PRL 分泌,后者抑制其分泌,平时主要以 PIF 的抑制作用为主。目前对 PRF 和 PIF 的化学结构尚不清楚,由于多巴胺可直接抑制腺垂体 PRL 分泌,注射多巴胺可使正常人或高催乳素血症患者血中的 PRL 明显降低,因此一般认为 PIF 就是多巴胺。当血中 PRL 浓度升高时,可引起下丘脑多巴胺能神经元分泌,多巴胺则抑制腺垂体 PRL 的分泌,使血中 PRL 浓度恢复正常。

此外,当母亲授乳时,婴儿吸吮乳头的刺激能反射性地引起下丘脑 PRF 神经元兴奋,腺垂体分泌 PRL 增多,促进乳腺泌乳。

(三) 促黑(素细胞)激素

目前认为,促黑(素细胞)激素(MSH)主要是由腺垂体远侧部细胞内的**阿黑皮素原**(proopiomelanocortin, POMC)水解生成的,是肽类激素,包括 α-MSH(13 肽)、β-MSH(18 肽)、γ-MSH(12 肽)。人的腺垂体中含 MSH 为 300～400 μg/g 湿重,其中主要是 β-MSH,用放射免疫测定,正常人血浆中的 β-MSH 含量为 20～110 ng/L。

MSH 主要作用于黑色素细胞,体内黑色素细胞分布于皮肤、毛发、眼球、虹膜和视网膜色素层等,MSH 使黑色素细胞内酪氨酸转变为黑色素,同时使黑色素颗粒在细胞内散开,使肤色、毛发等颜色加深。但在因病切除垂体的黑人,其皮肤颜色并不发生改变,表明 MSH 对正常人皮肤色素的沉着不是必需的。

此外,MSH 还参与 GH、醛固酮、CRH、胰岛素和 LH 等激素分泌的调节,并有抑制摄食的作用。

MSH 的分泌主要受下丘脑 MIF 和 MRF 的双重调节,前者抑制 MSH 分泌,后者促进其分泌,平时以 MIF 的抑制作用占优势。MSH 还可通过负反馈方式,直接调节腺垂体 MSH 分泌。

(四) 促激素

由腺垂体分泌的能促进靶腺生长并分泌靶腺激素的激素称为**促激素**(tropic hormone),包括 TSH、ACTH、FSH 与 LH。由于促激素受下丘脑调节肽的调控,因此在下丘脑、腺垂体和靶腺之间形成了分泌活动的调节轴,即下丘脑-腺垂体-甲状腺轴、下丘脑-腺垂体-肾上腺皮质轴、下丘脑-腺垂体-性腺轴。三者在甲状腺激素、肾上腺皮质激素和性腺激素分泌的调节过程中起着重要的作用。一般来说,下丘脑分泌的下丘脑调节肽首先经垂体门脉系统作用于腺垂体并促进腺垂体分泌促激素,促激素再经血液循环作用于靶腺并促进靶腺分泌靶腺激素,同时,靶腺激素和促激素又可通过负反馈调节,维持血中下丘脑调节肽、促激素和靶腺激素的浓度保持相对稳定。通常将靶腺激素对下丘脑、腺垂体的负反馈活动称为**长反馈**(long-loop feedback),将促激素对下丘脑的负反馈活动称为**短反馈**(short-loop feedback),将下丘脑调节肽对下丘脑的自身负反馈称为**超短反馈**(ultrashort-loop feedback)(图 9-7)。

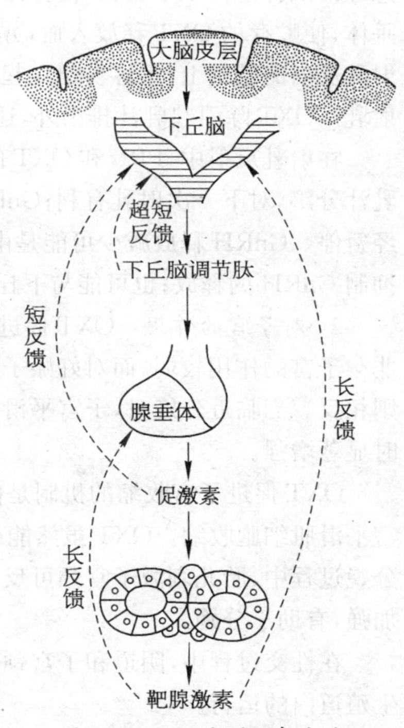

图 9-7 下丘脑-腺垂体-靶腺轴的调节

实线表示促进;虚线表示抑制

促激素除了促进靶腺合成和分泌靶腺激素之外,还可促进靶腺细胞的增生和腺体增大。

三、神经垂体激素

神经垂体不含腺体细胞,不能合成激素。所谓的神经垂体激素是指在下丘脑视上核、室旁核的大细胞肽能神经元胞体合成,并以神经分泌的方式沿下丘脑垂体束下行到神经垂体贮存的 VP 和**催产素**(oxytocin, OXT)。在适宜的刺激作用下,这两种激素可由神经垂体释放进入血液循环。VP 和 OXT 在下丘脑的视上核与室旁核均可产生,但前者主要在视上核产生,而后者主要在室旁核产生。它们的化学结构都是九肽,OXT 和 VP 只是第 3 位与第 8 位的氨基酸残基有所不同。人血管升压素的第8位氨基酸为精氨酸，故称为**精氨酸血管升压素**(arginine vasopressin, AVP)。这两种激素已能人工合成。

(一) 血管升压素

在正常饮水情况下，血浆中的VP浓度很低(1～4 ng/L)。VP与肾脏远端小管和集合管上皮细胞膜 V_2 受体结合，其主要作用是促进水的重吸收，即抗利尿作用(详见第八章)；与血管平滑肌细胞膜 V_1R 结合，使血管平滑肌收缩，升高血压。

(二) 催产素

OXT的生物学作用主要是在授乳期能促进乳腺排出乳汁，在分娩时能刺激子宫收缩，促进分娩过程。

1. 对乳腺的作用　OXT能使授乳期乳腺腺泡周围的肌上皮细胞收缩，腺泡内压力升高，从而促使乳汁经输乳管由乳头排出体外，这一过程称为射乳。

射乳是一典型的神经内分泌反射。乳头含有丰富的感觉神经末梢，当婴儿吸吮乳头的感觉信息经传入神经传至下丘脑，使分泌OXT的神经元发生兴奋，神经冲动经下丘脑垂体束传送到神经垂体，使贮存的OXT释放入血，并作用于乳腺中的肌上皮细胞使之产生收缩，引起乳汁排出。在射乳反射的基础上，很容易建立起条件反射，如母亲见到婴儿或听到其哭声均可引起条件反射性射乳。OXT除引起乳汁排出外，还有维持哺乳期乳腺不致萎缩的作用。

在射乳反射中，PRL和OXT的分泌一同增加，而GnRH的释放减少。PRL分泌增多能促进乳汁分泌，对下一次射乳有利；GnRH释放减少可引起腺垂体促性腺激素分泌减低，导致哺乳期月经暂停。GnRH释放减少可能是由于婴儿吸吮乳头刺激引起下丘脑多巴胺神经元兴奋，多巴胺可抑制GnRH的释放；也可能与下丘脑的β-内啡肽有关。

2. 对子宫的作用　OXT促进子宫平滑肌收缩，但此种作用与子宫的功能状态有关。OXT对非孕子宫的作用较弱，而对妊娠子宫的作用较强。雌激素能增加子宫对OXT的敏感性，而孕激素则相反。当临近分娩时，子宫平滑肌细胞表面OXT受体数量明显增多，所以OXT的作用在分娩时显著增强。

OXT促进子宫收缩的机制是使细胞外 Ca^{2+} 内流，提高子宫平滑肌细胞内的 Ca^{2+} 浓度，引起子宫平滑肌细胞收缩。OXT虽然能刺激子宫收缩，但它并不是分娩时发动子宫收缩的决定因素。在分娩过程中，胎儿刺激子宫颈可反射性地引起OXT的释放，形成正反馈调节，使子宫收缩进一步加强，有助于分娩。

在性交过程中，阴道和子宫颈受到刺激也可引起OXT分泌和子宫肌收缩，有利于精子在女性生殖道内的运行。

此外，OXT对机体的神经内分泌、学习与记忆、痛觉调制、体温调节等生理功能也有一定影响。

第三节　甲　状　腺

甲状腺是人体内最大的内分泌腺，平均重为20～25 g。甲状腺内含有许多大小不等的圆形或椭圆形滤泡。滤泡是由单层的上皮细胞围成，滤泡上皮细胞是**甲状腺激素**(thyroid hormone, TH)合成与释放的部位，滤泡腔内充满胶质，其主要成分为含有TH的**甲状腺球蛋白**(thytoglobulin, TG)，因此，滤泡腔内的胶质是TH的贮存库。在甲状腺滤泡与滤泡之间和滤泡上皮细胞之间有**滤泡旁细胞**(parafollicular cell)，也称**C细胞**(clear cell)，可分泌降钙素(见第四节)。

一、甲状腺激素的合成、贮存、转运与代谢

甲状腺激素主要有三种形式，即甲状腺素或**四碘甲状腺原氨酸**(thyroxin，3，5，3′，5′- tetraiodothyronine，T_4)、**三碘甲状腺原氨酸**(3，5，3′- triiodothyronine，T_3)和**逆 T_3**(reverse T_3，rT_3)。它们都是酪氨酸的碘化物，分别占分泌量的90%、9%、1%。其中，T_3 的生物活性是 T_4 的5倍，rT_3 无生物活性(图 9-8)。

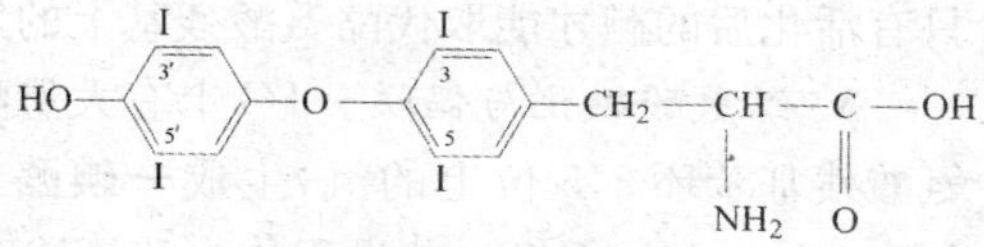

3,5,3′,5′-四碘甲腺原氨酸(甲状腺素,T_4)

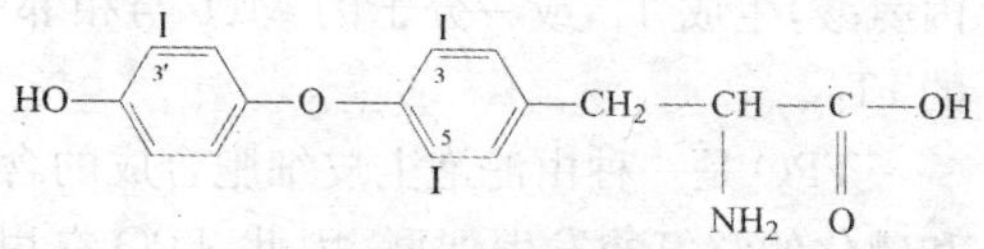

3,5,3′-三碘甲腺原氨酸

图 9-8 甲状腺激素的化学结构

(一) 甲状腺激素的合成

合成 TH 的原料是碘和 TG。碘由食物提供，人每天从食物中摄取碘为 100～200 μg，约有 1/3 进入甲状腺，甲状腺含碘量为 8 000 μg 左右，占全身总碘量的 90%；TG 由滤泡上皮细胞合成，然后转运至滤泡腔内贮存，在 TG 上有酪氨酸残基，经碘化后可合成 TH。TH 的合成过程包括以下三个步骤(图 9-9)。

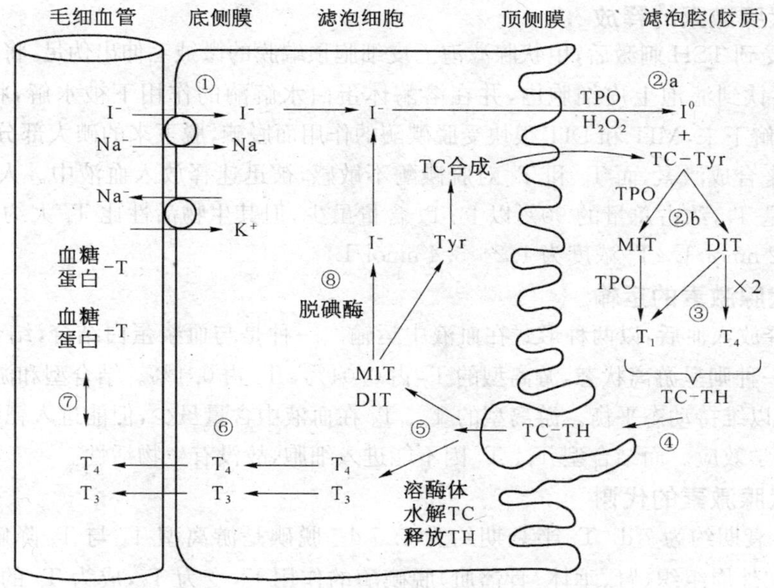

图 9-9 甲状腺激素合成和代谢示意图

TPO：甲状腺过氧化酶；TG：甲状腺球蛋白；Tyr：酪氨酸残基

1. 甲状腺滤泡聚碘 聚碘是将细胞外液中的碘转运至甲状腺滤泡上皮细胞内的过程。由肠吸收的碘，以 I^- 形式存在于血液中，浓度为 250 μg/L，在正常甲状腺滤泡上皮细胞内，碘的浓度比血浆高 25～50 倍，故聚碘是一种主动转运。在滤泡上皮细胞基底膜侧有钠-碘同向转运体，它与膜上的 Na^+-K^+ 泵协同转运，可完成甲状腺滤泡的聚碘过程。甲状腺聚碘能力的大小是判断其功能的一个重要指标，因此临床上常用放射性核素 ^{131}I 示踪法来检查和判断甲状腺的聚碘能力。当甲状腺功能亢进(甲亢)时，聚碘能力增强；甲状腺功能减退(甲低)时，聚碘能力减弱。

2. *碘的活化* 摄入滤泡上皮内的I^-在**过氧化酶**(thyroperoxidase, TPO)的催化下转变为活化的碘,称为碘的活化。碘活化的部位是在滤泡上皮细胞顶端膜微绒毛与滤泡腔交界处。实验表明,只有活化后的碘才能取代酪氨酸残基上的氢原子。

3. *酪氨酸碘化与偶联* TG上有大量酪氨酸残基,在TPO的作用下,活化碘能取代TG上酪氨酸残基苯环3,5位上的氢,生成**一碘酪氨酸残基**(monoiodotyrosine, MIT)和**二碘酪氨酸残基**(diiodotyrosine, DIT),此过程称为酪氨酸碘化。然后,相邻两个分子的DIT发生偶联,脱去一分子丙氨酸,生成T_4,或一分子的MIT与相邻一分子的DIT发生偶联生成T_3,此外还能合成极少量的rT_3。

TPO是一种由滤泡上皮细胞合成的含铁卟啉的蛋白质,其作用是促进碘的活化、酪氨酸碘化和碘化的酪氨酸发生偶联,因此TPO在甲状腺激素的合成过程中起重要作用。在临床上,抑制TPO活性的药物,如硫氧嘧啶和硫尿嘧啶等,能抑制甲状腺激素合成,故可用于治疗甲状腺功能亢进症。

(二) 甲状腺激素的贮存

合成的TH仍然结合在TG上,并且贮存在滤泡腔胶质中。因此,TH的贮存有两个特点:①贮存在细胞外(滤泡腔内),是唯一贮存在细胞外的激素;②贮存量大,占各种激素首位,可供机体利用50~120 d。所以,临床应用抗甲状腺药物时,需要较长时间才能奏效。

(三) 甲状腺激素的释放

当甲状腺受到TSH刺激后,甲状腺滤泡上皮细胞顶端膜的微绒毛伸出伪足,将含有T_3、T_4的TG胶质小滴吞饮到滤泡上皮细胞内,并在溶酶体蛋白水解酶的作用下被水解,将T_4、T_3以及MIT和DIT水解下来,MIT和DIT很快受脱碘酶的作用而脱碘,脱下来的碘大部分贮存在甲状腺内供重新利用来合成激素,而T_4和T_3对脱碘酶不敏感,被迅速释放入血液中。人血清甲状腺分泌的激素主要是T_4,约占总量的90%以上;T_3含量虽少,但其生物活性比T_4大约5倍。T_4浓度正常为51~142 nmol/L, T_3浓度为1.2~3.4 nmol/L。

(四) 甲状腺激素的运输

T_4和T_3释放入血后,以两种形式在血液中运输。一种是与血浆蛋白结合,结合型T_4、T_3占99%以上。另一种则呈游离状态,游离型的T_4占0.04%, T_3占0.4%。结合型和游离型两者之间可以互相转化,以维持动态平衡。游离型的T_4、T_3在血液中含量虽少,但能进入靶细胞,与核受体结合,发挥生物学效应。而结合型T_4、T_3因不能进入细胞,故没有生物活性。

(五) 甲状腺激素的代谢

血浆T_4半衰期约为7 d, T_3半衰期约为1.5 d。脱碘是游离型T_4与T_3降解的主要方式。约80%的T_4在外周组织(肾、垂体、骨骼肌)脱碘酶的作用下,变为T_3,成为T_3的主要来源。T_3可再经脱碘变成二碘、一碘以及不含碘的甲状腺氨酸而失活。约20%的T_4、T_3在肝脏降解,与葡萄糖醛酸或硫酸结合后,形成葡萄糖醛酸或硫酸盐的代谢产物,经胆汁排入小肠,随粪便排出体外。

二、甲状腺激素的生物学作用

TH的主要作用是促进物质与能量代谢,促进生长和发育过程等。

(一) 对代谢的影响

1. *产热效应* TH可提高绝大多数组织耗氧量,增加产热量,体温也因此发生相应的波动。实验表明,1 mg T_4可使组织增加产热4 200 kJ热量,使基础代谢率提高28%。TH的产热效应是多种作用综合的结果，如 TH 可提高细胞膜上 $Na^{+}-K^{+}-ATP$ 酶的活性，促进心、肝、骨骼肌和肾等大多数组织的能量消耗，从而提高耗氧量，增加产热量，使基础代谢率增高；TH 能促进脂肪酸氧化，产生热量；TH 还促使细胞线粒体增大，数量增多，加速其呼吸链的氧化磷酸化过程，并且其产生的解偶联蛋白使化学能不能以 ATP 的形式贮存，只能以热的形式释放。由于 TH 的产热效应，临床上甲状腺功能亢进时，产热量增加，基础代谢率升高，患者常有体温偏高、喜凉怕热、易于出汗等临床现象。而甲状腺功能低下时，产热量减少，基础代谢率降低，患者出现体温偏低、喜热恶寒等现象。

2. 对蛋白质、糖与脂肪代谢的影响

(1) 蛋白质代谢：TH 可无特异性地加强基础蛋白质合成，同时也刺激蛋白质的降解，实际效应取决于 TH 的分泌量。TH 分泌在生理范围时，TH 作用于核受体，刺激 DNA 转录过程，促进 mRNA 形成，加速结构和功能蛋白质合成，有利于机体的生长发育和各种功能活动。当 TH 分泌过多时，TH 能加速骨与骨骼肌为主的外周组织蛋白质分解，从而出现肌肉无力、骨质疏松、尿酸增加、血钙升高和尿钙增多现象。当 TH 分泌不足时，蛋白质合成减少，但组织间的黏蛋白增多，可结合大量的水分子滞留皮下，形成无凹陷特征的水肿，称为**黏液性水肿**(myxedema)。

(2) 糖代谢：TH 能促进小肠黏膜吸收葡萄糖，并增强肝的糖异生和糖原分解，使血糖升高；也能拮抗胰岛素作用，并协同肾上腺素、胰高血糖素、糖皮质激素和 GH 使血糖升高。同时，TH 又能增强外周组织对糖的利用，使血糖降低。可见，TH 对糖代谢的作用具有双向性，但总的趋势是以升高血糖作用为主。因此，甲状腺功能亢进症患者常表现为餐后血糖升高，甚至出现糖尿，但随后又迅速恢复正常。

(3) 脂类代谢：TH 既促进胆固醇的合成，又可通过肝加速对胆固醇的降解；TH 还能促进脂肪酸氧化，并增强儿茶酚胺、胰高血糖素对脂肪的分解作用。说明 TH 对脂类的合成、分解均有影响，但总的趋势是以分解作用占优势。故甲状腺功能亢进症患者血中胆固醇含量低于正常，体脂比例减少，而甲状腺功能低下症患者胆固醇含量升高，体脂比例升高。

当甲状腺功能亢进时，由于 TH 对糖、蛋白质和脂肪的分解代谢增强，所以患者常表现为多食善饥，但明显消瘦。

(二) 对生长发育的影响

TH 具有促进组织分化、生长与发育成熟的作用，尤其对脑和骨的发育更为重要，因此，TH 是维持正常生长、发育不可缺少的激素。在胚胎期 11～12 周，胎儿甲状腺开始有合成 TH 的能力。到 13～14 周，在胎儿垂体促甲状腺激素的刺激下，甲状腺加强激素的分泌，这对胎儿脑的发育起着关键作用，因为母体的 TH 进入胎儿体内的量很少。胚胎期 TH 可促进胎儿神经元增殖、分化、突起和突触的形成，诱导神经生长因子和某些酶的合成，促进胶质细胞的生长和髓鞘的形成。

TH 能刺激骨化中心发育，使软骨骨化，并促进长骨和牙齿的生长。值得注意的是，在胚胎期，胎儿骨的生长并不必需 TH，所以患先天性甲状腺发育不全的胎儿，在出生时，其身长可以基本正常，但在出生后数周至 3～4 个月，就会出现明显的长骨生长迟滞。在儿童的生长发育过程中，TH 能增强 GH 基因转录，使 GH 生成增加；TH 还能提高机体对生长激素介质的反应性，与 GH 有协同作用。若甲状腺激素缺乏，GH 的作用也会受到影响。

当儿童甲状腺功能低下时，由于其脑发育障碍和长骨生长迟滞，以致智力低下、身材矮小，称为呆小症，即**克汀病**(cretinism)。预防和治疗呆小症必须要抓住时机。由于胎儿 11 周之前的甲状腺不具备聚碘能力，11 周之后，随胎儿下丘脑、垂体结构的发育，甲状腺开始聚碘，并不断分泌 TH。

因此，预防呆小症发生，需要缺碘地区的妊娠期妇女注意补碘；而治疗呆小症，则必须在出生后3个月内补充TH，才可奏效。

（三）对神经系统的影响

TH不仅影响中枢神经系统的发育，而且对已分化成熟的神经系统有提高其兴奋性的作用。因此，甲状腺功能亢进时，患者中枢神经系统的兴奋性提高，主要表现为注意力不易集中、过敏疑虑、多愁善感、喜怒失常、烦躁不安、失眠多梦，肌肉震颤等症状。相反，甲状腺功能低下时，中枢神经系统兴奋性降低，出现记忆力减退、说话和行动迟缓、淡漠无情、终日嗜睡等症状。

（四）对心血管系统的影响

TH对心血管系统的活动也有明显的影响。T_3 能增加心肌细胞膜上β受体的数量和对儿茶酚胺的敏感性，促进肌质网 Ca^{2+} 释放，以致心率增快、心肌收缩能力增强、心输出量与心脏做功增加，故甲状腺功能亢进症患者常表现心动过速、心肌肥大，可因过度耗竭而致心力衰竭。TH因增加产热量、氧耗量而间接使外周血管舒张，外周阻力降低，所以甲状腺功能亢进症患者的脉压常增大。

（五）其他作用

TH对生殖功能的影响也很明显。如TH不足的动物可出现卵巢萎缩、附性器官退化、曲细精管退行性变。在人类，呆小症患者生殖系统发育不全，女性月经不规则，甚至闭经和不育。

三、甲状腺功能的调节

甲状腺的功能活动主要受下丘脑-腺垂体-甲状腺轴的调节，还可进行一定程度的自身调节，同时也接受自主神经的调节。

（一）下丘脑-腺垂体-甲状腺轴的调节

研究表明，下丘脑促垂体区内的TRH神经元能合成和释放TRH，通过垂体门脉系统运输到腺垂体，促进腺垂体合成TSH并释放入血，TSH通过血液循环作用于甲状腺，调节甲状腺的功能，甲状腺分泌TH又可发挥负反馈作用，三者紧密联系，共同组成了下丘脑-腺垂体-甲状腺调节轴（图9-10）。

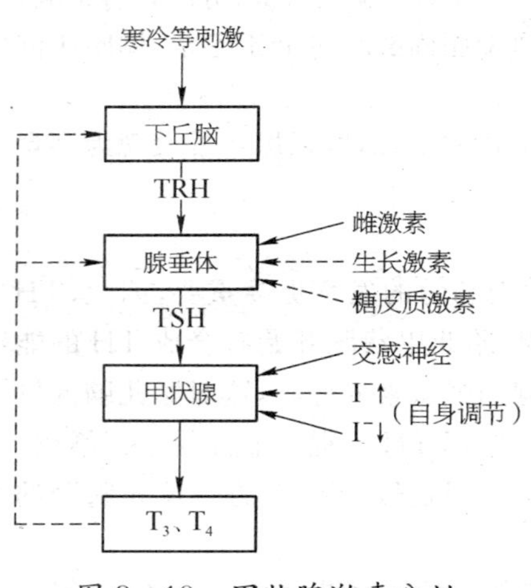

图9-10　甲状腺激素分泌调节的示意图

实线表示促进；虚线表示抑制

下丘脑TRH神经元可接受神经系统其他部位传来的信息影响，并把环境因素与TRH神经元的活动联系起来，促使TRH神经元释放TRH来调控腺垂体释放TSH。例如，当机体受到寒冷刺激时，信息到达中枢神经系统，在传入下丘脑体温调节中枢的同时，可与其附近的TRH神经元发生联系，促使TRH释放增多，进而促进腺垂体TSH分泌增加。此外，当机体受到应激刺激时，下丘脑可释放生长抑素，抑制TRH的合成与释放，从而使腺垂体TSH分泌减少。而情绪反应也可影响TRH，并进而影响TSH的分泌。

腺垂体分泌TSH的作用主要是促进甲状腺TH的合成（可作用TH合成的每个环节）和释放。TSH的长期效应是刺激甲状腺细胞增生，腺体增大，这是由于TSH刺激滤泡上皮细胞核酸和蛋白质合成增强的结果。实验表明，切除垂体之后，血中TSH迅速消失，甲状腺发生萎缩，TH分泌明显减少。TSH还能促进滤泡上皮细胞的葡萄糖氧化，经己糖氧化旁路，可提供过氧化酶作用所需要的还原型辅酶Ⅱ(NADPH)。

腺垂体 TSH 细胞对血中游离的 T_4 和 T_3 浓度的变化十分敏感。所以,血中游离的 TH 浓度的升降,对腺垂体 TSH 的分泌起着经常性负反馈调节作用。但 TH 对下丘脑是否有负反馈调节作用,因实验结果很不一致,尚无定论。血中 TH 浓度升高可下调 TSH 细胞膜上的 TRH 受体数量,降低其对 TRH 的反应性,使 TSH 合成和分泌减少;同时刺激 TSH 细胞产生一种抑制蛋白,该蛋白质可直接抑制 TSH 合成和释放。反之,血中 TH 浓度过低,对腺垂体的负反馈作用减弱,TSH 分泌即增多。

一般认为,血中 TH 对腺垂体的负反馈作用和下丘脑 TRH 的刺激作用,两者相互拮抗、相互影响,对腺垂体 TSH 的分泌起着决定性作用。

此外,有些激素也可影响腺垂体 TSH 分泌,如雌激素可增强腺垂体对 TRH 的反应,从而使 TSH 分泌增加,而生长激素与糖皮质激素则对 TSH 的分泌有抑制作用。

(二) 甲状腺的自身调节

在没有神经和体液因素影响的情况下,甲状腺也能根据血碘水平调节其对碘的摄取与合成 TH 的能力,称为甲状腺的自身调节。碘对甲状腺活动的调节具有重要意义,可以缓冲食物中摄碘量的差异对 TH 合成和分泌的影响。当血碘含量不足时,甲状腺可增强其聚碘能力,并加强 T_3 和 T_4 的合成。当血碘浓度高于正常时,最初 T_3 和 T_4 的合成有所增加,但当血碘浓度超过 1 mmol/L 后,甲状腺聚碘能力及 T_3 和 T_4 的合成速度反而下降。当血碘浓度达到 10 mmol/L 时,甲状腺聚碘作用完全消失。这种过量的碘所产生的抗甲状腺聚碘并抑制 TH 合成的作用,称为 Wolff-Chaikoff 效应。Wolff-Chaikoff 效应的产生机制,尚不十分清楚,可能是高浓度的碘抑制了 TPO 的活性。若再持续加大碘的供应量,则 Wolff-Chaikoff 效应消失,T_3 和 T_4 合成再次增加,称为碘阻断的**"脱逸"**(escape)现象。临床上常利用 Wolff-Chaikoff 效应,给予过量碘来处理甲状腺危象和甲状腺手术的术前准备。

(三) 自主神经对甲状腺活动的影响

在甲状腺滤泡细胞膜上存在 α、β 和 M 受体,故甲状腺也受交感神经和副交感神经支配。刺激交感神经则 T_3 和 T_4 合成、分泌增加,刺激副交感神经则抑制 T_3 和 T_4 合成、分泌。

第四节 甲状旁腺、甲状腺 C 细胞及维生素 D_3

甲状旁腺激素(parathyroid hormone, PTH)由甲状旁腺分泌,**降钙素**(calcitonin, CT)由甲状腺 C 细胞分泌,1,25-二羟维生素 D_3[1,25-$(OH)_2$-$VitD_3$]主要由肾脏近端小管细胞生成,三者共同调节机体的钙、磷代谢,维持血钙和血磷浓度的稳定。

一、甲状旁腺激素

PTH 是由甲状旁腺主细胞合成和分泌。正常成人血浆 PTH 浓度呈昼夜节律波动,清晨 6 时最高,到下午 4 时达最低,波动范围为 10～50 ng/L。血浆 PTH 半衰期为 20～30 min,主要在肝内水解灭活,水解产生的 PTH 片段经肾排出体外。

(一) 甲状旁腺激素的生物学作用

PTH 的主要作用是升高血钙、降低血磷,调节血钙和血磷的稳态。临床上甲状腺手术时,如果不慎将甲状旁腺摘除,会引起严重的低血钙。Ca^{2+} 对维持神经和肌肉组织正常兴奋性起重要作用,血钙浓度降低时,神经和肌肉的兴奋性异常增高,可发生低血钙性手足搐搦,严重时可引起呼

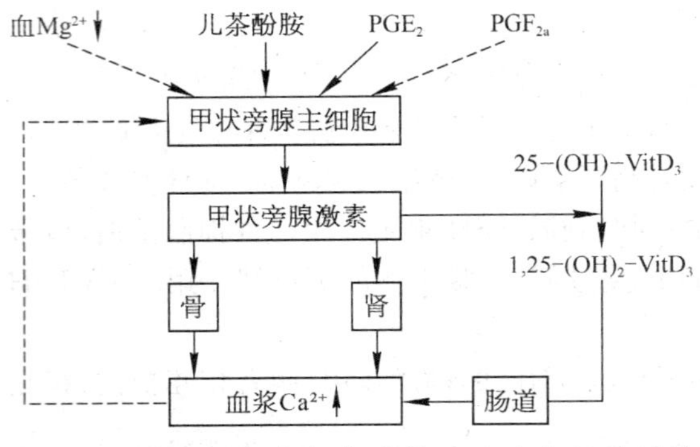

图9－11 甲状旁腺激素的作用及其分泌的调节

实线表示促进；虚线表示抑制

吸肌痉挛而造成窒息。PTH 作用的靶器官是骨组织和肾脏(图 9－11)。

1. 对骨的作用 骨是体内最大的钙贮存库，PTH 能动员骨钙入血，使血钙浓度升高，其作用包括快速效应和延缓效应两个时相。

(1) 快速效应：快速效应在 PTH 作用后数分钟即可发生，主要是将骨液中的钙转运至血液中。快速效应是通过骨细胞膜系统实现的，骨细胞和成骨细胞在骨内形成一个膜系统，能全部覆盖骨质表面和腔隙的表面，从而在骨质与细胞外液之间形成一层可通透性屏障，称为骨细胞膜系统。在骨细胞膜系统与骨质之间的骨液中含有少量 Ca^{2+}，PTH 能迅速提高骨细胞膜对 Ca^{2+} 的通透性，使骨液中的钙进入细胞内，进而使骨细胞膜上的钙泵活动增强，将 Ca^{2+} 转运到细胞外液中。

(2) 延缓效应：延缓效应在 PTH 作用后 2～14 h 出现，通常在几天甚至几周后达高峰。延缓效应是通过刺激破骨细胞活动增强实现的。PTH 不仅促进破骨细胞的生成，同时还加强已有破骨细胞的溶骨活动，使破骨细胞向周围骨组织伸出绒毛样突起，释放蛋白水解酶和乳酸，使骨组织溶解，释放大量钙和磷进入血液，导致血钙浓度长时间升高。PTH 还能抑制成骨细胞活动，减少钙盐在骨中沉积，使血钙浓度进一步提高。

PTH 的两个时相效应相互配合，不仅能对血钙的急切需要作出迅速应答，而且能使血钙浓度长时间维持在一定水平。

2. 对肾的作用 PTH 通过受体－G 蛋白－AC－cAMP－PKA 途径，促进远曲小管和集合管对钙的重吸收，使尿钙减少，血钙升高，同时还抑制近曲小管对磷的重吸收，增加尿磷酸盐的排出，使血磷降低。

此外，PTH 对肾的另一重要作用是激活 1α－羟化酶，使 25－羟维生素 D_3(25－OH－$VitD_3$)转变为有活性的 1,25－$(OH)_2$－$VitD_3$，后者可促进小肠黏膜上皮细胞对钙和磷的吸收，升高血钙和血磷。

(二) 甲状旁腺激素分泌的调节

1. 血钙水平对 PTH 分泌的调节 PTH 的分泌主要受血浆钙浓度变化的调节。血钙浓度下降，在 1 min 内即可引起 PTH 分泌增加，促进骨钙释放和肾小管对钙的重吸收，使血钙回升；相反，血浆钙浓度升高，则 PTH 分泌减少，使血钙浓度回降。若长时间的高血钙，可使甲状旁腺发生萎缩；而长时间的低血钙，则可使甲状旁腺增生。近年研究表明，在甲状旁腺主细胞的膜上存在钙受体，当血 Ca^{2+} 水平升高时，可通过 Ca^{2+} 受体－G 蛋白－PLC－IP_3/DG－PKC 信号转导途径，抑制 PTH 的分泌。

2. 其他因素对 PTH 分泌的调节 甲状旁腺主细胞的膜上有 β 受体，儿茶酚胺可通过 β 受体－G 蛋白－AC－cAMP－PKA 信号转导途径促进 PTH 分泌。PGE_2 促进 PTH 分泌，而 $PGF_2α$ 抑制 PTH 分泌。血磷升高可使血钙降低而刺激 PTH 的分泌。当血 Mg^{2+} 浓度很低时，可使 PTH 分泌减少。此外，生长抑素也能抑制 PTH 的分泌。

二、降钙素

CT 是由甲状腺 C 细胞分泌，属于肽类激素。人血清中 CT 浓度正常为 10～20 ng/L，血浆半衰期小于 1 h，主要是在肾脏降解后排出体外。

(一) 降钙素的生物学作用

CT 的主要作用是降低血钙和血磷，其主要靶器官是骨，对肾也有一定的作用。

1. 对骨的作用 CT 抑制破骨细胞活动，减弱溶骨过程，同时加强成骨细胞活动，增强成骨过程，以致骨组织钙、磷释放减少，沉积增加，从而引起血钙和血磷水平下降。CT 抑制破骨细胞活动发生很快，大剂量的 CT 在 15 min 内便可使破骨细胞活动减弱 70%。CT 加强成骨细胞活动发生在 1h 左右，可持续数天之久。现已证明，在破骨细胞膜上存在 CT 受体，CT 与 CT 受体结合后可通过 cAMP - PKA 信号转导途径和 IP_3/DG - PKC 信号转导途径抑制破骨细胞的活动。

成人 CT 对血钙的调节作用较小，因为 CT 引起的血钙浓度下降，可强烈地刺激 PTH 的分泌。PTH 的作用完全可以超过 CT 的效应。此外，成人的破骨细胞每天只能向细胞外液提供 0.8 g 钙，因此，抑制破骨细胞的活动对血钙的影响是很小的。然而，儿童骨的更新速度很快，破骨细胞活动每天可向细胞外液提供 5 g 以上的钙，相当于细胞外液总钙量的 5～10 倍，因此，降钙素对儿童血钙的调节则十分明显。

2. 对肾的作用 CT 能抑制肾小管对钙、磷、钠和氯的重吸收，使这些离子从尿中排出增多。

(二) 降钙素分泌的调节

CT 的分泌主要受血钙浓度的调节。当血钙浓度升高时，降钙素的分泌亦随之增加。CT 和 PTH 对血钙的作用相反，两者共同调节血钙浓度的相对稳定。比较 CT 和 PTH 对血钙的调节作用，有两个主要的差别：①CT 分泌启动较快，在 1 h 内即可达到高峰，而 PTH 分泌则需几个小时；②CT 只对血钙水平产生短期调节作用，其作用很快被有力的 PTH 作用所克服，后者对血钙浓度发挥长期调节作用。由于 CT 的作用快速而短暂，所以，对高钙饮食引起血钙升高的恢复起重要作用。

进食可刺激 CT 的分泌，这可能与几种胃肠激素如胃泌素、促胰液素和胰高血糖素的分泌有关，它们都有促进 CT 分泌的作用，其中以促胃液素的作用最强。

三、1,25 -二羟维生素 D_3

维生素 D_3（$VitD_3$）是胆固醇的衍生物，也称**胆钙化醇**（cholecalciferol）。$VitD_3$ 主要由皮肤中 7 -脱氢胆固醇经日光中紫外线照射转化而来，也可从肝、乳、鱼肝油等食物中获取。$VitD_3$ 无生物活性，它首先在肝脏被 25 -羟化酶催化成为具有一定生物活性的 25 - OH - $VitD_3$，然后在肾近端小管 1α -羟化酶的催化下生成活性更高的 1,25 -$(OH)_2$ - $VitD_3$。

血液中各种形式的 $VitD_3$ 都与 VitD 结合蛋白结合，形成结合型 VitD 在血中运输。其半衰期为 12～15 h，其灭活主要在靶细胞内发生侧链氧化或羟化，形成的钙化酸等代谢产物在肝脏与葡萄糖醛酸结合后随胆汁排入小肠，其中一部分被吸收入血，从而形成 $VitD_3$ 的肝肠循环，一部分随粪便排出体外。

(一) 1,25 -二羟维生素 D_3 生物学作用

1. 对小肠的作用 促进小肠黏膜上皮细胞对钙和磷的吸收。这是由于 1,25 -$(OH)_2$ - $VitD_3$ 进入小肠黏膜细胞内，与胞质受体结合后进入细胞核，促进转录过程，生成一种与钙有很高亲和力的钙结合蛋白（CaBP），CaBP 促进小肠黏膜对钙的吸收，1 个分子 CaBP 可结合 4 个 Ca^{2+}。此外，1,25 -$(OH)_2$ - $VitD_3$ 也促进小肠黏膜细胞对磷的吸收。因此，它既能升高血钙，也能增加血磷。

2. 对骨的作用 调节骨钙沉积和释放。1,25 -$(OH)_2$ - $VitD_3$ 能刺激成骨细胞的活动，促进骨钙沉积和骨的形成，降低血钙；又能提高破骨细胞的活动，增强骨的溶解，使骨钙、骨磷释放入血，升

高血钙和血磷，但总的效应是使血钙浓度升高。

此外，1，25-$(OH)_2$-$VitD_3$ 还可增强PTH对骨的作用，在缺乏1，25-$(OH)_2$-$VitD_3$ 时，PTH对骨的作用明显减弱。研究表明，成骨细胞能合成一种与钙结合的含49个氨基酸残基的多肽，称为**骨钙素**(osteocalcin)，其分泌受1，25-$(OH)_2$-$VitD_3$ 的调节。骨钙素被分泌至骨基质中，对调节和维持骨钙起着重要作用。

3. 对肾脏的作用　1，25-$(OH)_2$-$VitD_3$ 能促进肾小管对钙、磷的重吸收，使尿中钙、磷的排出量减少。

（二）1，25-二羟维生素 D_3 的生成

当维生素D、血钙和血磷水平下降时，1，25-$(OH)_2$-$VitD_3$ 生成增加；PTH通过刺激肾内1α-羟化酶能够促进维生素D活化。雌激素等也能够刺激1，25-$(OH)_2$-$VitD_3$ 生成。

第五节　肾　上　腺

肾上腺由皮质和髓质两部分组成。皮质和髓质是两个在结构和功能上均不相同的内分泌腺。皮质分泌类固醇激素，在维持机体基本生命活动中起重要作用。髓质分泌胺类激素，在机体应急反应中起重要作用。皮质和髓质之间有特殊门脉系统，故两者有功能上的联系。

一、肾上腺皮质激素

肾上腺皮质激素分为三类，球状带细胞分泌**盐皮质激素**(mineralocorticoids, MC)，以**醛固酮**(aldosterone)为代表；束状带细胞分泌**糖皮质激素**(glucocorticoids, GC)，以**皮质醇**(cortisol)为代表；网状带细胞分泌**性激素**(gonadal hormone)，主要包括**脱氢表雄酮**(dehydroepiandrosterone)、**雌二醇**(estradiol)；同时网状带细胞也少量分泌糖皮层激素。

研究表明，肾上腺皮质激素在血液中以游离型和结合型两种形式存在，只有游离型的皮质激素才能发挥生物作用。如皮质醇进入血液后，75%～80%与血中**皮质类固醇结合球蛋白**(corticosteroid-binding globulin, CBG)或称为皮质激素运载蛋白结合，15%与血浆白蛋白结合，只有5%～10%的皮质醇是游离的。结合型和游离型皮质醇可以相互转化，维持动态平衡。游离型皮质醇能进入靶细胞发挥其作用。健康成人清晨血清皮质醇浓度为110～520 nmol/L，醛固酮浓度为220～430 pmol/L。皮质醇的半衰期为70 min，醛固酮的半衰期为20 min。

肾上腺皮质激素主要在肝脏降解，产生的代谢产物与葡萄糖醛酸或硫酸结合，随尿排出体外。尿中的17-羟类固醇含量可反映肾上腺皮质激素的分泌水平。

肾上腺皮质激素与生命维持密切相关。动物实验表明，切除双侧肾上腺的动物，1～2周内即死亡；如果仅切除肾上腺髓质，则动物可存活较长时间，足见肾上腺皮质激素对维持生命的重要性。

（一）糖皮质激素

1. GC的生物学作用　GC的作用非常广泛，主要体现在以下几个方面。

(1) 对物质代谢的影响：GC对糖、蛋白质和脂肪代谢均有作用。①糖代谢：GC是调节机体糖代谢的重要激素之一，能升高血糖。GC升高血糖与促进糖异生有关，因为GC促进蛋白质分解，产生较多的氨基酸进入肝脏。同时，GC增强肝内与糖异生有关酶的活性，致使糖异生过程大大加强。此外，GC又有拮抗胰岛素作用，促进血糖升高。在临床上，如果GC分泌过多(或服用此类激素药物过多)可引起血糖升高，甚至出现糖尿，称为类固醇性糖尿病。相反，肾上腺皮质功能低下患者(如艾迪生病)，则可出现低血糖。②蛋白质代谢：GC能促进肝外组织(特别是肌肉组织)蛋白质

分解，加速转移氨基酸至肝脏进行糖异生。因此，GC 分泌过多时，患者可出现肌肉消瘦、皮肤变薄、骨质疏松、淋巴组织萎缩等现象。③脂肪代谢：GC 可促进脂肪分解，增强脂肪酸在肝内的氧化过程，有利于糖异生作用。当肾上腺皮质功能亢进时，GC 对身体不同部位的脂肪作用不同，四肢脂肪组织分解增强，而躯干、头面部的脂肪合成有所增加，以致体内脂肪发生重新分布，出现“满月脸”、“水牛背”、“水桶腰”而四肢消瘦的特殊体形。

(2) 对水盐代谢的影响：GC 有较弱的保钠排钾作用，即对肾脏远曲小管及集合管重吸收钠和排钾有轻微的促进作用，但远弱于醛固酮。此外，GC 还可以降低肾小球入球小动脉的阻力，增加肾小球血浆流量，从而使肾小球滤过率增加，并抑制 ADH 分泌，有利于水的排出。当肾上腺皮质功能不足时，患者肾脏排水能力可明显降低，严重时可出现“水中毒”。此时若补充适量的 GC，水中毒可得到缓解，而补充盐皮质激素则无效。GC 还促进肾脏近端小管对 PO_3^{-4} 的排泄，使尿 PO_3^{-4} 增加。

(3) 对血细胞的影响：GC 可使血中红细胞、血小板和中性粒细胞的数量增加，而使淋巴细胞和嗜酸性粒细胞减少，其原因各有不同。红细胞和血小板的增加，是由于骨髓造血功能增强；中性粒细胞的增加，可能是由于附着在小血管壁边缘的中性粒细胞进入血液循环增多所致；至于淋巴细胞减少，可能是 GC 使淋巴细胞 DNA 合成过程减弱，抑制胸腺与淋巴组织的细胞分裂。此外，GC 还能促进淋巴细胞与嗜酸性粒细胞破坏。

(4) 对循环系统的影响：GC 对维持正常血压是必需的，这是由于 GC 能增强血管平滑肌对儿茶酚胺的敏感性(允许作用)，还能抑制具有血管舒张作用的前列腺素的合成，以及能降低毛细血管的通透性，有利于维持血容量。因此，当患者肾上腺皮质功能低下时，其血管平滑肌对儿茶酚胺的反应性降低，毛细血管扩张，通透性增加，从而引起血压下降，严重时可出现周围循环衰竭，此时补充 GC 后可恢复。此外，离体实验证明，GC 可增强心肌的收缩力，但在整体条件下对心脏的作用并不明显。

(5) 在应激反应中的作用：**应激反应**(stress reaction)是指当机体受到应激刺激时，机体产生的一种以 ACTH 和 GC 分泌增加为主、多种激素共同参与以增强机体抵抗力的非特异性反应。能引起 ACTH 和 GC 分泌增加的各种刺激称为应激刺激，包括缺氧、感染、创伤、手术、饥饿、疼痛、寒冷以及精神紧张和焦虑不安等有害刺激。在应激刺激下，下丘脑-腺垂体-肾上腺皮质轴的功能大大增强，与此同时，交感-肾上腺髓质系统的活动也加强，血中儿茶酚胺含量也相应增加，其他激素如β-内啡肽、GH、PRL、胰高血糖素、VP 及醛固酮等分泌也增加。

实验表明，切除肾上腺髓质的动物，可以抵抗应激刺激而不产生严重后果；而当切除肾上腺皮质时，机体应激反应减弱，对有害刺激的抵抗力大大降低，若不适当处理，一两周内即可死亡，如果及时补给 GC 等，则可生存较长时间。

应激反应可能从以下几个方面调节机体的适应能力：①减少应激刺激引起的一些物质(缓激肽、蛋白水解酶及前列腺素等)的产生量及其不良作用。②维持血糖浓度，保持葡萄糖对重要器官(如脑和心)的供应。③在维持血压方面起允许作用，增强儿茶酚胺对血管的调节作用。

(6) 其他作用：GC 能提高胃腺细胞对迷走神经与促胃液素的反应性，增加胃酸及胃蛋白酶原的分泌，抑制蛋白质合成和结缔组织增生，使黏液分泌量和胃黏膜上皮细胞转换率降低。GC 还能促进胎儿肺泡表面活性物质的生成；增强骨骼肌的收缩力；提高大脑皮层兴奋性、维持中枢神经系统的正常功能；使骨基质Ⅰ型胶原和小肠对钙的吸收减少，抑制骨的生成。此外，药理剂量的 GC 还具有抗炎症、抗休克、抗过敏、抗中毒和抑制免疫功能的作用。

2. GC 分泌的调节 GC 的分泌可分为正常生理状态下的基础分泌和应激反应状态下的应激

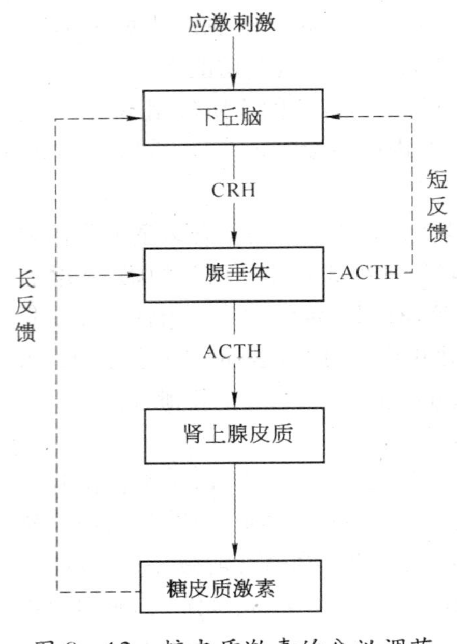

图 9-12 糖皮质激素的分泌调节示意图

实线表示促进；虚线表示抑制

分泌，这两种形式的分泌均与下丘脑-腺垂体-肾上腺皮质轴的活动状态有关(图 9-12)。

下丘脑促垂体区内的促肾上腺皮质激素释放激素(CRH)神经元能合成和释放 CRH，通过垂体门脉系统运输到腺垂体，促进腺垂体合成促肾上腺皮质激素(ACTH)并释放入血，ACTH 通过血液循环作用于肾上腺皮质的束状带及网状带细胞，一方面促进 GC 的合成与释放；另一方面促进束状带及网状带细胞内的核酸和蛋白质合成，使腺细胞增生、肥大。

关于 ACTH 的作用机制已基本清楚。在束状带与网状带细胞膜上存在 ACTH 特异性受体，在 Ca^{2+} 存在的条件下，ACTH 与膜受体结合，通过 G 蛋白- AC - cAMP - PKA 信号转导途径，使核糖蛋白磷酸化，促进 mRNA 形成一种特殊蛋白质，加速胆固醇进入线粒体，激活合成 GC 的各种酶系，增强 GC 的合成与分泌。

肾上腺皮质的束状带及网状带处于腺垂体 ACTH 的经常性控制之下，无论是 GC 的基础分泌，还是在应激状态下的分泌，都受 ACTH 的调控。实验也表明，切除动物的腺垂体，肾上腺皮质束状带和网状带萎缩，GC 分泌显著减少；如及时补充 ACTH，可使已萎缩的束状带和网状带基本恢复，GC 分泌水平回升。

GC 对下丘脑和腺垂体有负反馈调节作用。下丘脑 CRH 神经元和腺垂体分泌 ACTH 的细胞对 GC 很敏感，当血中 GC 浓度升高时，可通过长反馈途径抑制下丘脑释放 CRH 和腺垂体合成与分泌 ACTH。同时，腺垂体 ACTH 还可反馈抑制下丘脑 CRH 神经元的活动。至于是否存在 CRH 对 CRH 神经元的反馈作用，至今尚不能肯定。

在非应激状态下，ACTH 的分泌呈现昼夜节律波动，入睡后 ACTH 分泌逐渐减少，午夜最低，随后又逐渐增多，至觉醒起床前进入分泌高峰，白天维持在较低水平，入睡时再减少。由于 ACTH 分泌的昼夜节律波动，GC 的分泌也出现相应的波动。ACTH 分泌的这种昼夜节律波动，是由下丘脑 CRH 节律性释放所决定的。

当机体处于应激状态时，各种有害刺激会引起下丘脑和腺垂体对 ACTH、GC 负反馈调节的敏感性发生暂时减弱或不敏感，导致血中 ACTH、GC 的浓度处在高水平，ACTH、GC 浓度的升高程度与应激刺激强度成正比，ACTH、GC 维持高水平平衡，是机体适应应激环境的需要。

临床上，由于治疗的需要，患者常常长期地使用大量的外源性糖皮质激素，后者可通过负反馈抑制下丘脑-腺垂体-肾上腺皮质轴的活动，造成肾上腺皮质萎缩。如果患者突然停药，由于肾上腺皮质自身分泌 GC 不足或缺乏，可引起肾上腺皮质功能危象，危及生命。因此，必须采取逐渐减量的撤药方法或间断给予 ACTH，以防止肾上腺皮质功能衰竭。

综上所述，下丘脑、腺垂体和肾上腺皮质组成一个联系密切、协调统一的功能活动轴，从而维持血中 GC 浓度的相对稳定和在不同应激状态下的适应性变化。

(二) 盐皮质激素

盐皮质激素主要包括醛固酮、11-去氧皮质酮和 11-去氧皮质醇。以醛固酮作用最强，11-去氧皮质酮其次。醛固酮是调节机体水盐代谢的重要激素，它促进肾脏远曲小管及集合管重吸收钠、水和排出钾，即保钠、保水和排钾作用。当醛固酮分泌过多时，将使钠和水贮留，引起高血钠、高血压和血钾降低。相反，醛固酮缺乏时则钠与水的排出过多，血钠减少，血压降低，而尿钾排出减少，血钾升高。此外，盐皮质激素与糖皮质激素一样，以增强血管平滑肌对儿茶酚胺的敏感性，且作用比糖皮质激素更强。关于醛固酮对肾的作用机制及其分泌调节，可参阅第八章。

二、肾上腺髓质激素

肾上腺髓质的内分泌细胞为嗜铬细胞，直接受交感神经胆碱能节前纤维支配，因此在功能上相当于交感神经节后神经元。嗜铬细胞分泌肾上腺素和去甲肾上腺素，两者都是胺类激素。

肾上腺髓质激素的合成与交感神经节后纤维合成去甲肾上腺素的过程基本一致，所不同的是，在嗜铬细胞的胞质中存在大量的**苯乙醇胺氮位甲基移位酶**（phenylethanolamine - N - methyltransferase, PNMT），可使去甲肾上腺素甲基化而成肾上腺素（图 9 - 13）。肾上腺髓质分泌的激素中，以 E 为主，约占 80%，NE 约占 20%。血液中的 NE，除由肾上腺髓质分泌外，主要来自交感神经节后纤维末梢分泌，而血液中的 E 主要来自肾上腺髓质。体内的 E 和 NE 主要被单胺氧化酶（MAO）及儿茶酚-O-位甲基转换酶（COMT）降解灭活。

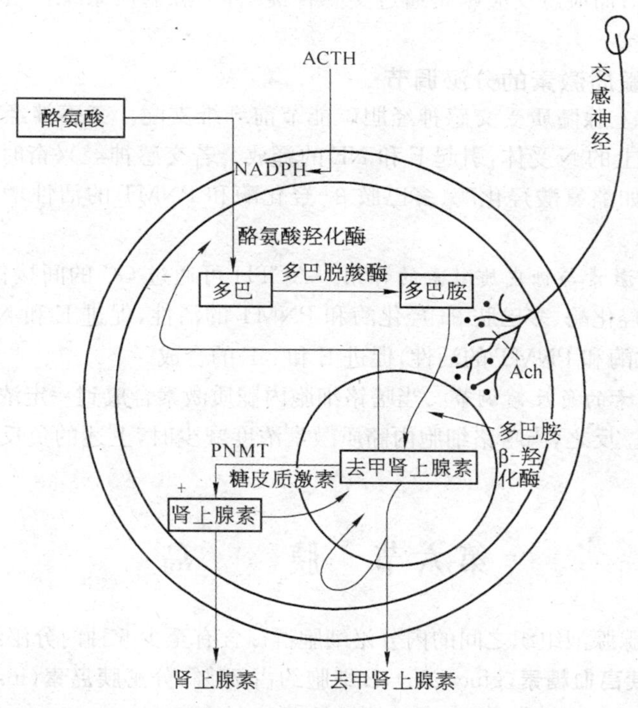

图 9 - 13 肾上腺髓质激素生物合成示意图

PNMT：苯乙醇胺氮位甲基移位酶；+ 表示促进；- 表示抑制

（一）肾上腺髓质激素的生物学作用

E 与 NE 的生物学作用取决于靶细胞膜上存在何种肾上腺素能受体。由于肾上腺素能受体的分型和在体内分布广泛，E 与 NE 对各器官、各组织的作用也十分复杂，其具体作用在相关章节已逐步讨论。这里主要介绍其对代谢的影响和在应急反应中的作用。

1. 对代谢的影响 E 与 NE 可使肝糖原分解增加，血糖升高，葡萄糖利用减少（β_2）；脂肪分解加强，血中游离脂肪酸增多，产热增加(β_1)；可通过 α 受体使糖原异生(α_1)、胰岛素分泌减少(α_2)，从而提高血糖和血中游离脂肪酸含量，增加机体耗氧量、产热量和基础代谢率。

2. *在应急反应中的作用* 肾上腺髓质受交感神经节前纤维支配，两者组成交感-肾上腺髓质系统，因此髓质激素的作用与交感神经紧密联系，难以分开。Cannon 最早全面研究了交感-肾上腺髓质系统的作用，提出**应急学说**(emergency reaction hypothesis)，认为当机体遭遇特殊紧急情况时，包括畏惧、剧痛、失血、脱水、乏氧、暴冷暴热和剧烈运动等，该系统则迅速被调动起来，E 与 NE 的分泌大量增加，通过对于中枢神经系统的作用，提高其兴奋性，使机体处于警觉状态，反应灵敏；同时对呼吸运动的调节，增加肺通气量；促进心脏功能，使心跳加快，心缩力增强，心输出量增加，升高血压；促进内脏血管收缩，骨骼肌血管舒张使全身血液重新分配，以利于应急时重要器官得到更多的血液供应；肝糖原分解增加，血糖升高，脂肪分解加强，血中游离脂肪酸增多，葡萄糖与脂肪酸氧化过程增强，以适应在应急情况下对能量的需要。将紧急情况下交感-肾上腺髓质系统发生的适应性反应，称之为**应急反应**(emergency reaction)。实际上，引起应急反应的各种刺激，也是引起应激反应的刺激，当机体受到应激刺激时，同时引起应急反应和应激反应，两者相辅相成，共同维持机体的适应能力。两者不同的是：应激反应是通过 CRF－ACTH－肾上腺皮质系统提高机体耐受性，被动适应环境变化；而应急反应则是通过交感神经-肾上腺髓质系统，使机体主动地应对环境变化。

(二) 肾上腺质髓质激素的分泌调节

1. *交感神经* 肾上腺髓质受交感神经胆碱能节前纤维支配。交感神经兴奋时，其末梢释放 Ach，作用于嗜铬细胞上的 N 受体，引起 E 和 NE 的释放。若交感神经兴奋时间较长，还可使合成髓质激素所需要的酶如酪氨酸羟化酶、多巴胺 β-羟化酶和 PNMT 的活性增强，促进 E 与 NE 的合成。

2. *促肾上腺皮质激素与糖皮质激素的作用* ACTH 可通过 GC 的间接作用或其直接作用提高嗜铬细胞内酪氨酸羟化酶、多巴胺 β-羟化酶和 PNMT 的活性，促进 E 和 NE 的合成。GC 可直接提高多巴胺 β-羟化酶和 PNMT 的活性，促进 E 和 NE 的合成。

3. *肾上腺髓质激素的负反馈调节* 当嗜铬细胞内髓质激素合成到一定浓度时，可反馈抑制合成髓质激素的酶活性。反之，当嗜铬细胞内髓质激素浓度减少时，上述的负反馈抑制解除，髓质激素的合成随即增加。

第六节 胰 岛

胰岛是散布于胰腺腺泡组织之间的内分泌细胞群。含有至少 5 种内分泌细胞。A 细胞约占胰岛细胞的 20%，分泌**胰高血糖素**(glucagon)；B 细胞约占 75%，分泌**胰岛素**(insulin)；D 细胞占胰岛细胞的 10%，分泌生长抑素；D_1 细胞分泌**血管活性肠肽**(vasoactive intestinal peptide, VIP)；PP 细胞数量很少，分泌**胰多肽**(pancreatic polypeptide)。本节主要介绍胰岛素和胰高血糖素。

一、胰岛素

胰岛素是由 51 个氨基酸残基组成的小分子蛋白质，分子量为 5 808 Da，含有 A、B 两条肽链。A、B 链之间借两个半胱氨酸的二硫键连接，如果二硫键被打开则失去活性。在 B 细胞内最先合成一个含 110 个氨基酸残基的前胰岛素原，在糙面内质网被水解为 86 肽的胰岛素原，在囊泡内再水解为分子数量相等的胰岛素和**连接肽**(connecting peptide, C 肽)，同时释放入血。也有少量的胰岛素原进入血液，但其生物活性只有胰岛素的3%～5%，而C肽无胰岛素活性。正常人空腹状态下血清胰岛素浓度为35～145 pmol/L，以结合型和游离型两种形式存在，两者保持动态平衡。只有游离型的胰岛素才有生物活性。胰岛素在血中的半衰期只有6 min，主要在肝脏灭活，肌肉和肾等组织也能使胰岛素失活。

我国生化学家在1965年首先人工合成了具有高度生物活性的胰岛素，以人类历史上第一次人工合成生命物质（蛋白质）的创举而载入史册。

（一）胰岛素的生物学作用

胰岛素是促进合成代谢、调节血糖稳定的主要激素。

1. *对糖代谢的调节*　胰岛素是体内唯一降低血糖的激素。胰岛素促进组织、细胞对葡萄糖的摄取和利用，加速葡萄糖合成为糖原，贮存于肝和肌肉中，并抑制糖异生，促进葡萄糖转变为脂肪酸，贮存于脂肪组织，导致血糖水平下降。胰岛素缺乏时，血糖浓度升高，如超过肾糖阈，尿中将出现葡萄糖，引起糖尿病。

2. *对脂肪代谢的调节*　胰岛素促进肝脏合成脂肪酸，然后转运到脂肪细胞贮存。在胰岛素的作用下，脂肪细胞也能合成少量的脂肪酸。胰岛素还促进葡萄糖进入脂肪细胞，除了用于合成脂肪酸外，还可转化为α-磷酸甘油，脂肪酸与α-磷酸甘油形成三酰甘油，贮存于脂肪细胞中。同时，胰岛素还抑制脂肪酶的活性，减少脂肪的分解。当胰岛素缺乏时，出现脂肪代谢紊乱，脂肪分解增强，血脂升高，加速脂肪酸在肝内氧化，生成大量酮体，由于糖氧化过程发生障碍，不能很好地处理酮体，以致引起酮血症和酸中毒。由于大量脂肪酸氧化，产生乙酰辅酶A，为胆固醇合成提供了原料，加以肝脏利用胆固醇能力降低，故胰源性糖尿病患者常伴有胆固醇血症，易发生动脉硬化和心血管系统疾病。

3. *对蛋白质代谢的调节*　胰岛素促进蛋白质的合成，抑制蛋白质分解。胰岛素能够使氨基酸跨膜转运进入细胞；加快DNA和RNA的复制和转录；加速核糖体的翻译过程，进而促进蛋白质合成。此外，胰岛素还抑制肝糖异生，有利于血中的氨基酸用于蛋白质的合成。胰岛素尽管具有促进蛋白质合成作用，但是必须与生长激素共同作用时，才能发挥明显增强蛋白质合成和促进生长发育的效应。

（二）胰岛素的分泌调节

1. *血糖浓度*　血糖浓度是调节胰岛素分泌的最重要因素，能够直接刺激胰岛B细胞分泌胰岛素。胰岛B细胞对血糖浓度的变化非常敏感，当血糖浓度升高时，胰岛素分泌明显增加，从而促进血糖降低。当血糖浓度下降至正常水平时，胰岛素分泌也迅速恢复到基础水平。在持续高血糖的刺激下，胰岛素的分泌可分为三个阶段：①血糖升高5 min内，胰岛素的分泌可增加约10倍，这主要来自于B细胞贮存的激素释放，因此持续时间不长，5～10 min后便下降50%。②血糖升高15 min后，胰岛素分泌出现第2次增多，在2～3 h达高峰，持续时间较久。这主要是激活了B细胞内的胰岛素合成酶系，合成大量新的胰岛素所致。③若血糖升高持续1周以上时，因刺激了B细胞增殖，则胰岛素的分泌可进一步增加。

2. *氨基酸和脂肪酸浓度*　许多氨基酸都有刺激胰岛素分泌的作用，其中以精氨酸和赖氨酸的作用最强。在血糖浓度正常时，血中氨基酸含量增加，只能对胰岛素的分泌有轻微的刺激作用，但如果在血糖升高的情况下，过量的氨基酸则可使血糖引起的胰岛素分泌加倍增多。脂肪酸和酮体大量增加时，也可促进胰岛素分泌。

3. *其他激素的作用*　影响胰岛素分泌的激素主要有：①胃肠激素，如促胃液素、促胰液素、缩胆囊素和抑胃肽（GIP）都有促胰岛素分泌的作用，促胃液素、促胰液素、缩胆囊素是在药理剂量时才有促胰岛素分泌作用，故它们可能是通过升高血糖间接刺激胰岛素分泌的。而 GIP 是一种重要的肠促胰岛素分泌因子，作用最为明显。有人将胃肠激素与胰岛素分泌之间的关系称为“肠-胰岛轴”，这一调节作用具有重要的生理意义，使食物尚在肠道中时，胰岛素的分泌便已增多，为即将从小肠吸收的糖、氨基酸和脂肪酸的利用做好准备。②生长激素、皮质醇、甲状腺激素以及胰高血糖素可通过升高血糖浓度而间接刺激胰岛素分泌，因此长期大剂量应用这些激素，有可能使 B 细胞衰竭而导致糖尿病。③胰岛 D 细胞分泌的生长抑素可通过旁分泌作用，抑制胰岛素和胰高血糖素的分泌，而胰高血糖素也可直接刺激 B 细胞分泌胰岛素。

4. 神经调节　胰岛受迷走神经和交感神经支配。刺激迷走神经，可通过乙酰胆碱作用于 M 受体，直接促进胰岛素的分泌；迷走神经还可通过刺激胃肠激素的释放，间接促进胰岛素的分泌。交感神经兴奋时，则通过去甲肾上腺素作用于 α_2 受体，抑制胰岛素的分泌。

二、胰高血糖素

人胰高血糖素是由 29 个氨基酸组成的直链多肽，分子质量 3 485 Da，是由一个大分子的前体裂解而来。胰高血糖素在血清中的浓度为 50～100 ng/L，在血浆中的半衰期为 5～10 min，主要在肝脏灭活，肾脏也有降解作用。

（一）胰高血糖素的主要作用

与胰岛素的作用相反，胰高血糖素是一种促进分解代谢的激素。胰高血糖素具有很强的促进糖原分解和糖异生作用，使血糖明显升高，1 mol/L 的激素可使 3×10^6 mol/L 的葡萄糖迅速从糖原分解出来。胰高血糖素通过 cAMP - PK 系统，激活肝细胞的磷酸化酶，加速糖原分解。糖异生增强是因为激素加速氨基酸进入肝细胞，并激活糖异生过程有关的酶系。胰高血糖素还可激活脂肪酶，促进脂肪分解，同时又能加强脂肪酸氧化，使酮体生成增多。胰高血糖素产生上述代谢效应的靶器官是肝脏，切除肝脏或阻断肝血流，这些作用便消失。

此外，胰高血糖素可促进胰岛素和胰岛生长抑素的分泌。药理剂量的胰高血糖素可使心肌细胞内 cAMP 含量增加，心肌收缩增强。

（二）胰高血糖素分泌的调节

影响胰高血糖素分泌的因素很多，血糖浓度是重要的因素。血糖降低时，胰高血糖素分泌增加；血糖升高时，则胰高血糖素分泌减少。氨基酸的作用与葡萄糖相反，能促进胰高血糖素的分泌。蛋白质餐或静脉注入各种氨基酸均可使胰高血糖素分泌增多。血中氨基酸增多一方面可促进胰岛素释放，使血糖降低，另一方面还能同时刺激胰高血糖素分泌，这对防止低血糖有一定的生理意义。

胰岛素可通过降低血糖间接刺激胰高血糖素的分泌，但 B 细胞分泌的胰岛素和 D 细胞分泌的生长抑素可直接作用于邻近的 A 细胞，抑制胰高血糖素的分泌。

交感神经兴奋可通过释放 NE，作用 A 细胞上的 β 受体促进胰高血糖素分泌。迷走神经兴奋可通过释放 Ach，作用 A 胞膜上的 M 受体抑制胰高血糖素分泌。

（孙世晓　王志宏）

第十章
生 殖

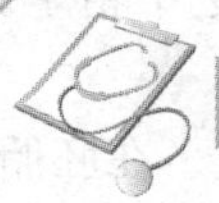

导学

掌握：雄激素、雌激素和孕激素的生理作用。

熟悉：熟悉睾丸和卵巢分泌功能的调节；月经周期及其形成机制；胎盘的内分泌功能。

了解：睾丸的生精功能；卵巢的生卵功能；妊娠的基本过程。

生物体生长发育成熟后，能够产生与自己相似的子代个体，称为生殖。生殖的意义在于种系得以延续，遗传密码得以相传。高等动物的生殖过程包括两性生殖细胞的形成、相遇并结合，实现受精、胚胎着床和发育、分娩等过程。

睾丸和卵巢分别是男性和女性的性腺，由于性腺既是产生生殖细胞（精子、卵子）和促进其发育成熟的场所，又具有分泌性激素功能，故称为**主性器官**（primary sex organ）。而将男女的内、外生殖器官称为附性器官，将男女外相标志性特征称为副性征或第二性征。主性器官内分泌功能是促进附性器官和副性征出现，并维持其生长发育、成熟的基础。

第一节 男 性 生 殖

男性的生殖包括生精功能和内分泌功能。主性器官是睾丸，附性器官有附睾、输精管、精囊、射精管、前列腺、尿道球腺和阴茎等。

一、睾丸的生精功能

（一）精子的生成过程

睾丸由曲细精管和间质细胞组成，精子在曲细精管内发生并发育成熟。曲细精管上皮由生精细胞和支持细胞构成，生精细胞生成精子；支持细胞有支持和营养生精细胞的作用。

原始的生精细胞为精原细胞，紧贴于曲细精管的基膜上。青春期开始在腺垂体促性腺激素的作用下，精原细胞分阶段发育形成精子即为生精。其周期为：精原细胞→初级精母细胞→次级精母细胞→精子细胞→分化中的精子→成熟的精子，此过程约需要两个半月。每个精原细胞经数次分裂后可生成近百个精子，成熟精子脱离支持细胞进入管腔。男性的精子产生将持续于整个成年期。

支持细胞对各级生精细胞起保护和支持作用，并为生精细胞的分化发育提供必要的营养物质和适宜的微环境。相邻支持细胞间的“紧密连接”形成了**血睾屏障**（blood-testis barrier），既能防止血液中有害分子进入曲细精管损害生精细胞，又能防止生精细胞的抗原物质进入血液循环而引起免疫反应。

(二) 精子的运输和射精

新生的精子进入曲细精管的管腔后，本身并无运动能力，主要靠小管外周肌样细胞的收缩和管腔液的移动而被运送至**附睾**(epididymis)，精子在附睾管中贮存运行需 11～16 d，进一步成熟，并获得运动能力。附睾内可贮存少量的精子，大量的精子则贮存于输精管及其壶腹部。在性生活中，通过输精管的蠕动把精子运送至尿道。精子与附睾、精囊、前列腺和尿道球腺的分泌物混合形成精液，在性高潮时排出体外。正常男子每次射出精液 3～6 ml。每毫升精液含 0.2～4 亿个精子。若少于 0.2 亿个精子，则不易使卵子受精。

精子生成需要适宜的温度。精囊内温度较腹腔内温度低 2 ℃左右，适于精子的生成。在胚胎发育期间，由于某种原因睾丸不降入阴囊而停留在腹腔内或腹股沟内，称隐睾症。隐睾症患者，睾丸的温度较高，会影响精子的生成，是男性不育症的原因之一，但睾酮分泌不受影响。

二、睾丸的内分泌功能

睾丸曲细精管之间的间质细胞和支持细胞具有内分泌作用，间质细胞分泌**雄激素**(androgen)，主要有**睾酮**(testosterone, T)、**双氢睾酮**(dihydrotestosterone, DHT)、**脱氢异雄酮**(dehydroisoandrosterone, DHIA)和**雄烯二酮**(androstenedione)等，以 T 分泌量最多，DHT 的生物活性最高。支持细胞分泌**抑制素**(inhibin)。

正常成年男性 20～50 岁时血中 T 的含量最高，之后随年龄的增长含量逐渐减少，这是老年男子性欲下降和精子生成量减少的主因之一。绝大多数 T 与血浆白蛋白和性激素结合球蛋白结合，只有 1%～2%游离的 T 发挥着生物学功能。血浆中少量的 T 可以被转化为雌激素，大部分在肝脏中灭活并以 17 -酮基类固醇形式由尿排出。所以，进行尿中 17 -酮基类固醇检测能够了解体内 T 分泌情况。

生理作用

1. *促进男性副性器官生长发育和副性征的出现* 青春期在 T 和 DHT 的作用下，内外生殖器开始生长发育并维持；促进腺体分泌，体毛和肌肉快速增长，声带变厚和喉结突出等男性第二性征出现。同时，刺激产生和维持正常的性欲与功能。

2. *维持生精作用* T 从间质细胞分泌后，进入曲细精管，可直接与生精细胞内的 T 受体结合，或先转变为 DHT 后再与其受体结合，促进精子的生成。

3. *对胚胎分化的影响* T 能诱导含 Y 染色体的胚胎向男性分化。

4. *调节代谢* 促进蛋白质合成，特别是骨骼肌和生殖器官的蛋白质合成，从而使尿氮减少，出现正氮平衡；还可促进红细胞生成、骨骼生长和钙、磷沉积，加速骨骺与长骨的融合。

抑制素是睾丸支持细胞分泌的糖蛋白激素，由 α 和 β 两个亚单位组成。对腺垂体**卵泡刺激素**(follicle-stimulating hormone, FSH)的分泌有很强的抑制作用，但生理剂量的抑制素对**黄体生成素**(luteinizing hormone, LH)的分泌却无明显的影响。性腺还存在着由抑制素的两个 β 亚单位组成的二聚体，称为激活素，其作用是促进腺垂体 FSH 的分泌。

三、睾丸内分泌功能的调节

睾丸的功能主要受下丘脑-腺垂体-性腺轴的调节。

1. *下丘脑-腺垂体-睾丸轴* 从青春期开始，下丘脑以脉冲方式分泌**促性腺激素释放激素**

(gonadotropin-releasing hormone，GnRH)，经垂体门脉到达腺垂体，GnRH 可同时刺激腺垂体分泌 LH 和 FSH。LH 经血液循环到达睾丸，与睾丸间质细胞膜上的 LH 受体结合，促进间质细胞分泌 T，维持精子的发生。FSH 与支持细胞上的 FSH 受体结合后，经 cAMP－蛋白激酶系统，促进支持细胞上蛋白质的合成，并参与启动和促进精子生成。

2. 反馈调节　在血液中游离 T 浓度达到一定水平后，则反馈性地抑制下丘脑 GnRH 和腺垂体 LH 的分泌，但对 LH 负反馈作用较弱。通过 T 的负反馈作用，使得血中 T 的含量维持至一定水平。FSH 的分泌则由抑制素反馈性调节(图 10－1)。

此外，睾丸产生的局部因子以旁分泌或自分泌的方式，调节着睾丸生精和内分泌功能。

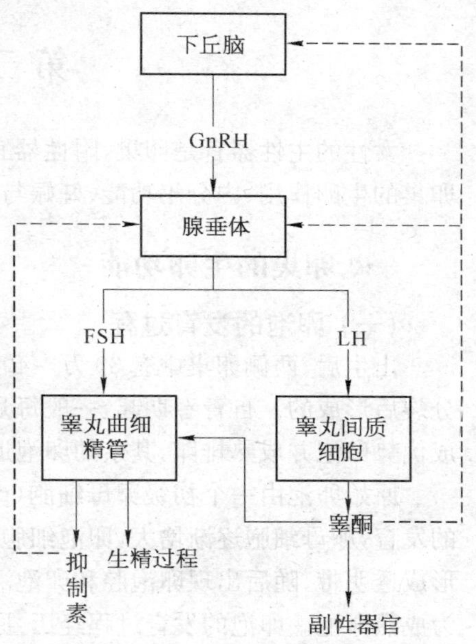

图 10－1　下丘脑-腺垂体-睾丸轴功能调节示意图

实线表示促进；虚线表示抑制

四、男性的性反应

进入青春期后，伴随机体发育成熟，性器官和第二性征等都将发生很大变化。人在精神上或肉体上受到有关性的刺激时，性器官和其他一些部位会出现一系列变化，称为**性兴奋**(sexual excitation)，即性反应。这些变化不仅发生在生殖器官，也可以发生在身体其他部位。人类性反应是极其复杂的过程，男女双方的性欲因性刺激而被唤起，进而发生性兴奋，兴奋性积蓄到一定强度通过性高潮使性能量释放，并同时出现行为、生理及心理的阶段性变化模式和周期性变化规律，即**性反应周期**(sexual response cycle)。人类性反应周期被划分为 4 个阶段：性兴奋期、性持续期、性高潮期和性消退期。**性行为**(sexual behavior)主要是指在性兴奋的基础上，男女两性发生性器官接触即**性交**(sexual intercourse)的过程。在人类，性行为除保证种族繁衍的目的外，尚能满足人类性生理和性心理的需要。

男性性反应主要包括兴奋期、持续期、高潮期和消退期。男性性兴奋反应除心理活动外，主要表现为阴茎勃起和射精。

1. **阴茎勃起**(erection)　指受到性刺激时，阴茎迅速胀大、变硬并挺伸的现象。勃起时阴茎内动脉扩张、动脉血流量明显增加。由此产生的压力阻断了静脉血液回流，使阴茎保持勃起的坚硬。阴茎勃起是心理性和局部机械性刺激引发的反射活动，其传出神经主要是副交感舒血管纤维，使阴茎的血管舒张。在阴茎勃起过程中可能有乙酰胆碱、血管活性肠肽、一氧化氮、降钙素基因相关肽及前列腺素等参与。这种状态可以在接受心理性或反射性性刺激 10 s 左右发生，但如果不能及时向性反应的下一阶段发展，则会暂时消退，遇刺激后又可以重复出现。

2. **射精**(ejaculation)　指男性性高潮时精液经尿道射出体外的过程。射精的同时伴有强烈快感，即性兴奋达到**性高潮**(orgasm)。在男性射精后的一段时间内，一般不能再次发生阴茎勃起和射精，称为不应期，不应期的长短与年龄和身体状况等多种因素有关。射精是一种反射活动，其基本中枢位于脊髓腰骶段；高位中枢可通过儿茶酚胺和 5－羟色胺系统对脊髓中枢的活动进行调节，前者起激活作用，而后者起抑制作用。

第二节　女 性 生 殖

女性的主性器官是卵巢,附性器官包括输卵管、子宫、阴道和外阴等,女性生殖功能主要包括卵巢的生卵作用、内分泌功能、妊娠与分娩等。

一、卵巢的生卵功能

(一) 卵泡的发育过程

出生后,两侧卵巢中有 30 万～40 万个**原始卵泡**(primordial follicle),是胎儿时卵原细胞经细胞分裂后形成的。自青春期起,一般每月有 15～20 个卵泡开始生长发育,但通常只有 1 个卵泡发育成优势卵泡并成熟排卵,其余的卵泡退化为闭锁卵泡。

原始卵泡由一个**初级卵母细胞**(primary oocyte)及其包围它的单层卵泡细胞构成。随着卵泡的发育,卵母细胞逐渐增大,卵泡细胞不断增殖,由单层梭形或扁平细胞变为多层的颗粒细胞,并形成透明带,随后出现卵泡腔和卵泡液,把覆盖有颗粒细胞的卵细胞推向一侧形成卵丘,最后转变为成熟卵泡。卵泡的发育过程经历:原始卵泡→初级卵泡→次级卵泡→成熟卵泡。

(二) 排卵与黄体的形成

成熟卵泡壁发生破裂,卵细胞、透明带和放射冠随同卵泡液一起排入腹腔,称为**排卵**(ovulation)。排卵一般发生在月经周期的第 13～16 天,但多发生在下次月经来潮前的第 14 天左右。排卵一般无特殊不适,少数人可感到排卵侧下腹酸胀或坠痛。卵子可由两侧卵巢轮流排出,也可由一侧卵巢连续排出。排卵后,残余的卵泡壁内陷,血管破裂,血液进入腔内凝固,形成血体。血液被吸收后,大量新生血管长入,血体变为一个血管丰富的内分泌细胞团,外观呈黄色,故称为**黄体**(corpus luteum)。黄体细胞主要分泌孕激素(孕酮或黄体酮);卵泡膜细胞主要分泌雌激素。排卵后若受精,则黄体将继续发育并将维持其功能达 3～4 个月之久,称妊娠黄体。如未受精,黄体开始退化,出现月经。已退化的黄体逐渐为结缔组织所代替,成为白体。女子在生育年龄,卵泡的发育、排卵和黄体形成呈现周期性变化,每月一次,周而复始,称为**卵巢周期**(ovarian cycle)。

二、卵巢的内分泌功能

卵巢作为女性的性腺,既具有生卵作用,又能分泌性激素。主要分泌**雌激素**(estrogen)和孕激素,还分泌抑制素和少量雄激素及多肽类激素。人类的雌激素包括**雌二醇**(estradiol, E_2)、**雌酮**(estrone, E_1)和**雌三醇**(estriol, E_3),其中以 E_2 的活性最强,E_3 活性最低。在排卵前由卵泡的内膜细胞和颗粒细胞分泌雌激素,排卵后由黄体分泌雌激素和孕激素。

(一) 雌激素的生理作用

1. 对女性生殖器官的作用　①雌激素是促进青春期女子外生殖器、阴道、子宫、输卵管等发育的重要激素。雌激素可促进卵泡发育和排卵。②促进输卵管运动,有利于精子和卵子的运行。③促进子宫内膜产生增生期的改变,维持正常月经和妊娠的发展。④增加子宫颈稀薄黏液的分泌,有利于精子穿行。⑤刺激阴道上皮细胞分化和角化,有利于阴道乳酸菌的生长,增强阴道抵抗细菌的能力。

2. 对女性副性征和乳腺的作用　雌激素能刺激乳腺导管和结缔组织增生,乳房和皮下的脂肪增多,臀部肥厚,骨盆宽大,毛发呈女性分布,音调较高,出现并维持女性第二性征。在人类,雌激素能增强女性的性欲。

3. 对代谢的作用　①雌激素能增加了肾小管对 Na^+ 和水的重吸收,因此高浓度的雌激素可引起水、钠潴留，与经前期水肿有关。②雌激素能促进蛋白质合成，促进生殖器官的细胞增殖与分化；③促进成骨细胞活动，加速骨骼生长，促进青春期生长发育；④促进脂肪合成，降低血胆固醇水平，与绝经前女性心、脑血管疾病发生率较低有关。

(二) 孕激素的生理作用

孕激素主要是**孕酮**(progesterone，P)，在卵巢内主要由黄体生成，妊娠期胎盘也分泌大量孕激素。

1. *对子宫的作用* 在雌激素作用的基础上，P使子宫内膜进一步增厚并出现分泌期变化，为受精卵着床做好准备。可使子宫不易兴奋，有"安胎"作用。孕激素使子宫颈黏液减少而变稠，阻止精子通过。

2. *对乳腺的作用* 在雌激素作用的基础上，孕激素可促进乳腺腺泡发育、成熟，为分娩后泌乳准备条件。

3. *产热作用* P可以使基础体温在排卵后升高0.5 ℃左右，并在黄体期一直维持在此水平上，故临床上将这一基础体温改变作为判断排卵日期的标志之一。

4. *对平滑肌的作用* 孕激素能降低血管和消化道平滑肌的紧张性，有人认为这是孕妇容易发生便秘和痔疮的原因之一。

女性体内的少量雄激素主要由卵泡的内膜细胞和肾上腺皮质网状带细胞产生，能刺激女性阴毛和腋毛的生长，分泌过多时可造成女性阴蒂肥大、多毛等男性化特征。

三、卵巢内分泌功能的调节

(一) 下丘脑-腺垂体对卵巢活动的调节

卵巢的活动受下丘脑-腺垂体的调节，卵巢分泌的激素呈周期性变化又使子宫内膜发生周期性改变，同时对下丘脑-腺垂体进行正、负反馈性调节，形成了下丘脑-腺垂体-卵巢轴。

下丘脑正中隆起释放的GnRH呈脉冲式分泌能够调节腺垂体FSH和LH的分泌，并在月经周期中呈现周期性变化。FSH是卵泡生长发育的始动激素，促使卵泡发育成熟，促进雌激素的生成和分泌。排卵前LH分泌高峰能诱发成熟卵泡排卵，排卵后LH又可维持黄体细胞持续分泌孕酮。

(二) 卵巢激素对下丘脑-腺垂体的反馈作用

下丘脑及腺垂体均存在雌、孕激素的受体，雌、孕激素可通过正、负反馈调节下丘脑及腺垂体激素的分泌。小剂量的雌激素抑制下丘脑GnRH的释放，在排卵前一天左右血中雌激素水平达到峰值则促进GnRH的释放，引起FSH特别是LH的释放，形成LH峰，称为雌激素的正反馈效应，而孕激素则抑制上述正反馈作用。故当卵巢切除或卵巢功能低下及绝经后，体内性激素水平下降，而LH和FSH水平则明显升高(图10-2)。

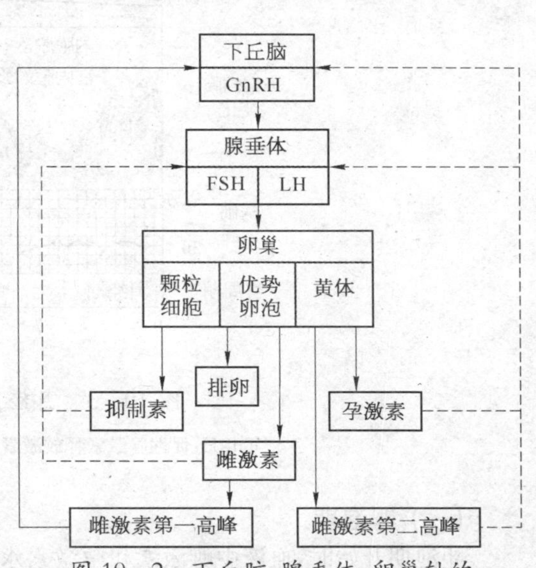

图10-2 下丘脑-腺垂体-卵巢轴的功能调节示意图
实线表示促进；虚线表示抑制

卵巢也能够通过旁分泌或自分泌形式构成局部调节系统或网络，参与调节卵巢周期性优势卵泡选择、排卵和性激素的合成等，并通过对促性腺激素受体的调控等自身调节形式影响卵巢功能。

四、月经周期

月经(menstrual)是指成年女性在卵巢激素水平周期性变化的影响下，每月发生一次周期性子宫内膜脱落和流血现象。月经初潮年龄多在12～14岁，平均每28 d发生1次，周而复始，称为**月经周期**(menstrual cycle)。按照子宫内膜的变化特征可将月经周期分为：①**月经期**(menses)一般持续3～5 d；②**增生期**(proliferative phase)为第6～14天；③**分泌期**(secretory phase)为第15～28天。45～55岁的女性，卵巢功能衰退，月经不再出现即为绝经。

月经周期的形成与卵巢内分泌活动的周期性变化关系密切，卵巢功能变化受下丘脑-腺垂体-卵巢轴的调控。在一个月经周期中按卵巢的变化，将卵巢周期以排卵为界限分为**卵泡期**(follicular phase)(排卵前期，相当于子宫内膜的月经期和增生期)和**黄体期**(luteal phase)(排卵后期，相当于子宫内膜的分泌期)(图10-3)。

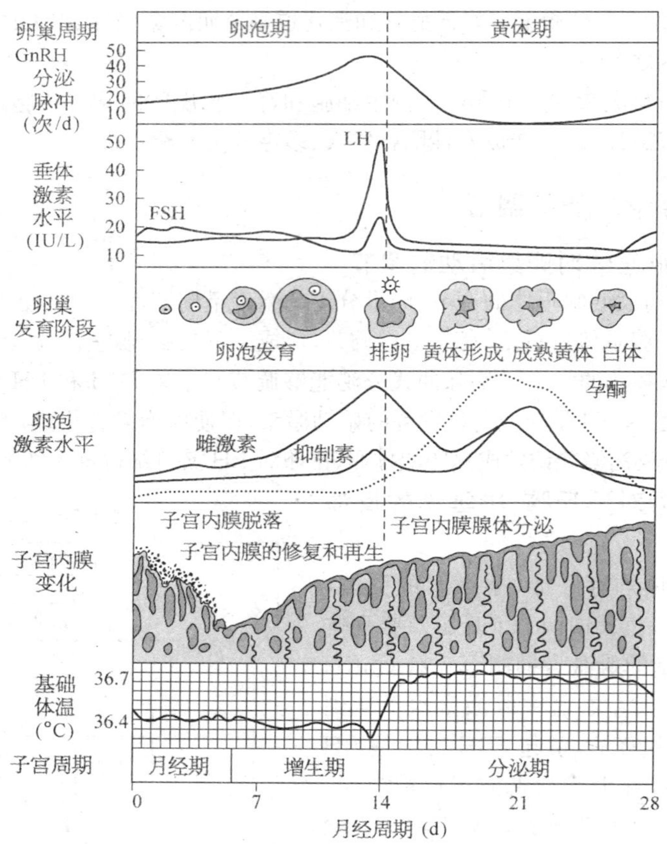

图10-3　月经周期中相关激素的变化

GnRH：促性腺激素释放激素；FSH：卵泡刺激素；LH：黄体生成素

(一) 卵泡期

卵泡期开始时，血液中雌激素和孕激素水平较低，对下丘脑和腺垂体的负反馈性抑制作用较弱，血中GnRH、FSH、LH的浓度开始升高，刺激卵泡生长并分泌大量雌激素入血。同时，其反馈性抑制作用使血中FSH的水平下降。至排卵前一天左右血中高浓度的雌激素以正反馈形式诱导下丘脑分泌 GnRH 增多，刺激 LH 与 FSH 的分泌而形成 LH 峰值。成熟卵泡在 LH 的作用下发生排卵。卵泡期的雌激素引起子宫内膜出现增殖期的变化，表现为子宫内膜增生发育、腺体增多、变长，但尚无分泌活动。

（二）黄体期

排卵后进入黄体期，在 LH 的作用下，黄体细胞分泌大量的雌激素和孕激素，使血中雌激素分泌的第 2 次升高，它能使黄体细胞上的 LH 受体增多，促进黄体分泌孕激素，使血中 P 水平于排卵后 5～10 d 出现高峰。高浓度的雌激素和孕激素通过负反馈性作用抑制下丘脑 GnRH 和腺垂体 FSH 与 LH 的释放。

在黄体期，子宫内膜在增生期的基础上受到孕激素的刺激，产生分泌期改变，表现为子宫内膜继续增殖变厚，腺管和小动脉卷曲，分泌含有糖原的黏液，为受精卵的着床准备条件。若不受孕，由于 FSH 和 LH 的明显减少，黄体逐渐退化(寿命为 12～15 d)为白体，血中孕激素和雌激素浓度明显下降，致使子宫内膜剥脱，发生流血，出现月经。孕激素和雌激素明显减少后，解除了对腺垂体 FSH 和 LH 的分泌抑制而分泌增加，重复下一个周期。如若受孕，则由胎盘分泌绒毛膜促性腺激素，代替腺垂体分泌的 LH 和 FSH 以维持黄体的分泌功能，继续分泌孕激素和雌激素，使妊娠顺利进行。

综上所述，月经周期是在下丘脑-腺垂体-卵巢轴周期性活动的调控下，卵巢和子宫内膜发生相应周期性变化而形成的。多种刺激均为可通过中枢神经系统影响腺垂体和卵巢的功能，导致月经周期的紊乱。

五、女性的性反应

女性性反应主要包括阴道润滑、阴蒂勃起和性高潮。

1. 阴道润滑作用　女性在受到性刺激后，阴道壁的血管充血，并滤出一种稀薄的黏性液体由阴道流至外阴部，润滑阴道和外阴，有利于性交的进行。同时，由于阴道下 1/3 部分充血，使阴道口缩窄，对插入阴道的阴茎有“紧握”作用。而阴道上 2/3 部分扩张、子宫颈和子宫体抬高，使上阴道宽松，阴道可伸长 1/4 左右，有利于性交和容纳精液。

2. 阴蒂勃起　阴蒂是女性的性感受器之一，阴蒂头部分有丰富的感觉神经末梢，是女性性器官中最敏感的部位。性兴奋时，阴蒂充血、膨胀，敏感性升高，使女性获得性快感并达到性高潮。

3. 性高潮　当外阴和阴道受到的一定强度的刺激时，子宫、阴道、会阴和骨盆部的肌肉会突然出现不随意的节律性收缩，为 3～12 次，并伴有一些全身性反应，如全身许多部位均出现性红晕，心率、呼吸加快，血压升高等，称为女性性高潮。性高潮只持续数秒，在短暂时间里通过强烈的肌肉痉挛使逐渐积累的性紧张迅速释放，心理上受到极大的愉悦和快感。女性性高潮后的不应期并不明显，可反复接受刺激而达到性高潮。女性的心理因素对性高潮的出现有明显的影响，在情绪不佳或不安时，性反应往往不会出现，更不会达到性高潮。据调查，有相当一部分女性在一生中从未体验或很少出现性高潮，其原因大多是由于缺乏性知识或由心理因素所致，而并非由于器质性功能障碍所引起。

第三节 妊娠与分娩

妊娠(pregnancy)是指卵子受精后，受精卵在母体子宫内生长发育形成胎儿，直至胎儿娩出的过程。妊娠时间一般以末次月经来潮的第 1 天开始算起，人类的妊娠时间约为 40 周，包括受精、着床、妊娠的维持、胎儿的生长发育和分娩。卵子受精是妊娠的开始，胎儿及其附属物从母体排出是妊娠的终止。妊娠全过程平均38周，是一个非常复杂、变化极为协调的生理过程。

一、受精与着床

（一）受精

受精(fertilization)是成熟获能后的精子与卵子融合的过程。精子射出后经阴道、子宫颈、子宫腔才能到达输卵管，精子和卵子在输卵管壶腹部相遇。

1. *精子的运行* 人类卵细胞与精子结合的部位是在输卵管。射入阴道的精子需要穿过子宫颈管、子宫腔和输卵管到达受精部位。精子运行的动力主要依靠自身尾部鞭毛的摆动和借助于女性生殖道平滑肌的运动以及输卵管纤毛的摆动。一次射精虽能排出数以亿计的精子，但在运行过程中大批精子失去活力而衰亡，最后只有20～200个精子到达卵细胞的周围，到达的时间在性交后30～90 min，最终只能有一个精子与一个卵子结合。

2. *精子获能* 精液射入阴道后由胶冻状态转为液化，液化的精子需要在女性生殖道内停留一定时间才能获得使卵子受精的能力，这一过程称为**精子获能**(fertilization)。获能的本质就是暴露精子表面与卵子识别的装置。精子经过在附睾中的发育，已经具备了受精能力，但由于附睾与精浆中存在去获能因子，它使精子的受精能力受到抑制。精子通过子宫腔和输卵管时，在淀粉酶作用下将“去获能因子”水解掉，使得精子恢复与卵子受精的能力。

3. *受精过程* 卵泡排出卵子后，很快被输卵管伞摄取，依靠输卵管平滑肌的蠕动和上皮细胞纤毛的摆动将卵子运送到受精部位。精子与卵子在女性生殖道中保持受精能力的时间很短，精子为24～48 h，卵子仅为6～24 h。精子与卵子在输卵管壶腹部相遇后尚不能立即结合，精子的顶体外膜与头部的细胞膜首先结合，继之破裂，形成许多小孔，释放出顶体酶，以溶解卵子外周的放射冠和透明带，这一过程称为**顶体反应**(acrosome reaction)。顶体反应中释放出的酶，可协助精子进入卵细胞。当精子进入卵细胞后，其尾部迅速退化，激发卵母细胞中的颗粒释放，释放物与透明带反应封锁透明带，使其他的精子难以再进入。细胞核膨大形成雄性原核，其随即与雌性原核融合，形成含有23对染色体的受精卵。受精卵在输卵管壶腹部停留约3 d，并分裂生长为桑葚胚(含有16个细胞的细胞团)。受精后第4～5天，桑葚胚进入子宫腔，在此继续分裂变成**胚泡**(blastocyst)，胚泡还可以直接从子宫内膜分泌液中吸收营养。

随着受精理论的延伸，推动了体外受精技术(试管婴儿)的发展。目前，人们已经使精子在适宜的培养液中能获能，并使这样的精子与取自母体的成熟卵子在试管中受精。卵子受精后继续培养，当受精卵分裂成2～8个分裂球时，再转移到母亲子宫内着床、发育、成长，直至分娩。

（二）着床

着床(implantation)是胚泡植入子宫内膜的过程，也称为植入，需要经过定位、黏着、穿透三个阶段。受精卵在移动至子宫腔的途中，继续进行细胞分裂形成胚泡。进入宫腔后的胚泡，开始时处于游离状态，大约在排卵后第8天，胚泡吸附在子宫内膜上，通过与子宫内膜的相互作用而逐渐进入子宫内膜，于排卵后10～13 d，胚泡完全被植入子宫内膜中。着床成功的条件在于：①透明带必须消失。②胚泡的滋养层细胞迅速增殖分化，形成合体滋养层细胞。③胚泡与子宫内膜必须同步发育和相互配合。④体内必须有足够的孕激素，并在雌激素的配合下，使子宫出现一个极短的敏感期或接受期，才能接受胚泡着床。成功着床的关键在于胚泡与子宫内膜的同步发育。

在着床过程中，胚泡不断地发出信息，使母体能识别胚泡并发生适应性变化。胚泡可产生**人绒毛膜促性腺激素**(human chorionic gonadotropin，hCG)，刺激卵巢黄体转变为妊娠黄体，继续分泌维持妊娠所需要的雌、孕激素。近年发现，受精 24 h 的受精卵便可产生**早孕因子**（early pregnancy factor, EPF），它能抑制母体淋巴细胞的功能，使胚泡免遭母体排斥。检测早孕因子可进行超早期妊娠诊断。

二、胎盘激素与妊娠的维持

胎盘是妊娠期的重要内分泌器官，胎盘不仅只分泌几种蛋白或类固醇类激素，也可以合成分泌下丘脑和垂体的激素。这些激素或因子在维持妊娠、妊娠期母体的适应性变化、胎儿发育，以及分娩的发动中起着非常重要的作用。

（一）人绒毛膜促性腺激素

hCG 是由胎盘绒毛组织的合体滋养层细胞分泌的一种糖蛋白。其化学组成、生理作用及免疫特性与腺垂体的 LH 相似。hCG 在胚泡植入（卵子受精后第 6 天左右）和早期妊娠过程的维持中起重要的作用。随着妊娠的进展，hCG 分泌量迅速增多，至妊娠第 60 天左右达到顶峰，妊娠后 160 d 左右降至较低水平，妊娠后期略有增加，在分娩前才停止分泌。如果分娩时无胎盘残留，于产后 4 d 血中 hCG 消失。临床通常通过检测母体血液或尿液中的 hCG 帮助诊断早期妊娠。

hCG 的主要功能是在早孕期维持卵巢的月经黄体功能，并使之转变为妊娠黄体。妊娠黄体在着床前后分泌大量的孕激素和一定量的雌激素，维护子宫内膜蜕膜化，以维持妊娠。hCG 能促进胚泡的生长和胎盘的生成，还可避免母体对胎儿的免疫排斥反应。对于男性胎儿，hCG 可促使其睾丸分泌 T，参与男性胎儿的性分化过程。

（二）胎盘雌激素和孕激素

hCG 的分泌于妊娠 60 d 后逐步下降到最低水平，此时黄体的分泌功能不能维持，但胎盘已于妊娠第六周后开始分泌雌激素和孕激素，所以雌激素和孕激素血中浓度仍继续升高，至分娩前达到高峰。在这两种激素作用下，子宫和乳腺继续明显地发育增大。

胎盘主要分泌的雌激素是 E_3，活性虽低，但分泌量极高。还可分泌少量的雌酮和 E_2。E_3 是胎儿和胎盘共同参与生成的，所以其合成量可以反映胎儿的健康状况。雌激素在妊娠期起着独特的作用，它除了能调节胎盘孕激素的合成、乳腺的生长和胎儿器官的成熟外，还能增加母体子宫和胎盘的血流量，调节子宫平滑肌的张力。妊娠晚期，雌激素通过降低子宫平滑肌的兴奋性为分娩做好准备。

P 由胎盘合体滋养层细胞分泌，是维持妊娠期子宫处于安静状态的主要激素。随着妊娠的进展，母体血液中的孕激素水平逐渐升高，妊娠末期达到高峰。妊娠初期，母体血液中孕激素的主要来源是卵巢黄体。到妊娠第 8～10 周后，则孕激素主要来源于胎盘。P 对妊娠维持的主要作用是：维持子宫内膜蜕膜化，为早期胚胎提供营养物质；降低子宫的收缩性，保持妊娠子宫的安静；促进乳腺腺泡的发育，为泌乳做准备。

（三）绒毛膜生长素

人绒毛膜生长催乳激素（human chorionic somatomammotropin, hCS）又称绒毛膜生长素，是胎盘合体滋养层细胞分泌的单链多肽激素，具有生长激素的促生长作用，能够调节母体和胎儿的糖、蛋白质和脂肪代谢，促进胎儿生长发育的作用。

三、分娩

分娩（parturition）是指成熟胎儿及其附属物从母体子宫、阴道排出体外的过程。子宫节律性收缩是分娩的主要动力，自然分娩的过程可分为三个产程：首先由子宫底部向子宫颈的收缩波频繁发生，推动胎儿头部紧抵子宫颈。此阶段可长达数小时。然后子宫颈变软和开放完全，胎儿由宫腔经子宫颈和阴道排出体外，一般需要 1～2 h。最后，在胎儿娩出后 10 min 左右，胎盘与子宫分离并排出母体，同时子宫肌强烈收缩，压迫血管以防止过量失血。子宫平滑肌的收缩具有阵发性的特征，并伴有疼痛。由于子宫肌收缩和间歇交替进行，所以称为阵发性收缩或阵缩。阵缩的生理意义在于保障胎儿的血液供应，胎儿不会因子宫肌持续收缩而发生窒息和导致死亡。在分娩过程中存在正反馈调节，胎儿对子宫颈部的刺激可引起催产素的释放和子宫底部肌肉收缩增强，迫使胎儿对子宫颈的刺激更强，从而引起更多的催产素释放和子宫的进一步收缩，直至胎儿完全娩出为止。

分娩是一个极其复杂的生理过程，子宫节律性收缩是分娩的主要动力。但临产发动的原因和确切机制尚不清楚。催产素、雌激素和前列腺素等是调节子宫肌肉收缩的重要因素。

四、避孕

避孕(contraception)是指采用科学手段使女性暂时不受孕，是计划生育的重要组成部分，主要控制生殖过程中 4 个关键环节：①抑制精子或卵子的生成；②阻止精子与卵子相遇；③使女性生殖道内的环境不利于精子的生存和活动；④使子宫内的环境不适于胚泡的着床与发育等。理想的避孕方法，应该安全可靠、简便易行，对性生活和性生理无不良影响，为男女双方均能接受和乐意持久使用。目前常用的女性避孕方法有女性全身性避孕药，为人工合成的高效能性激素，包括雌激素(如炔雌醇、炔雌醚等)和孕激素(如炔诺酮等)。当使用这些药物后，体内雌激素和孕激素的浓度明显升高，通过负反馈作用抑制下丘脑-腺垂体-卵巢轴的功能，从而抑制排卵；孕激素还可减少子宫颈黏液的分泌量，使黏稠度增加，不利于精子的通过。再如，将避孕环放置在宫腔内，造成不利于胚泡着床和生存的环境，以达到避孕的目的。男性常用的避孕方法是使用安全套，除能达到避孕目的外，尚能预防性病的传播。

(王德山　刘慧慧)

第十一章

神 经 系 统

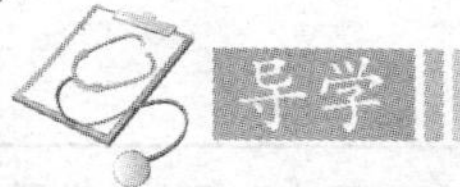

掌握: 化学性突触、神经骨骼肌接头结构及信息传递过程;外周神经递质及其受体;反射中枢、中枢抑制;丘脑感觉投射系统;内脏痛与牵涉痛;骨骼肌牵张反射。

熟悉: 神经纤维兴奋传导与中枢内兴奋传递特征;去大脑僵直;小脑功能;运动传导系统及功能;自主神经系统的功能及特点;下丘脑的功能;脑电图。

了解: 神经纤维分类、轴质运输、突触的抑制形式、神经胶质细胞。

神经系统(nervous system)是人体内起主导作用的调节系统,其功能主要是实现对机体各种反射活动的调节和脑的高级活动。神经系统通常分为中枢与外周两部分,前者指脑和脊髓,其主要功能是处理信息;后者是指脑和脊髓以外的部分,其主要功能是传递信息。

第一节　神经系统的基本结构与功能

神经系统由神经细胞和神经胶质细胞构成,神经细胞又称**神经元**(neuron),是构成神经系统的基本结构和功能单位,其主要功能是接受刺激、传递和整合信息等。神经胶质细胞对神经元有支持、营养、保护、修复等作用。

一、神经元

(一) 神经元的结构与功能

在人类中枢神经系统内的神经元数量约有1 000亿之多,其基本结构均由胞体和突起两部分构成,突起又分为树突和轴突(图11-1)。树突反复分支并丛集在胞体的周围,轴突通常一个神经元只有一条,发自轴丘。由于轴丘没有髓鞘包裹,则阈值最低,是神经冲动的起始部。轴突离开胞体后便获得髓鞘成为**神经纤维**(nerve fiber)。根据髓鞘的有无将神经纤维分为**有髓纤维**(myelinated fiber)和**无髓纤维**(unmyelinated fiber)两类,实际上无髓纤维外周也存在一薄层髓鞘。神经元的树突主要是接受来自环境的各种信息,并根据信息性质产生不同膜电位变化,最终以电紧张形式影响着胞体兴奋性;胞体是接受与整合信息,并进行相应的

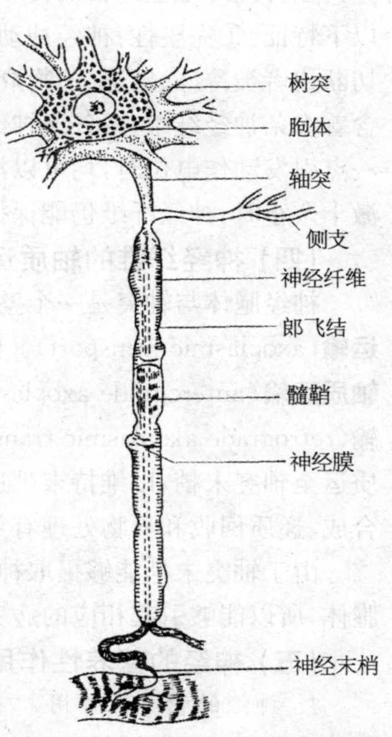

图11-1　运动神经元示意图

物质合成后转运至神经元末梢；轴突是将胞体的指令向指定部位传出，进而影响与其相连接的靶细胞发生相应的功能活动。

此外，如下丘脑中的某些神经元，除具有一般神经元的功能外还可以分泌激素，将此类神经元称为神经内分泌细胞。

（二）神经纤维的分类

由于神经纤维分类方法不同，相互间多有重叠，通常多以有无髓鞘、直径大小、传导速度、电生理特性等进行分类。各种分类方法中唯神经纤维传导速度最具临床意义（表11－1），检测神经传导速度有助于诊断神经纤维受损情况。

表11－1 哺乳类动物传出神经纤维的分类

纤维分类	功 能	纤维直径(μm)	传导速度(m/S)	相当于感觉纤维的类型
A有髓鞘				
α	本体感觉、躯体运动	13～22	70～120	Ⅰa、Ⅰb
β	触压觉	8～13	30～70	Ⅱ
γ	支配梭内肌	4～8	15～30	
δ	痛、温、触-压觉	1～4	12～30	Ⅲ
B有髓鞘	自主神经节前纤维	1～3	3～15	
C无髓鞘				
后根	痛、温、触-压觉	0.4～1.2	0.6～2	Ⅳ
交感	交感神经节后纤维	0.3～1.3	0.7～2.3	

（三）神经纤维兴奋传导的特征

在神经纤维上兴奋的传导是以动作电位形式进行，又称为神经冲动。神经纤维兴奋传导具有以下特征：①完整性：神经冲动正常传导要求神经纤维结构和功能的完整。如果神经纤维受损伤、切断或者被冷冻、压迫、药物麻醉等因素作用时，其传导功能均受影响。②绝缘性：通常神经干中包含着多条神经纤维，但各条神经纤维同时进行兴奋传导时互不干扰。③双向性：在神经纤维任何一点引发动作电位时，均可以沿着神经纤维向两端传导。④相对不疲劳性：有效的电刺激连续刺激十余小时，神经纤维仍能保持着传导兴奋的能力。

（四）神经纤维的轴质运输

神经胞体与轴突是一个整体，轴质经常在胞体与轴突末梢之间进行流动，将此现象称为**轴质运输**（axoplasmic transport）。轴质运输是双向性的，胞体内物质向轴突末梢的转运过程称为**顺向轴质运输**（anterograde axoplasmic transport）；将轴突末梢物质向胞体的转运过程称为**逆向轴质运输**（retrograde axoplasmic transport）。轴质运输以顺向运输为主，其意义在于将胞体合成的各种物质运至轴突末梢，以维持末梢递质释放、神经内分泌或代谢的需要；逆向运输与反馈控制胞体物质合成、递质回收和异物处理有关。

由于轴突末梢能够摄取神经毒和毒素类物质，如破伤风毒素、狂犬病毒，经逆向运输到达神经胞体，所以能够引起相应的病变。

（五）神经的营养性作用和神经营养因子

1. 神经的营养性作用　神经对所支配的组织除了发挥调控作用外，还能通过其末梢经常性释放营养因子，持续性调节所支配的组织代谢活动，对其组织的结构、生化与生理过程施加影响，称此为神经营养性作用。由于营养因子来自于胞体并借助于轴质运输流向末梢，故该作用往往在神经被切断、变性时才明显表现出来。如切断动物运动神经后，被支配的肌细胞内出现糖原合成减慢、蛋白质分解加速、肌肉逐渐萎缩等变化，皆因为肌肉失去了神经营养性作用的结果。临床上脊髓灰质炎、周围神经损伤的患者肌肉发生明显萎缩，与此作用丧失有关。

2. *神经营养因子* 由神经纤维所支配的组织以及由胶质细胞产生的对神经元起营养作用的蛋白质分子，称为**神经营养因子**(neurotrophin, NT)。目前已发现并分离出来的NT主要有神经生长因子家族、其他神经营养因子和神经营养活性物质三大类。三类中以神经生长因子家族较为重要，其中**神经生长因子**(nerve growth factor, NGF)是较早被发现的、研究较多的一种。NGF由神经末梢摄取后，经逆向轴质运输运送到胞体，调节胞体合成相关蛋白质，从而维持神经元的生长、发育、保护与修复等功能。

二、神经胶质细胞

神经胶质细胞(neuroglia)广泛地分布于中枢与周围神经系统神经元之间，其数量为神经元的10～50倍，约占脑重量的一半。中枢神经系统内的胶质细胞主要包括星形胶质细胞、少突胶质细胞、小胶质细胞与室管膜细胞等；分布于周围神经系统的胶质细胞有**施万细胞**(Schwann cell)和脊神经节的卫星细胞。胶质细胞也有突起但无树突和轴突之分，与邻近细胞多以缝隙连接形式相互联系，无突触样结构。由于胶质细胞没有产生动作电位的能力，所以不能够直接参与信息的传递和处理。其主要功能如下。

1. *支持作用* 神经胶质细胞充填于神经元及其突起间，构成网架起到支持神经元的作用。

2. *修复与再生作用* 胶质细胞特别是星形胶质细胞在神经元发生损伤或变性死亡时，能够通过有丝分裂进行增生，填补神经元死亡造成的缺损，从而起到修复和再生的作用。

3. *绝缘和屏障作用* 少突胶质细胞与施万细胞分别形成中枢与周围神经纤维的髓鞘，起到绝缘作用；星形胶质细胞形成血管周足，是构成血脑屏障的重要组成部分。

4. *物质代谢和营养性作用* 星形胶质细胞通过血管周足和自身突起，将毛细血管和神经元联系到一起，是神经元与血液之间进行物质交换的主要途径。此外，星形胶质细胞还能产生神经营养因子，来维持神经元的生长、发育和生存，并保持其功能的完整性。

5. *参与免疫活动* 星形胶质细胞膜上存在着能够与外来的抗原进行特异性结合的蛋白质分子，在与抗原结合后可将其呈递给T淋巴细胞，以发挥其免疫应答作用。

6. *稳定细胞外液 K^+ 浓度* 星形胶质细胞可通过加强膜表面 Na^+ 泵的活动，将细胞外液中多余的 K^+ 泵入胞内，并通过缝隙连接迅速扩散到周围的神经胶质细胞内，以避免细胞外液 K^+ 的增多而影响神经元的正常活动。

7. *参与神经递质及生物活性物质的代谢* 脑内星形胶质细胞既能够摄取谷氨酸与γ-氨基丁酸两种递质，及时消除这些递质对神经元的持续作用；同时又可通过代谢将其转变为递质的前体物质。此外，星形胶质细胞还能合成并分泌血管紧张素原、前列腺素、白细胞介素和多种神经营养因子等物质。

第二节 神经元间的信息传递

在神经调节的反射弧结构中，将神经元之间的相互间接触的部位，称为**突触**(synapse)；传出神经元与效应器间相互接触部位，称为**接头**(junction)。

信息在突触之间的传递过程称为突触传递，根据突触传递的媒介将突触分为**化学性突触**(chemical synapse)和**电突触**(electrical)两类，前者是以神经递质、后者则以局部电流为信息传递媒介。化学性突触又分为**定向突触**(directed synapse)和**非定向突触**(non-directed synapse)。前者释放递质仅作用于短距离的局限部位，如经典的突触和神经-骨骼肌接头；后者释放的递质则可扩散较远、作用的空间部位广泛，又称之为**非突触性化学传递**(non-synaptic chemical transmission)，如神经-平滑肌接头。

由于机体以定向化学性突触传递方式最为普遍，故在本节加以重点叙述。

一、定向化学性突触传递

(一) 结构与分类

1. 突触的微细结构　定向化学性突触习惯称为化学性突触，是由**突触前膜**(presynaptic membrane)、**突触后膜**(postsynaptic membrane)和**突触间隙**(synaptic cleft)三部分组成(图 11－2)。突触前膜属于**突触小体**(synaptic knob)膜，突触后膜为后一个神经胞体或突起膜。前膜与后膜均较一般神经细胞膜厚，两膜之间的缝隙为突触间隙。含有神经递质的**突触小泡**(synaptic vesicle)多聚集在前膜附近，突触小泡内不但含有的神经递质种类不同，在递质释放的形式上也各有差异。例如，乙酰胆碱(Ach)、儿茶酚胺类递质释放过程迅速，但是其释放部位仅限于前膜特定的**活化区**(active zone)范围；而神经肽类递质释放相对缓慢但不受活化区限制。突触间隙内含有黏多糖和糖蛋白与组织间隙相通，在间隙两侧膜上存在着能够分解相应递质的酶，以调控递质、受体的作用时间和强度。在突触后膜上存在着与神经递质进行特异性结合的受体或化学门控通道。

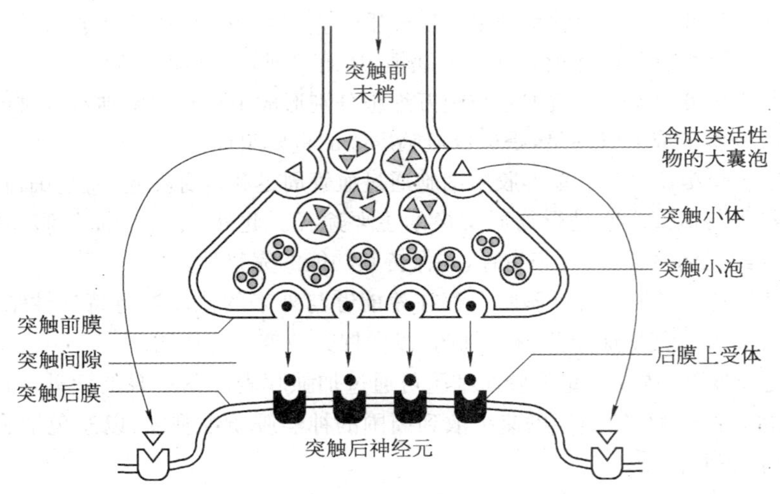

图 11－2　化学性突触结构示意图

2. 突触的分类　①结构分类：根据两个神经元相接触的部位不同，常见的有轴突-胞体、轴突-树突、轴突-轴突式突触三种类型。此外，在中枢神经系统还发现树突-树突、树突-胞体、树突-轴突、胞体-树突、胞体-胞体和胞体-轴突式突触，以及化学性突触与电突触组合型的串联性等类型突触。②功能分类：前神经元功能活动引起后神经元兴奋的突触称为兴奋性突触；引起后神经元抑制的突触为抑制性突触。

(二) 突触传递

化学性突触传递是通过突触前膜释放化学性递质，在突触后膜将其转换为电信号的过程。

1. 突触传递的基本过程 化学性突触传递主要包括：①突触前神经元的动作电位抵达神经末梢，突触前膜去极化。②前膜上电压门控钙通道开放，细胞外 Ca^{2+} 流入轴质内。③触发突触小泡前移与前膜接触、融合，并以胞吐方式将递质释放入突触间隙。④递质由间隙扩散到达突触后膜，与后膜上的特异性受体结合。⑤突触后膜某些离子通道开放或关闭，引起突触后膜发生去极化或超极化，产生**突触后电位**(postsynaptic potential)，改变后神经元兴奋性。⑥递质与受体作用之后立即被酶分解或移除。

在上述过程中，诱发递质释放的关键因素是膜外 Ca^{2+} 内流。研究发现，Ca^{2+} 内流的数量与前膜去极化的幅度大小成比例，动作电位幅度越大，Ca^{2+} 内流的数量则越多，进而递质释放量也随着增加。轴质内的 Ca^{2+} 再通过膜 Na^{+}-Ca^{2+} 交换体转运至膜外。

2. 突触后神经元的电活动 依据突触前膜释放的递质性质所引发后膜的电活动形式，可分为兴奋性与抑制性突触后电位。此外，根据电位时程长短又分为快突触后电位和慢突触后电位。

(1) 兴奋性突触后电位：由突触前膜释放兴奋性递质，作用于后膜上的特异受体时，引起后膜 Na^{+} 和 K^{+} 化学性门控通道开放，由于 Na^{+} 的内流量大于 K^{+} 的外流，导致突触后膜发生局部去极化以提高其兴奋性，故称为**兴奋性突触后电位**(excitatory postsynaptic potential, EPSP)。EPSP 属于局部兴奋，可通过总和使膜电位去极化幅度不断增大，若达到阈电位时则引起突触后神经元产生扩布性兴奋，即动作电位；如果未能达阈电位则能提高突触后神经元的兴奋性，即产生易化现象。

(2) 抑制性突触后电位：突触前膜兴奋时释放抑制性递质，与突触后膜上特异性受体结合后，主要使其 Cl^{-} 与 K^{+} 门控通道开放，不论是 Cl^{-} 的内流还是 K^{+} 的外流，突触后膜均会发生局部超极化，进而降低了突触后神经元的兴奋性，从而发挥其抑制效应，故称为**抑制性突触后电位**(inhibitory postsynaptic potential, IPSP)。此外，IPSP 的产生与 Na^{+} 或 Ca^{2+} 通道的关闭也有着密切关系。

(3) 慢突触后电位：在大脑皮层和自主神经节等部位神经元能够记录到潜伏期达几百个毫秒，甚至更长时间的 EPSP 或 IPSP。这种突触后电位产生机制目前尚不明确，有人认为，快 EPSP 可能与膜的 K^{+} 电导性降低有关，而慢 IPSP 可能与膜的 K^{+} 电导性增高有关。

在中枢神经系统中，一个神经元常与其他多个神经元构成突触，在这些突触中既有兴奋性又有抑制性突触，突触后神经元的变化性质最终取决于同时产生的 EPSP 与 IPSP 的代数和，如果 EPSP 占优势并达阈电位水平时，突触后神经元产生兴奋；反之，后神经元则呈现抑制状态。

3. 影响突触传递的因素

(1) 递质释放：进入前膜 Ca^{2+} 是促进递质释放的直接因素，所以细胞外液 Ca^{2+} 浓度升高，或 Mg^{2+} 浓度降低，或突触前膜动作电位频率或去极化幅度增加，均可使 Ca^{2+} 内流增加，促进递质释放；反之则减少。

(2) 受体：受体数量以及递质与受体的亲和力，均能够影响突触传递。例如，箭毒碱和银环蛇毒素可以特异地阻断骨骼肌细胞膜上 N_2 型胆碱能受体，导致肌肉松弛。

(3) 递质移除：凡是影响递质分解酶或重摄的因素也能够影响突触传递。例如，利血平能够抑制交感神经末梢突触前膜重摄去甲肾上腺素(NE)，结果使小泡中的递质减少以至耗竭，达到治疗高血压的目的；有机磷农药能够抑制胆碱酯酶，使 Ach 不能够及时被分解灭活而大量积聚，引起肌肉痉挛等中毒症状。

4. 突触的可塑性(plasticity) 指突触的形态和功能发生改变的特性或现象，中枢神经系统存在的这种特性与学习和记忆发生的机制非常密切。主要有以下几种形式。

(1) **强直后增强**(posttetanic potentiation)：指突触前膜受到高频率短暂刺激时，突触后电位波幅出现持续性增大的现象。其持续的时间可在数分钟至 1 h 以上。其机制是由于高频率刺激突触前膜时，Ca^{2+} 内流增多促使递质大量释放的结果。

(2) 习惯化与敏感化：**习惯化**(habituation)是指反复给予突触前末梢刺激时前膜对于刺激的反应性逐渐降低乃至消失的现象。而**敏感化**(sensitization)则指重复刺激突触前末梢时前膜对刺激反应增高和延时的现象。前者效应是减弱了突触传递效率，而后者则增加。习惯化产生机制可能与突触前膜 Ca^{2+} 通道逐渐失活及 Ca^{2+} 内流减少有关，而敏感化则由于突触前膜 Ca^{2+} 内流增加，最终导致递质释放量的增减变化所致。

(3) 长时程增强与长时程压抑：**长时程增强**(long-term potentiation, LTP)是指突触前末梢受到短促高频连续刺激后，产生长时间、幅度较大的兴奋性突触后电位的现象。LTP 持续可以数天时间，在中枢神经系统多个部位均可以发生。其机制与突触后神经元胞质内 Ca^{2+} 浓度增加有关。**长时程压抑**(long-term depression, LTD)是指突触信息传递效率长时间降低的现象。LTD 多在突触前神经元接受到长时间的低频率刺激后出现，并且 LTD 出现时突触后神经元胞质内 Ca^{2+} 浓度也有少量增加。其产生机制目前尚不十分清楚。

(三) 神经-骨骼肌接头的兴奋传递

运动神经元轴突末梢与骨骼肌之间形成的功能性联系部位，称为**神经-骨骼肌接头**(neuromuscular junction)。该处的信息传递过程，与上述兴奋性突触传递十分相似。

1. *神经-骨骼肌接头结构* 运动神经元轴突末梢在接近骨骼肌细胞处失去髓鞘，以裸露的形式嵌入肌细胞膜的凹陷内形成**接头前膜**(prejunctional membrane)，与其相对应的肌膜称为**接头后膜**(postjunctional membrane)，又名**终板膜**(endplate membrane)。在两者之间约有 50 nm 宽的**接头间隙**(junctional cleft)，细胞外液充填其中。终板膜有规律地内陷形成许多皱褶，以增加与前膜接触面积。在皱褶的开口处的膜上集中分布着与 Ach 结合的 N_2 型胆碱能受体，终板膜上还存在着分解 Ach 的胆碱酯酶。在每个轴突末梢的轴质中，除有线粒体外，还有约 30 万个内含 Ach 的突触小泡(图 11-3)，每个小泡中贮存有 5 000～10 000 个 Ach 分子。当递质的释放时，是以单个小泡为单位通过胞吐作用将其倾囊而出的方式进行，故称为**量子式释放**(quantal release)。

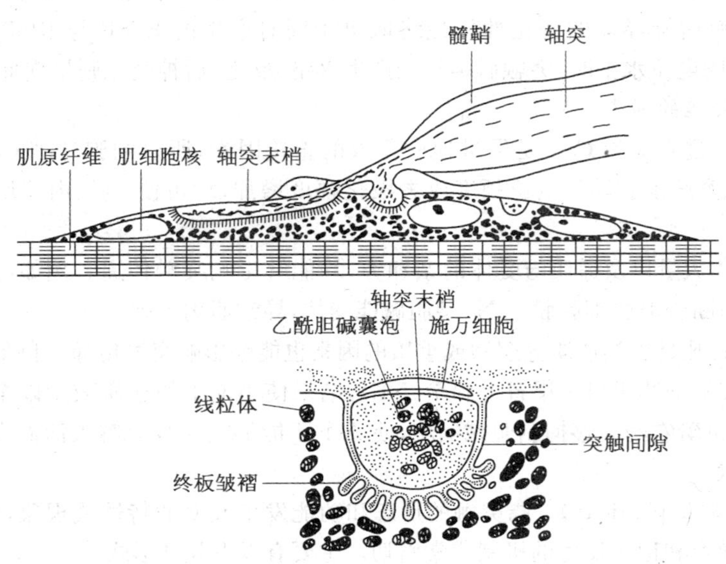

图 11-3 神经-骨骼肌接头部的超微结构示意图

2. *神经-骨骼肌接头的兴奋传递过程*　通常在静息状态时，接头前膜内突触小泡约以每秒钟1次的频率进行自发性量子式释放，由一个小泡释放Ach量所引发的电位变化称为**微终板电位**(miniature endplate potential，MEPP)。单个MEPP通常不足以引起肌细胞的兴奋。

神经-骨骼肌接头兴奋传递过程包括：①神经冲动到达接头前膜，前膜去极化引起电压门控式Ca^{2+}通道开放，Ca^{2+}进入前膜。②突触小泡向前膜靠近并与之融合，通过胞裂外排的方式释放Ach。③Ach通过接头间隙与终板膜上的N_2型受体结合并激活离子通道型受体。④终板膜对Na^+、K^+通透性增高，由于Na^+内流量超过K^+外流量，导致终板膜去极化产生**终板电位**(endplate potential，EPP)。⑤EPP可以通过电紧张形式激活临近电压门控Na^+通道，当去极化达到阈电位水平时肌膜上产生动作电位，并向全肌细胞扩布。⑥Ach在终板电位产生后即被胆碱酯酶迅速水解为胆碱和乙酸。

许多因素均可作用于神经-骨骼肌接头兴奋传递过程的不同环节，以影响正常的神经与肌肉间的传递功能。如筒箭毒类化合药物能够特异性地阻断终板膜上胆碱能受体，使肌肉松弛；临床上重症肌无力患者，是由于自身免疫性抗体破坏了终板膜上的胆碱能受体，从而导致神经与肌肉传递障碍，出现肌无力；而新斯的明等胆碱酯酶抑制剂，可通过抑制胆碱酯酶以增加Ach在接头处浓度，改善肌无力患者症状。

二、非定向化学性突触传递

该类突触传递又称非突触性化学传递。其主要特点是神经元之间没有典型的突触样结构，而是由前神经元轴突末梢发出大量分支，在其上形成串珠状膨大的结构，即**曲张体**(varicosity)。曲张体沿着分支分布于所作用的组织细胞周围，其内有大量含有神经递质的突触小泡，当兴奋冲动到达曲张体时递质释放，通过细胞外液弥散作用于邻近或远隔几百微米部位的靶细胞，进而发挥生理效应(图11-4)。现已发现中枢神经内单胺类神经纤维都能进行非突触性化学传递。

在外周神经中，以NE和Ach为递质的神经-平滑肌接头或神经-心肌接头传递也是通过这种方式进行的。在轴突末梢以外的部位也存在着非突触性化学传递，如树突膜所进行非突触性化学传递。与化学突触传递比较，非突触性化学传递具有以下特征：①没有典型的突触结构。②曲张体释放递质与靶细胞之间距离比较远。③递质作用范围广泛，完成的调节功能更复杂。

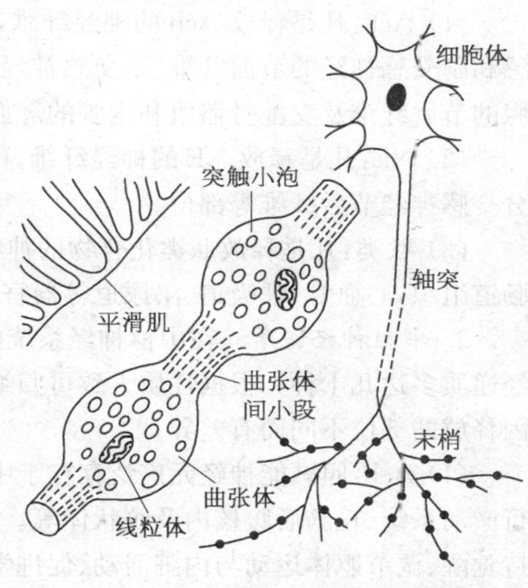

图11-4　非突触性化学传递的示意图

三、电突触

电突触(electrical synapse)的结构基础为**缝隙连接**(gap junction)，相邻的两个神经细胞膜之间距离仅有2～3 nm，膜两侧轴质内无突触小泡存在。在两侧膜上有沟通两细胞胞质的水相通道，允许带电离子通过进行电信息传递，故称为电传递。电突触传递的特点是：由于电阻低所以传递速度快，几乎不存在潜伏期；因为没有突触的前、后膜之分，所以呈双向性传递。电突触在哺乳类动物中枢系统和视网膜等部位大量的存在，多发生在同类神经元之间，且突触呈多种结构类型；其功能可能是使相邻的神经元产生同步化活动。

四、神经递质与受体

神经递质是化学性突触信息传递的媒介，与相应的受体结合后方能完成信息传递。因此，神经递质和受体是化学性突触间信息传递的物质基础。

（一）神经递质

神经递质（neurotransmitter）是由神经元末梢释放并使靶细胞产生某些效应的化学性物质。递质的基本特征：①突触前神经元内存在着合成递质的前体物质与酶系统，并能合成相应的神经递质。②具有贮存部位，并在兴奋到达时突触小泡内递质能释放。③能与突触后膜上的特异性受体结合产生特定的生理效应。④在突触部位存在着能使递质失活的酶或使递质移除的机制。⑤有特异的受体激动剂和拮抗剂，能模拟或阻断递质的传递效应。

神经元除了能够产生递质外，还能产生一些调节神经元之间信息传递效率，增强或削弱递质效应的化学物质，称为**神经调质**（neuromodulator），并将调质所发挥的作用称为**调制作用**（modulation）。目前已了解的神经递质和调质已达100余种，根据其化学性质可以分为胆碱类、胺类、氨基酸类、肽类、嘌呤类、气体类和脂类等。

近年来发现，在同一根神经元末梢内，有两种或两种以上的递质或调质同时存在，称为**递质共存**（neurotransmitter coexistence）。递质共存的意义在于更好地协调某些生理过程。

1. 外周神经递质　由全身周围器官和组织传出神经末梢所释放的神经递质，称为外周神经递质。主要有Ach、NE和肽类。

（1）Ach：凡是释放Ach的神经纤维，称为**胆碱能纤维**（cholinergic fiber）。主要分布在全部交感和副交感神经的节前纤维、副交感神经的节后纤维、小部分交感神经节后纤维（如支配汗腺、胰腺的节后纤维及支配骨骼肌和内脏的舒血管纤维）以及躯体运动神经纤维等部位。

（2）NE：凡是释放NE的神经纤维，称为**肾上腺素能纤维**（adrenergic fiber）。主要分布在大部分交感神经节后纤维等部位。

（3）肽类：凡是释放肽类化合物的神经纤维，称为**肽能纤维**（peptidergic fiber）。主要分布在胃肠道组织，心血管、呼吸道、泌尿道等器官也有分布。

2. 中枢神经递质　在中枢神经系统内参与突触传递的化学递质，称为中枢神经递质。中枢神经递质多达几十种。根据性质大致可归纳为Ach、胺类、氨基酸类和神经肽等四大类，其各自作用因释放的部位不同而有差异。

（1）Ach：胆碱能神经元广泛存在于中枢神经系统内，如脊髓前角运动神经元、脑干网状结构上行激动系统、丘脑后腹核内及纹状体等。Ach绝大多数表现为兴奋性作用，在传递特异性感觉、维持觉醒、调节躯体运动与内脏活动、促进学习等过程中具有重要作用。

（2）胺类：包括多巴胺（DA）、NE、肾上腺素、5－HT和组胺等，它们分别组成不同的递质系统。①DA能递质系统主要参与锥体外系信息传递，其主要功能与调节肌紧张、躯体运动等有关，多数起抑制效应。②NE能递质系统主要参与睡眠与觉醒、学习与记忆、情绪以及心血管活动等过程。③5－HT能递质系统主要与睡眠、情绪、内分泌、心血管活动等有关。④组胺能递质系统可能与觉醒、性行为、腺垂体分泌、饮水、痛觉调节等有关。

（3）氨基酸类：包括谷氨酸、门冬氨酸、甘氨酸、GABA，前两者为兴奋性氨基酸，后两者为抑制性氨基酸。兴奋性氨基酸具有维持中枢神经兴奋作用，抑制性氨基酸除了降低中枢神经兴奋性外，还参与了内分泌、睡眠与觉醒以及情绪调节等过程。

(4) 神经肽类：**神经肽**(neuropeptide)主要有以下几种：①**速激肽**(tachykinin)：包括**P物质**(substance P)，神经肽A、B、K、α，神经激肽A(3～10)等6个成员。比较明确的是P物质，广泛分布在中枢内，并作为第一级伤害性传入纤维末梢释放的兴奋性递质，对痛觉传递起易化作用；对躯体运动以及心血管、神经内分泌活动均有调节作用。②**阿片肽**(opioid peptide)主要包括**脑啡肽**(enkephalin)、**强啡肽**(dynorphin)和**β内啡肽**(β endorphin)。阿片肽在中枢分布广泛，主要与镇痛调制和调节心血管活动等有关。③下丘脑调节肽和神经垂体肽：**下丘脑调节肽**(hypothalamic regulatory peptide)除了调控垂体内分泌功能外，对感觉、运动及智能活动等也有调节作用。④**脑-肠肽**(brain-gut peptide)：是指在胃肠道和脑内双重分布的肽类物质，具有调节摄食行为等多种作用。

(5) 其他递质：一氧化氮(NO)和一氧化碳(CO)均是气体分子，在神经突触信息传递过程中起到递质作用，从而能够调节突触功能，具有神经保护作用等。

3. 递质的代谢　递质代谢包括其合成、贮存、释放、失活、再摄取和再合成等步骤。发挥效应后的递质迅速失活是防止其作用持续、保持神经冲动及时准确传递的必要条件。递质除了部分被酶降解失活外，还可以被突触前膜重摄取用于合成新的递质。递质代谢过程中不但需要合成原料与相关酶系的催化，而且在释放过程中需要 Ca^{2+} 的促进等。因此，在递质代谢的任何一个环节上发生异常均影响信息的正常传递。

(二) 受体

受体(receptor)是存在于细胞膜或细胞内能与某些化学性物质进行特异性结合并诱发生物效应的蛋白体。与受体结合并产生相应生物效应的化学物质称为受体**激动剂**(agonist)；若结合后而不产生相应生物效应的化学物质则称为受体**拮抗剂**(antagonist)，两者统称为**配体**(ligand)。由于受体一旦与拮抗剂结合后，就很难与相应递质结合，所以不能产生特定的效应。临床上一些药物就是通过激动和拮抗某些受体而发挥治疗作用。

受体分类与命名，一是根据与其结合的天然配体分类和命名，二是根据受体激活机制进行分类命名。如将离子激活的受体称为离子通道型受体或**促离子型受体**(ionotropic receptor)，将通过G蛋白激活的受体称为G蛋白偶联受体或**促代谢型受体**(metabotropic receptor)。

根据受体分布的部位可将受体分为外周受体和中枢受体，由于中枢受体分布和效应非常复杂，许多问题尚待深入研究。所以，以下就外周受体予以重点介绍。

1. 胆碱能受体(cholinergic receptor)　根据其药理特性分为：①**毒蕈碱**(muscarine)受体，简称M型受体。②**烟碱**(nicotin)受体，简称N型受体。

(1) M型受体：广泛分布于绝大多数副交感节后纤维支配的效应器(少数肽能纤维支配的效应器除外)和交感节后纤维支配的汗腺、骨骼肌的血管壁上。目前已分离出M1～M5受体5种亚型，均为G蛋白偶联受体。Ach与M受体结合后，可产生一系列自主神经节后胆碱能纤维兴奋的效应，包括心脏活动的抑制，支气管、胃肠道平滑肌、膀胱逼尿肌和瞳孔括约肌的收缩，消化腺与汗腺的分泌以及骨骼肌血管的舒张等，这种效应称为毒蕈碱样作用，又称M样作用。该作用可被受体拮抗剂阿托品阻断。

(2) N型受体：N受体又分为 N_1 和 N_2 两种亚型，两种受体均是Ach门控(化学门控)通道。为了区别上述两种受体，通常将 N_1 受体称为**神经元型N受体**(neuronal type nicotinic receptor)，它分布于中枢神经系统内和自主神经节的突触后膜上，Ach与之结合可引起节后神经元兴奋；而将 N_2 称为**肌肉型N受体**(muscle type nicotine receptor)，分布在神经-肌肉接头的终板膜上，Ach与之结合可使骨骼肌兴奋。Ach与这两种受体结合所产生的效应称为烟碱样作用，又称N样作用。六烃

季铵是 N_1 型受体拮抗剂，十烃季铵是 N_2 型受体拮抗剂，筒箭毒则具有同时阻断这两种受体的作用。

2. 肾上腺素能受体　凡是能与**儿茶酚胺**(catecholamine, CA)类物质(包括去甲肾上腺素、肾上腺素等)结合的受体，称为**肾上腺素能受体**(adrenergic receptor)。该类受体可分为 α 与 β 两种类型。α 受体又可分为 α_1 和 α_2 受体两个亚型，β 受体则能分为 β_1、β_2 和 β_3 受体三个亚型。所有的肾上腺素能受体都属于 G 蛋白偶联型受体。由于受体存在部位及类型不同，所以产生的生物效应各异(见第六节表 11-4)。

(1) α 受体：一般认为 α_1 受体分布于肾上腺素能纤维所支配的效应器细胞膜上。在外周组织中，α_1 受体主要分布于平滑肌，以产生兴奋性效应为主，促进皮肤、胃肠与肾脏等内脏血管收缩、子宫收缩和扩瞳肌收缩等，但对小肠平滑肌产生抑制作用。近年来，发现心肌细胞膜也存在 α_1 受体，它可介导儿茶酚胺的缓慢正性变力作用。α_2 受体主要分布于肾上腺素能纤维末梢的突触前膜上，对突触前 NE 的释放进行反馈调节。**哌唑嗪**(prazosin)和**育亨宾**(yohimbine)分别能选择性阻断 α_1 和 α_2 受体而产生降压作用；而**酚妥拉明**(phenotola mine)可同时阻断 α_1 与 α_2 两种受体。

(2) β 受体：β_1 受体主要分布于心肌细胞上，具有兴奋性效应。在生理状态下心脏的 β_1 受体作用占优势，以至掩盖了心脏 α_1 受体的作用。只有在 β_1 受体功能抑制时，α_1 受体对心脏的调节作用才能显现出来。β_2 受体主要分布在支气管、胃肠道、子宫以及冠状动脉、骨骼肌血管等平滑肌上，其效应是抑制性。阿替洛尔为 β_1 受体拮抗剂，临床上可用于治疗高血压、缺血性心脏病及快速性心律失常等。普萘洛尔是临床上常用的非选择性 β 受体拮抗剂，它对 β_1 和 β_2 两种受体均有阻断作用。心动过速或心绞痛等心脏病患者应用普萘洛尔可降低心肌代谢与活动，达到治疗目的，但对支气管具有兴奋作用。β_3 受体主要存在于脂肪细胞上。此外，血液中存在的儿茶酚胺类物质也能够与 α 受体和 β 受体结合，但对不同类型受体的结合能力有所不同。NE 与 α 受体亲和力强，与 β 受体结合力较弱；肾上腺素与 α 和 β 受体结合力均比较强，而异丙肾上腺素主要与 β 受体结合。

3. 中枢受体　由于中枢神经递质种类繁多，其相应的受体也非常复杂。除胆碱能 M 型与 N 型受体以及肾上腺素能 α 型与 β 型受体外，还有 DA 受体、5-HT 受体、兴奋性和抑制性氨基酸受体、神经激肽类受体、阿片类受体以及腺苷类受体等。其中绝大部分为 G 蛋白偶联受体。多巴胺受体现已克隆出 D_1～D_5 5 种亚型。5-HT 受体已知的有 5-HT_1～5-HT_7 共 7 种类型受体。兴奋性氨基酸中谷氨酸受体包括促代谢型受体与促离子型受体两种类型，前者已发现有 11 种亚型，后者可分为 3 种亚型。抑制性氨基酸中的 GABA 受体分为 A、B 两种亚型。神经激肽类受体已经克隆出 3 种；阿片类受体已确定的有 μ、δ、κ3 种受体。上述各种受体也有其相应的拮抗剂。总之，中枢内受体系统中的不明之处较多，尚待阐明。

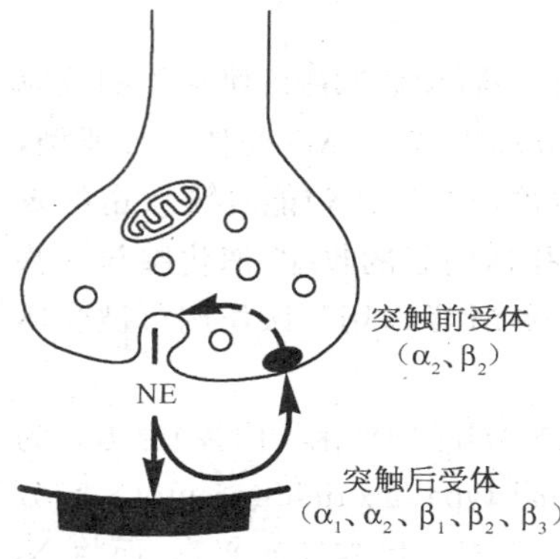

图 11-5　突触前受体反馈性调节递质释放示意图

4. 突触前受体　分布在突触前膜的受体(图 11-5)，称为**突触前受体**(presynaptic receptor)。其主要作用是调节突触前神经末梢递质的释放。例如，肾上腺素能纤维末梢的突触前膜上，存在着 α_2 受体和 β_2 受体。当 α_2 受体被激活时抑制其末梢 NE 释放；β_2 受体激活时，则促进 NE 的释放。但是大多情况下以负反馈形式调节 NE 的释放。

5. 受体调节　膜受体与配体之间经常发生互动性变化以调节着受体的数量与功能。当某种递质分泌不足时，该受体的数量随之增加，亲和力也逐渐升高，称为受体的**上调**(up regulation)；反之，当某种递质分泌过多时，则该受体的数量逐渐减少,亲和力也逐渐下降,称为受体的**下调**(down regulation)。受体的上调与下调主要机制,与膜表面的受体能够在细胞膜自身作用下内外移动有关。如受体上调可能是细胞膜将储存在膜内的受体蛋白表达于膜表面;而下调则可能由于受体被膜内吞入胞使膜表面受体数量减少所致。膜表面受体数量与亲和力的改变,将影响突触之间的信息传递而产生各种疾病。

第三节 反射中枢活动的基本规律

一、反射中枢

反射是神经调节的基本方式,通常将存在于中枢神经系统内,调节某一特定生理功能活动的神经元群,称为**反射中枢**(reflex center)。根据所调节生理功能的复杂程度不同,将反射分为**单突触反射**(monosynaptic reflex)和**多突触反射**(polysynaptic reflex)。前者指传入神经与传出神经之间只需要一次突触传递的反射,如人体的腱反射等;后者是指调节某一复杂的生命活动的中枢,涉及的神经元数量多、范围广,如呼吸调节中枢,涉及到延髓、脑桥、下丘脑以及大脑皮层等。反射中枢在完成反射的过程中,起到综合、分析、整理传入信息的作用,是决定传出信息性质的重要部位。反射中枢活动不但通过传出神经元直接控制效应器活动,而且也可以通过神经-内分泌形式调节效应器的活动。

二、中枢神经元的联系方式

反射中枢所进行各种复杂的调节活动,与突触构成的复杂而多样化的联系方式有关,中枢神经元联系方式主要为以下几种(图11-6)。

1. 单线式联系 指前神经元只与一个后神经元进行联系。这种联系形式在传递信息上能够保持其精确性。例如,视网膜中央凹部分的双极细胞与神经节细胞之间的联系。但是机体内真正的单线联系很少见,所以会聚程度较低的突触联系也可视为单线联系。

2. 辐散式与聚合式联系 一个神经元的轴突通过其分支与许多神经元建立突触联系,称为**辐散式**(divergence)联系。这种联系可以把信息传给多个神经元,引发许多其他神经元同时兴奋或抑制以扩大影响范围,辐散式联系在感觉传导途径上多见。同一神经元胞体和树突可以与许多来自不同轴突末梢构成突触联系,称为**聚合式**(convergence)联系。此种联系可以将来自不同神经元的信息在同一神经元上进行整合,引起后者兴奋或抑制,聚合式联系在运动传出途径中比较多见。

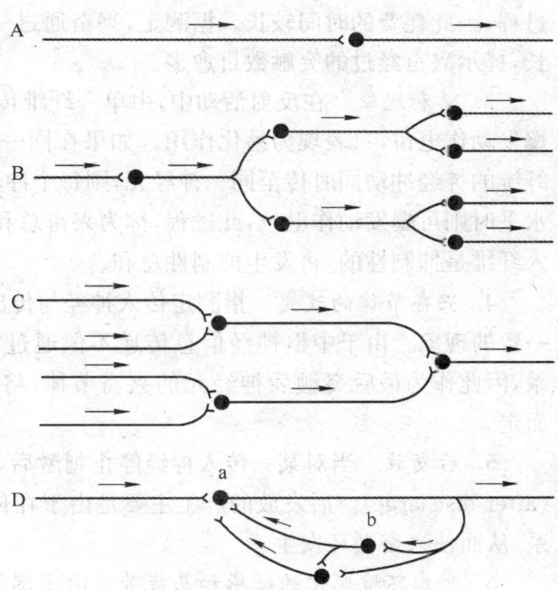

图11-6 中枢神经元的联系方式

A. 表示单线式;B、C. 表示辐散式与聚合式;D. 表示链锁式与环式

3. 链锁式与环式联系 一个神经元的轴突侧支可通过与多个中间神经元联系再返回到自体

神经元并建立突触联系，形成**环式**(recurrent circuit)或**链锁式**(chain circuit)联系。这种联系在神经活动中的作用取决于中间神经元的性质，当中间通过是兴奋性神经元时，其兴奋可得到加强而呈现正反馈作用；如果中间神经元是抑制性的神经元，则返回后将减弱或抑制自体活动而呈现出负反馈作用。某些神经元后发放活动就是以这种复杂的联系作为结构基础的。

此外，在中枢神经系统内还存在大量短突神经元，它们并不投射到远距离部位，只在某一中枢部位内起联系作用，称**局部回路神经元**(local circuit neuron)，如脊髓内的闰绍细胞等。由局部回路神经元及其突起构成的神经联系，称为**局部神经元回路**(local neurons circuit)，局部神经元回路多呈现为树突-树突式突触结构，在功能上可以相互传递信息使神经元间的整合变得更加精细。

三、反射中枢内兴奋传递的特征

传递与传导不同，传导是在有原生质联系的同一组织上进行的，而传递是指在没有原生质联系的两个组织间进行的。兴奋在中枢内传递的主要特征归纳如下。

1. *单向传递*　由于神经递质只能由突触前膜释放，以影响突触后膜上的受体。所以，化学性突触传递只能朝一个方向进行，即从突触前末梢传向突触后神经元。但近年来的一些研究发现，突触后细胞也能释放一些物质，逆向传递到突触前末梢，与突触前膜受体结合后调节递质释放。虽然从沟通突触前后信息的角度来看是双向性的，但不属于兴奋传递。

2. *中枢延搁*　兴奋通过反射中枢时历时比较长，称为**中枢延搁**(central delay)。由于化学性突触传递时，需要经历递质释放、递质弥散、递质与后膜上受体结合后引起离子通道活动等一系列过程，因此耗费的时间较长。据测定，兴奋通过一个突触需要 0.3～0.5 ms，兴奋传递所需时间愈长，提示兴奋经过的突触数目愈多。

3. *总和现象*　在反射活动中，由单一纤维传入的一次冲动所引起释放的递质量很少，不足以爆发动作电位，只表现为易化作用。如果在同一纤维上有多个神经冲动相继传入，或者许多传入纤维的神经冲动同时传至同一神经元，则每个冲动各自产生的 EPSP 就能叠加起来，当达到阈电位水平时则可爆发动作电位，此过程，称为兴奋总和。前者称为时间总和，后者称为空间总和。若传入纤维是抑制性的，将发生抑制性总和。

4. *兴奋节律的改变*　指测定传入神经与传出神经兴奋传递过程中的放电频率时，两者数量不一致的现象。由于中枢神经信息传递不但通过突触，而且还要经过性质不同的中间神经元的联系，因此作为最后突触后神经元的兴奋节律，将取决于中间神经元或总和后的突触后电位性质而定。

5. *后发放*　当对某一传入神经停止刺激后，相对应的传出神经仍继续发放冲动，称为**后发放**(after discharge)。后发放的产生主要是由于在传入与传出神经元之间有兴奋性中间神经元的联系，从而使兴奋循环发生。

6. *对内环境变化的敏感和易疲劳*　由于递质的合成、释放、与受体结合以及分解灭活等需要酶系和离子参与，所以极易受到内环境理化因素变化的影响。此外，递质合成不及消耗可出现信息传递减慢或中断现象，称为突触传递疲劳。临床上可以应用抑制递质合成，或促进递质耗竭等方法治疗高血压等疾病。

四、中枢抑制

在任何反射活动中，兴奋与抑制两者的对立统一是反射活动协调的基础。**中枢抑制**(central

inhibition)与中枢兴奋均为中枢内一种主动的生理性活动。中枢抑制形式根据抑制部位可分为突触后抑制和突触前抑制。

1. **突触后抑制**(postsynaptic inhibition)　是通过抑制性中间神经元释放抑制性递质,使突触后膜产生 IPSP 而呈现抑制效应。突触后抑制可分为传入侧支性抑制与回返性抑制两种形式。

(1) **传入侧支性抑制**(afferent collateral inhibition):又称**交互抑制**(reciprocal inhibition),是在传入神经进入中枢后,一方面直接兴奋某一中枢神经元,产生传出效应;另一方面经侧支兴奋另一抑制性中间神经元,进而抑制另一中枢神经元的活动。例如,引起屈反射的传入神经进入脊髓后,一方面可直接兴奋屈肌运动神经元,另一方面经侧支兴奋抑制性中间神经元,后者活动抑制伸肌运动神经元,以便在屈肌收缩的同时使伸肌舒张(图 11-7)。这种抑制形式的意义是保证两个功能相互拮抗中枢的活动协调一致。

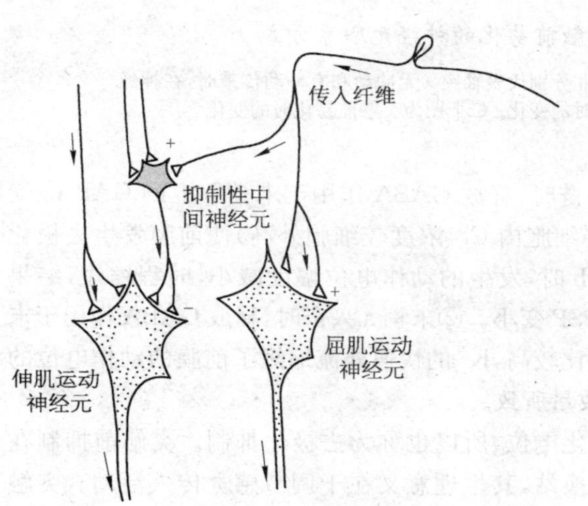

图 11-7　传入侧支性抑制示意图

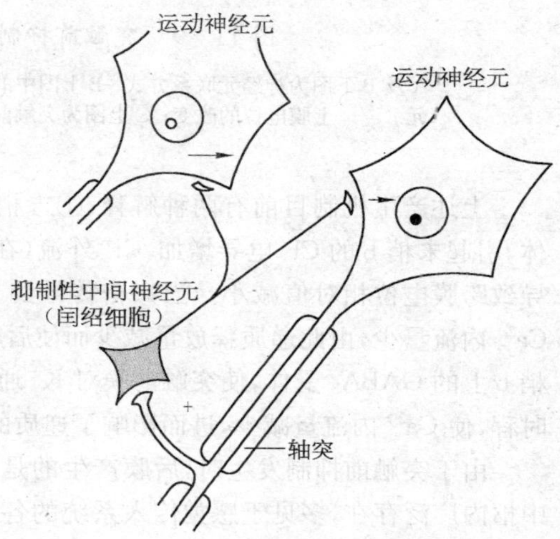

图 11-8　回返性抑制示意图

(2) 回返性抑制:中枢神经元兴奋冲动沿轴突传出时,通过其轴突侧支返回兴奋另一抑制性中间神经元,后者释放抑制性递质,抑制始发动兴奋的神经元及同一中枢的其他神经元,称为**回返性抑制**(recurrent inhibition)。例如,脊髓前角 α 运动神经元传出兴奋发动骨骼肌运动的同时,发出返回侧支与闰绍细胞形成兴奋性突触,后者释放抑制性递质甘氨酸,以负反馈形式抑制始发运动的 α 神经元的活动(图 11-8),及时终止始发神经元的兴奋。药物士的宁或破伤风毒素可破坏闰绍细胞的功能,阻断回返性抑制,从而导致骨骼肌痉挛。

2. **突触前抑制**(presynaptic inhibition)　指抑制部位发生在突触前膜的一种抑制形式。其机制是通过减小突触前膜静息电位绝对值,使前膜释放递质量减少造成后膜无法产生动作电位而达到抑制效应的(图 11-9)。

突触前抑制的结构基础是由轴突-轴突与轴突-胞体突触构成的联合型突触。如图 11-9　所示,轴突末梢 b 与神经元 c 构成轴突-胞体式突触,轴突 a 与轴突 b 构成轴突-轴突突触,但与神经元 c 不直接形成突触。当轴突 b 单独兴奋时,可在神经元 c 上产生 EPSP(图 11-9C 上实线表示);如果先兴奋轴突 a 之后再兴奋轴突 b,则神经元 c 上产生的 EPSP 明显减小,使之不能达到阈电位而呈现抑制效应(图 11-9C 上虚线表示)。

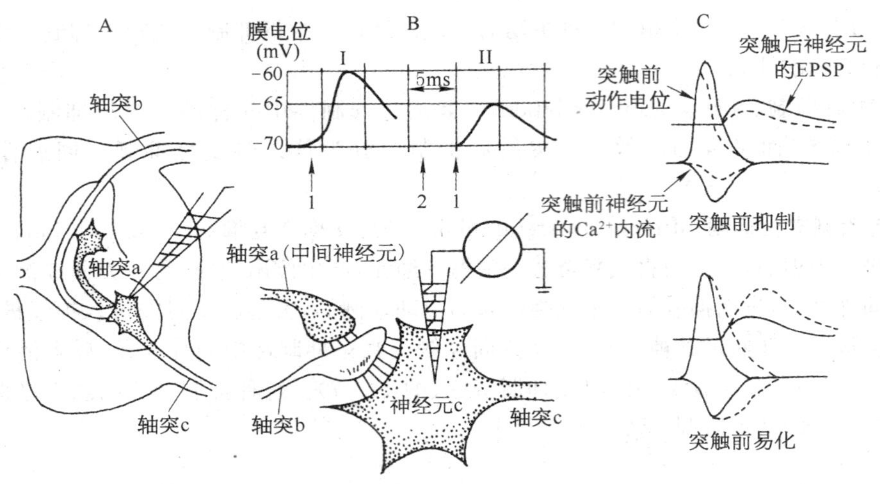

图 11-9 突触前抑制和突触前易化的神经元联系方式

A及B下图为神经元联系方式；B上图中的Ⅰ和Ⅱ分别代表轴突a无冲动和有冲动传来时，在神经元 上膜电位的改变；C上图为突触前抑制时的变化；C下图为突触前易化时的变化

上述产生机制目前有两种解释：①末梢a兴奋时，释放GABA作用于末梢b上的$GABA_A$受体，引起末梢b的Cl^-电导增加，Cl^-外流（在某些细胞内Cl^-浓度较细胞外高）使前膜发生去极化导致跨膜电位相对值减小。当兴奋传导到末梢b时，发生的动作电位幅度减小，时程缩短，结果Ca^{2+}内流量少，由此递质释放量减少而使后膜EPSP变小。②末梢a兴奋时，释放GABA作用于末梢b上的$GABA_B$受体，使突触前膜对K^+通透性比较高，K^+的快速外流缩短了前膜的动作电位的时程，使Ca^{2+}内流量减少，进而影响了递质的释放量所致。

由于突触前抑制发生时，后膜产生的是去极化电位，所以也称为去极化抑制。突触前抑制在中枢内广泛存在，多见于感觉传入系统的各级转换站，其生理意义在于调节感觉传入活动。突触的前、后抑制的区别见表11-2。

表 11-2 突触前抑制与突触后抑制的主要区别

区别要点	突触前抑制	突触后抑制
抑制部位	突触前膜	突触后膜
突触类型	轴突-轴突与轴突-胞体式联合突触	轴突-胞体式突触或轴突-树突式突触
电学机制	去极化(EPSP)	超极化(IPSP)
递质性质	兴奋性(GABA)	抑制性
抑制特点	潜伏时、持续时程长	持续时程短
生理意义	调节感觉传入活动	协调中枢功能活动

五、中枢易化

中枢易化(central facilitation)分为突触后易化和突触前易化。通常一个突触后膜接受来自多个神经元传递来的信息，经过总和使EPSP接近于阈电位水平，有利于兴奋发生，称为**突触后易化**(postsynaptic facilitation)；而**突触前易化**(presynaptic facilitation)发生在突触前膜，结构与突触前抑制相似，在图 11-9 中，如果发生在末梢 b 的动作电位时程延长，Ca^{2+} 通道持续开放将导致 Ca^{2+} 内流增多，则促使递质释放增加。末梢 b 动作电位时程延长的机制，可能由于轴突-轴突式突触末梢释放某种物质，引起前膜内 cAMP 浓度升高，使 K^{+} 通道发生磷酸化而较早关闭，从而延长了动作电位复极化过程（图 11-9c 下）。

第四节　神经系统的感觉分析功能

机体内外环境的刺激，首先由感受器感受后转换为神经冲动，并通过特定的神经通路传向各级特定神经中枢进行综合分析，产生各种特定感觉和启动各种反射活动。

一、丘脑前的躯体感觉传入

躯体感觉（somesthesia）包括浅感觉和深感觉两大类，浅感觉又分为触压觉、温度觉和痛觉等；深感觉又称**本体感觉**（proprioception），包括位置觉和运动觉。外周感受器的传入冲动除了通过脑神经传入到中枢外，大部分经脊神经后根进入脊髓，浅感觉在脊髓后角换元后在中央管前交叉到对侧上行抵达丘脑。深感觉进入脊髓后，即在同侧后索上行，在薄束核与楔束核内更换神经元后，其纤维交叉到对侧，经内侧丘系抵达丘脑。由于浅感觉传导道是先交叉后上行，而深感觉传导道则是先上行后交叉，所以当脊髓半离断时，在离断水平面以下的对侧躯体出现浅感觉障碍，而在离断的同侧发生深感觉障碍（图 11-10），此外，还有同侧的运动麻痹等症状，临床上称为脊髓半切综合征。

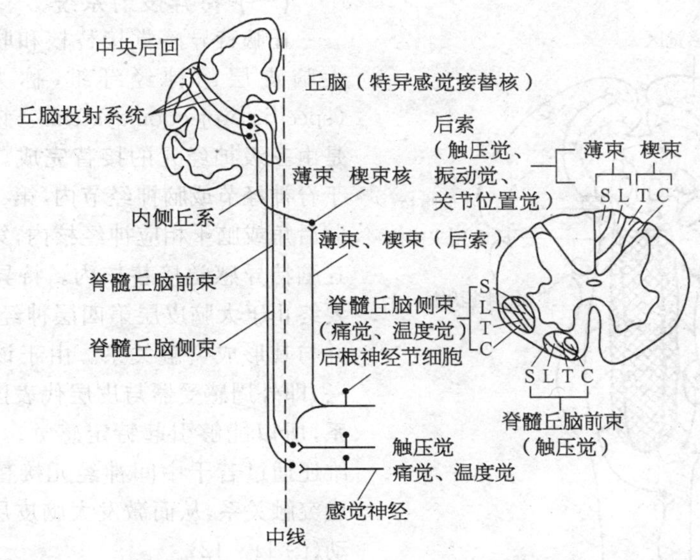

图 11-10　四肢和躯干的体表感觉传导通路及脊髓横断面示意图

S：骶；L：腰；T：胸；C：颈

二、丘脑的核团及其感觉投射系统

躯体感觉经第一级和第二级神经元传导抵达丘脑进行中继换神经元后，构成特异投射系统和非特异投射系统，最终投射到大脑皮层不同区域。按功能特性可将丘脑核团分为三类：①特异感觉接替核：该部是特异性感觉投射系统的换元部位，主要接受第二级感觉投射纤维，换元后投射到大脑皮层特定的感觉区。②联络核：此核群不直接接受感觉纤维的投射，只接受特异感觉接替核和其他皮层下中枢投射来的纤维，换元后投射到皮层某些特定感觉区。其功能与各种感觉在丘脑和大脑皮层之间联系、协调有关。③非特异投射核：属于非特异投射系统各级神经纤维的换元部位，换元后呈弥散性投射到整个大脑皮层，具有维持和改变大脑皮层兴奋状态的功能。丘脑的神经核团不但是感觉接替部位，而且对感觉传入信息能够进行粗略的分析与综合(图 11－11)。

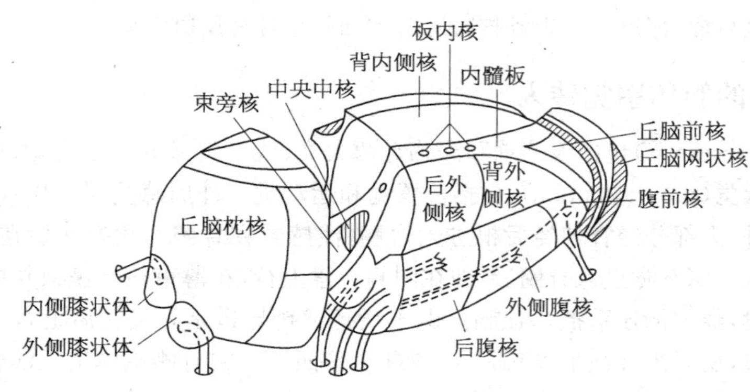

图 11－11 丘脑主要核团示意图

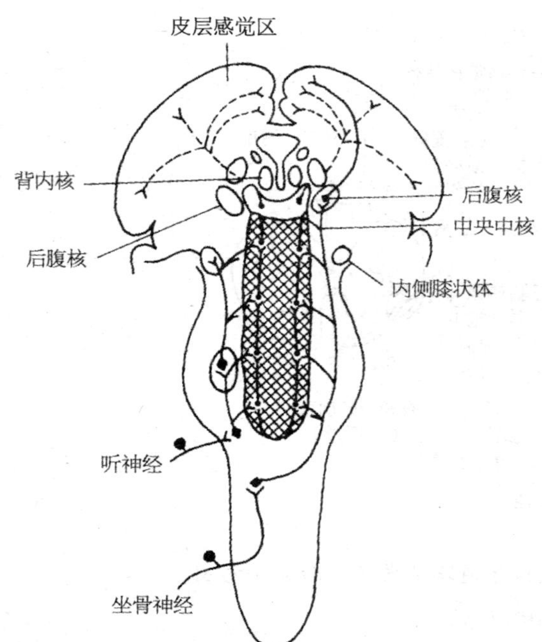

图 11－12 感觉投射系统示意图

黑色区代表脑干网状结构；实线代表特异投射系统；虚线代表非特异投射系统

（一）特异投射系统

丘脑特异感觉接替核和联络核及其投射到大脑皮层的神经纤维，称为**特异投射系统**(specific projection system)。该投射系统的通路是由三级神经元的接替完成。第一级神经元位于脊神经节或脑神经节内，第二级神经元位于脊髓后角或脑干相应神经核内，第三级神经元位于丘脑特异感觉接替核内。特异投射系统通路主要终止于大脑皮层第四层神经细胞等特定区域，并与其形成突触关系。由于该系统传入信息专一，即外周感受器与皮层代表区具有点对点的联系，所以能够引起特定感觉。此外，这些投射纤维还通过若干中间神经元接替与大锥体细胞构成突触关系，从而激发大脑皮层发出传出神经冲动(图 11－12)。

（二）非特异投射系统

丘脑非特异投射核群及投射到大脑皮层的神经纤维，称为**非特异投射系统**(non-specific projection system)。该投射系统是由感觉传入的第二级通过脑干时，发出侧支与脑干网状结构内的神经元形成突触联系，并在网状结构内反复换元上行至丘脑非特异投射核，并由此以弥散的方式投射到大脑皮层广泛区域。由于在传入途中多次换元，感受器与皮层间不具有点对点的联系，所以不能够引起特定的感觉(图 11－13)，其主要功能是维持和改善大脑皮层的兴奋状态。动物实验表明，损毁脑干头端部网状结构，仅保留上传的特异感觉传导通路，动物即进入昏睡状态；若在中脑水平切断特异感觉通路而不损害内侧网状结构，则动物仍处于清醒状态。由此可见，在脑干网状结构内存在具有上行唤醒作用的功能系统，将此系统称为**网状结构上行激动系统**(ascending reticular activating system, ARAS)。

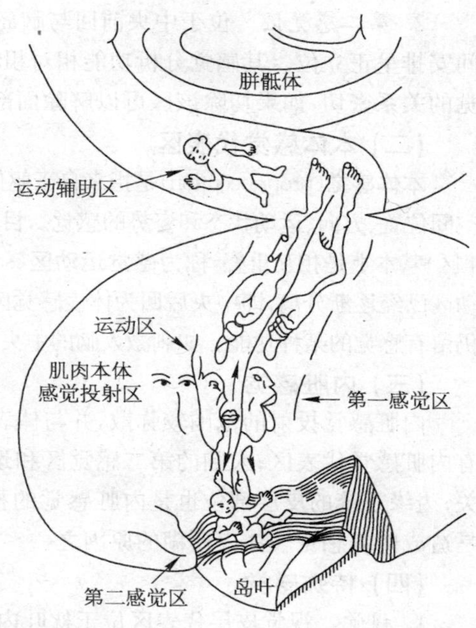

图 11－13　大脑皮层皮肤感觉与躯体运动功能代表区示意图

由于特异投射系统主要通过非特异投射系统而发挥作用，如果非特异投射系统损伤可能导致昏迷、嗜睡。此外，非特异投射系统是经过多突触接替的上行系统，其突触传递极易受环境或受药物的影响而发生传导阻滞。如巴比妥类催眠药的作用，可能是阻断 ARAS 的传导，从而使大脑皮层进入抑制状态。特异投射系统与非特异投射系统的主要区别见表 11－3。

表 11－3　特异投射系统与非特异投射系统主要区别

项目	特异投射系统	非特异投射系统
纤维起源部位	特异接替核、联系核	非特异接替核
纤维换元数目	多为三级换元	多次反复换元
纤维投射部位	大脑皮层特定区域	大脑皮层广泛区域
感受器与皮层	呈点对点联式	无明确对应关系
主要生理功能	产生特定感觉、激发皮层冲动	维持皮层兴奋状态

三、大脑皮层的感觉分析功能

各种感觉传入冲动经特异投射系统最后投射到大脑皮层的躯体感觉代表区，该代表区在感觉功能上具有不同的分工，称为大脑皮层的感觉功能定位。躯体感觉可分为体表感觉区和本体感觉代表区等。

(一) 体表感觉代表区

体表感觉代表区主要分为第一和第二两个感觉区，其中第一感觉区更为重要。

1. 第一感觉区　位于大脑皮层的中央后回，相当于 Brodmann 分区(总计分为 52 个区)的 3－2－1 区。该区域产生的感觉定位明确，性质清晰。其感觉投射有如下规律：①躯体、四肢部分投射纤维呈左右交叉，即一侧的体表感觉投射到对侧大脑皮层的相应区域，但头面部感觉的投射是双侧性的。②感觉区域的空间总体安排呈倒置人体型，即下肢代表区在皮层顶部，其中膝以下的代表区在皮层内侧面，上肢代表区在中间部，头面部代表区在底部，但头面部代表区内部的安排是正立的。③感觉区的大小与体表感觉的灵敏度有关，如感觉分辨度高的拇指、示指、口唇的代表区相对较大，相反躯干部代表区相对较小(图 11－13)。

2. 第二感觉区　位于中央前回与脑岛之间，其面积较小。其基本规律为：投射是双侧性的，空间安排呈正立位。其感觉分析功能相对粗糙，定位不明确，性质不清晰。有人认为，该区主要与痛觉的关系密切，如果切除该区可以解除面部顽固性疼痛。

（二）本体感觉代表区

本体感觉（proprioception）是指来自于躯体深部的肌肉、肌腱、骨膜和关节等处感觉，主要是对躯体的空间位置、方向、运动状态和姿势的感觉。目前认为，在低等哺乳类动物体表感觉区与运动区（中央前回4区）基本上是相互重叠，称为**感觉运动区**（sensorimotor area）。但是，在灵长类动物的体表感觉区与运动区已经逐渐分离，即中央后回为体表感觉区，而中央前回为运动区。但是，由于进化等原因，中央前回仍留有感觉的某种功能。如刺激人脑的中央前回，可引起受试者试图发动肢体运动的主观感觉。

（三）内脏感觉

内脏感觉投射的范围较弥散，并与体表感觉区有一定的重叠。第一感觉区的躯干与下肢部位有内脏感觉代表区；人脑的第二感觉区和**运动辅助区**（supplementary motor area）都与内脏感觉有关；边缘系统的皮层部位也是内脏感觉的投射区。由于内脏代表区面积比较小且分散，由此可能是造成内脏感觉较体表模糊的原因之一。

（四）特殊感觉

1. 视觉　视觉皮层代表区位于枕叶内侧的距状裂上、下缘（17区）。由视网膜神经节细胞发出的纤维形成视觉传导路，其规律是：来自两眼鼻侧的视神经纤维交叉形成视交叉，而来自颞侧神经纤维则不交叉。来自左眼颞侧和右眼鼻侧的传入纤维投射到左侧枕叶皮层；右眼颞侧和左眼鼻侧的传入纤维投射到右侧枕叶皮层。因此，当一侧枕叶皮层受损可造成两眼对侧偏盲，双侧枕叶损伤时可导致全盲。此外，视网膜的上半部投射到距状裂的上缘，下半部投射到下缘，视网膜中央的黄斑区投射到距状裂的后部，周边区投射到距状裂的前部。由于黄斑部投射区域大，故视敏度高，而来自视网膜周边纤维投射则反之。

2. 听觉　人的听觉皮层投射区位于颞横回与颞上回（41与42区）。41区是接受来自内侧膝状体听放射纤维的主要投射区，42区也接受少量投射纤维，并有纤维与41区联系。听觉投射是双侧性的，即一侧皮层代表区接受来自双侧耳蜗感受器的传入投射，故一侧代表区受损不会引起全聋。

3. 嗅觉与味觉　嗅觉的皮层投射区位于边缘皮层的前底部区域，包括梨状区皮层的前部、杏仁核的一部分。味觉投射区在中央后回头面部感觉投射区的下侧和脑岛后部皮层。

四、痛觉

痛觉（pain sensation）是机体受到各种**伤害性刺激**（noxious stimulus）时引起的主观感觉，常伴有情绪不愉快和自主神经系统反应，属于生理心理活动关联现象。痛觉是在机体受损害时的一种报警系统，对机体起到重要的保护作用。痛觉根据伤害性刺激发生的部位分为躯体痛和内脏痛，躯体痛又分为体表痛和深部痛。

（一）躯体痛

1. 痛觉感受器与致痛物质　一般认为，痛觉感受器是初级感觉神经的游离末梢，广泛地分布于皮肤和深部组织等。痛觉无适宜性刺激和适应现象，相反，反复刺激可以使痛觉感受器的敏感性提高，而产生痛觉过敏现象。

伤害性刺激引发痛觉感受器兴奋的主要因素是内源性化学性物质，当损伤组织合成及释放的H^+、K^+、5-HT、组胺、缓激肽、P物质、血栓素与血小板激活因子等达到一定浓度时，则引起痛觉感受器产生电位变化，其传入冲动到达皮层引起痛觉。

2. 体表痛 发生在体表的疼痛感觉称为体表痛。伤害性刺激作用皮肤时，可先后出现两种性质的痛觉，即**快痛**(fast pain)或**慢痛**(slow pain)。快痛特点是：①产生与消失迅速；②性质多为尖锐性刺痛；③定位比较清楚；④常伴有屈肌收缩反射；⑤吗啡类止痛作用不明显。慢痛特点是：①产生与消失缓慢，有长时间的后作用；②性质多为烧灼样痛；③定位不清楚；④常伴有情绪反应和心血管、呼吸变化；⑤吗啡类止痛作用明显。在外伤时，上述两种痛觉相继出现，不易明确区分。皮肤有炎症时，常以慢痛为主。此外，深部组织(如骨膜、韧带和肌肉等)和内脏的痛觉，一般也表现为慢痛。

体表痛觉的二重性主要与传入神经纤维直径及到达的皮层区域有关。快通由较粗的 Aδ 纤维传导，投射到皮层第一和第二感觉区，引起特定痛觉；而慢痛由无髓鞘的C类纤维传导，投射到皮层第二感觉区和**边缘系统**(limbic system)，引起不明确痛觉。由于脊髓背角是痛觉信号传递的第一级中枢，也是痛觉信号调制的重要部位之一；而丘脑是髓板内核群，特别是束旁核是最重要的痛觉整合中枢，因此抑制上述部位则可以达到镇痛的目的。

3. 深部痛 指发生在躯体深部组织，如关节、骨膜、韧带和肌肉等部位的痛觉。其表现多为慢痛性质，具有定位不清，伴有恶心、出汗、心跳和血压变化等自主神经系统反应。深部痛觉致痛物质的释放常由于局部炎症、痉挛、缺血等因素所致，其刺激了痛觉感受器而引起疼痛感觉。深部疼痛可使局部组织的病理变化进一步加剧，继而出现恶性循环。

(二) 内脏痛与牵涉痛

1. 内脏痛 由于内脏无本体感受器，温度觉与触觉感受器也很少，所以内脏感觉主要是痛觉。由于感受器数量分布明显少于躯体，所以内脏痛定位不准确。与皮肤痛比较内脏痛的特征是：①疼痛发生缓慢、持续、定位不精确和对刺激的分辨能力差；常伴有明显的自主神经活动变化，情绪反应强烈。②对于切割、烧灼等锐性刺激不敏感，而对机械性牵拉、缺血、痉挛、炎症与化学性刺激则非常敏感。内脏传入经自主神经沿着躯体感觉的同一通路上行，投射到皮层第一、第二体感区和运动辅助区，并且皮层边缘系统等与内脏感觉也有着密切关系。

内脏疾病除了引起患病器官本身的疼痛外，经常引起邻近体腔壁疼痛。由于体腔壁层浆膜(胸膜、腹膜、心包膜)受到炎症、压力、摩擦或牵拉等刺激产生的疼痛，称为**体腔壁痛**(parietal pain)。体腔壁痛是由躯体神经传入，所以其疼痛定位清楚、准确。

2. 牵涉痛 内脏疾病引起体表部位发生疼痛或痛觉过敏现象，称为**牵涉痛**(referred pain)。不同内脏有特定的牵涉痛区域，如心肌缺血时，可出现左肩、左臂内侧、左侧颈部和心前区疼痛；胆囊炎、胆结石时，可出现右肩胛部疼痛；阑尾炎初期，常有上腹部或脐周区疼痛。牵涉痛并非内脏痛所特有的现象，深部躯体痛、牙痛等也可发生牵涉痛。

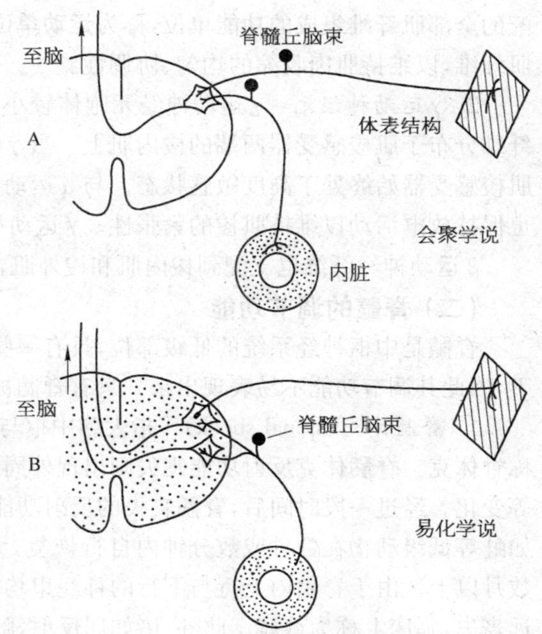

图 11-14 牵涉痛的会聚学说和易化学说示意图

牵涉痛发生机制目前尚不十分明确，多与疼痛原发脏器具有相同胚胎来源节段和皮节的体表部位，所以通常用**会聚学说**(convergence theory)与**易化学说**(facilitation theory)进行解释(图 11-14)。会聚学说认为，来自于躯体痛和内脏痛的传入纤维会聚到脊髓同一水平的同一脊髓后角神经元，并由同一个二级神经纤维上传入脑。

由于大脑皮层习惯于识别来自皮肤的刺激，因而将内脏痛误认为是皮肤痛，故产生了牵涉痛。易化学说认为，内脏痛觉传入冲动可提高内脏与躯体会聚神经元的兴奋性，易化了相应皮肤区域的感觉传入，而导致牵涉性痛觉的过敏。

第五节　神经系统对姿势和运动的调节

躯体运动是在各级中枢神经系统的调节下，以肌张力、肌群之间相互协调为基础实现的。虽然骨骼肌的张力、姿势和运动之间始终能够保持高度的协调一致，但是对骨骼肌张力、姿势和运动调节的中枢部位却有着明显的不同。通常认为，大脑皮层主要以发动和调节躯体运动为主，脊髓、脑干侧重于肌紧张和姿势的调节，基底神经节、小脑等主要侧重于运动调节。总之，躯体运动的顺利完成是各中枢之间高度协同、整合的结果。

一、中枢对肌紧张与姿势的调节

存在于脊髓前角以及脑干绝大多数脑神经核内的运动神经元接受来自各方面的传入和传出信息，是直接调控效应器完成各种反射活动的终末神经元，因此称为躯体反射的**最后公路**(final common path)。

(一) 脊髓的运动传出神经纤维与功能

在脊髓前角运动神经元主要有α、β和γ三种，接受来自上位各级中枢传出信息以及来自外周的传入信息，经过整合后发出冲动直接支配到相应的骨骼肌。

1. *α运动神经元与运动单位*　α运动神经元数量较多，其中发出的 A_{α} 纤维末梢在肌肉内分成许多小支，并以一对一的形式与肌纤维构成神经-骨骼肌接头关系。由一个α运动神经元及其所支配的全部肌纤维组成的功能单位，称为**运动单位**(motor unit)。在运动单位之间可以相互交叉支配肌纤维，以维持肌肉收缩的均匀、协调性。

2. *γ运动神经元*　γ运动神经元胞体较小，散在于α运动神经元之间，纤维较细。发出的 A_{γ} 纤维分布于肌梭感受器两端的梭内肌上。当γ运动神经元兴奋时，梭内肌纤维向两端收缩，从而使肌梭感受器始终处于高度敏感状态。与α运动神经元不同的是，即使在安静状态下，γ运动神经元也保持放电活动以维持肌梭的紧张性。γ运动神经元的活动主要接受高位中枢的调控。

β运动神经纤维也支配到梭内肌和梭外肌，其功能目前尚不明确。

(二) 脊髓的调节功能

脊髓是中枢神经系统的低级部位，具有一些最基本的反射中枢。由于经常处于高位中枢控制下，因此其调节功能不易表现出来。只有脊髓被切断时其反射调节功能方可显露出来。

1. *脊髓休克*(spinal shock)　指大脑中枢与脊髓断离后暂时丧失所有反射活动的功能状态，又称脊休克。脊髓休克反射功能丧失则出现外周血管扩张，动脉血压下降，发汗反射消失，粪尿潴留等变化。经过一段时间后，脊髓丧失的反射功能可逐渐恢复，但恢复的快慢与动物进化程度有关。如蛙等低级动物在数秒或数分钟内自行恢复，犬在数小时至数日后恢复，而人类可长达数周乃至数月以上。由于脊髓内上行与下行的神经束均被中断，因此断面以下的各种感觉和随意运动将永远丧失，临床上称为截瘫。此外，诸如屈反射、腱反射等一些比较原始的反射恢复较早；而比较复杂的反射，如交叉伸肌反射、搔爬反射等恢复较晚。此外，如血压、排便、排尿等部分内脏反射活动也随之恢复。由此证明，脊髓内存在着低级的躯体与内脏反射中枢，可以完成一些简单的反射。

如果在脊髓休克已经恢复的动物体上再进行第二次脊髓切断，并不能使脊髓休克重新出现。据此认为脊髓休克产生的原因是，由于离断的脊髓突然失去了高位中枢的调节所致。实验证明，切断猫的网状脊髓束、前庭束和猴的皮层脊髓束，均可产生类似脊髓休克的现象。说明正常情况下，来自中枢的下行传导纤维对脊髓施以易化作用，以维持脊髓的正常功能。高级中枢对脊髓反射既有易化也有抑制作用，如脊髓休克动物恢复后，屈反射较正常强，而伸肌反射往往减弱，表明中枢对脊髓屈反射中枢有抑制作用，而对伸肌反射中枢有易化作用。

所以，在低位脊髓横断性损伤患者，常因屈肌反射占优势而导致瘫痪肢体难以伸直。如果坚持让患者进行站立姿势锻炼，有助于伸肌的张力增加，以便依靠辅助物而直立或行走；同时通过发挥脊髓离断面以上的肌肉运动来带动已经损伤肢体运动。

2. 脊髓对肌紧张与姿势的调节　中枢神经系统通过调节骨骼肌的张力或产生相应的运动，以保持或改变躯体在空间的姿势，称此为**姿势反射**(postural reflex)。脊髓对姿势反射调节主要有牵张反射和对侧伸肌反射。

(1) 牵张反射：具有神经支配的肌肉受到牵拉时，被牵拉的肌肉产生相应的收缩反射活动，称为**牵张反射**(stretch reflex)。牵张反射可分为腱反射和肌紧张两种类型。

腱反射(tendon reflex)是指快速牵拉肌腱时，被牵拉肌肉发生快速而明显的收缩现象。由于常伴有肢体的移位，所以又称位相性牵张反射。如膝反射，当叩击股四头肌肌腱时，可引起股四头肌收缩，称为膝跳反射。腱反射的传入纤维直径较粗，传导速度较快；根据反射的潜伏时期，其相当于一个中枢延搁时间，故认为腱反射属于单突触反射。

肌紧张(muscle tonus)是指缓慢牵拉肌腱时，被牵拉肌肉发生缓慢而持续性的收缩现象。此反射由于肌张力增加以阻止肌肉被拉长，又称紧张性牵张反射。肌紧张属于多突触反射，是同一肌肉内的不同运动单位进行轮换交替收缩而不表现出动作，是维持躯体姿势反射的基础。

(2) 牵张反射的感受装置与反射途径：**肌梭**(muscle spindle)是腱反射与肌紧张的感受器(图 11-15A)。其外层为一梭形结缔组织囊，肌梭中间部是牵张感受器部分，两端各有 6～12 条肌纤维与感受器呈串联关系，称为**梭内肌纤维**(intrafusal fiber)；囊外与肌梭呈并联关系的骨骼肌纤维，称为梭外肌纤维。肌梭两端附着在梭外肌纤维上，其作用主要感知肌纤维的长度变化。当梭外肌收缩时，肌梭感受器所受牵拉刺激减少，当梭外肌被拉长或梭内肌收缩时，均可使肌梭感受器因牵拉刺激而兴奋。

梭内肌纤维根据其形态可分为**核袋纤维**(nuclear bag fiber)与**核链纤维**(nuclear chain fiber)两种类型。肌梭感受器的传入神经有Ⅰa 和Ⅱ类纤维两类，Ⅰa 类纤维直径较粗，起于核袋和核链纤维的感受器部位；Ⅱ类纤维直径较细，分布于核链纤维的感受器上(图 11-15B)。两类传入纤维均与脊髓前角 α 运动神经元形成突触关系。核袋纤维上的感受器可能与快速牵拉的感受有关，参与了位相性牵张反射活动，而核链纤维上的感受器与缓慢、持续性牵拉反射有关，参与了肌紧张反射。

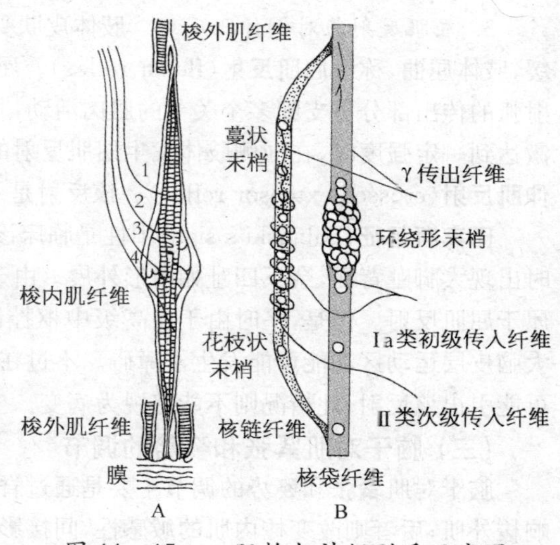

图 11-15　肌梭与神经联系示意图

A. 显示传出和传入神经纤维：1、4：传出纤维，2：Ⅰa 类传入纤维，3：Ⅱ类传入纤维；B. 显示核袋纤维与核链纤维

当肌肉受到外力牵拉时,梭内肌感受装置被动拉长而变形,导致Ⅰa纤维传入冲动增加,冲动的频率与肌梭被牵张的程度成正比,肌梭的传入冲动引起支配同一肌肉的α运动神经元的活动,通过Aα纤维传出引起梭外肌收缩,从而完成一次牵张反射。

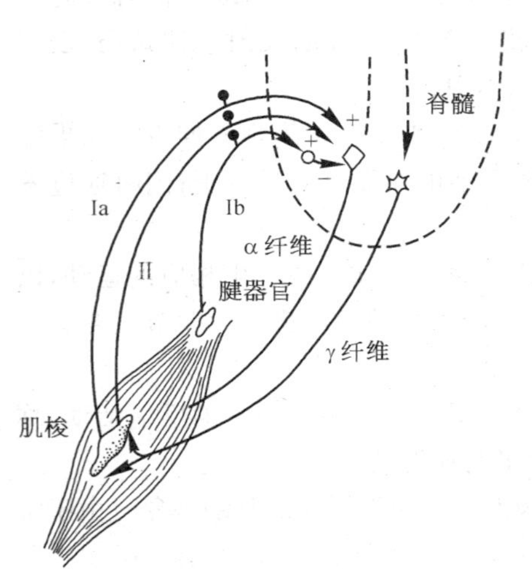

图 11-16 γ-环路示意图

+:兴奋; -:抑制

(3) γ-环路对牵张反射的调节:由于γ运动神经元轴突分布于梭内肌上,其兴奋可引起梭内肌收缩而牵拉核袋纤维上感受器并引起兴奋,通过Ⅰa类纤维的传入改变α运动神经元的兴奋状态,从而调节肌肉的收缩。这种由γ运动神经元→梭内肌→感受器→Ⅰa类传入纤维→α运动神经元→梭外肌所形成的环路联系,称为**γ-环路**(γ-loop)。γ运动神经元虽然不能直接引起梭外肌收缩,但是可以通过调节肌梭感受器的敏感性而调控着肌牵张反射(图 11-16)。

在正常情况下,高级中枢可通过γ-环路调节肌牵张反射,如脑干网状结构对肌紧张的调节可能是通过兴奋或抑制γ-环路而实现的。

(4) 腱器官的反牵张反射:**腱器官**(tendon organ)是存在于肌腱组织中的牵张感受装置。其传入纤维是直径较细的Ⅰb类纤维,传入冲动通过抑制性中间神经元,降低同一肌肉中α运动神经元的活动(图 11-16)。腱器官是一种感受肌肉张力变化的感受器,它与梭外肌呈串联关系。腱器官对肌肉被动牵拉,特别是主动收缩所产生的牵拉非常敏感。随着肌肉被牵拉延长,肌梭兴奋传入冲动增多而反射性地使肌收缩也进一步增加,当肌肉收缩达到一定强度时,腱器官则发生兴奋,通过Ⅰb类传入纤维抑制同一肌肉收缩,防止收缩过度引起肌肉的损伤。由于腱器官引起的反射与肌梭的牵张反射相反,故又称反牵张反射,两者共同调节着牵张反射活动。

3. *屈肌反射与对侧伸肌反射* 肢体皮肤受到伤害刺激时,受刺激侧肢体的屈肌收缩而伸肌弛缓,肢体屈曲,称为**屈肌反射**(flexor reflex)。屈肌反射是一种多突触反射,具有保护性意义。其反射弧的传出部分可支配多个关节的肌肉活动,其反射的范围可随刺激强度的增加而扩大。如果刺激达到一定强度时,在同侧肢体发生屈肌反射的基础上,出现对侧肢体伸直的反射活动,称为**对侧伸肌反射**(crossed extensor reflex)。该反射是一种姿势反射,其意义在于维持身体的姿势平衡。

巴宾斯基征(Babinski's sign)阳性是临床诊断高位中枢损伤的体征之一,即以钝物划足底外侧时出现大脚趾背屈,余下四趾如扇形外展。由于刺激加强时伴有踝、膝及髋关节的屈曲,以此认为属于屈肌反射。但是,平时由于在高级中枢控制下这一原始反射很少表现出来,一旦出现则表明大脑皮层运动区功能可能发生了障碍。不过在婴儿锥体束发育完全之前,或成人深睡眠期间等也可能引出该反射,此情况则不能够视为病变。

(三) 脑干对肌紧张和姿势的调节

脑干对肌紧张和姿势的调节主要是通过脊髓前角α和γ运动神经元来完成的。前者是直接影响梭外肌;后者则改变梭内肌的敏感性,间接影响梭外肌。

1. *脑干对肌紧张调节*

(1) 脑干的易化区与抑制区:在脑干网状结构中存在着调节肌紧张及运动的区域,分别称为**易化区**(facilitatory area)和**抑制区**(inhibitor area)。两者均通过网状脊髓束的下行纤维影响脊髓前角

γ运动神经元，从而易化和抑制肌紧张活动，易化区分布范围较抑制区广泛(图 11-17)。易化区和抑制区在功能上虽然相互拮抗，但从两区活动的强度来看，易化区具有持续的自发放电活动，其自主活动较抑制区强；而抑制区则只能在高位中枢激动下发挥抑制作用。因此在肌紧张平衡调节中，易化区略占优势。

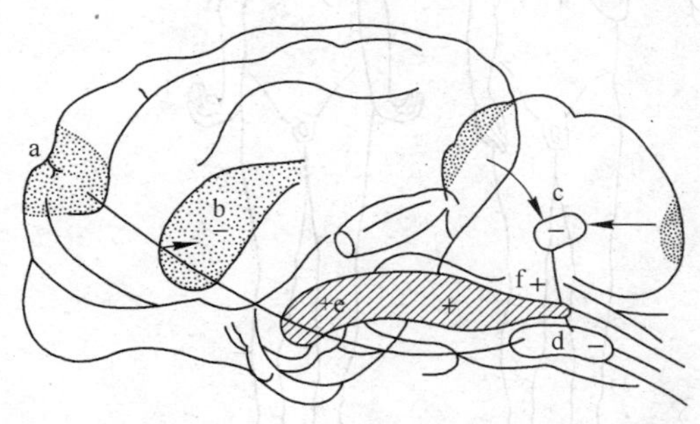

图 11-17 猫脑干网状结构下行易化和抑制系统示意图

a:运动皮层；b:基底神经节；c:小脑；d:网状结构抑制区；e:网状结构易化区；f:前庭神经核

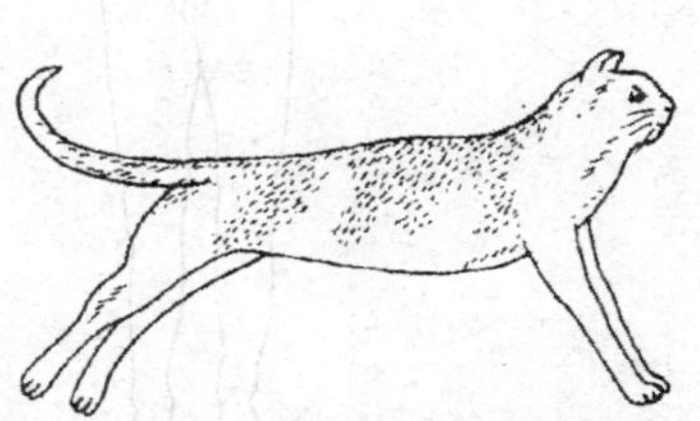

图 11-18 猫去大脑僵直

(2) 去大脑僵直：在动物中脑上、下丘之间横断脑干后，则立即出现全身抗重力肌(主要是伸肌)紧张性亢进，表现为四肢伸直、头尾昂起、脊柱挺硬等角弓反张现象，称为**去大脑僵直**(decerebrate rigidity)(图 11-18)。在人类去除皮层或大脑后也将发生类似动物的去大脑僵直现象。例如，当鞍上囊肿引起皮层与皮层下联系中断时，则下肢伸肌可能僵直以及上肢半屈状态，此即是抗重力肌紧张增强所致。

如果切断去大脑僵直动物脊髓后根以消除来自于肌梭的传入冲动，其僵直现象则基本消失，由此认为这种去大脑僵直属于γ僵直。γ僵直是由于网状结构易化区的下行冲动使γ环路活动增强，进而促进了α运动神经元的活动所致。

上述去大脑僵直产生机制，是因为切断了大脑皮层运动区和纹状体等结构与脑干网状结构的功能联系，抑制区失去了高位中枢的激活作用所致。虽然与易化区联系的神经结构同时也有部分被切断，但易化区本身具有自发活动，又仍然与前庭核保持着联系，所以易化区的活动较抑制区占有明显优势，故导致以伸肌肌紧张加强为主的去大脑僵直现象。

临床上，当脑损伤、脑出血等病变发生时，皮层与皮层下失去联系，患者有时也可出现类似去大脑僵直的表现，称为**去皮层僵直**(decorticate rigidity)(图 11-19)。

2. 脑干对姿势的调节　由中枢神经系统整合各种感受器的传入冲动，反射性地调节肌紧张或引起相应的运动，称为姿势反射。不同的姿势反射与不同的中枢水平相关联，由脑干整合而完成的姿势反射有状态反射、翻正反射以及直线与旋转加速度反射(见第十一章)等。

(1) **状态反射**(attitudinal reflex)：指头部与躯干的相对位置改变或者头部在空间的位置改变时，引起躯体肌肉紧张性改变的反射活动。前者称为**颈紧张反射**(tonic neck reflex)，后者称为**迷路紧张反射**(tonic labyrinthine reflex)。状态反射是在低位脑干整合下完成的，正常动物由于处于高位中枢的控制下其反射不易表现出来，只在去大脑动物才明显可见。状态反射的意义是维持躯体姿势的动态平衡。

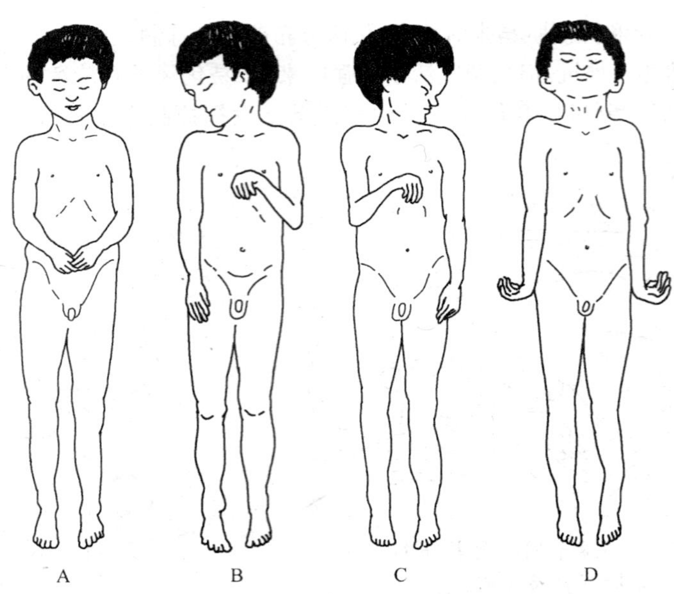

图 11－19　人类去皮层僵直及去大脑僵直

A、B、C. 去皮层僵直；A. 仰卧头部姿势正常时上肢半屈；
B与C. 转动头部时的上肢姿势；D. 去大脑僵直

(2) 翻正反射：能保持直立姿势的正常动物，被推倒后可翻正过来，称为**翻正反射**(righting reflex)。当动物从空中四足朝天降落时，可以观察到在整个坠落过程中首先是头颈位置扭转翻正，进而是前肢和躯干，最后是后肢扭转翻正安稳着地。各类翻正反射是迷路感受器以及体轴(主要是颈项)深浅感受器传入，在中脑水平整合作用下完成的。在完整动物，由于视觉可以感知身体位置的不正常，因此翻正反射主要是由于视觉传入信息引起的。在人类由视觉引起的翻正反射尤为重要。

二、中枢对躯体运动的调节

随意运动的发生包括了运动设计和运动执行两个过程，其指令起源于皮层联络核。目前认为，运动设计主要是由大脑皮层与基底神经节和皮层小脑完成的，运动执行由大脑皮层各运动区发出指令调控脊髓与脑干运动神经元活动。同时，由于运动产生的感觉信息又被反馈传送到运动皮层和脊髓小脑，通过各中枢之间的广泛联系及综合分析后再次传出，对运动进一步调整。

(一) 小脑对躯体运动的调节

小脑是由前庭小脑、脊髓小脑与皮层小脑三个功能部分组成(图 11－20)。小脑是中枢神经系统中最大的运动结构，对于维持身体平衡、协调随意运动与调节肌紧张以及随意运动设计等均有重要作用。

1. 维持身体平衡　维持身体平衡是前庭小脑的主要功能。前庭小脑主要由绒球小结叶构成，如果切除猴的绒球小结叶则不能保持身体的平衡，躯干、头摇晃不稳，步履蹒跚，但随意运动仍能协调；如肿瘤压迫绒球小结叶时，患者则出现站立不稳，但肌肉运动协调仍良好。绒球小结叶与前庭神经核和前庭器官活动关系密切，相互间有着双向性纤维联系，其反射途径为：前庭器官→前庭核→绒球小结叶→前庭核→脊髓运动神经元→骨骼肌，通过脊髓运动神经元调节着肌肉的舒缩活动，以维持躯体运动的平衡。

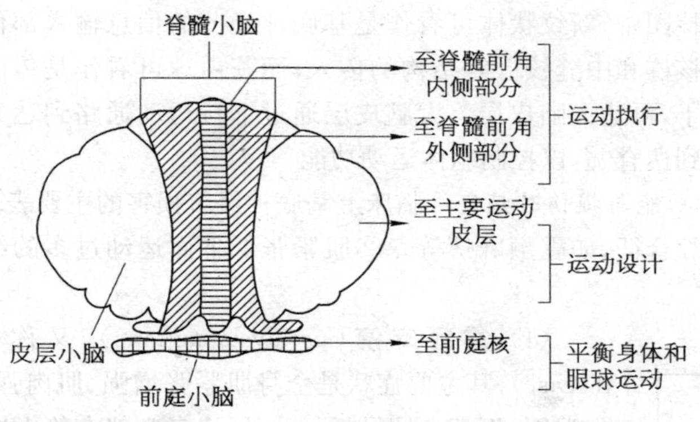

图 11-20 小脑的功能分区示意图

此外，前庭小脑还接受来自外侧膝状体、上丘和视觉传入，并通过对眼外肌调节眼球的运动，以协调头部运动时眼的凝视运动。

2. 协调随意运动与调节肌紧张 脊髓小脑是由蚓部和半球中间部构成，主要功能是协调随意运动与调节肌紧张。脊髓小脑接受来自于外周和上位中枢传入后，其传出冲动分别通过网状脊髓束、前庭脊髓束等下行系统，介导 γ 运动神经元的活动调节肌紧张；同时经丘脑外侧腹核上行到运动皮层代表区，协助大脑皮层对随意运动进行适时性纠正。当脊髓小脑损伤时，可出现随意运动准确性下降，力量、方向及限度等发生紊乱。或出现动作摇摆不定，指物不准，不能进行快速的交替运动，特别在精细动作终末时出现震颤，称为**小脑性共济失调**(cerebellar ataxia)；或出现行走时跨步过大而躯干落后、摇晃以致倾倒；沿直线行走更加飘浮不稳，特别在动作越迅速时协调性障碍越明显，静止时则无明显运动异常，称为**意向性震颤**(intention tremor)。

3. 参与随意运动设计 皮层小脑是指小脑半球的外侧部，其主要功能是参与随意运动设计和运动程序的编制。该部不接受外周的传入信息，但与大脑皮层感觉区、运动区和联络区等构成回路联系。虽然小脑内部没有类似于大脑皮层之间具有紧密的相互联系，但是皮层小脑与大脑皮层运动区、感觉区、联络区之间存在着联合活动。皮层小脑和基底神经节参与随意运动的设计，而脊髓小脑则参与运动的执行。例如，在体操、跳水、杂技等学习的初始阶段，往往动作是不协调的，在学习过程中大脑与小脑之间不断地进行联合活动，同时根据传入的信息不断地进行偏差的纠正，使动作逐渐地协调起来。在该活动过程中，皮层小脑参与了运动计划的形成和运动程序的编制，并最终将一整套程序贮存于其中。当大脑皮层发动精细运动时，首先通过大脑-小脑回路将皮层小脑的程序提出到皮层，再通过皮层脊髓束发动完成。当半球外侧部损伤时，已经形成的快速、熟练、精巧运动则出现延缓和缺失，甚至不能完成诸如打字、乐器演奏等精细运动。

(二) 基底神经节对躯体运动的调节

1. 基底神经节的组成与神经联系 **基底神经节**(basal ganglia)是皮层下一些神经核团总称，主要包括纹状体、丘脑底核、黑质与红核等部分。其中，纹状体又分为尾核、壳核和苍白球三个部分。基底神经节主要功能是通过对肌紧张控制，调节和稳定随意运动等。

基底神经节对躯体运动功能的控制可以分为直接和间接两条环路：直接通路是从大脑皮层(新皮层)发出→新纹状体→苍白球内侧部→丘脑前腹核、腹外侧核→返回大脑皮层运动区与运动前区，该环路作为反馈抑制性系统；间接通路也由新纹状体发出→苍白球外侧部、丘脑底核→苍白球内侧核→丘脑前腹核、腹外侧核→返回大脑皮层，其功能也是抑制性的。两条通路相互间协调作用共同调节着皮层运动功能。

基底神经节各个核团中，新纹状体可看作是基底神经节的信息输入部位，可接受来自大脑皮层、黑质、丘脑髓板内核群和中缝核群等结构的传入；而苍白球可看作是传出的输出核，其传出纤维可投射到丘脑和脑干，再达大脑皮层。大脑皮层通过下行运动通路到达脊髓，投射到脑干的信息可通过网状脊髓束到达脊髓，以控制躯体运动功能。

2. *基底神经节的功能与损伤时病变* 临床上基底神经节损害的主要表现分为两大类：①肌紧张过强而运动过少的综合征，如震颤麻痹等。②肌紧张低下而运动过多的综合征，如舞蹈病和手足徐动症等。

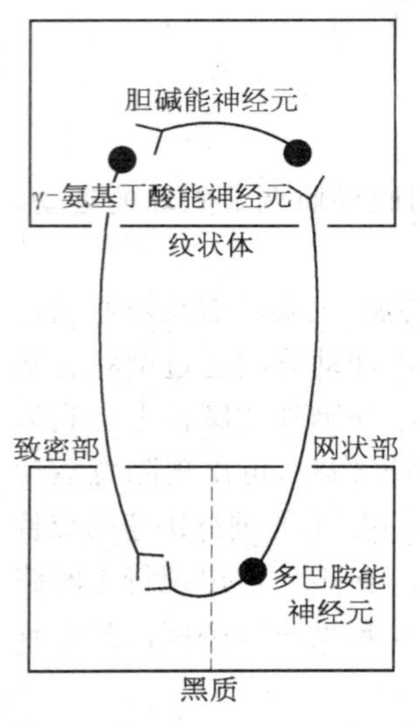

图 11-21 黑质纹状体环路示意图

(1) **震颤麻痹**(paralysis agitans)：又称**帕金森病**(Parkinson disease)，其主要症状是全身肌紧张增强、肌肉强直、随意运动减少、动作迟缓、面部表情呆板。此外，患者常伴有**静止性震颤**(static tremor)，多出现于上肢，其次是下肢与头部，静止时出现，情绪激动时增加，进行自主运动时减少。研究表明，震颤麻痹患者的病变部位在中脑黑质，由于黑质多巴胺能神经元受损，多巴胺释放量减少而丧失了对纹状体中 Ach 递质系统制约功能，从而产生震颤麻痹(图 11-21)。临床上给予患者多巴胺的前体左旋多巴或 M 受体阻断剂东莨菪碱能够改善肌肉强直和动作缓慢等症状。

(2) **亨廷顿病**(Huntington disease)：又称**舞蹈病**(chorea)或**手足徐动症**(athetosis)。患者由于肌张力降低，表现为不自主的上肢和头部的舞蹈样动作等。其主要病变部位在新纹状体，原因主要是新纹状体内 GABA 能神经元变性或遗传性缺损，导致胆碱能神经元功能减退，而黑质多巴胺能神经元功能相对亢进所致。治疗上给予利血平将多巴胺耗竭则可使症状缓解。

基底神经节除了上述功能外，可能还参与了小脑、大脑的运动设计和程序的编制；与自主神经活动的调节、感觉的传入、学习和记忆等活动均有着密切的关系。

(三) 大脑皮层对躯体运动的调节

1. *大脑皮层的运动区* 哺乳类动物，特别是人类的躯体运动受大脑皮层的控制；与躯体运动有密切关系的大脑皮层区域，称为**皮层运动区**(cortical motor area)。大脑皮层运动区细胞与感觉区类似，呈纵向柱状排列组成基本功能单位，称**运动柱**(motor column)。一个运动柱可控制同一关节几块肌肉的活动，而一块肌肉又可接受几个运动柱的控制。

(1) 主要运动区：皮层运动区包括中央前回、运动前区、运动辅助区和后部顶叶皮层等区域。主要是指中央前回和运动前区，相当于 Brodmann 分区的 4 区与 6 区，是控制躯体运动的最重要区域，前者主要与肢体远端运动有关，后者主要与肢体近端运动相关。主要运动区接受本体感觉投射，能够感受躯体各部空间位置、姿势及运动状态，并根据各种状态调整全身的活动。主要运动区具有下列功能特征：①呈交叉性支配，即一侧皮层支配对侧躯体的肌肉，但在头面部，除下部面肌和舌肌主要受对侧面神经支配外，其余多为双侧支配。因此当一侧内囊损伤时头面部多数肌肉并不完全麻痹，而对侧下部面肌和舌肌则出现麻痹。②代表区功能定位总体安排呈倒置型，全身各部运动功能定位安排与感觉代表区类似，呈倒置分布。即下肢代表区在皮层顶部，上肢代表区在中间部，头面部肌肉代表区在底部。但是头面部定位安排仍为正立位。③具有精细的功能定位，即皮层的特定区域支配躯体某一特定部位的肌肉。皮层功能代表区的面积大小与运动精细、复杂程

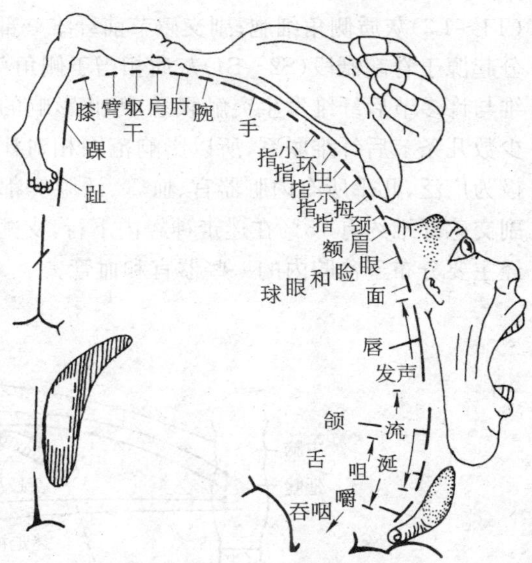

图 11-22 大脑皮层的运动区示意图

度有关，即运动越精细、复杂，皮层相应运动区面积越大。如拇指所占皮层面积几乎是大腿所占面积的10倍(图11-22)。

(2) 辅助运动区：位于大脑皮层的内侧面(两半球纵裂内侧壁)、运动区之前。一般为双侧性支配，刺激该区可引起肢体运动与发声。此外，第一、第二感觉区等都与运动有关。在中央前回与脑岛之间，即第二感觉区的位置，用较强的电刺激能引起双侧的运动反应，其运动代表区的分布与第二感觉区一致。

2. *运动神经元传出通路* 大脑皮层运动区发出主要传导系统有皮层脊髓束与皮层脑干束，两者由皮层发出经过内囊后，前者沿脑干一直下行至脊髓前角，与前角运动神经元形成突触并控制躯干部肌肉运动，后者到达脑干内各脑神经运动核，形成突触后控制头面部肌肉运动。皮层脊髓束纤维约有100万根，下行过程中又分为皮层脊髓侧束和皮层脊髓前束。前者约3/4的纤维于延髓锥体处交叉到对侧，沿着脊髓外侧索下行。后者纤维只在脊髓同侧前索下行，终止于对侧前角运动神经元。人类的皮层脊髓侧束纤维大多直接与前角神经元形成单突触联系，主要控制四肢远端肌群，与精细运动发动、肌紧张性调节有关系。而皮层脊髓前束多经过中间神经元与前角运动神经元形成突触联系，主要是控制躯干与四肢近端肌群，与姿势的维持、粗大运动关系密切。皮层脊髓束与皮层脑干束在下行过程中发出的侧支以及源于运动皮层的纤维，经脑干某些核团后构成网状脊髓束、顶盖脊髓束以及前庭脊髓束下行与脊髓前角运动神经元形成突触，参与躯体近端肌肉的运动、维持姿势的平衡调节等活动；而红核脊髓束的下行纤维与脊髓前角运动神经元形成突触后，主要参与四肢远端肌肉的精细运动的调节。

3. *运动神经元损伤* 由大脑皮层和脑干直接发出的神经纤维称为上神经元，而由脊髓和脑干内直接发出支配到骨骼肌上的神经纤维称为下神经元。如果上神经元或下神经元损伤时，通常表现为两种不同的随意运动功能丧失，即痉挛性麻痹和柔软性麻痹。前者又称为硬瘫，常见于脑内高位中枢损伤，如内囊出血引起的中风等；后者又称为软瘫，常见于脊髓或脑神经元损伤性病变，如脊髓灰质炎等。上神经元损伤时常伴有牵张反射亢进、巴宾斯基征阳性等；下神经元损伤则伴有牵张反射减退或消失。

第六节 神经系统对内脏活动的调节

自主神经系统(autonomic nervous system)亦称内脏神经。根据功能结构分为**交感神经**(sympathetic nerve)和**副交感神经**(parasympathetic nerve)系统。此外，分布于消化道管壁神经丛构成了相对独立的肠神经系统，也包括在自主神经系统中。

一、自主神经系统的结构特征

自主神经的重要结构特点是分为**节前纤维**(preganglionic fiber)和**节后纤维**(postganglionic fiber)，节前纤维指从中枢发出后至自主神经节，节后纤维指从神经节内发出到效应器。

交感与副交感神经具有以下不同点：①中枢起源：交感神经节前纤维起源于脊髓胸、腰段

(T1～L3)灰质侧角细胞；副交感节前纤维一部分由脑干第Ⅲ、Ⅶ、Ⅸ、Ⅹ对脑神经核发出，另一部分起源于脊髓骶段(S2～S4)灰质相当于侧角部位。②节前与节后纤维联系：交感神经一条节前纤维与许多节后纤维发生突触联系，因此影响的范围相对比较广泛；副交感神经一条节前纤维仅同少数几条节后纤维联系，所以影响范围相对比较局限。③节后纤维分布：交感神经节后纤维分布极为广泛，几乎所有内脏器官、血管、汗腺等都受其支配(图 11－23)。副交感神经的分布较局限，副交感纤维约有 75％在迷走神经内下行，支配胸腔和腹腔内的器官。发源于脊髓骶段的副交感神经主要分布于盆腔内的一些器官和血管。

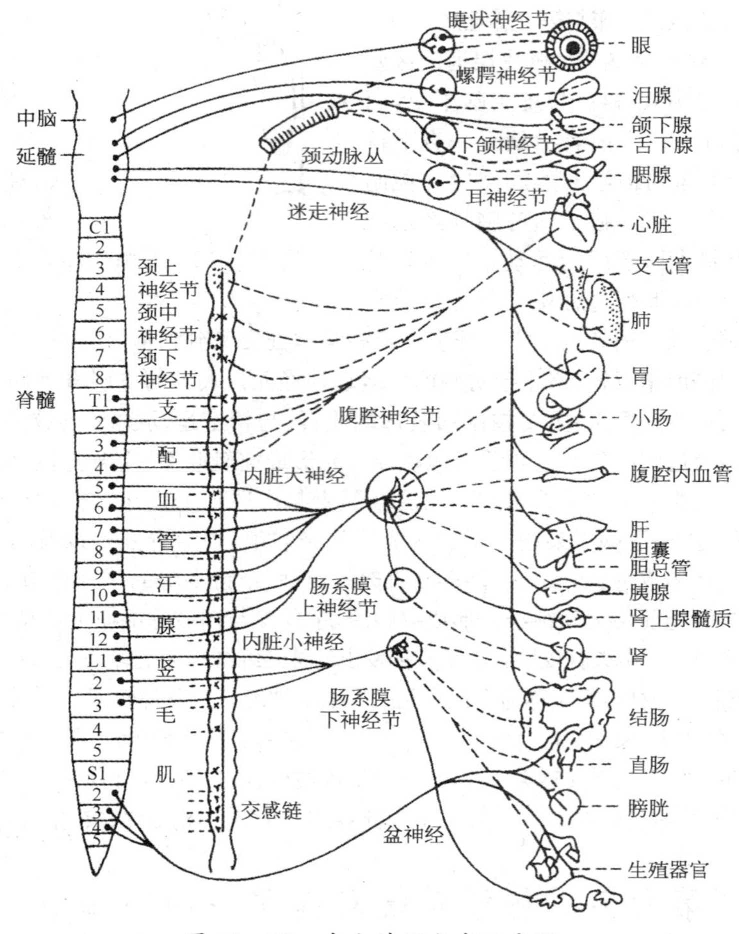

图 11－23　自主神经分布示意图

细线：交感神经；粗线：副交感神经；实线：节前纤维；虚线：节后纤维

二、自主神经系统的功能与特征

自主神经系统的功能在于调节心肌、平滑肌和腺体的活动，以维持内环境的相对稳定，并且与躯体活动进行紧密协调。

(一) 自主神经系统的功能

自主神经系统对各器官的调节功能在前面各章节已经论及，在此将其归纳如表 11－4。

表 11-4 自主神经系统胆碱能和肾上腺素能受体的分布及其生理功能

效应器	胆碱能系统		肾上腺素能系统	
	受体	效应	受体	效应
自主神经节	N_1	节前-节后兴奋传递		
眼				
虹膜环行肌	M	收缩(缩瞳)		
虹膜辐射状肌			α_1	收缩(扩瞳)
睫状体肌	M	收缩(视近物)	β_2	舒张(视远物)
心				
窦房结	M	心率减慢	β_1	心率加快
房室传导系统	M	传导减慢	β_1	传导加快
心肌	M	收缩力减弱	β_1	收缩力增强
血管				
冠状血管	M	舒张	α_1	收缩
			β_2	舒张(为主)
皮肤黏膜血管	M	舒张	α_1	收缩
骨骼肌血管	M	舒张①	α_1	收缩
			β_2	舒张(为主)
脑血管	M	舒张	α_1	收缩
腹腔内脏血管			α_1	收缩(为主)
			β_2	舒张
唾液腺血管	M	舒张	α_1	收缩
支气管				
平滑肌	M	收缩	β_2	舒张
腺体	M	促进分泌	α_1	抑制分泌
			β_2	促进分泌
胃肠				
胃平滑肌	M	收缩	β_2	舒张
小肠平滑肌	M	收缩	α_2	舒张②
			β_2	舒张
括约肌	M	舒张	α_1	收缩
腺体	M	促进分泌	α_2	抑制分泌
胆囊和胆道	M	收缩	β_2	舒张
膀胱				
逼尿肌	M	收缩	β_2	舒张
三角区和括约肌	M	舒张	α_1	收缩
输尿管平滑肌	M	收缩(?)	α_1	收缩
子宫平滑肌	M	可变③	α_1	收缩(有孕)
			β_2	舒张(无孕)
皮肤				
汗腺	M	促进温热性发汗①	α_1	促进精神性发汗
竖毛肌			α_1	收缩
唾液腺	M	分泌大量稀薄唾液	α_1	分泌少量黏稠唾液
代谢				
糖酵解			β_2	加强
脂肪分解			β_3	加强

注:①为交感节后胆碱能纤维支配;②可能是胆碱能纤维的突触前受体调制 Ach 的释放所致;③因月经周期、循环血中雌激素、孕激素水平、妊娠以及其他因素而发生变动。

(二) 自主神经系统的功能特征

1. *双重支配* 除皮肤和肌肉的血管、汗腺、竖毛肌、肾上腺髓质和肾等器官没有副交感神经分布外,其他部位均为双重支配。在多数情况下两者功能效应是相互拮抗的。但是在某些效应器上,两者表现为协同作用。例如,支配唾液腺的交感和副交感神经对唾液分泌均有促进作用,前者使分泌的唾液黏稠而量少,而后者则稀薄、量多。

2. *紧张性作用* 在安静状态下自主性神经中枢不断地向效应器发放低频率神经冲动的现象,称为紧张性作用。例如,交感神经通过紧张性活动几乎使全身血管收缩到接近最大直径的一半,当紧张性活动增强时可使血管进一步收缩;相反,若交感紧张性降低时,血管则扩张;副交感神经中尤以迷走神经的紧张性活动最明显,如切断心迷走神经后,心率则加快,说明正常情况下迷走神经对心脏产生抑制性效应。自主神经中枢的紧张性活动主要来源于各种感受器传入信息的维持。

3. *与效应器功能状态相关联* 自主神经的外周性作用与效应器本身所处的功能状态有关。例如,刺激交感神经可使动物无孕子宫的运动受到抑制,而对有孕子宫却可加强其运动;又如副交感神经兴奋一般是加强小肠运动,但如果小肠肌原来处于收缩状态,则刺激副交感神经可使之舒张。

4. *对整体功能调节* 交感-肾上腺髓质系统的应急作用是机体重要的防御功能体系之一。当机体受到伤害性刺激时,交感-肾上腺髓质系统启动,如心率增快,心缩力增强,动脉血压升高等;同时,瞳孔扩大、支气管扩张、胃肠道活动抑制、血糖升高等,以提高机体适应能力。而副交感神经系统则在安静时活动较强,常伴有胰岛素的分泌,形成迷走-胰岛素系统。该系统的主要作用是促进消化与吸收、积聚能量,同时加强排泄和生殖等方面的功能。因此认为,副交感神经的活动是促进能量贮存,为机体功能活动提供物质基础,而交感神经的活动是分解、耗能的过程,以抵御应急刺激而维持内环境稳定。

三、各级中枢对内脏活动的调节

(一) 脊髓对内脏活动的调节

脊髓是自主神经的初级中枢,脊髓能完成血管张力、发汗、排尿、排便以及勃起反射等初级水平调节,但是调节能力差,难以适应生理功能的需要。例如,脊髓高位横断的患者尽管排尿、排便反射能够进行,但往往不能排空,更不能有意识控制。由此可见,在整体内,脊髓的自主性神经功能是在上位脑高级中枢调节下完成的。

(二) 低位脑干对内脏活动的调节

低位脑干的延髓网状结构中存在着与心血管、呼吸和消化系统等内脏活动有关的多个中枢,其下行纤维调节着脊髓的自主神经功能。脑桥有角膜反射中枢、呼吸调整中枢,中脑存在瞳孔对光反射中枢等。因此,一旦延髓受损可立即致死,故延髓有“生命中枢”之称。

(三) 下丘脑对内脏活动的调节

下丘脑大致可分为前区、内侧区、外侧区与后区四个区域,是皮层下最高级的内脏活动调节中枢,又是调节内分泌的高级中枢。所以将其看作为内脏自主性、躯体性和内分泌性功能活动的重要整合中枢,调节着体温、营养摄取、水平衡、内分泌、情绪反应、生物节律等重要生理过程。

1. *摄食行为的调节* 食欲及摄食行为主要是由下丘脑调节。用埋藏电极法刺激清醒动物下丘脑外侧区,可引发动物食欲亢进;而刺激下丘脑腹内侧核,则动物拒食。故认为,下丘脑外侧区为**摄食中枢**(feeding center),腹内侧核区为**饱中枢**(satiety center)。前者发动摄食活动,后者则决定停止摄食活动。两中枢间存在着交互抑制的关系,并认为血糖水平与该中枢对糖的利用率是影响摄食中枢和饱中枢活动的主要因素。

2. *水平衡的调节* 水平衡包括机体对水的摄入与排出两个方面,机体因为渴感而饮水,由肾脏的活动而排水。如果刺激下丘脑外侧区（靠近摄食中枢）动物出现烦渴、多饮、多尿的症状，说明下丘脑对水的摄入与排出均有重要调节作用。下丘脑存在的渗透压感受器，既调节抗利尿激素的分泌以控制肾脏排水，同时又控制渴感和饮水行为，以调节水的摄入。

3. 调节内脏的活动　下丘脑存在着重要的心血管整合中枢，可通过脑干心血管中枢间接影响心血管活动。如下丘脑前区-视前区参与压力感受性反射，是该反射的整合中枢；下丘脑的内侧区分别参与心血管的压力与化学感受性反射；下丘脑背内核还接受容量感受器的传入信息，通过调节血管升压素的合成与释放来调节血量与血压。

4. 控制生物节律　机体的各种生命活动现象常按一定时间顺序发生变化，称为**生物节律**(biorhythm)。生物节律根据周期可以分为日间、月间、年间节律以及更长时间周期的节律，其中尤以昼夜节律最为突出。例如，体温和促肾上腺皮质激素分泌等在一天内均有一个波动周期。生物节律的发生机制目前尚不完全清楚，研究发现，下丘脑视交叉上核可能是机体昼夜节律活动的重要中枢结构和控制中心。它通过与视觉感受装置发生联系感受外界环境昼夜光照信号的变化，使机体的昼夜节律与外环境的昼夜节律同步起来。如果人为地改变日照与黑暗的时间，可以使其昼夜节律的时间位相发生相应的移位。

5. 调节情绪变化和行为　情绪是一种心理活动，如喜、怒、哀、乐、忧、恐等，情绪除了主观体验外，常伴随着一系列的自主性、躯体运动和内分泌等客观的生理变化，称为情绪反应。动物实验表明，若在间脑以上水平切除大脑，仅保留下丘脑以下结构的动物，给予轻微刺激即可引起“假怒”，表现为甩尾、竖毛、扩瞳、张牙舞爪、呼吸加快和血压升高等现象。下丘脑近中线两旁的腹内侧区存在着防御反应区，电刺激清醒动物的防御反应区可出现防御性行为，而电刺激下丘脑外侧区可引致动物出现攻击行为，电刺激下丘脑背侧区则出现逃避行为。慢性刺激防御反应区可引起血压持续升高，因此有人认为该区的持久兴奋与原发性高血压发生有关。这些事实均可说明下丘脑参与情绪行为活动的调节。

此外，下丘脑还参与了体温和垂体分泌功能的调节。

（四）大脑皮层对内脏活动的调节

人类的大脑皮层可分为新皮层、旧皮层和古皮层。新皮层是指大脑半球外侧面结构，具有分化程度高、进化较新的特点；旧皮层和古皮层则是指大脑内侧面结构，又称为边缘叶，由于它在结构和功能上与大脑皮层的岛叶以及杏仁核、隔区、下丘脑、丘脑前核等密切相关，故将边缘叶连同上述结构称为边缘系统。此外，中脑的中央灰质、被盖等也与边缘系统有着密切的纤维联系，因此将该部分结构也归入边缘系统之中（图 11－24）。

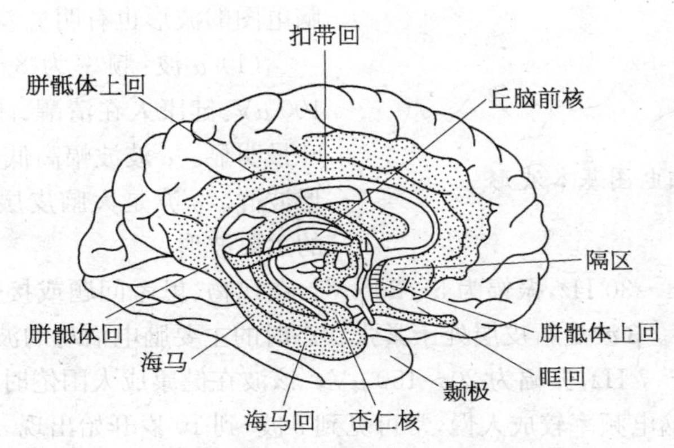

图 11－24　大脑内侧面示边缘系统各部分

1. *新皮层* 电刺激动物的新皮层，除了引起躯体运动反应外，常伴随着内脏活动的变化。例如，刺激皮层4区内侧面，能引起直肠与膀胱运动的变化；刺激4区外侧面，可产生呼吸与血管运动的变化；电刺激人类大脑皮层也能见到类似结果。如果切除动物新皮层，除有感觉运动丧失外，很多自主性功能如血压、排尿、体温等调节均发生异常。这些现象表明，新皮层是自主性功能活动的高级整合部位。

2. *边缘系统* 边缘系统对内脏活动有广泛的影响，故有“内脏脑”之称。例如，电刺激扣带回前部，可引起呼吸、心跳变慢或加快、血压上升或下降、瞳孔扩大或缩小等变化；刺激杏仁核可出现心率加快或减慢、血压上升或下降、胃蠕动加强等。研究认为，边缘系统是许多初级中枢活动的调节者，通过促进或抑制各初级中枢的活动调制机体的功能活动。

第七节 脑的高级功能

脑高级功能主要包括觉醒与睡眠、学习与记忆、语言与认知、思维等活动过程，目前能够显示大脑高级功能活动的客观指标相对比较少，生物电变化是目前研究皮层功能活动的重要客观指标之一。

一、大脑皮层的生物电活动

大脑皮层电活动有两种形式，一种是在安静时所记录到的具有持续节律性的电位，称为**自发脑电活动**(spontaneous electric activity of the brain)，另一种是刺激特定感受器或感觉传入系统时，在大脑皮层相应区域引出的电位，称为**皮层诱发电位**(evoked cortical potential)。

(一) 自发脑电活动与产生机制

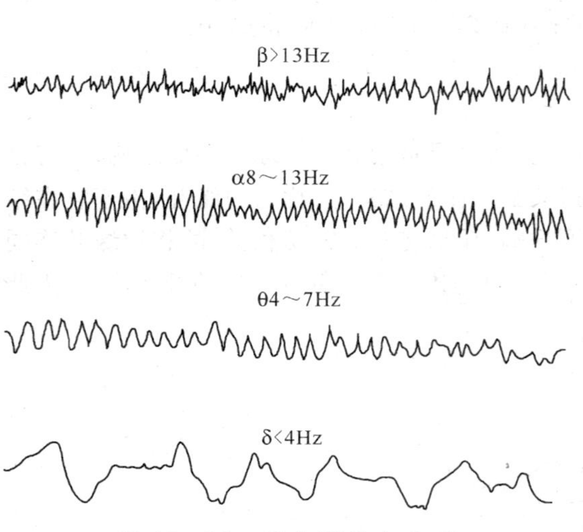

图 11－25 脑电图基本波形

1. *正常脑电图波形* 在头皮表面记录到的自发脑电活动，称为**脑电图**(electroencephalogram, EEG)或脑电波。在皮层表面记录到的自发脑电活动，称为**皮层电图**(electrocorticogram, ECoG)。皮层电图的振幅要比脑电图高约10倍。人类的脑电图根据其频率和振幅的不同，可分为α、β、θ、δ四种基本波形(图11－25)。各种波在皮层各部位均可记录到，但有区域的特异性。在不同条件下脑电图的波形也有明显差异。

(1) α波：频率为8～13 Hz，振幅为20～100 μV。健康人在清醒、闭目、安静时出现，以枕叶最明显。α波波幅高低具有周期性变化，呈梭形波群。α波是大脑皮层在安静状态时电活动的主要波形。

(2) β波：频率为14～30 Hz，振幅为5～20 μV。在视物、思考问题或接受其他刺激时出现，在额叶区与顶叶区较显著。β波是新皮层处于紧张状态时的主要脑电活动的波形。

(3) θ波：频率为4～7 Hz，振幅为20～150 μV。该波在健康成人困倦时出现，以枕叶和顶叶较明显。幼儿时期，由于脑电频率较成人慢，常可见到θ波，到10岁开始出现α波。

(4) δ波：频率为0.5～3 Hz，振幅为20～200 μV。健康成人在清醒时几乎没有δ波，只有在睡眠时才出现。此外，在深度麻醉、智力发育不成熟的人，也可出现δ波。在婴儿时期，也可以出现δ波。一般认为δ波或θ波可能是大脑皮层处于抑制状态的波形。

脑电图的波形在大脑皮层许多神经元的电活动趋于一致时，呈现高幅慢波（如α波），此现象称为同步化；相反，当皮层神经元的电活动不一致时，则出现低幅快波（如β波），称为去同步化。一般认为，脑电活动由同步化转变为去同步化时，表示皮层的兴奋活动增强；相反，则表示皮层抑制过程的加强。

临床上癫痫患者常出现异常的高频高幅的脑电波，或者在高频高幅波后紧跟随出现一个慢综合波；颅内占位性病变患者，即使在清醒状态下，也可引出δ波或θ波等。因此，脑电图对上述疾病诊断具有一定临床价值。

2. *脑电波形成的机制* 脑电波主要是由大量突触后电位总和所形成的。由于皮层锥体细胞在结构上排列整齐，其顶部树突相互平行并垂直于皮层表面，所以电活动容易同步总和形成较强的电场而改变皮层电位变化。而脑电波节律的形成有赖于皮层下结构尤其是丘脑的活动。

由丘脑上传的非特异投射的节律性兴奋抵达大脑皮层，可引起皮层细胞自发脑电活动。在丘脑与皮层之间存在着环路联系，该环路可能是脑电同步活动的结构基础。实验表明，脑电的α节律来自丘脑非特异性投射系统的一些神经核，这些神经核的同步节律性促进了皮层电活动的同步化；而β节律是由于脑干网状结构上行激动系统的冲动，扰乱了安静状态时丘脑非特异投射系统与皮层之间的同步活动，出现去同步化的结果。δ与θ波反映脑干网状结构上行激动系统的活动降低，大脑皮层处于抑制状态，致使脑电活动进一步同步化。

（二）皮层诱发电位

凡是外加一种特定的刺激所引起的皮层电位变化，均可称为皮层诱发电位。皮层诱发电位波形主要是由主反应和后发放两部分构成（图 11－26），主反应一般表现为先正后负的电位变化，后发放则是在主反应之后出现的一系列正向性电位波动。其中主反应可能是皮层接受特异性传入冲动后，大锥体细胞电活动的总和反应；后发放则可能由于皮层与丘脑感觉接替间环路重复激活结果。皮层诱发电位与脑电图比较有以下不同：①有一定的潜伏期，潜伏期的长短取决于刺激点与记录点的距离、神经冲动传导速度以及中间经过的突触数目等因素。②具有局限性的空间分布，这些分布与特异性感觉投射系统在皮层特定代表区相吻合。③不同种类或性质的刺激引起的皮层诱发电位呈现出不同的反应形式，并且可以重复出现。

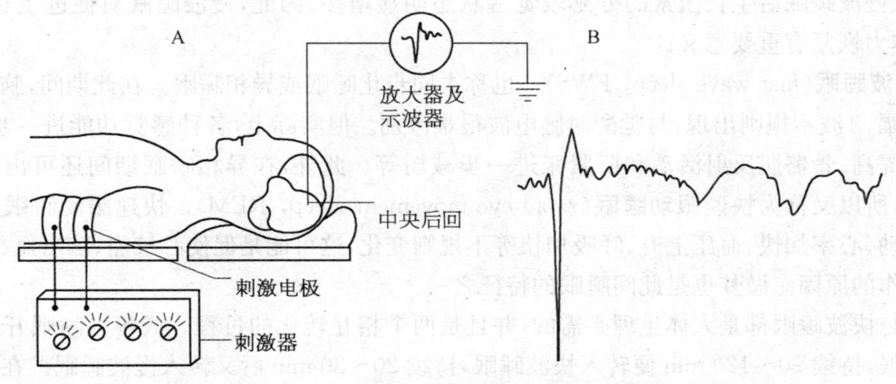

图 11－26 *皮层诱发电位的记录及波形*

A. 描记方法示意图；B. 波形，向下为正，向上为负

诱发电位是在自发脑电的背景上产生的，其波形夹杂在自发脑电波之中，很难分辨。因此，目前采用计算机平均叠加技术处理，使诱发电位的记录纯化清晰，用此方法显示出的皮层诱发电位称为平均诱发电位。它为研究人类的感觉功能、行为和心理活动、诊断神经系统的某些疾病提供了一种无创伤定位性的电生理学检查方法。目前临床常用的诱发电位有躯体感觉诱发电位、脑干诱发电位和视网膜诱发电位等。

二、觉醒和睡眠

觉醒(wakefulness)与**睡眠**(sleep)是机体随昼夜节律而发生周期性转换的一种生理活动。在睡眠状态下主要降低代谢率，聚集能量，有利于觉醒状态的保持，而觉醒状态则是机体实施各种日常生活和工作的基础。健康成人一般每天需睡眠 7～9 h，儿童需要睡眠的时间较成人长，新生儿需要 18～20 h，而老年人需要的睡眠时间则较短。

(一) 觉醒状态的维持

觉醒状态主要依赖脑干网状结构上行激动系统的活动，通过非特异性投射系统到达大脑皮层而激发和维持。巴比妥类药物可以阻断上行激动系统的作用，因此具有催眠的作用。觉醒状态包括脑电觉醒和行为觉醒两种状态。脑电觉醒指脑电波形由同步化慢波转变为去同步化快波，行为上不一定出现觉醒状态时的表现；而行为觉醒是指觉醒时的各种行为表现。这两种觉醒状态的维持是由不同的中枢递质所介导的。目前认为，脑电觉醒的维持可能与网状结构上行激动系统的 Ach 递质系统功能以及蓝斑上部去甲肾上腺素递质系统的功能有关。前者在脑电觉醒中起短暂的时相性作用，调制 NE 递质系统的脑电觉醒功能；而后者则起持续的紧张性作用。行为觉醒的维持，可能是中脑多巴胺递质系统的功能。

(二) 睡眠的时相

在人类睡眠过程中，根据其脑电图的变化特点和生理功能表现，将睡眠分为慢波睡眠和快波睡眠两个时相。

1. **慢波睡眠**(slow wave sleep, SWS)　又称同步化睡眠。此期间脑电图特征呈现为同步化慢波。根据脑电波变化可分 4 个期，即入睡期(Ⅰ期)、浅睡期(Ⅱ期)、中度睡眠期(Ⅲ期)和深度睡眠期(Ⅳ期)。脑电波的变化特点是 α 波逐渐减少，而 θ、δ 波大量出现，在深度睡眠期 δ 波数量超过 50%以上。同时，人的意识暂时丧失，各种躯体感觉功能减退，骨骼肌反射活动和肌紧张减弱；并伴有一些血压下降、心率减慢、瞳孔缩小、体温下降、呼吸减慢、胃液分泌增多等自主神经功能的改变。此外，进入慢波睡眠后生长激素的分泌较觉醒状态明显增多，因此，慢波睡眠对促进生长、消除疲劳、促进体力恢复有重要意义。

2. **快波睡眠**(fast wave sleep, FWS)　也称去同步化睡眠或异相睡眠。在此期间，脑电波呈现出高频低幅、β 波不规则出现，与觉醒时脑电波很难区别。但实际上，各种感觉功能进一步减退，以致唤醒阈提高、骨骼肌反射活动和肌紧张进一步减弱等。此外，在异相睡眠期间还可出现快速的眼球转动，所以又称为**快速眼动睡眠**(rapid eye movement sleep, REM)。快速眼动睡眠常伴有部分躯体抽动、心率加快、血压上升、呼吸加快等不规则变化，这可能是促使心绞痛、脑出血、哮喘等疾病突然发作的原因。做梦也是此间睡眠的特征之一。

慢波与快波睡眠都是人体生理必需的，并且是两个相互转化的过程。成年人睡眠开始首先进入慢波睡眠，持续 90～120 min 便转入快波睡眠，持续 20～30 min 后又转入慢波睡眠。在一夜睡眠中可以如此反复 4～5 次。在正常情况下，慢波睡眠与快波睡眠均可直接转入觉醒状态，但觉醒状态不能直接进入快波睡眠，而只能转入慢波睡眠。从行为上来看，快波睡眠比慢波睡眠更深入。长时间的觉醒状态称为睡眠剥夺，睡眠剥夺后往往出现睡眠补偿现象，即睡眠时间延长。特别是异相睡眠补偿尤为重要，因为在异相睡眠过程中脑的血流及耗氧量增加，脑组织的蛋白质合成率增高，但生长激素分泌则减少。因此认为，快波睡眠在幼儿神经系统的发育、成熟以及对成人建立新的突触联系、促进学习记忆、恢复精力等方面有重要意义。

（三）睡眠发生机制

研究发现，脑干网状结构背内侧等部位存在着睡眠诱导区，由此发出的上行冲动与脑干网状结构上行激动系统相对抗，诱导皮层转向睡眠过程，称为**上行抑制系统**（ascending inhibitory system）。但是诱导慢波睡眠与快波睡眠的发生可能不是同一个部位。慢波睡眠主要与脑干5-HT递质系统活动有关；快波睡眠主要与脑干内去甲肾上腺素、5-HT和Ach递质系统的功能有关。有关睡眠与觉醒的详细机制尚不十分清楚。

三、学习与记忆

学习（learning）是指人和动物通过神经系统接受外界环境信息而影响自身行为的过程；**记忆**（memory）则是指习得行为和经验在脑内贮存与提出的神经活动过程。

（一）学习和记忆的形式

1. 学习的形式　学习分为**联合型学习**（associative learning）和**非联合型学习**（nonassociative learning）两种类型，前者是有关或无关的两个事件在时间上很靠近并重复发生，最后在脑内逐渐形成了联系；后者则不需要在刺激和反应之间形成任何明确的联系。学习和记忆与条件反射的建立有着密切的关系，常见的条件反射有经典条件反射、操作式条件反射等。

（1）条件反射的建立：经典的条件反射建立，最常用的是铃声对唾液分泌的刺激实验。进餐引起犬的唾液分泌，属于非条件反射，而铃声则不引起唾液分泌，此时铃声为无关刺激。若先给铃声刺激后马上给予食物，并结合多次后，则仅铃声也能引起唾液分泌，此时铃声已变成了进食的信号，即铃声变成了**条件刺激**（conditioned stimulus）。由条件刺激与非条件刺激在时间上的结合形成条件反射的过程，称为**强化**（reinforcement）。强化即是一种联合型学习的过程。**操作式条件反射**（operant conditioned reflex）的建立比较复杂，是在给予动物刺激后，要求其完成一定的躯体运动。动物必须通过自己完成一定的动作或操作，才能使某种条件反射得以强化。因此，属于一种主动的学习过程。

非联合型学习是一种简单的学习方式。例如，某种刺激经过反复多次之后，机体对其敏感性逐渐减弱或丧失。

（2）条件反射的泛化、分化和消退：当一种条件反射建立后，若给予近似的条件刺激，也可获得同样的条件反射，称为条件反射的泛化，它是由于条件刺激引起大脑皮层兴奋向周围扩散所致。如果这种近似刺激得不到非条件刺激的强化就不再引起条件反射，称此现象为条件反射的分化。如上实验，条件反射建立后，如果反复只给予铃声刺激而不再与食物相结合，条件反射则减弱或完全消失，称为条件反射消退。条件反射的分化和消退并不是原来建立的条件反射的丧失，而是大脑皮层的兴奋过程被抑制过程所取代，致使原来的阳性条件反射转变为阴性条件反射。

（3）两种信号系统：高度发达的大脑皮层除了可以利用具体的刺激信号形成各种条件反射外，还可以利用概括具体刺激信号的抽象语词来建立条件反射。为此，将对机体刺激信号分为第一信号、第二信号系统。第一信号是指具体信号，如食物的性状、灯光与铃声等都是以本身的理化性质来发挥刺激作用的信号。对第一信号刺激建立条件反射的大脑皮层功能系统，称为**第一信号系统**（first signal system）。第二信号是指抽象信号，即语言、文字等具有代表某种含义而发挥刺激作用的信号。对第二信号刺激所形成条件反射的大脑皮层功能系统，称为**第二信号系统**（second signal system）。人类同时具有这两类系统，而动物仅有第一信号系统，这是人类区别于动物的主要所在。人类由于有第二信号系统活动，就能借助于语言与文字对一切事物进行抽象概括，表达思维活动，形成概念并进行推理，不断扩大、提高人类的认识能力。

2. 记忆的形式与过程　以记忆贮存和回放形式分为陈述性和非陈述性记忆；根据记忆保留的时间长短可分为**短时记忆**（short-term memory）和**长时记忆**（long-term memory）。陈述性记忆是对事实的记忆，无需训练，可用语言表达出来；非陈述性记忆多是对技能与技巧性动作的记忆，需要重复训练而不易遗忘。这两种记忆形式可以互相转化，如学游泳过程中需对当时情景有陈述性记忆，但是学成后则变为一种反射性动作，即转变为非陈述性记忆。短时记忆又分为感觉性记忆、第一级记忆，长时记忆分为第二级和第三级记忆（图 11－27）。感觉性记忆是获得信息后在大脑感觉区瞬间储存阶段，如不处理则很快消失；若经过分析处理，将性质粗糙、先后到达且不连续的信息整合成新的连续印象，即可转入第一级记忆。第一级记忆中储存的时间短暂，仅有即时应用的意义。如果反复学习运用，信息可延长在第一级记忆中停留的时间，进而转入第二级记忆之中，并有记忆的痕迹，可持续数分钟乃至数年不等。第三级记忆是一种牢固的记忆，如自己的姓名和每天都在进行的手艺操作等，由于长年累月应用，这类记忆则转入第三级记忆中，常可保持终生。

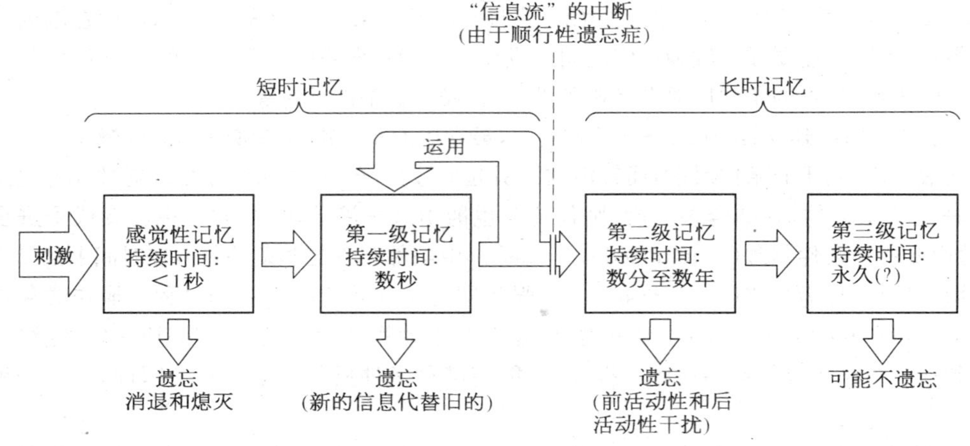

图 11－27　感觉性记忆至第三级记忆过程中信息的贮存示意图

（二）学习和记忆的机制

研究表明，学习和记忆不但有其功能定位，而且与神经突触部位的生理、生化乃至组织学改变关系非常密切。

学习和记忆的功能定位主要有**海马回路**（hippocampal circuit），即海马→穹隆→下丘脑乳头体→丘脑前核→扣带回→海马所构成的回路，大脑皮层联络区、丘脑、杏仁核以及皮层感觉和运动区以外的新皮层区域等。

在学习和记忆的神经生理学机制中，突触的可塑性近年来最受关注和认同。研究发现在记忆力比较强的大鼠海马的长时程增强反应明显，而记忆能力低下的大鼠反应较差；长时记忆有赖于脑内蛋白质的合成，脑内蛋白质代谢障碍可能是人类逆行性遗忘症原因之一。研究表明，记忆突触属于胆碱能性突触，其功能主要与短期记忆有关，促进第一级记忆保持并向第二级记忆转移；神经肽类中的促肾上腺皮质激素、血管升压素可增强短时记忆的保持，临床上用其治疗遗忘症收到比较满意的效果。而催产素、脑啡肽等则使记忆能力减退。

从神经解剖学角度看，持久性记忆可能与新的突触联系的建立有关。实验表明，生活在复杂环境中的大鼠，其大脑皮层发达，突触联系多；而生活在简单环境里的大鼠皮层比较薄。

四、大脑皮层的一侧优势与语言中枢

（一）大脑皮层功能的一侧优势

两侧大脑的功能并不是均等的，大多是以一侧皮层占优势。习惯用右手的成年人，其语言活动功能主要位于左侧，与右侧无明显关系。如左大脑皮层损伤往往伴随失语症，而右侧损伤则很少出现。说明语言活动功能在左侧大脑半球占优势，称为**优势半球**（dominant cerebral hemisphere）。这种**一侧优势**（laterality cerebral dominance）的现象仅在人类中具有。小儿至10～12岁，左侧优势正处于建立之中，此时若损伤左侧半球，尚可能在右侧大脑皮层再建立语言活动中枢。成年后左侧优势已经形成，此时若发生左侧大脑皮层损害，就很难再建立起语言活动中枢。在主要使用左手的人中，则左右两侧的皮层有关区域都可能成为语言活动中枢。

（二）大脑皮层的语言中枢

人类大脑皮层语言中枢分布在皮层的不同区域（图11－28），各司其职。如损伤中央前回底部的44区时，会引起**运动失语症**（motor aphasia），即患者能书写和看懂文字，听懂别人说的话，但自己却不能口头表达。如损伤颞上回后部的语言听觉区，会产生**感觉失语症**（sensory aphasia），即患者能讲话、书写、看懂文字，也能听见别人的发音，但听不懂说话的含义。若角回部位的语言视觉区受损，会导致**失读症**（alexia），即患者的视觉正常，但无法看懂文字的含义。损伤额中回后部的语言视觉区即书写中枢，会出现**失写症**（agraphia），即患者能听懂别人说话、自己也会说话、手部肌肉也能活动，但丧失了写字和绘画的能力。

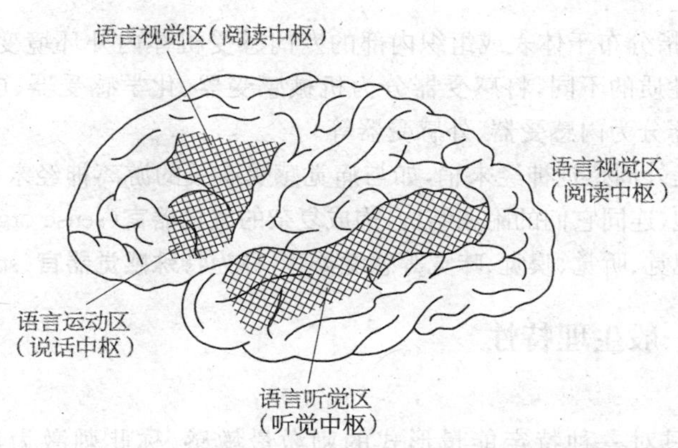

图11－28 大脑皮层与语言功能有关的主要区域

如上所述，大脑皮层语言功能具有一定的区域性，但各区的活动紧密相关，当大脑皮层的语言中枢受损时，常出现某几种失语症合并存在，严重时可出现上述四种语言功能同时障碍。例如，角回损伤时，除导致失读症外，还可伴有失写症。

（王德山 刘慧慧）

第十二章

感 觉 器 官

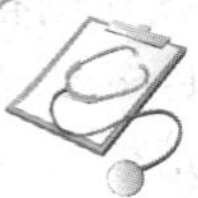

导学

掌握： 眼视近调节，眼折光异常及其矫正；声音传导途径

熟悉： 感受器的一般生理特性；视网膜的感光功能；几种视觉现象；内耳感音特点。

了解： 眼球、中耳与内耳结构；前庭器官功能，感觉器官概念及分布。

环境的变化可通过人体不同的、特定的感受器的作用，将特定的信息传递至不同的反射中枢，并在产生或不产生主观感觉的情况下，引发相应的调节性反应，以适应环境的变化。

第一节 概 述

一、感受器与感觉器官

感受器（receptor）指分布于体表或组织内部的专门感受机体内外环境变化的结构或装置。根据所接受的刺激信息性质的不同，将感受器分为机械感受器、化学感受器、电磁感受器等；按分布部位不同又可将感受器分为内感受器、外感受器等。

最简单的感受器是外周感觉神经末梢，如与痛觉感受有关的游离神经末梢；还有一些感受器是由高度分化的感受细胞，连同它们的附属结构，构成复杂的**感觉器官**（sense organ）。通常把分布于人类和高等动物头部的视觉、听觉、嗅觉、味觉等感觉器官，称为**特殊感觉器官**（special sense organs）。

二、感受器的一般生理特性

（一）适宜刺激

每一种感受器都只对一种特定能量形式的刺激最敏感，称此刺激为该感受器的**适宜刺激**（adequate stimulus），如耳蜗毛细胞的适宜刺激是一定频率的声波、视网膜感光细胞的适宜刺激是一定波长的光波等。适宜刺激必须有一定的刺激强度才能引起感觉，引起某种感觉所需要的最小刺激强度称为**感觉阈**（sensory threshold）。

（二）换能作用

各种感受器在功能上能把作用于它们的各种形式的刺激能量转换为传入纤维上的动作电位。将此能量转换过程，称为感受器的**换能作用**（transduction）。在换能过程中，感受器是先在感受器细胞或感觉神经末梢引起相应的跨膜电变化，前者称为**感受器电位**（receptor potential），后者称为启动电位或**发生器电位**（generator potential）。再以电紧张形式沿细胞膜扩布，最终在相应的传入神经纤维上产生冲动，完成感受器的换能作用。

（三）编码功能

感受器把刺激能量转换成传入纤维上的冲动的同时，也把刺激所包含的环境变化的信息转换到了冲动的序列中，称此过程为感受器的**编码**（coding）作用。不同性质感觉的编码机制可能与刺激的性质、被刺激的感受器、单一神经纤维上冲动频率的高低、参与信息传输的神经纤维数目，以及传入冲动所到达大脑皮层的特定部位等多种因素有关。

（四）适应现象

当刺激强度持续不变地作用于同一感受器时，其感觉神经纤维上产生的冲动频率将随着刺激作用时间的延长而逐渐下降，称此现象为感受器的**适应**（adaptation）。根据感受器的适应开始出现时间和适应程度不同，可分为快适应和慢适应感受器。快适应感受器的主要特点是：适应较快，当刺激强度持续不变地作用于感受器时，只在刺激作用后的短时间内有传入神经冲动发放，随后神经冲动的频率迅速降低，甚至消失。慢适应感受器的主要特点是：适应较慢，当刺激强度持续不变地作用于感受器时，一般在刺激开始后不久传入冲动频率稍有下降，以后一直维持在这一水平，直到刺激被撤除为止。适应不是疲劳，因为对某种刺激强度产生适应后，再增加该刺激的强度，又可以引起传入冲动的增加。

在临床上，中、重型颅脑损伤急性期的康复治疗护理措施中，常用的音乐治疗、家属叙述、视觉刺激、针灸按摩、肢体运动、皮肤刺激、生活护理刺激、直流电刺激、味觉和嗅觉刺激、高压氧治疗等促醒方法，其作用原理就是根据各种感受器的一些生理特性，通过对神经系统刺激以达到唤醒作用。

第二节 视觉器官

在人体获得的外界环境信息中，约70%来自于**视觉**（vision）。视觉系统主要由眼、视神经和视觉中枢等构成。

视觉的外周感觉器官是眼（图12-1）。通常根据眼的功能不同，把眼分成**折光**（dioptric）和**感光**（photographic）两大功能系统。前者是由角膜、房水、晶状体和玻璃体组成，后者是指视网膜感光系统。人眼的适宜刺激是波长为370～740 nm的电磁波。外界物体的光线透过眼的折光系统，成像在视网膜上，经视网膜上感光细胞的换能作用，最后在视觉中枢产生主观视觉。

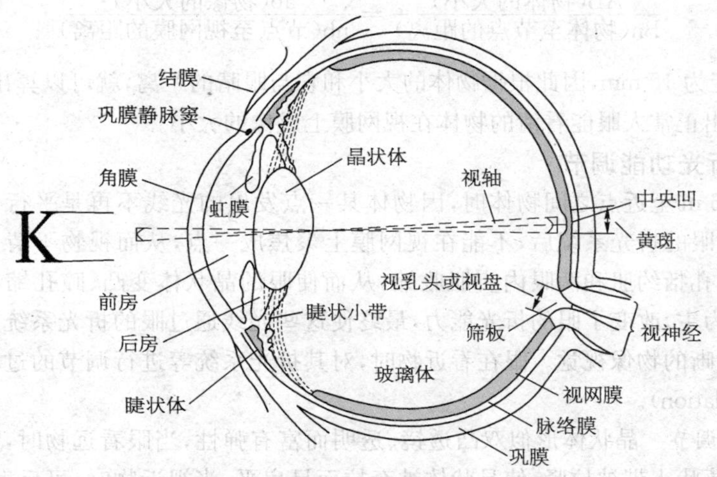

图12-1 眼球的水平切面（右眼）

一、眼的折光功能

(一) 眼的折光系统及其光学特性

按几何光学原理计算，正常人眼处于安静状态(不需要进行任何调节的状态)时，来自 6 m 以外物体的光线都可以认为是近乎平行的，平行光线经过眼内折光率和曲率半径都不相同的折光体，即角膜、房水、晶状体和玻璃体，可以在视网膜上聚焦成一点，形成物像。但人眼能不能看清 6 m 以外任意距离的物体，不仅与眼本身的因素有关，还与外界物体的光线强度、大小等因素有关。

(二) 简化眼

由于眼的折光系统是由多个折射率和曲率半径不同的折光体构成的复合透镜，因此有人根据眼的实际光学特性，设计了与正常人眼安静状态时折光效果相同，且更为简单的等效光学系统或模型，从而可以简便分析眼的成像原理等，此模型称为**简化眼**(reduced eye)。简化眼设想眼球为一单球面折光体，前后径为 20 mm，折光率为 1.333，外界光线只在由空气进入球形界面时折射 1 次，该球面的曲率半径为 5 mm，节点在球形界面后 5 mm 的位置，后主焦点正好在此折光体的后极，此模型和正常安静状态时的人眼一样，能使平行光线聚焦在视网膜上(图 12 - 2)。

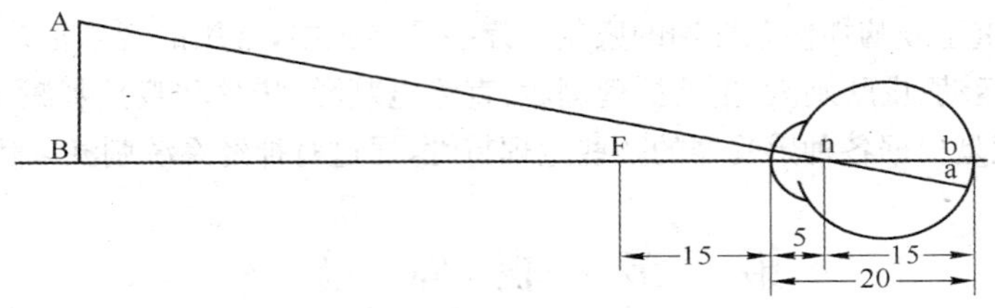

图 12 - 2　简化眼模型

n 为节点，AnB 和 anb 是两个相似的三角形；如果物距为已知，就可由物体的大小算出物像大小，也可算出两个三角形的对顶角的大小，对顶角又称为视角。图中的数据的单位为 mm

利用简化眼可以方便地计算出不同远近的物体在视网膜上成像的大小。如图 12 - 2 所示，AnB 和 anb 是具有对顶角的两个三角形，因而有：

$$\frac{\text{AB(物体的大小)}}{\text{Bn(物体至节点的距离)}}=\frac{\text{ab(物像的大小)}}{\text{nb(节点至视网膜的距离)}}$$

式中，nb 固定为 15 mm，因此根据物体的大小和它与眼睛的距离，就可以算出物像的大小。利用简化眼可以算出正常人眼能看清的物体在视网膜上成像的大小。

(三) 眼的折光功能调节

正常眼在看 6 m 至近点之间物体时，因物体某一点发出的光线不再是平行光线，而是辐散光线，这些光线通过眼的折光系统后，不能在视网膜上聚焦成一点，从而视物不清，需经过眼的调节使眼的睫状肌、瞳孔括约肌和两眼内直肌收缩，从而使眼的晶状体变凸、瞳孔缩小和双眼球会聚，且以晶状体变凸为主，改变了眼的折光能力，最终使这些光线通过眼的折光系统后，在视网膜上聚焦成一点，形成清晰的物像视觉。眼在看近物时，对其折光系统等进行调节的过程，称为**眼的调节**(visual accommodation)。

1. 晶状体的调节　晶状体形似双凸透镜、透明而富有弹性，当眼看远物时，睫状肌松弛，导致连于晶状体囊的睫状小带被拉紧，使晶状体被牵拉而呈扁平；当视近物时，可反射性地引起睫状肌

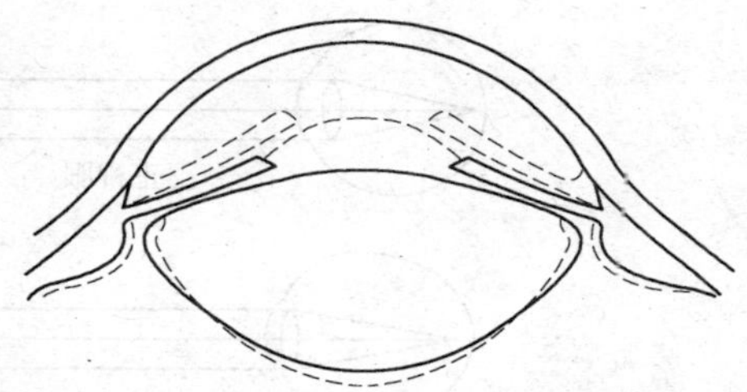

图 12－3 眼调节前后睫状体位置和晶状体形状的改变

收缩，睫状体向前内移动，睫状小带松弛，晶状体因自身的弹性而变凸，以其前表面的中央部分向前凸出最为显著(图 12－3 中虚线部分)。通过对晶状体的调节，改变了眼的折光能力，使物像移动，最终在视网膜上形成清晰的物像。

随着人年龄的增长，晶状体的自身弹性下降，变形能力逐渐降低。晶状体的最大调节能力可用近点来表示，**近点**(near-point)是指人眼作充分调节时所能看清物体的最近距离。8 岁儿童的近点平均约为 8.6 cm，20 岁左右成人约为 10.4 cm，到 60 岁时可达到 83.3 cm。一般说来，人到 40 至 45 岁后，晶状体的最大调节能力明显减弱，这种现象称为**老视**(presbyopia)。老视者视近困难时，需戴上适当折光度的凸透镜才能看清近物。

晶状体混浊，称为**白内障**。白内障的典型症状是视力逐渐下降、眼前有黑影和屈光改变等，当患者视力影响其工作和生活时可进行手术治疗。良好的生活习惯、精神状态、营养丰富、防止长时间和阳光下用眼等，是预防白内障的主要保健措施。

2. 瞳孔的调节　瞳孔为虹膜中心的圆孔。虹膜上的瞳孔括约肌和瞳孔散大肌的舒缩活动，可使正常人眼瞳孔的直径变动于 1.5～8 mm。当视近物时，可反射性地引起双侧瞳孔缩小，称为**瞳孔调节反射**(pupillary accommodation reflex)或**瞳孔近反射**(near reflex of the pupil)。瞳孔调节反射的生理意义是减少进入眼内的光线量并减少折光系统的球面像差和色像差，使视网膜上的成像更为清晰。

此外，瞳孔大小还可随照射光线的强弱而改变，当突然的强光照射一侧或双侧视网膜上感受器时，双侧瞳孔立即缩小；反之，当突然的弱光照射一侧或双侧视网膜上感受器时，双侧瞳孔立即散大，以此调节进入眼内的光量。这种随照射光线的强弱而出现瞳孔大小的改变，称为**瞳孔对光反射**(pupillary light reflex)。瞳孔近反射与瞳孔对光反射的中枢不同，前者的中枢在视觉中枢，后者的中枢在中脑的顶盖前区。临床上常将瞳孔对光反射用作判断患者的麻醉深度和病情危重程度的一个重要指标。

3. 眼球会聚　当双眼视近物时，发生双眼球内收及视轴同时向鼻侧聚拢的现象，称为**眼球会聚**(convergence)。眼球会聚是由于两眼内直肌反射性地收缩所致，其生理意义是使双眼看近物时，物像能落在两眼视网膜的相称点上，从而产生单一清晰的视觉，避免复视。

(四) 眼的折光功能异常与矫正

正常人眼无需对其折光系统进行调节，就能看清“远物”；经过眼的调节就能看清“近物”，称为**正视眼**(emmetropia)。如眼的折光能力异常，或眼球的形态异常，使平行光线不能在视网膜上形成清晰的物像，则称为**非正视眼**(ametropia)。非正视眼包括近视、远视和散光眼(图 12－4)。

1. **近视**(myopia)　近视眼看远物不清，其近点比正视眼近。其发生多数因眼球前后径过长(轴性近视)或折光系统的折光力过强(屈光性近视)，使远物发出的平行光线聚焦或像在视网膜之前，而在视网膜上形成模糊的物像，故看远物不清；当看近物时，由于近物入眼的是辐散光线，则眼不需要进行调节或只需进行较小程度的调节，就可使光线聚焦在视网膜上，故可看清近物。纠正近视需配戴适当度数的凹透镜，就能看清所视物体。

2. **远视**(hyperopia)　轻度远视眼发生多数由眼球的前后径过短(轴性远视)或折光系统的折光能力过弱(屈光性远视)，使来自远物的平行光线聚焦在视网膜后方，在视网膜上不能形成清晰的物像，故远视眼视远物不清；当视近物时，由于近物入眼的是辐散光线，故聚焦在视网膜后方，也

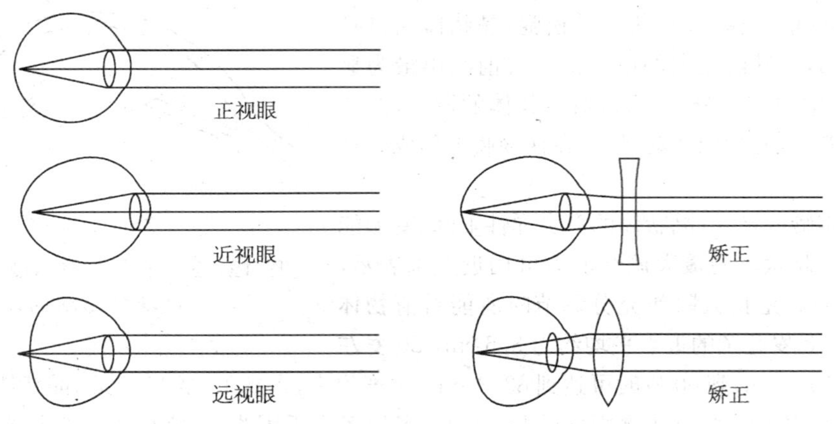

图 12-4 眼的折光异常及其矫正

看不清近物。临床上，轻度远视，需提前动用眼的调节，仍可使物像成像于视网膜上，故远近物体都能看清，但其近点较正视眼远。中高度远视，远近物体都看不清。由于远视眼不论是看近物还是看远物都需要进行调节，故易发生疲劳，尤其是在做近距离作业或长时间阅读时，可因调节疲劳而引发头痛。纠正远视需配戴适当度数的凸透镜，才能看清所视物体。

3. **散光**(astigmatism) 指眼的角膜或晶状体表面不呈正球面，即其表面不同方位的曲率半径不相等，因此各点的光线不能同时聚焦于视网膜，而是形成焦线，造成在视网膜上物像不清或变形。纠正散光可用圆柱形透镜，在曲率半径过大的方向上增加折光能力，最终使视网膜上形成清晰的物像。

二、眼的感光功能

外界物体的光线透过眼的折光系统，成像在视网膜上，经视网膜上的感光细胞的换能作用，最后在视觉中枢产生视觉。

(一) 视网膜的结构特点

视网膜(retina)是一层透明的神经组织膜，厚为 0.1～0.5 mm。在组织学上视网膜可分为 10 层，但重要层次由外向内依次主要有：色素上皮细胞层、感光细胞层、双极细胞层和神经节细胞层(图 12-5)。色素上皮细胞层含有黑色素颗粒和维生素 A，对感光细胞起营养和保护作用。感光细胞分**视杆细胞**(rod cell)和**视锥细胞**(cone cell)两种，两种细胞在形态上均可分为四部分：外段、内段、胞体和终足(图 12-6)。其中，外段中的膜盘，其膜上镶嵌着感光色素，即**视色素**(visual pigment)。视杆细胞膜盘中含有视色素为**视紫红质**(rhodopsin)，而视锥细胞膜盘含有的视锥色素分别存在于三种视锥细胞中。

两种感光细胞在视网膜上分布与传入神经元联系均有不同：视锥细胞多存在于视网膜中心部，特别是在中央凹处最多；而视杆细胞多分布于视网膜的周边部分。视锥细胞与传入神经的双极细胞、神经节细胞多数呈单线联系，所以视锥系统具有很高的分辨力；而视杆细胞与双极细胞和神经节细胞呈会聚式联系，因此其分辨能力远不如视锥系统。

视网膜结构中感光细胞、双极细胞和神经节细胞等之间存在着复杂的联系，由此产生的信息经视神经纤维汇集穿出视盘，传递至视中枢。**视盘**(optic disk)又称为视神经乳头，是视神经的始端。此处因无感光细胞，不能感受视野中相应区域中的物体光线的投射，称此区域为**生理盲点**(blind spot)。但是，正常时都用双眼视物，一侧盲点可被对侧视觉补偿，因此不会感到盲点的存在。

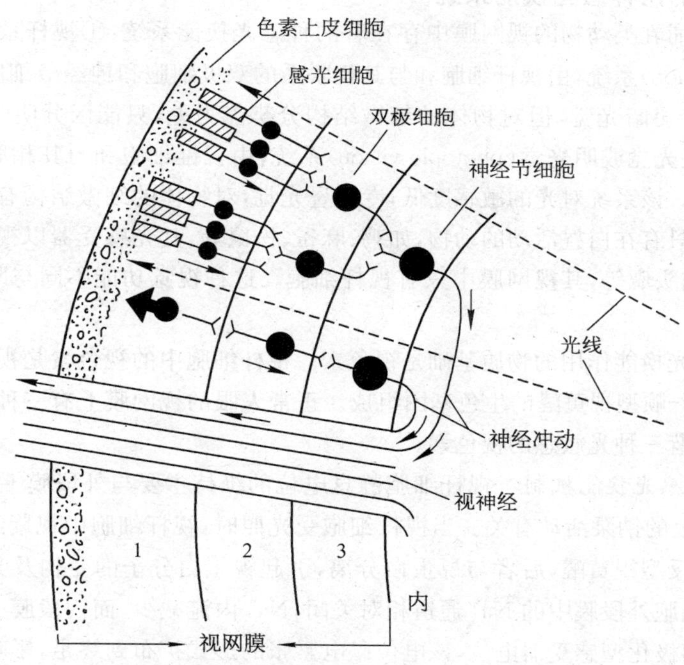

图 12-5 视网膜的不同细胞层及联系示意图

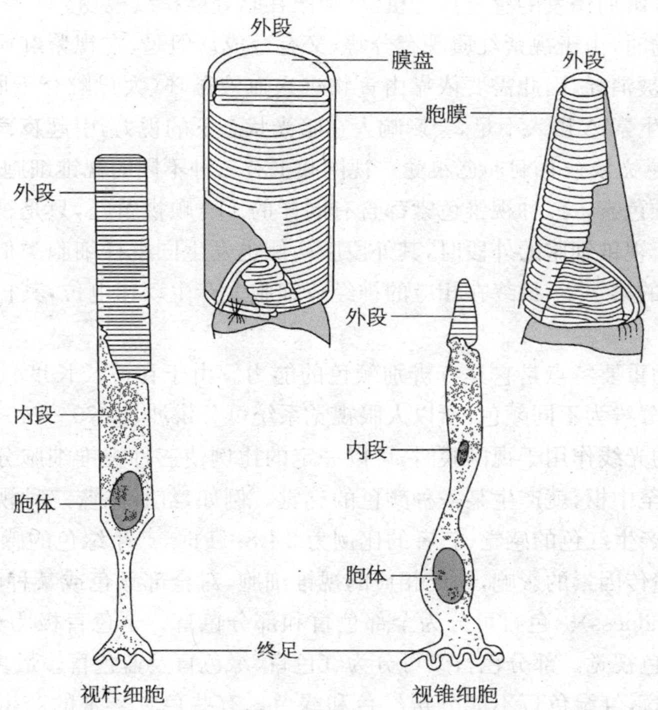

图 12-6 视杆细胞与视锥细胞结构示意图

(二) 视网膜的两种感光换能系统

在人和大多数哺乳类动物的视网膜中存在着两种感光换能系统:①视杆系统,又称**晚光觉**或**暗光觉**(scotopic vision)系统,由视杆细胞和与其相联系的双极细胞和神经节细胞等构成。该系统对光的敏感度高,专司暗光觉,但对物体的细微结构分辨能力差,只能区分明暗,不能辨别颜色。②视锥系统,又称**昼光觉**或**明光觉**(photopic vision)系统,由视锥细胞和与其相联系的双极细胞和神经节细胞等构成。该系统对光的敏感度低,专司昼光觉,对物体的细微结构有高度的分辨能力,可辨别颜色。某些只有在白昼活动的动物,如鸡、麻雀、松鼠等,其光感受器以视锥细胞为主;而夜间活动的动物,如猫头鹰等,其视网膜中只有视杆细胞。这种视觉功能不同与眼底感光细胞不同是一致的。

感光细胞的感光换能作用的物质基础是视色素。视杆细胞中的视色素是视紫红质,由 1 分子视蛋白和 1 分子 11 -顺型视黄醛的生色基团组成。正常人眼的视网膜上有三种不同的视锥细胞,分别含有对红、绿、蓝三种光敏感的视色素。

1. *视杆细胞的感光换能机制* 视杆细胞静息电位的维持主要与外段膜上钠通道持续开放,Na^+ 内流和内段膜上的钠泵活动有关。当视杆细胞受光照时,视杆细胞中视紫红质的 11 -顺型视黄醛迅速分解为全反型视黄醛,后者与视蛋白分离,引起视蛋白分子的变构及其一系列信号转导系统的活动,可使细胞外段膜中的 Na^+ 通道相对关闭,Na^+ 内流减少,而内段膜上的钠泵活动仍继续活动,从而引起超极化型感受器电位,该电位以电紧张的形式扩布到终足,影响终足处的递质释放。在光照强度较弱时,进入色素上皮细胞中的全反型视黄醛在异构酶的催化下,转变成 11 -顺型视黄醛,后者进入视杆细胞与视蛋白结合,又成为视紫红质。在暗处,因视紫红质的合成大于分解,以维持因视紫红质分解而诱发的感光换能机制,使眼在暗处能持续视物。

人眼在暗处视物时,由于视紫红质既有分解,又有合成。但是,在视紫红质分解和再合成的过程中,部分视黄醛将被消耗,因此需要依靠由食物进入血液循环(大量贮存于肝)中的维生素 A 来补充。因此,长期维生素 A 摄入不足,会影响人在暗光状态下的视力,引起**夜盲症**(nyctalopia)。

2. *视锥细胞的感光换能机制和色视觉* 视网膜上有三种不同的视锥细胞,分别含有对红、绿、蓝三种光敏感的视锥色素。三种视锥色素都含有同样的 11 -顺视黄醛,只是视蛋白的分子结构稍有不同。光线作用于视锥细胞的外段时,其外段膜两侧也发生同视杆细胞类似的超极化型感受器电位,作为光电转换的第一步,最终在相应的神经节细胞上产生动作电位,其机制与视杆细胞外段的换能机制相似。

视锥细胞功能的重要特点是它具有辨别颜色的能力。由于在波长长度只要有 3～5 nm 的变化,就可被视觉系统分辨为不同颜色,所以人眼视觉系统可分辨波长 370～740 nm 约 150 种不同的颜色。当某一波长的光线作用于视网膜时,可以一定的比例使三种视锥细胞分别产生不同程度的兴奋,这样的信息传至中枢,就产生某一种颜色的感觉。例如,红、绿、蓝三种视锥细胞兴奋程度的比例为 4∶1∶0 时,产生红色的感觉;三者的比例为 2∶8∶1 时,产生绿色的感觉。

某些人眼可受遗传因素的影响,缺乏相应的视锥细胞,对全部颜色或某种颜色缺乏分辨能力,称为**色盲**(colour blindness)。色盲可分为全部色盲和部分色盲。全色盲极为少见,表现为只能分辨光线的明暗,呈单色视觉。部分色盲又可分为红色盲、绿色盲及蓝色盲。最多见的是红色盲和绿色盲,统称为红绿色盲,红绿色盲不能分辨红色和绿色。有些色觉异常的产生并非由于缺乏某种视锥细胞,而只是由于某种视锥细胞的反应能力较弱,使患者对于某种颜色的识别能力较正常人稍差,这种异常色觉称为色弱,色弱常由后天因素引起。

三、几种生理性视觉现象

（一）暗适应与明适应

1. 暗适应　人先在明亮处待一段时间后，突然进入暗处，最初眼前一片漆黑，看不见任何东西，经过一段时间后，才能逐渐看见暗处的物体，称此现象为**暗适应**（dark adaptation）。暗适应的产生机制与视网膜上视色素在暗处的合成有关。在强光下，视杆细胞内的视色素大量分解后不能继续感光，明视觉的维持依赖于视锥细胞内的视色素分解与合成的动态平衡，此时若突然进入暗处，视锥细胞对光的敏感性低，视杆细胞视紫红质剩余量太少，故最初看不见任何东西，随后第5～8分钟，视锥细胞的暗适应过程完成；视杆细胞对光的敏感性高，视杆细胞中的视紫红质合成量逐渐增加，在第20～30分钟完成暗适应过程（图12-7）。视力在暗处下降，称为夜盲，后天性夜盲常见于：①维生素A缺乏导致的视紫红质合成障碍；②视神经病变、视盘凹陷和视野缺损；③屈光间质混浊等。

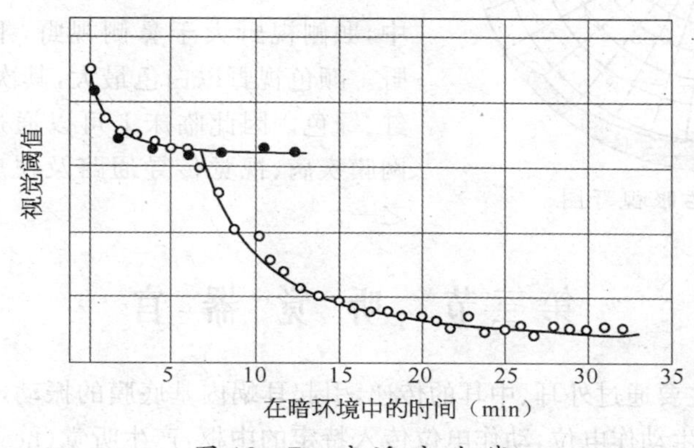

图12-7　暗适应曲线

● 表示视锥细胞的暗适应；○ 表示视杆细胞的暗适应

2. 明适应　人先在暗处待一段时间后，突然进入明亮处，起初感到一片耀眼的光亮，看不见任何东西，几秒钟后就能看清物体，这种现象称为**明适应**（light adaptation）。初到强光下时的耀眼光感主要是由于在暗处合成的视紫红质迅速分解的结果，随着视紫红质急剧减少，视锥细胞内的视色素合成与分解的动态平衡，逐渐恢复昼光觉。

（二）视力

视力（vision）是指眼对物体细小结构的分辨能力。一般用眼能够分辨出两个光点的最小视角的倒数来表示视力。物体两个光点发出的光线投射入眼后交叉通过节点时所成的夹角称为**视角**（visual angle）。在距离一定、光照良好的条件下，视角越大，表示物体两光点间距离越大，在视网膜上形成的物像也越大。正常人眼能看清最小物体的能力，需物体的两点光线在眼内形成的视角为1分角，这样两条光线分别刺激两个视锥细胞，中间至少间隔一个未被刺激的视锥细胞，在视网膜上形成两点物像之间的距离为4～5 μm，这恰好相当于一个视锥细胞的平均直径，是正常人眼能够看清的最小物体，故将1分视角的倒数1.0定为正常视力。人眼在视网膜的中央凹处，视锥细胞直径可小于2 μm，因此该处的视力可超过1.0达到1.5或更高（图12-8）。

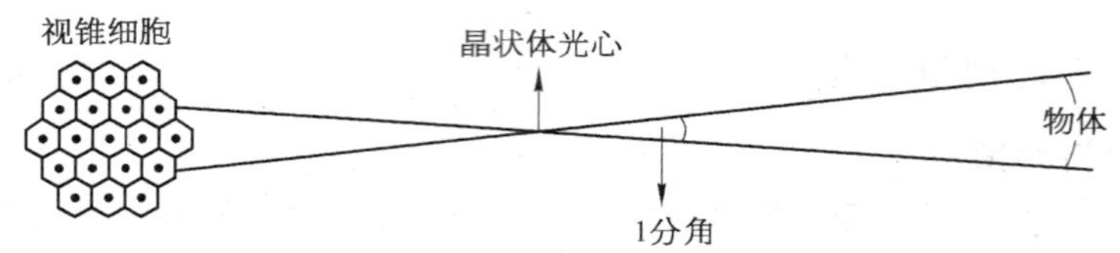

图 12-8 视敏度原理示意图

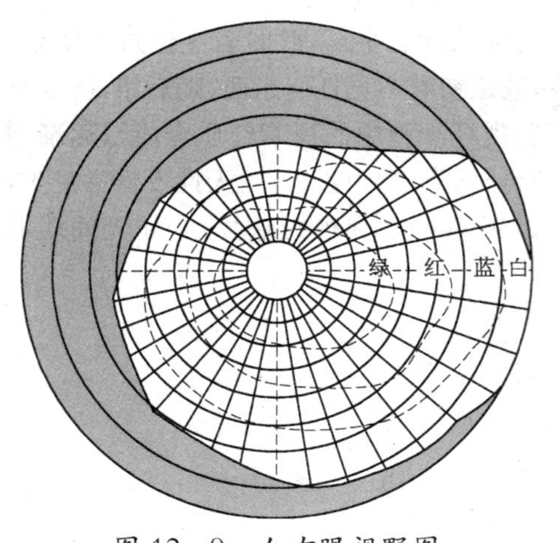

图 12-9 人右眼视野图

(三) 视野

视野(visual field)是指单眼固定地注视正前方一点,该眼所能看到的空间范围。视野的大小可用视野计加以测定,记录下来的图,称为**视野图**(图 12-9)。

视野的大小取决于视网膜的结构、感光细胞的分布和视线被面部结构的阻挡程度。正常视野图中,颞侧视野大于鼻侧视野,下侧视野大于上侧视野。颜色视野以白色最大,其次依次递减是蓝和黄、红、绿色。因此临床上可以通过视野的检查了解视网膜疾病、视觉传导通路及视皮层病变的重要方法之一。

第三节 听觉器官

适宜的声波振动主要通过外耳、中耳的传递,引起耳蜗内基底膜的振动,振动使毛细胞产生感受器电位,使听神经产生动作电位,动作电位传入特定的中枢,产生听觉(hearing)。听觉对人类认识自然和动物适应环境有着重要的意义。

一、听阈、听域与听力

一定范围内空气振动的疏密波频率和强度是听觉感受器的适宜刺激。通常人耳能感受的振动频率范围为 20～20 000 Hz,强度范围为 0.000 2～1 000 dyn/cm^2。对于每一种频率的声波,都有一个刚能引起听觉的最小强度,称为**听阈**(hearing threshold)。当强度在听阈以上继续增加时,听觉的感受也相应增强,但当强度增加到某一限度时,引起的将不单是听觉,还会因鼓膜过度振动而引起痛觉,此时的强度称为**最大可听阈**(maximal auditory threshold)。绘制出表示人耳对振动频率和强度的感受曲线,将每一种振动频率的听阈和最大可听阈的数值连接成曲线,两曲线所含的面积,称为**听域**(audible area)(图 12-10)。临床上一般是把 20 岁左右健康人听阈的平均值作为 0 dB(分贝),测定受测试者听力损失的分贝数,并把听力损失 30 dB 以上者,诊断为耳聋。

二、外耳和中耳的传音功能

(一) 外耳

外耳包括耳郭和外耳道。耳郭的形状有利于接受外界的声波,有集音作用,并有助于声源方向的判断。外耳道是声波的传导通路,全长 20～25 mm。其一端开口于耳郭,另一端终止于鼓膜。

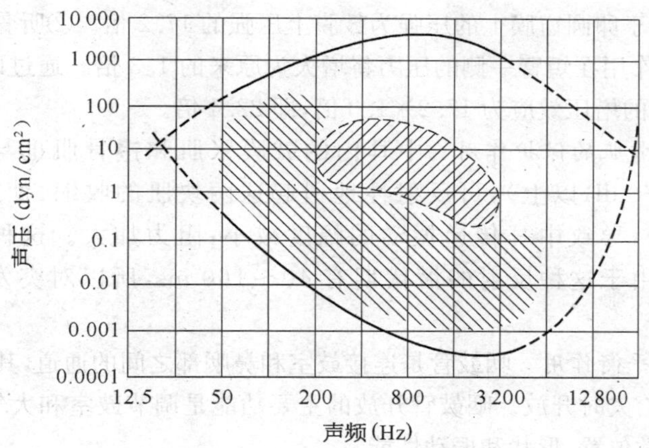

图 12-10 人的正常听域图

中心斜线区:通常语言区;下方斜线区:次要语言区($1\ dyn = 10^{-5}\ N$)

根据物理学原理,计算得其最佳共振频率约为 3 500 Hz 左右,该频率的声波由外耳道口传到鼓膜附近时,其强度可以增加约 10 倍。

外耳道软骨部皮肤具有耵聍腺,其分泌物称为耵聍,俗称耳屎。其具有保护外耳道皮肤等作用。若耵聍过多,阻塞外耳道,称耵聍栓塞。主要症状为耳阻塞感,甚至有听力下降、耳痛、耳鸣和头晕。患者应及时就医,不要自行处理,以免将耵聍推向深部或损伤外耳道及鼓膜。平时也要戒除挖耳等不良习惯。

(二) 中耳

中耳由鼓膜、听小骨、鼓室和咽鼓管等结构组成。

1. 鼓膜 鼓膜呈椭圆形,面积 50～90 mm^2,厚度约 0.1 mm,形状如同一个浅漏斗,其顶点朝向中耳,内侧与锤骨柄相连。鼓膜与电话机受话器的振动膜相似,是一个压力承受装置,具有较小的失真度和较好的频率响应性。当频率在 2 400 Hz 以下的声波作用于鼓膜时,鼓膜可复制外加振动的频率。

2. **听骨链**(chain of ossicle) 由锤骨、砧骨和镫骨依次连接而成。锤骨的柄附着于鼓膜,镫骨的脚板与卵圆窗膜相接,砧骨居中,将锤骨和镫骨连接起来,使三块听小骨形成固定角度的杠杆。锤骨柄为长臂,砧骨长突为短臂。杠杆的支点刚好在听骨链的重心上,因而在能量传递过程中惰性最小,效率最高。鼓膜振动时,如锤骨柄内移,则砧骨的长突和镫骨柄也作相同方向的内移,如图 12-11 中的虚线所示。

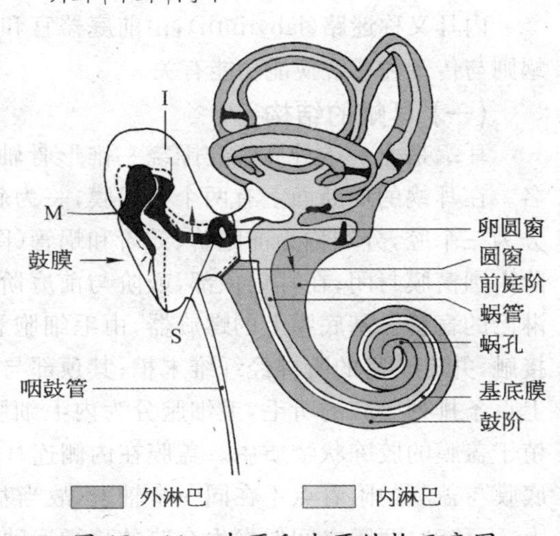

图 12-11 中耳和内耳结构示意图

M:锤骨; I:砧骨; S:镫骨

3. 中耳的增压效应 声波振动能量经中耳的鼓膜、听骨链到达卵圆窗时,其振动的压强增大,而振幅稍减小,称此为中耳的增压效应。其原因是:①鼓膜的实际振动面积约为 55 mm^2,而卵圆窗膜的面积只有 3.2 mm^2,两者之比为 17.2∶1。如传递的总压力不变，则作用于卵圆窗膜上的压强为鼓膜上压强的 17.2 倍。②听骨链杠杆的长臂与短臂之比为 1.3∶1，这样，作用在短臂一侧的压力将增大为原来的 1.3 倍。通过以上两方面的作用，在整个传递过程中，中耳的增压效应为 17.2×1.3 倍，即 22.4 倍。

4. 鼓膜张肌和镫骨肌的保护作用　中耳内的鼓膜张肌和镫骨肌也与中耳的传音功能有关。当声强过大时（70 dB 以上），可反射性地引起这两块肌的收缩，使鼓膜紧张，各听小骨之间的连接更为紧密，导致中耳传递振动的幅度减小，阻力加大。这种作用对感音装置具有某种保护作用，但由于这种反射的潜伏期有 40～160 ms，所以对突发性爆炸声的保护作用不大。

5. 咽鼓管的压力平衡作用　咽鼓管是连接鼓室和鼻咽部之间的通道，其鼻咽部的开口常处于闭合状态，在吞咽、打哈欠时开放。咽鼓管开放的主要功能是调节鼓室和大气压之间的压力平衡，进而能维持鼓膜的正常位置、形状和振动性能。

急性化脓性中耳炎是中耳黏膜的急性化脓性炎症。护理过程中要注意患者病情变化，若出现症状加重、流脓反而减少者，要及时处理，提防并发症的发生。平时要注意正确的擤鼻涕方法，防止鼻涕进入中耳，引发耳病。

（三）声波传入内耳的途径

声波传入内耳的途径有气传导和骨传导两种。在正常情况下，以气传导为主。

1. 气传导　声波经外耳道引起鼓膜振动，再经听骨链和卵圆窗膜振动引起耳蜗外淋巴振动，这种传导途径，称为**气传导**(air conduction)。

2. 骨传导　声波直接引起颅骨的振动，再引起颞骨骨质中的耳蜗内淋巴振动，这种传导途径，称为**骨传导**(bone conduction)。骨传导只是当中耳明显受损时才相对增强。

临床上可通过检查患者气传导和骨传导受损情况来判断听觉异常的产生部位和原因。例如，音叉试验和听力计检查是确定听力减退是传导性耳聋、神经性耳聋还是混合性耳聋的主要鉴别方法。对于临床确诊为突发性聋，必须及时治疗，同时患者应安心静养，预防噪声或过大的声音的刺激，预防感冒，注意休息、整洁，避免使用耳毒性药物等。

三、内耳的感音功能

内耳又称**迷路**(labyrinth)，由前庭器官和**耳蜗**(cochlea)组成。前庭器官与平衡感觉有关。耳蜗则与传音和感音换能功能有关。

（一）耳蜗的结构

耳蜗是由一条骨质管腔围绕一锥形骨轴向上盘旋转 2(½～¾)周而成，因形似蜗牛壳而得名。在耳蜗的横断面上有两个分界膜，一为斜行的前庭膜，另一为横行的基底膜，此两膜将管腔分为三个腔，分别称为前庭阶、鼓阶和蜗管（图 12－12）。在耳蜗底部，前庭阶由卵圆窗膜封闭，鼓阶由圆窗膜封闭；在耳蜗顶部，鼓阶与前庭阶通过蜗孔相沟通，内充外淋巴。蜗管是一个充满内淋巴的盲管。基底膜上的螺旋器，由毛细胞和支持细胞等组成。毛细胞的底部与鼓阶外淋巴相接触，并有丰富的听神经纤维末梢；其顶部与蜗管内淋巴相接触。每一个毛细胞的顶部表面都有上百条排列整齐的听毛，毛细胞分为内毛细胞和外毛细胞两类。外毛细胞中较长的一些纤毛埋植于盖膜的胶冻状物质中。盖膜在内侧连耳蜗轴，外侧则游离在内淋巴中（图 12－13）。由于基底膜与盖膜的附着点不在同一个轴上，故当基底膜振动时，盖膜与基底膜便各自沿着不同的轴而上、下移动，两膜之间便发生交错的移行运动，使听毛受到一个剪切力的作用而弯曲，引起毛细胞产生感受器电位。

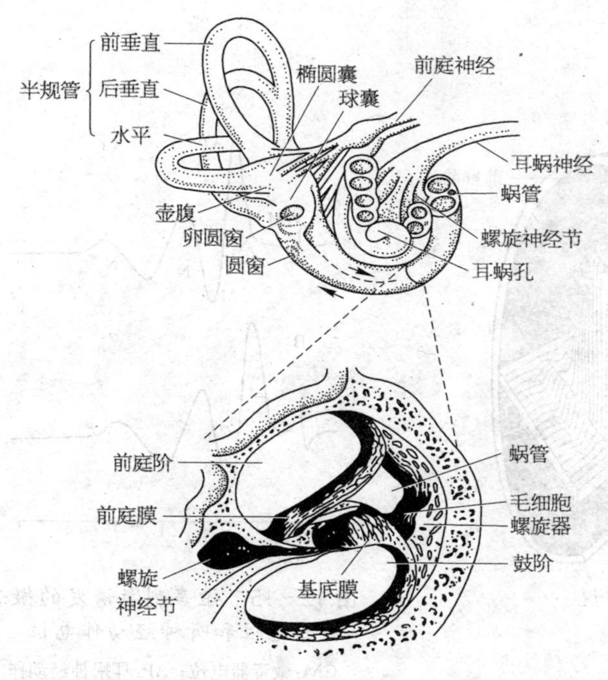

图 12-12 耳蜗管的横断面图

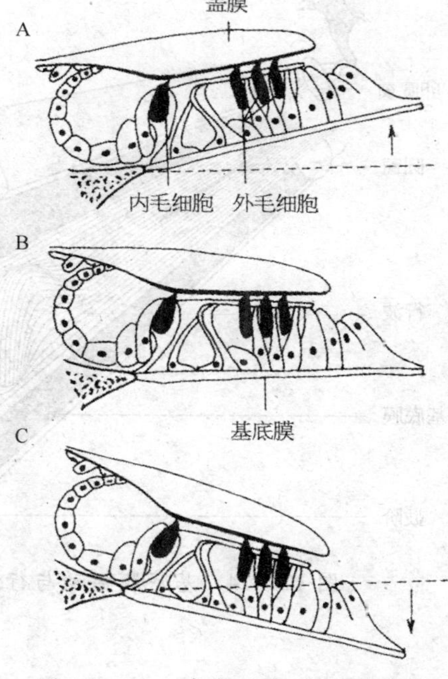

图 12-13 基底膜和盖膜振动时毛细胞顶部听毛受力情况示意图

A. 基底膜在振动中上移时，因与盖膜之间的切向运动，听毛弯向蜗管外侧；B. 静止时的情况；C. 基底膜在振动中下移时，听毛弯向蜗管内侧

（二）耳蜗的感音换能作用

1. 基底膜的振动和行波理论　声波经气传导使耳蜗淋巴液和膜性结构振动。

实验表明，基底膜的振动从其底部开始，以**行波**（travelling wave）方式沿基底膜从耳蜗基底部向耳蜗顶部的方向传播。振幅随着振动由卵圆窗向前推进而逐渐增大，传播速度则逐渐减慢，行至一定距离时，振幅达到最大，然后又迅速减小乃至消失（图 12-14）。耳蜗不同部位的谐振（共振）频率不同，声音频率愈低，行波的最大振幅出现的部位愈靠近基底膜顶部；相反，声波频率愈高，行波的最大振幅出现的部位愈靠近卵圆窗处。由于每一种频率的声波引起的基底膜振动都有一个特定的行波传播范围和最大振幅区，因此与该基底膜振动区域有关的毛细胞就会受到最大的刺激，与之联系的听神经纤维产生的动作电位的数目也就最多。于是，来自基底膜不同区域的听神经纤维的冲动传到听觉中枢的不同部位，引起不同音调的感觉。

2. 耳蜗的生物电现象　在耳蜗未受刺激时，若以鼓阶外淋巴为参考零电位，那么便可测出蜗管内淋巴中的电位为+80 mV左右，毛细胞的静息电位为−80～−70 mV。这是由于蜗管外侧壁的血管纹细胞膜上钠泵的活动增强，使内淋巴中有大量的 K^+ 蓄积，从而保持较高的正电位。缺氧、哇巴因、呋塞米等一些利尿剂可使 Na^+ 泵活动受阻，因而使内淋巴的正电位不能维持，可导致听力障碍。

在接受声音刺激时，耳蜗及其附近结构还可记录到一种由多个毛细胞所产生的感受器电位的复合，称为**耳蜗微音器电位**（cochlear microphonic potential，CM）（图 12-15）。它是一种具有交流性质的电变化，在一定范围内，这种电变化的频率、幅度和位相与作用于耳蜗的声波振动完全一致，潜伏期小于 0.1 ms，没有不应期。

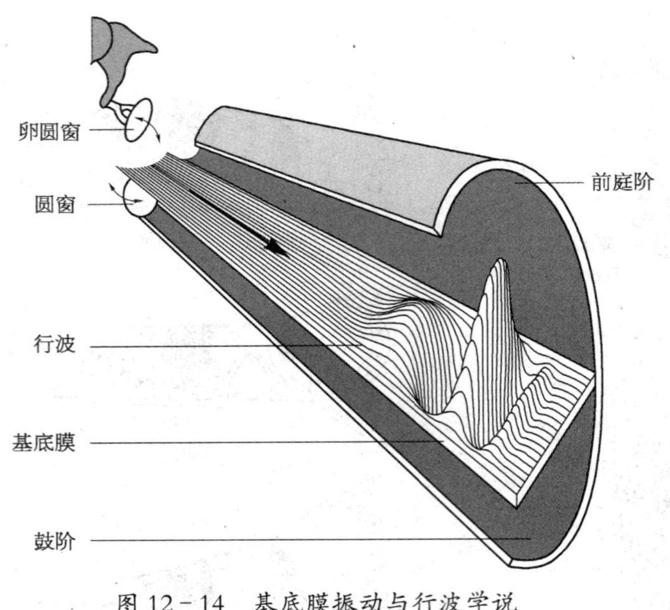

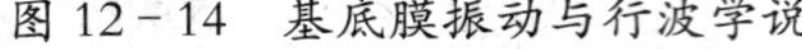
图 12-14　基底膜振动与行波学说

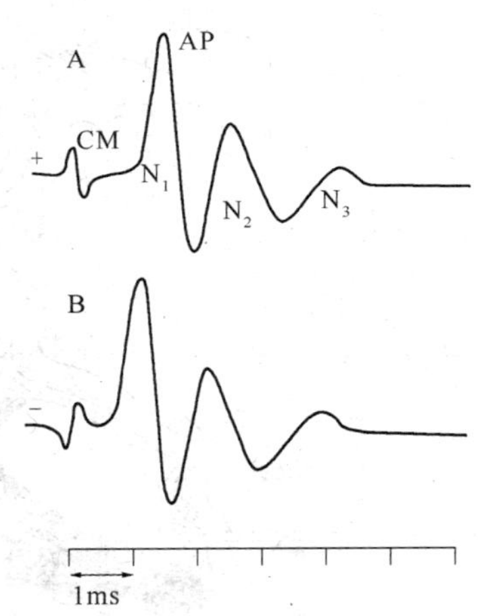

图 12-15　短声刺激诱发的微音器电位和听神经动作电位

CM:微音器电位;AP:耳蜗神经动作电位(包括 N_1、N_2、N_3 三个负电位)。A 与 B 示当声音位相改变时,微音器电位倒转,但 AP 的位相不变

听神经动作电位是耳蜗对声音刺激所产生的一系列反应中最后出现的电变化(图 12-15)。图中的 N_1、N_2、N_3 是从整根听神经上记录到的复合动作电位,其振幅取决于声音的强度、发生兴奋的纤维数目及各纤维放电的同步化程度。

如上所述,耳蜗将机械能转变为电信号,由此引起耳蜗内一系列过渡性的电变化,最后引起听神经纤维的动作电位,完成耳蜗的换能作用。

第四节　前 庭 器 官

前庭器官由内耳中的三个半规管以及球囊和椭圆囊组成,是人体感受自身运动状态和头在空间位置的感受器,在保持身体的平衡中起重要的作用。

一、前庭器官的感受装置与适宜刺激

前庭器官的感受细胞都是毛细胞,它们按一定的形式排列,具有类似的结构和功能。这些毛细胞有两种纤毛,其中有一根最长,位于细胞顶端的一侧边缘处,称为动纤毛;其余的纤毛较短,有60～100 根,排列上逐根变长,呈阶梯状,称为静纤毛。毛细胞的基底部有感觉神经纤维末梢分布。

毛细胞的适宜刺激是与纤毛的生长面平行的机械力的作用。当动纤毛和静纤毛都处于自然状态时,细胞膜的静息电位约－80 mV;同时,与毛细胞相关的感觉神经上有一定频率的动作电位,又称为基础放电。当在外力作用下,使静纤毛朝向动纤毛的方向弯曲,毛细胞膜电位从－80 mV升至约－60 mV 时,感觉传入神经纤维发放的神经冲动频率增加;相反,当外力使动纤毛朝向静纤毛的方向弯曲时,则毛细胞超极化,同时传入冲动减少(图 12-16)。前庭器官中所有毛细胞感受

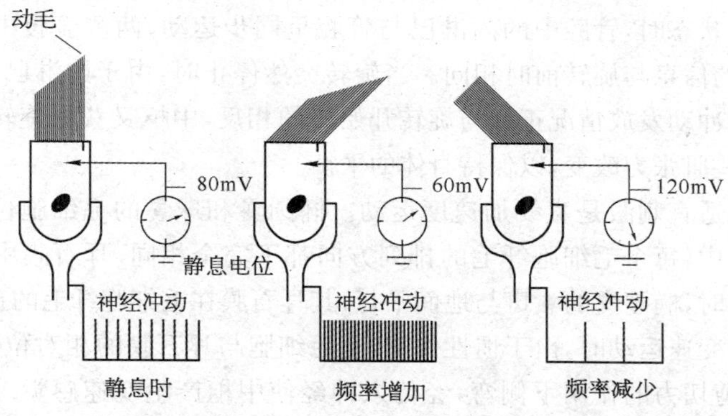

图 12-16 前庭器官中毛细胞顶部纤毛受力情况影响毛细胞膜电位和传入神经冲动频率示意图

外界刺激所进行的机械电换能机制与耳蜗毛细胞相似。在正常情况下,机体的运动状态和头部在空间位置的改变都能以特定的方式改变毛细胞纤毛弯曲的方向,使相应神经纤维的放电频率发生改变。这些信息传到中枢后,能引起特殊的运动觉和位置觉,并出现各种躯体和内脏功能的反射性变化。

人体两侧内耳中各有三个相互垂直的半规管,即外侧半规管、前半规管和后半规管。它们分别位于相互垂直的三个平面上。每个半规管约占 2/3 个圆周,与椭圆囊连接处都有一个膨大的部分,称为**壶腹**(ampulla)。壶腹内有一块隆起的结构称为**壶腹嵴**(crista ampullaris),其中有一排面对管腔的毛细胞。毛细胞顶部的纤毛都埋植在胶质性质的圆顶形**壶腹帽**(cupula)之中(图 12-17)。毛细胞上动纤毛与静纤毛的相对位置是固定的,旋转运动的突然开始与停止,内淋巴流动的方向总是与原运动方向相反,影响着毛细胞的静纤毛和动纤毛弯曲的方向,从而改变壶腹的传入神经冲动的频率,特定中枢产生不平衡的感觉,并出现维持身体平衡的调节性反应。

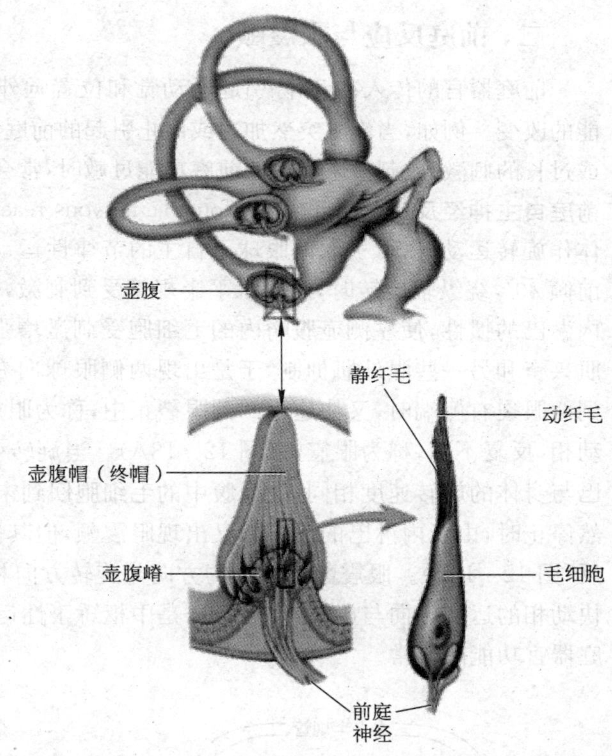

图 12-17 壶腹、壶腹嵴、壶腹帽和毛细胞示意图

半规管的适宜刺激是正、负角加速度,人的感受阈值为$(1°\sim2°)/s^2$。当人体直立,作水平方向的旋转运动时,水平半规管的感受器受刺激最大。旋转开始时,由于管腔内淋巴的惯性,它的启动将晚于人体和半规管本身的运动。人体向右突然旋转,右侧水平半规管中的内淋巴向壶腹的方向流动,使该侧毛细胞的静纤毛向动纤毛方向弯曲,传入神经的冲动频率增加;与此同时,左侧水平半规管中的内淋巴远离壶腹的方向流动,使该侧毛细胞的动纤毛朝向静纤毛的方向弯曲时,传入冲动减少。中枢获得旋转变速感觉和不平衡觉,反射性地引起某些肌张力改变,以保持身体的平衡。

当旋转达到匀速状态时，管腔中的内淋巴与管腔呈同步运动，两侧壶腹中的毛细胞都处于不受力状态，中枢获得的信息与旋转前时相同。当旋转突然停止时，由于内淋巴的惯性，两侧壶腹中毛细胞的受力方向和冲动发放情况正好与旋转开始时的相反，中枢又获得旋转变速感觉和不平衡觉，反射性地引起某些肌张力改变，以保持身体的平衡。

椭圆囊和球囊的适宜刺激是直线加速度运动。椭圆囊和球囊的毛细胞位于囊斑上。毛细胞的纤毛埋植于耳石膜中，每个毛细胞纤毛的排列方向都不完全相同，耳石膜中耳石密度大于内淋巴。当人体站立不动时，椭圆囊的囊斑与地面平行，其耳石膜在毛细胞纤毛的正上方。当人体在水平的各个方向作直线变速运动时，由于惯性作用，使毛细胞与耳石膜的相对位置发生改变，发生剪切运动，致使纤毛在剪切力的作用下侧弯，经传入神经使中枢产生变速感觉。球囊的囊斑与地面垂直，其耳石膜悬在毛细胞纤毛的一侧，能感受静态时和垂直平面上直线加速度运动时头部在空间的位置和运动感觉。中枢获得头部在空间的位置和直线加速度运动的传入信息，反射性地引起某些肌张力改变，以保持身体的平衡。

二、前庭反应与眼震颤

前庭器官的传入冲动，除引起运动觉和位置觉外，还可引起各种姿势调节反射和自主神经功能的改变。例如，当汽车突然加速或停止引起的前庭姿势调节反射。此外，如果前庭器官受到过强或过长的刺激，或刺激未过量而前庭功能过敏时，常会引起恶心、呕吐、眩晕、脸色苍白等现象，称为**前庭自主神经反应**（vestibular autonomic nervous reaction），严重时可导致晕船、晕车等现象。当躯体作旋转运动时，可引起两眼球不自主的节律性运动，称为**眼震颤**（nystagmus）。例如，当人头部前倾 30°，绕纵轴旋转时，两侧水平半规管受到刺激，引起水平方向的眼震颤：当向左旋转时，由于内淋巴的惯性，使左侧壶腹嵴内的毛细胞受刺激增强，而右侧正好相反，反射性地引起某些眼外肌兴奋和另一些眼外肌抑制，于是出现两侧眼球向右侧移动，称为眼震颤的慢动相；当眼球移动到两眼裂右侧端时，又快速返回到眼裂正中，称为眼震颤的快动相。以后再出现新的慢动相和快动相，反复不已，称为眼震颤（图 12－18A）。当旋转变为匀速转动时，旋转虽在继续，但由于内淋巴与身体的旋转速度相同，故壶腹中的毛细胞回到未旋转时的位置，因此眼震颤停止。当旋转突然停止时，由于内淋巴的惯性而又出现眼震颤，但其慢动相和快动相的方向与旋转开始时正好相反（图 12－18B）。眼震颤慢动相的方向与旋转方向相反，是由于对前庭器官的刺激而引起的；而快动相的运动方向与旋转方向一致，是中枢矫正性运动。眼震颤的持续时间过长或过短，说明前庭器官功能的异常。

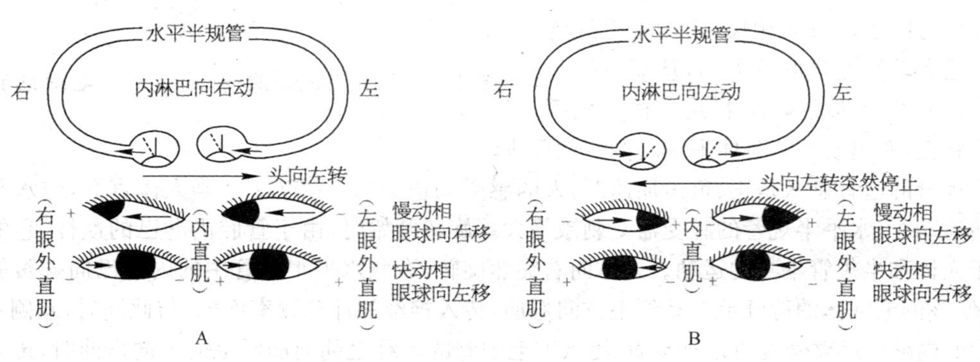

图 12－18　旋转运动时的眼震颤方向示意图

三、其他感受器

(一) 嗅觉感受器与嗅觉

气体分子可沿两条途径到达位于鼻腔上部的嗅觉黏膜：一条是随着吸气由鼻腔进入；另一条是先从口腔进入，气体分子再循着咽部而入鼻腔。在鼻腔上部，只有拇指大小的嗅上皮里存在着约 500 万个嗅细胞，嗅细胞是嗅觉的感受器。每个嗅细胞接触空气的一面都有 10 多根嗅纤毛。气体分子与嗅纤毛上的气味受体结合，经 G 蛋白偶联受体信号转导途径，产生动作电位，经嗅神经至嗅觉中枢而感知嗅觉。现已发现一个由将近 1 000 种不同基因组成的基因大家族和 347 个气味受体能够辨别出 10 000 种之多的气味，并能在大脑通过组合方式对气味进行识别等。

对嗅觉生理的了解将有助于对某些疾病的认识。例如，嗅觉的减退或丧失是萎缩性鼻炎的典型症状，患者要注意改善环境，保持鼻腔清洁、湿润，禁用减充血剂滴鼻。此外，嗅觉的减退或丧失还可能是导致许多老人或疾病患者厌食的重要原因之一。

(二) 味觉感受器与味觉

味觉(gustation)的感受器是味蕾，味蕾主要分布在舌背部表面和舌缘，口腔和咽部黏膜的表面也有散在的味蕾存在。每一个味蕾都由 50～100 个**味细胞**(gustatory cells)、支持细胞和基底细胞组成。味细胞顶端的味毛是味觉感受的关键部位。人的舌部的味蕾平均约为 5 235 个，味细胞平均每 10 d 左右更新 1 次。

众多的味道都是由酸、甜、苦、咸四种基本的味觉组成，鲜味是近期才予以承认的。味觉的敏感度和辨别能力依人舌表面的不同部位、味刺激物的分子结构、浓度及刺激时间的长短、血液化学成分、温度、年龄等而改变。在舌表面，一般是舌尖部对甜味比较敏感，甜觉的引起与葡萄糖的主体结构有关；舌两侧对酸味比较敏感，H^+ 是引起酸感的关键因素，有机酸的味道也与他们带负电的酸根有关；舌两侧的前部则对咸味比较敏感，NaCl 能引起典型的咸味，肾上腺皮质功能低下的人，血液中 Na^+ 浓度低，喜食咸味食物；软腭和舌根部对苦味比较敏感，奎宁和一些植物的生物碱的结构能引起典型的苦味。同一种味质由于其浓度不同所产生的味觉也不相同。在 20～30 ℃，味觉的敏感度最高。味觉也有适应现象，某种味质长时间刺激时，对此种味质的味觉敏感度会迅速降低。此外，味觉的敏感度随着年龄的增长而下降，60 岁以上的人，对食盐、蔗糖的检知阈比 20～40 岁的人高 1.5～2.2 倍。中医可通过询问患者的口味，如口苦、口淡、口甜、口酸、口咸和口腻，来了解患者的病情。

不同的味刺激物刺激味细胞的感受器，经细胞的换能机制产生感受器电位，此信息通过突触传递，使感觉神经末梢产生动作电位并传向味觉中枢，而感知味觉。

(周乐全　柯　庆　谢海源)

附　　录

生理学常用术语中英文对照表

"全或无"定律　all or none law
2,3-二磷酸甘油酸　2,3-diphosphoglycerate, 2,3-DPG
cAMP反应元件结合蛋白　cAMP response element binding protein, CREB
Cl^-转移　chloride shift
C细胞　clear cell
G蛋白偶联受体　G protein-linked receptor
Hb氧饱和度　Hb oxygen saturation
Hb氧含量　Hb oxygen content
Hb氧容量　Hb oxygen capacity
L管　L tubule
L型Ca^{2+}通道　L-type Ca^{2+} channel
Na^+-葡萄糖同向转运体　Na^+-glucose symporter
P物质　substance P
ryanodine受体　ryanodine receptor, RyR
T管　T tubule
β内啡肽　β endorphin

A

阿黑皮素原　proopiomelanocortin, POMC
氨基甲酰血红蛋白　carbaminohemoglobin, HHbNHCOOH
氨基酸　amino acid
暗光觉　scotopic vision
暗适应　dark adaptation

B

巴宾斯基征　Babinski's sign
白蛋白　albumin
白细胞　white blood cell, WBC
白细胞渗出　diapedesis
胞吐　exocytosis
胞吞　endocytosis
饱中枢　satiety center
爆式促进激活物　burst promoting activator, BPA
爆式红系集落形成单位　burst forming unit-erythroid, BFU-E
背侧呼吸组　dorsal respiratory group, DRG
被动张力　passive force
被动转运　passive transport
贲门腺　cardiac gland
本体感觉　proprioception
苯乙醇胺氮位甲基移位酶　phenylethanolamine-N-methyltransferase, PNMT
比奥呼吸　Biot respiration
壁细胞　parietal cell
避孕　contraception
边缘池　marginal pool
边缘系统　limbic system
编码　coding
表层温度　shell temperature
表面蛋白　peripheral protein
波尔效应　Bohr effect
搏出量　stroke volume, SV
补呼气量　expiratory reserve volume, ERV
补吸气量　inspiratory reserve volume, IRV
不感蒸发　insensible perspiration
不完全强直收缩　incomplete tetanus

C

操作式条件反射　operant conditioned reflex
长反馈　long-loop feedback
长时程压抑　long-term depression, LTD
长时程增强　long-term potentiation, LTP
长时记忆　long-term memory

长吸式呼吸 apneusis
长吸中枢 apneustic center
肠激酶 enterokinase
肠泌酸素 entero-oxyntin
肠期 intestinal phase
肠神经系统 enteric nervous system
肠嗜铬样细胞 enterochromaffin-like cell，ECL
肠-胃反射 enterogastric reflex
肠抑胃素 enterogastrone
超常期 supranormal period
超短反馈 ultrashort-loop feedback
超极化 hyperpolarization
超射 overshoot
潮气量 tidal volume，TV
陈-施呼吸 Cheyne-Stokes respiration
初级卵母细胞 primary oocyte
传导散热 thermal conduction
传导性 conductivity
传入侧支性抑制 afferent collateral inhibition
喘息样呼吸 gasping
窗孔 fenestration
垂体门脉系统 hypophyseal portal system
雌二醇 estradiol，E_2
雌激素 estrogen，E
雌三醇 estriol，E_3
雌酮 estrone，E_1
刺激 stimulus
促代谢型受体 metabotropic receptor
促红细胞生成素 erythropoietin，EPO
促激素 tropic hormone
促离子型受体 ionotropic receptor
促胃液素 gastrin
促性腺激素释放激素 gonadotropin-releasing hormone，GnRH
促胰液素 secretin
催产素 oxytocin，OXT
催乳素 prolactin，PRL

D

大脑僵直 decerebrate rigidity
代偿间歇 compensatory pause
单纯扩散 simple diffusion
单核细胞 monocyte
单收缩 single twitch
单突触反射 monosynaptic reflex
胆碱能受体 cholinergic receptor
胆碱能纤维 cholinergic fiber
蛋白激酶 protein kinase，PK
蛋白激酶C protein kinase C，PKC
蛋白质C protein C，PC
等长收缩 isometric contraction
等长自身调节 homeometric autoregulation
等容收缩期 isovolumetric contraction phase
等容舒张期 isovolumetric relaxation phase
等渗溶液 iso-osmotic solution
等张收缩 isotonic contraction
低常期 subnormal period
低渗尿 hypoosmotic urine
递质共存 neurotransmitter co-existence
第二信号系统 second signal system
第二信使 secondary messenger
第一信号系统 first signal system
第一信使 first messenger
电突触 electrical synapse
电压门控通道 voltage-gated channel
顶体反应 acrosome reaction
定比重吸收 constant fraction reabsorption
定向突触 directed synapse
动脉脉搏 arterial blood pulse
动作电位 action potential
动作电位时程 action potential duration，APD
窦性心律 sinus rhythm
毒蕈碱 muscarine
短反馈 short-loop feedback
短时记忆 short-term memory
对侧伸肌反射 crossed extensor reflex
对流散热 thermal convection
多尿 polyuria
多肽 polypeptide
多突触反射 polysynaptic reflex
多形核白细胞 polymorphonuclear leukocyte

E

儿茶酚胺 catecholamine，CA
耳蜗 cochlea
耳蜗微音器电位 cochlear microphonic potential，

CM
二碘酪氨酸残基 diiodotyrosine，DIT
二价金属离子转运蛋白 1 divalent metal ion transporter 1，DMT_1
二磷酸腺苷 adenosine diphosphate，ADP
二氧化碳解离曲线 carbon dioxide dissociation curve
二棕榈酰卵磷脂 dipalmitoyl phosphatidyl choline，DPPC

F

发绀 cyanosis
发汗 sweating
发热 fever
发生器电位 generator potential
翻正反射 righting reflex
反馈 feedback
反射 reflex
反射弧 reflex arc
反射中枢 reflex center
反向转运 antiport
反向转运体 antiporter
反应 reaction
房室延搁 atrioventricular delay
非弹性阻力 non-elastic resistance
非定向突触 non-directed synapse
非寒战产热 non-shivering thermogenesis
非联合型学习 nonassociative learning
非特异投射系统 non-specific projection system
非条件反射 unconditioned reflex
非突触性化学传递 non-synaptic chemical transmission
非正视眼 ametropia
肺的顺应性 compliance of lung，CL
肺换气 gas exchange in the lung
肺活量 vital capacity，VC
肺扩张反射 pulmonary inflation reflex
肺内压 intrapulmonary pressure
肺泡表面活性物质 pulmonary surfactant
肺泡通气量 alveolar ventilation
肺泡无效腔 alveolar dead space
肺牵张反射 pulmonary stretch reflex
肺容积 pulmonary volume
肺容量 pulmonary capacity
肺通气 pulmonary ventilation
肺萎陷反射 pulmonary deflation reflex
肺循环 pulmonary circulation
肺总容量 total lung capacity，TLC
分泌期 secretory phase
分泌小管 secretory canaliculus
分娩 parturition
分压 partial pressure，P
酚妥拉明 phenotolamine
锋电位 spike potential
缝隙连接 gap junction
辐散式 divergence
辐射散热 thermal radiation
辅脂酶 colipase
负反馈 negative feedback
负后电位 negative after potential
负性变传导作用 negative dromotropic action
负性变力作用 negative inotropic action
负性变时作用 negative chronotropic action
附睾 epididymis
复极化 repolarization
副交感神经 parasympathetic nerve
腹侧呼吸组 ventral respiratory group，VRG
腹式呼吸 abdominal breathing

G

钙结合蛋白 calcium-binding protein
感觉器官 sense organ
感觉失语症 sensory aphasia
感觉阈 sensory threshold
感觉运动区 sensorimotor area
感受器电位 receptor potential
高渗尿 hyperosmotic urine
睾酮 testosterone，T
工作细胞 working cell
功能余气量 functional residual capacity，FRC
骨传导 bone conduction
骨钙素 osteocalcin
冠脉循环 coronary circulation
管-球反馈 tubuloglomerular feedback
国际输血协会 ISBT
过热 hyperthermia
过氧化酶 thyroperoxidase，TPO

H

海马回路　hippocampal circuit
寒战产热　shivering thermogenesis
何尔登效应　Haldane effect
河豚毒　tetrodotoxin, TTX
核袋纤维　nuclear bag fiber
核链纤维　nuclear chain fiber
褐色脂肪组织　brown adipose tissue, BAT
黑-伯反射　Hering-Breuer reflex
亨廷顿病　Huntington disease
恒河猴　Rhesus monkey
横桥　cross bridge
横桥周期　cross bridge cycling
红系集落形成单位　colony forming unit-erythroid, CFU-E
红细胞　red blood cell, RBC
红细胞沉降率　erythrocyte sedimentation rate, ESR
红细胞凝集　agglutination
后电位　after potential
后发放　after discharge
后负荷　afterload
呼吸　respiration
呼吸调整中枢　pneumotaxic center
呼吸功　work of breathing
呼吸膜　respiratory membrane
呼吸运动　respiratory movement
呼吸中枢　respiratory center
壶腹　ampulla
壶腹嵴　crista ampullaris
壶腹帽　cupula
化学感受器　chemoreceptor
化学感受性反射　chemoreceptive reflex
化学门控通道　chemically gated channel
化学性突触　chemical synapse
化学性消化　chemical digestion
环式　recurrent circuit
缓激肽　bradykinin
换能作用　transduction
黄体　corpus luteum
黄体期　luteal phase
黄体生成素　luteinizing hormone, LH
回返性抑制　recurrent inhibition
回漏　back-leak
会聚学说　convergence theory
混合微胶粒　micelle
活化区　active zone

J

甲型、乙型和丙型血友病　hemophilia A, B, C
甲状腺球蛋白　thyroglobulin, TG
机械门控通道　mechanically gated channel
机械性消化　mechanical digestion
肌动蛋白　actin
肌钙蛋白　troponin
肌钙蛋白 C　troponin C, TnC
肌钙蛋白 I　troponin I, TnI
肌钙蛋白 T　troponin T, TnT
肌管系统　sarcotubular system
肌节　sarcomere
肌紧张　muscle tonus
肌球蛋白　myosin
肌肉的初长度　initial length
肌肉的收缩能力　contractility
肌肉收缩产生的主动张力　active force
肌肉型 N 受体　muscle type nicotine receptor
肌梭　muscle spindle
肌原纤维　myofibril
肌源性机制　myogenic mechanism
肌质网　sarcoplasmic reticulum, SR
基本电节律　basic electrical rhythm, BER
基础代谢　basal metabolism
基础代谢率　basal metabolism rate, BMR
基础胃液分泌　basic acid secretion
基底神经节　basal ganglia
基强度　rheobase
基因表达学说　gene expression hypothesis
激动剂　agonist
激活　activation
激素　hormone
激肽原　kininogen
极化　polarization
集落刺激因子　colony stimulating factor, CSF
集团蠕动　mass movement
脊髓休克　spinal shock
继发性主动转运　secondary active transport

甲状旁腺激素　parathyroid hormone，PTH
甲状腺激素　thyroid hormone，TH
减慢充盈期　slow filling phase
减慢射血期　slow ejection phase
简化眼　reduced eye
腱反射　tendon reflex
腱器官　tendon organ
降钙素　calcitonin，CT
交叉配血试验　cross-match test
交感神经　sympathetic nerve
交互抑制　reciprocal inhibition
交换体　exchanger
胶体渗透压　colloid osmotic pressure
接头　junction
接头后膜　postjunctional membrane
接头前膜　prejunctional membrane
节后纤维　postganglionic fiber
节前纤维　preganglionic fiber
拮抗剂　antagonist
解偶联蛋白　uncoupling protein，UCP
解剖无效腔　anatomical dead space
紧密型　tense form
紧张性收缩　tonic contraction
近点　near-point
近视　myopia
近髓肾单位　juxtamedullary nephron
晶体渗透压　crystal osmotic pressure
精氨酸血管升压素　arginine vasopressin，AVP
精子获能　fertilization
颈紧张反射　tonic neck reflex
颈黏液细胞　mucous neck cell
静息电位　resting potential，RP
静止性震颤　static tremor
局部电流　local current
局部电位　local potential
局部回路神经元　local circuit neuron
局部神经元回路　local neurons circuit
巨核细胞　megakaryocyte
巨人症　gigantism
巨噬细胞　macrophage
聚合式　convergence
绝对不应期　absolute refractory period
觉醒　wakefulness

K

开环系统　open-loop system
抗利尿激素　antidiuretic hormone，ADH
咳嗽反射　cough reflex
可感蒸发　sensible evaporation
可塑变形性　plastic deformation
可塑性　plasticity
可兴奋细胞　excitable cell
克隆　clone
克汀病　cretinism
空间总和　spatial summation
跨膜信号转导　transmembrane signal transduction
快波睡眠　fast wave sleep，FWS
快反应细胞　fast response cell
快速充盈期　rapid filling phase
快速射血期　rapid ejection phase
快速眼动睡眠　rapid eye movement sleep，REM
快痛　fast pain

L

老视　presbyopia
冷敏神经元　cold-sensitive neuron
离子泵　ion pump
离子通道　ion channel
利用时　utilization time
粒细胞　granulocyte
连接肌质网　junctional SR，JS
连接肽　connecting peptide
联合型学习　associative learning
链锁式　chain circuit
量子式释放　quantal release
裂孔隔膜　filtration slit membrane
淋巴细胞　lymphocyte
滤过分数　filtration fraction，FF
滤过膜　filtration membrane
滤泡旁细胞　parafollicular cell
卵巢周期　ovarian cycle
卵泡刺激素　follicle-stimulating hormone，FSH
卵泡期　follicular phase

M

脉搏压　pulse pressure

慢波 slow wave
慢波睡眠 slow wave sleep, SWS
慢反应细胞 slow response cell
慢痛 slow pain
每搏功 stroke work
每分功 minute work
每分输出量 minute volume
每分通气量 minute ventilation volume
门控 gating
迷路紧张反射 tonic labyrinthine reflex
迷路 labyrinth
迷走-迷走神经反射 vago-vagal reflex
糜蛋白酶 chymotrypsin
泌酸腺 oxyntic gland
敏感化 sensitization
明光觉 photopic vision
明适应 light adaptation
膜电位 membrane potential

N

内分泌 endocrine
内分泌系统 endocrine system
内呼吸 internal respiration
内环境 internal environment
内皮舒张因子 endothelium-derived relaxing factor, EDRF
内皮素 endothelin, ET
内因子 intrinsic factor
内源性凝血途径 intrinsic pathway
内在神经系统 intrinsic nervous system
钠泵 sodium pump
钠-钾泵 sodium-potassium pump
囊泡转运 vesicular transport
脑-肠肽 brain-gut peptide
脑电图 electroencephalogram, EEG
脑啡肽 enkephalin
脑桥呼吸组 pontine respiratory group, PRG
脑循环 cerebral circulation
能量代谢 energy metabolism
逆 T_3 reverse T_3, rT_3
逆流倍增 countercurrent multiplication
逆流交换 countercurrent exchange
逆向轴浆运输 retrograde axoplasmic transport
黏液 mucus
黏液性水肿 myxedema
鸟苷酸环化酶 guanylate cyclase, GC
鸟苷酸结合蛋白 guanine nucleotide-binding regulatory protein
尿崩症 diabetes insipidus
尿激酶型纤溶酶原激活物 urinary-type plasminogen activator, u-PA
尿素再循环 urea recirculation
凝集素 agglutinin
凝集原 agglutinogen
凝血酶原酶复合物 prothrombinase complex
凝血因子 coagulation factor

O

呕吐 vomiting

P

帕金森病 Parkinson disease
排便 defecation
排卵 ovulation
排泄 excretion
哌唑嗪 prazosin
旁分泌 paracrine
胚泡 blastocyst
配体 ligand
配体门控通道 ligand-gated channel
喷嚏反射 sneeze reflex
皮层电图 electrocorticogram, ECoG
皮层诱发电位 evoked cortical potential
皮层运动区 cortical motor area
皮肤温度 skin temperature
皮层类固醇结合球蛋白 corticosteroid-binding globulin, CBG
皮层肾单位 cortical nephron
贫血 anemia
平静呼吸 eupnea
平均动脉压 mean arterial pressure

Q

期前收缩 premature systole
气传导 air conduction
气体扩散速率 gas diffusion rate, D

气体运输 transport of gas
气胸 pneumothorax
牵张反射 stretch reflex
前包钦格复合体 pre-Bötzinger complex
前负荷 preload
前馈 feedforward
前馈控制 feed forward control
前列环素 prostacyclin, PGI_2
前列腺素 prostaglandin, PG
前庭自主神经反应 vestibular autonomic nervous reaction
潜在起搏点 latent pacemaker
强啡肽 dynorphin
强化 reinforcement
强直后增强 posttetanic potentiation
强直收缩 tetanus
球蛋白 globulin
球-管平衡 glomerulo-tubular banlance
球旁器 juxtaglomerular apparatus
球旁细胞 juxtaglomerular cell
球外系膜细胞 extraglomerular mesangial cell
曲张体 varicosity
屈肌反射 flexor reflex
躯体刺激素 somatotropin
躯体感觉 somesthesia
趋化性 chemotaxis
趋化因子 chemokine
去极化 depolarization
去甲肾上腺素 norepinephrine, NE
去皮层僵直 decorticate rigidity
醛固酮 aldosterone
醛固酮诱导蛋白 aldosterone-induced protein

R

热敏神经元 warm-sensitive neuron
人白细胞抗原 human leukocyte antigen, HLA
人工呼吸 artificial respiration
人绒毛膜促性腺激素 human chorionic gonadotropin, hCG
人绒毛膜生长催乳激素 human chorionic somatomammotropin, hCS
人体生理学 human physiology
妊娠 pregnancy
日节律 circadian rhythm
容量感受器 volume receptor
容受性舒张 receptive relaxation
蠕动 peristalsis
蠕动冲 peristaltic rush
乳糜微粒 chylomicron

S

三碘甲状腺原氨酸 3,5,3′- triiodothyronine, T_3
三联管 triad
三磷酸腺苷 adenosine triphosphate, ATP
散光 astigmatism
色盲 colour blindness
色弱 color weakness
伤害性刺激 noxious stimulus
上调 up regulation
上行抑制系统 ascending inhibitory system
少尿 oliguria
射精 ejaculation
射血分数 ejection fraction, EF
摄食中枢 feeding center
深部温度 core temperature
深呼吸 deep breathing
深吸气量 inspiratory capacity, IC
神经元型 N 受体 neuronal type nicotinic receptor
神经冲动 nerve impulse
神经递质 neurotransmitter
神经调节 nervous regulation
神经调质 neuromodulator
神经分泌 neurocrine
神经-骨骼肌接头 neuromuscular junction
神经-内分泌-免疫网络 neuroendocrine-immune network
神经内分泌细胞 neuroendocrine cell
神经生长因子 nerve growth factor, NGF
神经肽 neuropeptide
神经系统 nervous system
神经纤维 nerve fiber
神经营养因子 neurotrophin, NT
神经元 neuron
肾单位 nephron
肾内自身调节 renal autoregulation
肾上腺素 epinepherine, E

肾上腺素能受体　adrenergic receptor
肾上腺素能纤维　adrenergic fiber
肾素　renin
肾素-血管紧张素-醛固酮系统　renin-angiotensin-aldosterone system，RAAS
肾素-血管紧张素系统　renin-angiotensinsy stem，RAS
肾糖阈　renal threshold for glucose
肾小管　renal tubule
肾小球滤过　glomerular filtration
肾小球滤过率　glomerular filtration rate，GFR
肾小体　renal corpuscle
肾血浆流量　renal plasma flow，RPF
渗透　osmosis
渗透脆性　osmotic fragility
渗透性利尿　osmotic diuresis
渗透压　osmotic pressure
渗透压感受器　osmoreceptor
生长激素　growth hormone，GH
生长素介素　somatomedin，SM
生长抑素　somatostatin
生理盲点　blind spot
生理无效腔　physiological dead space
生物电现象　bioelectricity phenomenon
生物节律　biorhythm
生物膜　biological membrane
生殖　reproduction
失活　inactivation
施万细胞　Schwann cell
十二指肠腺　Brunner gland
时间总和　temporal summation
时值　chronaxie
食物的特殊动力效应　food specific dynamic effect
食管下括约肌　lower esophageal sphincter，LES
食糜　chyme
视杆细胞　rod cell
视角　visual angle
视觉　vision
视力　vision
视盘　optic disk
视前区　preoptic area，PO
视前区-下丘脑前部　preoptic anterior hypothalamus，PO/AH
视色素　visual pigment
视网膜　retina
视野　visual field
视锥细胞　cone cell
视紫红质　rhodopsin
适宜刺激　adequate stimulus
适应　adaptation
适应性　adaptability
嗜碱性粒细胞　basophil
嗜酸性粒细胞　eosinophil
收缩期　systole
收缩压　systolic pressure
手足徐动症　athetosis
受精　fertilization
受体介导胞吞　receptor-mediated endocytosis
疏松型　relaxed form
舒张期　diastole
舒张压　diastolic pressure
双氢睾酮　dihydrotestosterone，DHT
水孔蛋白　aquaporin，AQP
水利尿　water diuresis
水通道　water channel
睡眠　sleep
顺向轴质运输　anterograde axoplasmic transport
顺应性　compliance
四碘甲状腺原氨酸　thyroxin，3，5，3′，5′-tetraiodothyronine，T_4
速激肽　tachykinin
梭内肌纤维　intrafusal fiber
羧基肽酶　carboxy peptidase
缩胆囊素　cholecystokinin，CCK

T

肽能纤维　peptidergic fiber
碳酸酐酶　carbonic anhydrase
碳酸氢盐　mucous and bicarbonate salt
碳酸氢盐屏障　mucus-bicarbonate barrier
糖蛋白　glycoprotein，GP
糖皮层激素　glucocorticoids，GC
特殊传导系统　specialized conductin system
特殊感觉器官　special sense organs
特异投射系统　specific projection system
体腔壁痛　parietal pain

体温 body temperature
体液 body fluid
体液调节 humoral regulation
体重指数 body mass index，BMI
调定点 set point
调节 regulatoin
调制作用 modulation
条件刺激 conditioned stimulus
条件反射 conditioned reflex
跳跃式传导 saltatory conduction
铁蛋白 ferritin
听骨链 chain of ossicle
听觉 hearing
听域 audible area
听阈 hearing threshold
通气/血流比值 ventilation/perfusion ratio
同向转运 symport
同向转运体 symporter
瞳孔调节反射 pupillary accommodation reflex
瞳孔对光反射 pupillary light reflex
瞳孔近反射 near reflex of the pupil
痛觉 pain sensation
头期 cephalic phase
突触 synapse
突触后电位 postsynaptic potential
突触后膜 postsynaptic membrane
突触后抑制 postsynaptic inhibition
突触间隙 synaptic cleft
突触前膜 presynaptic membrane
突触前受体 presynaptic receptor
突触前抑制 presynaptic inhibition
突触前易化 presynaptic facilitation
突触小泡 synaptic vesicle
突触小体 synaptic knob
吞噬 phagocytosis
吞饮 pinocytosis
脱氢表雄酮 dehydroepiandrosterone
脱氢异雄酮 dehydroisoandrosterone，DHIA
脱铁铁蛋白 apoferritin
唾液 saliva

W

外呼吸 external respiration
外来神经系统 extrinsic nervous system
外源性凝血途径 extrinsic pathway
外周化学感受器 peripheral chemoreceptor
外周温度感受器 peripheral thermoreceptor
完全强直收缩 complete tetanus
网状结构上行激动系统 ascending reticular activating system，ARAS
微循环 microcirculation
微终板电 miniature endplate potential，MEPP
维生素 B_{12} vitamin B_{12}
味细胞 gustatory cells
胃肠激素 gastrointestinal hormone
胃肠肽 gastrointestinal peptide
胃蛋白酶原 pepsinogen
胃黏膜屏障 gastric mucosal barrier
胃排空 gastric emptying
胃期 gastric phase
胃酸 gastric acid
胃酸排出量 gastric acid output
胃液 gastric juice
稳态 homeostasis
无尿 anuria
无髓纤 unmyelinated fiber
舞蹈病 chorea

X

西咪替丁 cimetidine
吸收 absorption
习惯化 habituation
细胞膜 cell membrane
细胞内液 intracellular fluid
细胞外液 extracellular fluid
下调 down regulation
下丘脑-垂体功能单位 hypothalamus-hypophysis unit
下丘脑调节肽 hypothalamus regulatory peptide，HRP
下丘脑-神经垂体束 hypothalamic-neurohypophyseal beam
纤溶酶 plasmin
纤溶酶原 plasminogen
纤溶酶原激活物 plasminogen activator
纤溶酶原激活物抑制物-1 plasminogen activator

inhibitor type-1，PAI-1
纤维蛋白原　fibrinogen，Fg
相对不应期　relative refractory period
小肠腺　crypts of Lieberkühn
小脑性共济失调　cerebellar ataxia
心泵功能贮备　cardiac reserve
心电图　electrocardiogram，ECG
心动周期　cardiac cycle
心房钠尿肽　atrial natriuretic peptide，ANP
心房收缩期　atrium systole
心肌收缩能力　cardiac contractility
心率　heart rate，HR
心输出量　cardiac output，CO
心血管中枢　cardiovascular center
心音　heart sound
心音图　phonocardiogram
心指数　cardiac index
新陈代谢　metabolism
兴奋　excitation
兴奋-收缩偶联　excitation-contraction coupling
兴奋性　excitability
兴奋性突触后电位　excitatory postsynaptic potential，EPSP
行波　travelling wave
行为性体温调节　behavioral thermoregulation
性反应周期　sexual response cycle
性高潮　orgasm
性激素　gonadal hormone
性交　sexual intercourse
性兴奋　sexual excitation
性行为　sexual behavior
胸廓的顺应性　compliance of chest wall，Cchw
胸膜腔　pleural cavity
胸膜腔内压　intrapleural pressure
胸式呼吸　thoracic breathing
雄激素　androgen
雄烯二酮　androstenedione
悬浮稳定性　suspension stability
选择性　ionic selectivity
学习　learning
血睾屏障　blood-testis barrier
血管活性肠肽　vasoactive intestinal peptide，VIP
血管紧张素Ⅰ　angiotensin Ⅰ
血管紧张素受体　angiotensin receptor，AT
血管紧张素原　angiotensinogen
血管升压素　vasopressin，VP
血管舒张素　kallidin
血红蛋白　hemoglobin，Hb
血浆　plasma
血浆蛋白　plasma protein
血量　blood volume
血流动力学　hemodynamics
血脑脊液屏障　blood cerebrospinal fluid barrier
血脑屏障　blood brain barrier
血细胞　blood cell
血细胞比容　hematocrit，Hct
血小板　platelet
血小板分泌　platelet secretion
血小板聚集　platelet aggregation
血小板黏附　platelet adhesion
血小板生成素　thrombopoietin，TPO
血小板释放　platelet release
血小板源生长因子　platelet-derived growth factor，PDGF
血型　blood group
血压　blood pressure，BP
血液　blood
血液凝固　blood coagulation
血液循环　blood circulation
循环池　circulating pool
循环系统平均充盈压　mean circulatory filling pressure

Y

压力感受性反射　baroreceptor reflex
烟碱　nicotin
盐皮层激素　mineralocorticoids，MC
盐酸　hydrochloric acid
眼的调节　visual accommodation
眼震颤　nystagmus
氧解离曲线　oxygen dissociation curve
叶酸　folic acid
夜盲症　nyctalopia
液态镶嵌模型　fluid mosaic model
液相胞吞　fluid-phase endocytosis
一过性外向电流　transient outward current，Ito

一侧优势　laterality cerebral dominance
一碘酪氨酸残基　monoiodotyrosine，MIT
一氧化氮　nitric monoxide，NO
胰蛋白酶　trypsin
胰蛋白酶抑制物　trypsin inhibitor
胰岛素　insulin
胰岛素样生长因子　insulin-like growth factor，IGF
胰多肽　pancreatic polypeptide
胰高血糖素　glucagon
异长自身调节　heterometric autoregulation
异位起搏点　ectopic pacemaker
抑制　inhibition
抑制区　inhibitor area
抑制素　inhibin
抑制性突触后电位　inhibitory postsynaptic potential，IPSP
易化扩散　facilitated diffusion
易化区　facilitatory area
易化学说　facilitation theory
意向性震颤　intention tremor
阴茎勃起　erection
应激　stress
应激反应　stress reaction
应急反应　emergency reaction
应急学说　emergency reaction hypothesis
用力肺活量　forced vital capacity，FVC
用力呼气量　forced expiratory volume，FEV
用力呼吸　forced breathing
优势半球　dominant cerebral hemisphere
幽门腺　pyloric gland
有髓纤维　myelinated fiber
有效不应期　effective refractory period，ERP
有效滤过压　effective filtration pressure
余气量　residual volume，RV
育亨宾　yohimbine
阈刺激　threshold stimulus
阈电位　threshold potential
阈强度　threshold intensity
阈上刺激　suprathreshold stimulus
阈时间　threshold time
阈下刺激　subthreshold stimulus
阈值　threshold
原发性主动转运　primary active transport
原肌球蛋白　tropomyosin
原始卵泡　primordial follicle
远距分泌　telecrine
远视　hyperopia
月经　menstrual
月经期　menses
月经周期　menstrual cycle
允许作用　permissive action
孕酮　progesterone，P
运动单位　motor unit
运动辅助区　supplementary motor area
运动失语症　motor aphasia
运动柱　motor column

Z

载体　carrier
早孕因子　early pregnancy factor，EPF
增生期　proliferative phase
折光　dioptric
震颤麻痹　paralysis agitans
蒸发散热　evaporation
整合蛋白　integral protein
正常起搏点　normal pacemaker
正反馈　positive feedback
正后电位　positive after potential
正视眼　emmetropia
正性变传导作用　positive dromotropic action
正性变力作用　positive inotropic action
正性变时作用　positive chronotropic action
肢端肥大症　acromegaly
质膜　plasma membrane
质子泵　proton pump
致密斑　macula densa
致热原　pyrogen
中枢化学感受器　central chemoreceptor
中枢温度感受器　central thermoreceptor
中枢延搁　central delay
中枢抑制　central inhibition
中枢易化　central facilitation
中心静脉压　central venous pressure
中性粒细胞　neutrophil
终板电位　endplate potential，EPP
终板膜　endplate membrane

终池　terminal cistern
周期性呼吸　periodic breathing
轴质运输　axoplasmic transport
侏儒症　dwarfism
主动转运　active transport
主观感觉　sensation
主细胞　chief cell
主性器官　primary sex organ
转运体　transporter
状态反射　attitudinal reflex
着床　implantation
姿势反射　postural reflex
自动节律性　autorhythmicity
自发脑电活动　spontaneous electric activity of the brain
自分泌　autocrine
自律细胞　autorhythmic cell
自身调节　autoregulation
自主神经系统　autonomic nervous system
自主性体温调节　automatic thermoregulation
总张力　total force
组胺　histamine
组织换气　gas exchange in tissues
组织型纤溶酶原激活物　tissue-type plasminogen activator，t-PA
组织因子　tissue factor，TF
最大刺激　maximal stimulus
最大可听阈　maximal auditory threshold
最大舒张电位　maximum diastolic potential
最大随意通气量　maximal voluntary ventilation
最后公路　final common path
最适初长度　optimal initial length